# 海外館藏中醫古籍珍善本輯存（第一編）

第五册

劉金柱　羅　彬　主編

## 編註醫學入門（一）



廣陵書社

醫經醫理類

# 編註醫學入門（一）

卷一—四

〔明〕李梴 編著

上海埽葉山房 校印

民國元年石印本

南豐李梴先生編著

# 增圖醫學入門

埽葉山房校印

醫學入門引

客有窺甕牖而誚之曰子值離索之失而考諸素問玄語知本者歟曰本身也枝葉子姓雲仍也砍枝繁實茂而不先培其本智乎身病多矣遍百藥而不竟至必所嘗湯液而猶未達其所以倏爾閉户四禩蒐目古今方論掄其要括其詞發其隱而類編之分註之令人可讀而悟於心臨症應手而不苦於折肱沉潛之下因以洞察纖痾曲全生意於霜雪之餘正以祈三春之敷榮也不然以司馬氏之通鑑而猶自謂枉却精神某曷人斯而敢擅藝因成哉客曰然第世人血脉同而受病異或因禀受或因染襲知大黄可以導滯而不知其寒中知附子可以補虚而不知其遺毒子能一一救諸曰志也未能敢不軸眩藥諸身心以立萬世支本而後謀諸仁人也客曰勖之

萬曆乙亥仲春上丁日南豐李梴謹述

目錄

首卷

集例　先天圖　天地人物氣候相應圖

明堂仰伏臟腑圖　用藥檢方總目釋方　音字

歷代醫學姓氏　原道統　陰騭

保養附導引　運氣

一卷

經絡　臟腑　觀形察色問症

脈訣　針道　灸法附煉臍

二卷　三卷

本草風類寒類　熱類瘡毒類　濕類食治類　燥類食治方

四卷

外感

溫暑

## 集例

一因病陟醫苦無統要入門叔和脈訣東垣藥性編註病機醫方捷徑醫學權輿非不善也然皆各自成帙有所不便傷寒論活人書百問歌非不美也然非幼讀不能成誦醫經小學法全辭略真可以入門也而局方又有所未備且意太簡古學者亦難了悟是以小瘥將前數書合併成帙中分內外內集詳於運氣經絡針灸脈藥外集詳於溫暑傷寒內傷雜病方論醫能知此內外門戶而後可以設法治病不致拘象執方夭枉人命故題之曰醫學入門

一陰騭病家元氣醫家本領

國朝為善陰騭當時置一冊座右則意向自別

一保養以助藥力若專恃藥而不知養性則藥亦難効古人皆先養性不愈而後服藥茲纂素問及丹溪二說於前而附以己意斷之於後

一運氣理微一遵素問靈樞及各名家要括

一歷代名醫姓氏上古者遵名醫圖及原醫藥性俾人知所自而不忘其本也漢唐以後名家纂醫林史傳外傳而載其治驗俾人知所法也

一經絡脩明堂仰人伏人圖歌而註以內經寸數穴法主治與銅人針灸經及徐氏莊氏皆同

一臟腑遵素難兼采華陀內照編註藥性等書

一灸必依古針學曾受五家手法取其合於素難及徐氏何氏錄之以備急用

一形色脈訣遵素難及醫經小學脈經脈圖權輿脈訣

一本草用醫經小學及捷徑釋藥集韻得大觀旨也更采集要等書註其未備

一溫暑全纂劉河澗原病式

一傷寒以陶氏六書為主併入傷寒論註及活人書百問百證王氏家寶仁齋直指等書而其分段次序用活人賦攻補拆為病機用藥二篇則愚之管見也後閱溯洄集所論次序頗同惜其未暇編耳

一內傷纂東垣併各名家而編次之

雜病稿危氏得效方意及丹溪用藥總法而提其風寒暑燥火氣血痰鬱大綱於前稍從丹溪附餘小目分類於後其歌括一以捷徑權輿為主而攻補之更用玉機微義袖珍仁齋直指萬氏等方分註於下

一女科以婦人良方為主及參名家

一小兒以仁齋為主併安老懷幼書痘疹以醫學正傳為要併仁齋陳氏魏氏聞人氏三要等書

一外科以外科樞要為主

一治法集古而去其重復耳

一雜病用藥賦及古方詩括依仁齋捷徑而修補之凡病機註下有方名而無藥品又不書見何門必

見傷寒雜病用藥賦與古方詩括或本草註目錄可查

一正方名凡單方如抑青丸則改為單黃連丸二味者加一古字于上所以遵神農也三味者如三補丸改為黃連黃芩黃柏丸若黃連為君則先連次芩柏湯藥亦然所以効仲景也又如四君子之類加一二味使易其名者則去其新立名目只云即四君子湯加某藥又有君臣佐使以多者為君合以君藥立名中間有以臣藥及佐使藥立名者悉易之凡此皆厭方之太多而理益湮塞又令人易記也其間有廿四五味已上者決不錄入蓋太雜太多非神農本意又下以藥味為名者下却更不載其藥如芎辛湯白朮甘草水煎下更不載芎辛二味

一歌括多有一句兩讀者大字既可成句又可接下小註成一句者多是湯散名字大字止載其名湯散二字註下凡此皆省字故耳雖然欲簡省者心也不能省而簡衮入丸帙者學之無要而依樣畫成聊為初學入門若大方專精徒為噱笑云

集例終

先天圖

學易而後可以言醫非學乎畫也學乎爻也試觀之心果有畫乎果有爻乎元理元氣渾合無間而已生天生地生人生物皆由此造化以為之主也頤生者知此則自然懲忿窒慾而水火交泰濟人者知此則自然辨物居方而沉痾頓復圖之於首以便不識字者開卷肅然至簡至易而玩之有趣耳敢曰且於羲皇心地上着力以竊軒岐之微意哉是為說

人之百病皆由水火不交故以後天坎離繼之血屬水氣屬火血陰而氣陽也離中虛真陰存焉坎中滿真陽寓焉陰陽虛實之機醫道思過半矣

天地人物氣候相應說

經十二絡十五凡二十七氣血相貫無有休息故一歲陰陽升降會於立春一日陰陽曉昏會於寅時榮衛循環上應天之度數下應地之分野天有宿度地有經水人有經脈宿謂二十八宿度謂天之三百六十五度也經水者謂海水清水渭水湖水沔水汝水江水淮水漯水河水漳水濟水也以其內合經脈故名之曰經水焉經脈者謂手足三陰三陽之脈所以言者以內外參合人氣應之故言及也內足陽明外合海水內足太陽外合清水內足少陽外合渭水內足太陰外合湖水內足厥陰外合沔水內足少陰外合汝水內手陽明外合江水內手太陽外合淮水內手少陽外合漯水內手太陰外合河水內手心主外合漳水內手少陰外合濟水內外輪應氣衛於外以充皮膚血榮於中以營經絡周一體血無間應漏水

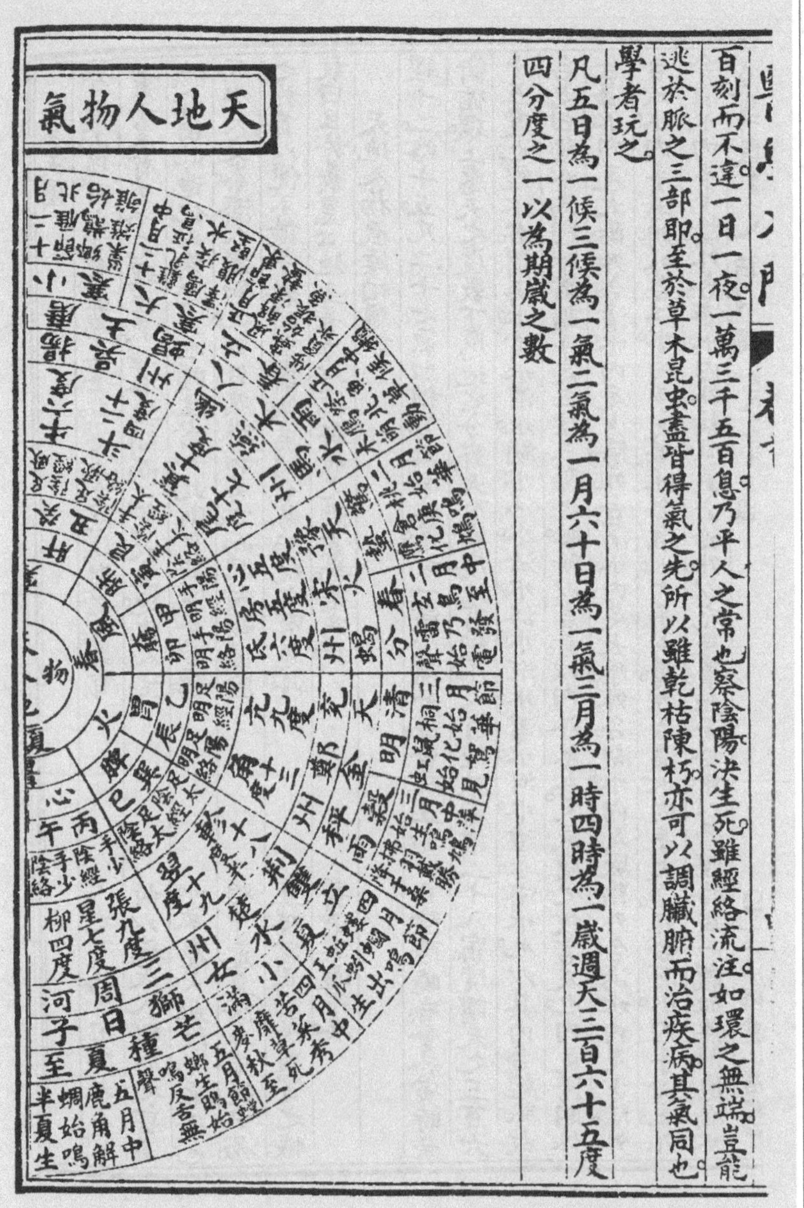

百刻而不違。一日一夜。一萬三千五百息。乃平人之常也。察陰陽。決生死。雖經絡流注。如環之無端。豈能逃於脈之三部耶。至於草木昆蟲。盡皆得氣之先。所以雖乾枯陳朽。亦可以調臟腑而治疾病。其氣同也。學者玩之。

凡五日為一候。三候為一氣。二氣為一月。六十日為一氣。三月為一時。四時為一歲。週天三百六十五度四分度之一。以為期歲之數

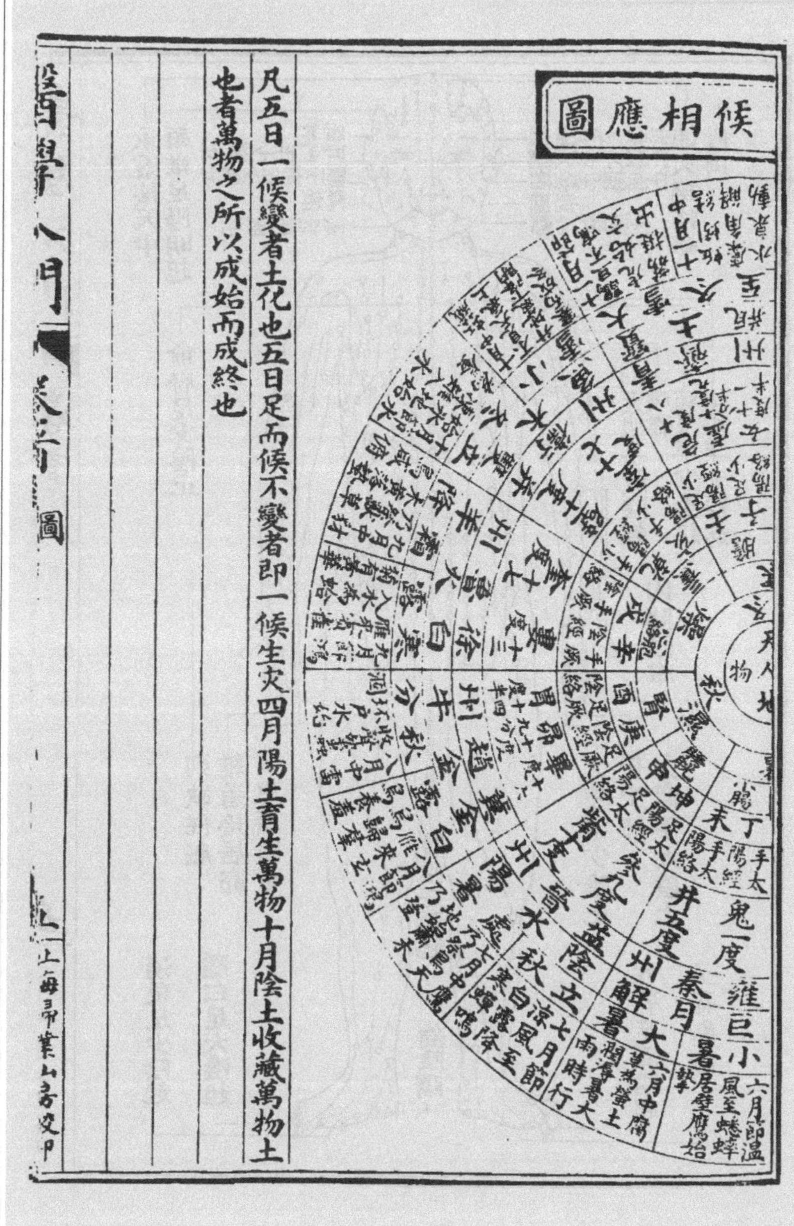

候相應圖

凡五日一候變者土化也五日足而候不變者即一候生災四月陽土育生萬物十月陰土收藏萬物土也者萬物之所以成始而成終也



上海錦章書局石印

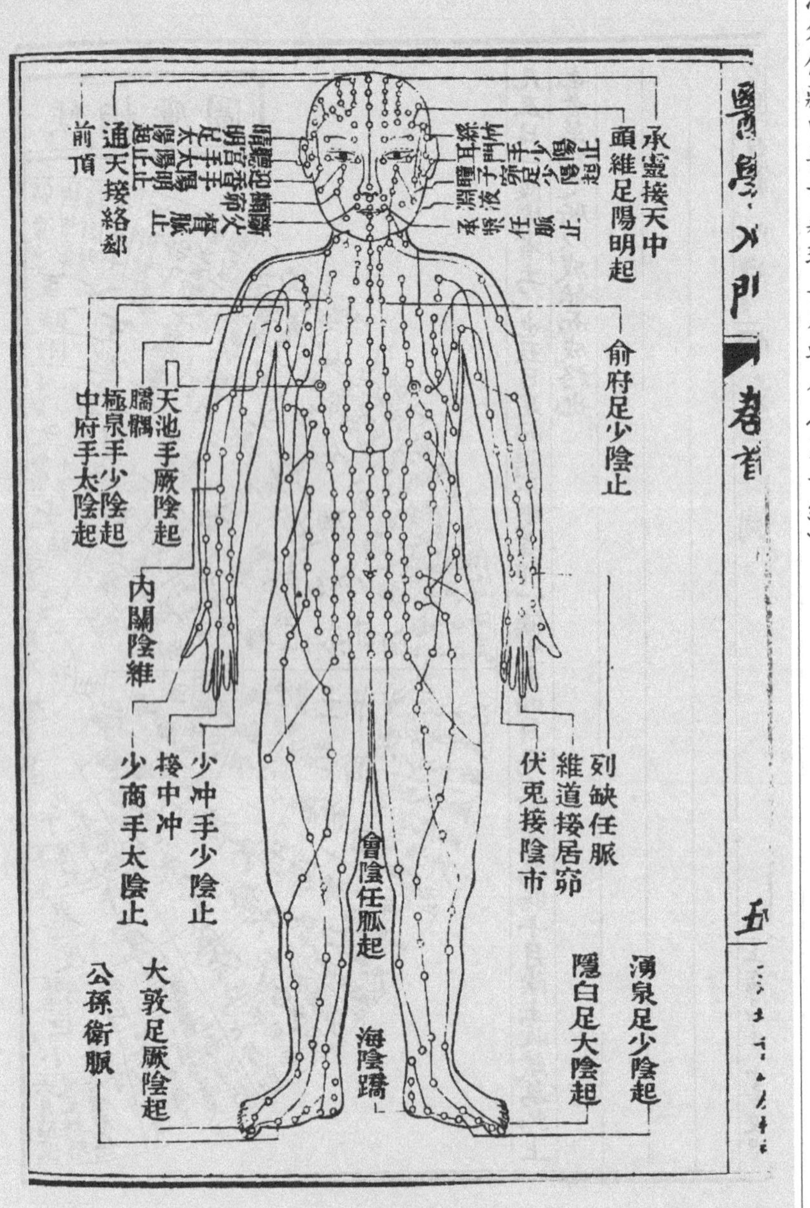
承漿接天中
頭維足陽明起
瞳子窌足少陽起
承漿任脈止
睛明足太陽起
聽宮手太陽止
迎香手陽明止
齗交督脈止
通天接絡卻
前頂
俞府足少陰止
天池手厥陰起
極泉手少陰起
中府手太陰起
內關陰維
列缺任脈
維道接居窌
伏兎接陰市
少冲手少陰止
接中冲
少商手太陰止
會陰任脈起
海陰蹻
湧泉足少陰起
隱白足大陰起
大敦足厥陰起
公孫衝脈

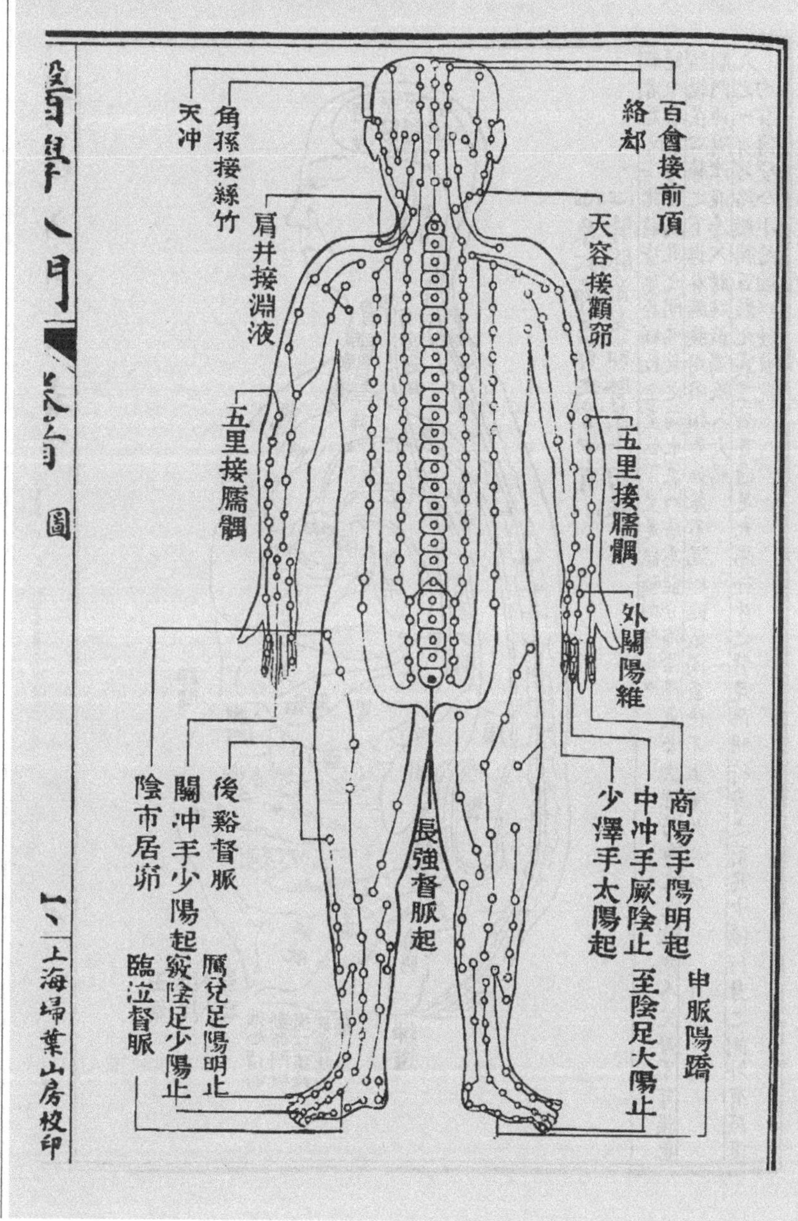
醫學入門 卷首 圖
百會接前頂
絡却
天冲
角孫接絲竹
肩井接淵液
天容接顴窌
五里接臑髃
五里接臑髃
外關陽維
商陽手陽明起
中冲手厥陰止
少澤手太陽起
長強督脈起
後谿督脈
關冲手少陽起
陰市居窌
厲兌足陽明止
竅陰足少陽止
臨泣督脈
至陰足太陽止
申脈陽蹻
一
上海埽葉山房校印

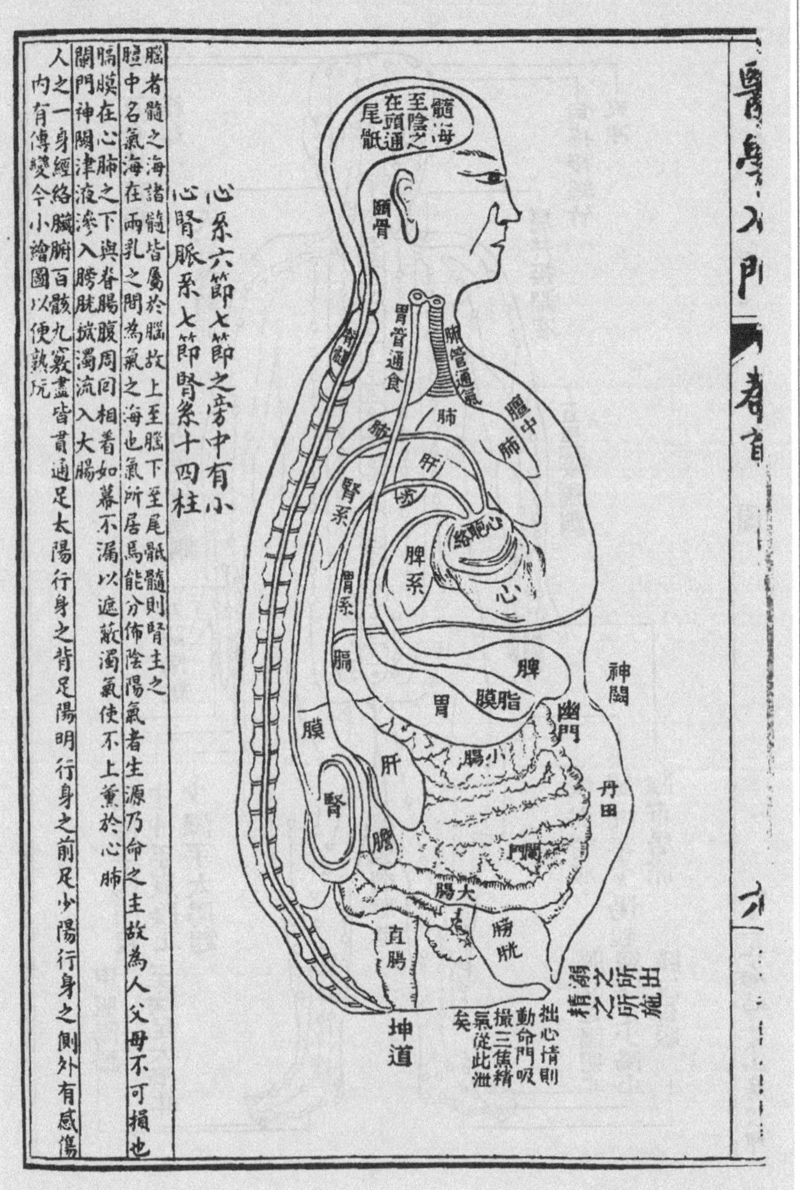
醫學入門 卷首
心系六節七節之旁中有小
心腎脈系七節腎系十四柱
腦者髓之海諸髓皆屬於腦故上至腦下至尾骶髓則腎主之
膻中名氣海在兩乳之間為氣之海也氣所居焉能分佈陰陽氣者生源乃命之主故為人父母不可損也
膈膜在心肺之下與脊脇腹周回相着如幕不漏以遮蔽濁氣使不上薰於心肺
闌門神闕津液滲入膀胱滓濁流入大腸
人之一身經絡臟腑百骸九竅盡皆貫通足太陽行身之背足陽明行身之前足少陽行身之側外有感傷
內有傳變今小繪圖以便熟玩
髓海
至陰之
在頭通
尾骶
頭骨
脊髓
胃管通食
肺管通氣
膻中
肺
肝
腎系
心包絡
脾系
胃系
心
膈
脾
脂膜
胃
膜
小腸
幽門
神闕
肝
腎
丹田
膽
闌門
大腸
直腸
膀胱
坤道
精之所施
心情則動命門吸撮三焦精氣從此泄矣

## 經穴撮要歌括 新增

週身三百六十五穴，以應天之度數，而其要者，則惟手足三陰三陽十二經六俞六合為最重。何也？人之有病，不離陰陽。病在三陰，而灸其俞；病在三陽，而灸其合。更按其時，而奪其井，則邪何自而逃哉？

### 六腑井滎俞原經合歌

手足三陽經，六六三十六穴，左右合成七十二穴。

足少陽胆　竅陰為井　俠谿為滎　臨泣為俞　坵墟為原　陽輔為經　陽陵泉為合

竅陰別後恨相牽　幾俠谿臨泣杜鵑　懷抱坵墟情未畢　煩君陽輔寄陵泉

手少陽三焦　關衝為井　掖門為滎　中渚為俞　陽池為原　支溝為經　天井為合

關衝桃李掖門栽　中渚陽池次第開　花落支溝香滿澗　一天井字蝶飛來

足陽明胃　厲兑為井　内庭為滎　陷谷為俞　衝陽為原　解谿為經　三里為合

一帆風送兑庭西　陷谷衝陽過解谿　三里未知何日到　幾番翹首欲思齊

手陽明大腸　商陽為井　二間為滎　三間為俞　合谷為原　陽谿為經　曲池為合

商陽茆屋二三間　合谷陽谿第幾彎　九曲池邊明月色　滿天星斗浴波瀾

足太陽膀胱　至陰為井　通谷為滎　束骨為俞　京骨為原　崑崙為經　委中為合

茆亭結起至陰邊　通谷浮雲四望烟　束骨兩峰龍虎伏　崑崙山近委中連



上海錦章書局石印

手太陽小腸　少澤為井　前谷為滎　後谿為俞　腕骨為原　陽谷為經　少海為合

浮萍少澤任東西　前谷源流過後谿　腕骨又通陽谷澗　盡供少海鯉魚蹊

五臟井滎俞經合歌

手足三陰經六五方三十穴左右合成六十穴

足厥陰肝　大敦為井　行間為滎　太冲為俞　中封為經　曲泉為合

雲霞烟鎖大敦兮　笑指行間路太迷　野寺中封無道入　曲泉還有老僧歸

手厥陰心主　中衝為井　勞宮為滎　大陵為俞　間使為經　曲澤為合

中衝孤雁徹雲霄　幾度勞勞只自寥　更有大陵邊間使　衡陽曲澤莫招搖

足少陰腎　湧泉為井　然谷為滎　太谿為俞　復溜為經　陰谷為合

三秋為客湧泉邊　然谷谿溜過小年　陰谷有船回便搭　問伊歸去幾多錢

手少陰心　少冲為井　少府為滎　神門為俞　靈道為經　少海為合

少冲少府把師班　兵馬神門得勝還　靈道戰書前日發　如今少海盡歸降

足太陰脾　隱白為井　大都為滎　太白為俞　商丘為經　陵泉為合

隱白雲中一老僧　大都離俗少人憎　幾回太白商丘遇　汲盡陵泉水共烹

手太陰肺　少商為井　魚際為滎　太淵為俞　經渠為經　尺澤為合

少商湖海觀漁翁　魚際太淵不可逢　今日經渠船滿載　須知尺澤護蛇龍

## 血氣灌注十二經晝夜週而復始歌

曉程中府馬蹄忙。懷抱思量出少商　極目商陽從此去　加鞭一直上迎香。

自承注別兩微茫。憶昔分攜屬兌鄉　歸隱白雲尋實典　大包量盡小包量。

心出極泉似水清。身如浮葉少沖雲。自從少澤乘槎去　忽聽宮娥有笑聲。

睛明兩目盼芙蓉。雨至陰沉月色濛。寂寞湧泉人不見。空聞俞府報時鐘。

幾年匣劍躍天池。雲捲中衝入紫微　三武關冲無註阻　竹絲簾外伯勞飛

瞳子窌思目渺然。時時留戀竅陰邊　大敦日月常來往　復入期門又一天。

手之三陰從胸走手　手之三陽從手走頭　足之三陽從頭走足　足之三陰從足走腹。週而復始晝夜循環無有止息。

南海平洲梁大川直三氏識

上海掃葉山房校印

醫學入門卷首

# 用藥檢方總目

凡病機註下小方不錄者，蓋用一方必審病機而後檢閱，次考本草乃用可也

## 溫暑用藥

四卷第二頁

## 傷寒藥方

四卷二十四頁起至四十一頁止

醫學入門

柴胡加桂湯 白通湯 陽旦湯 黃連雞子湯 甘草乾姜湯
芍藥甘草湯 防朮牡蠣湯 撲汗法 陶氏再造散

三十頁 蒸汗法 黃芩湯又名黃芩芍藥湯 蜜導法 小柴加瓜湯
葶藶苦酒湯 芍藥附子甘草湯金沸草散 桂枝加參湯 黑奴丸

桂枝參苓湯 陶氏益元湯 麻黃升麻湯 陶氏升陽散火湯
雜症 四逆散 擦舌法 滋陰養榮湯 加味生脈散 單人參湯

桂枝加朴杏湯
麻杏石甘湯

三十一頁 葛根芩連湯 乾姜芩連人參湯 橘皮竹茹湯 姜活附子湯 橘皮乾姜湯
大橘皮湯 小橘皮湯 大半夏湯 小半夏湯 生姜汁半夏湯

赤茯苓湯 陶氏生地芩連湯 生地芩連湯 茅花湯
黃連柏皮湯 綠袍散 救逆湯 桂甘龍骨牡蠣湯

柴胡龍骨牡蠣湯 黃連解毒湯省名解毒湯 猪膏湯
單甘草湯 甘桔湯 半桂湯 黃連龍骨湯 烏扇湯

雞殼苦酒湯 升麻六物湯 芩連消毒飲 大陷胸湯 枳實理中丸
大陷胸丸 小陷胸湯 十棗湯 三物白散 三黃瀉心湯

附子瀉心湯 半夏瀉心湯 甘草瀉心湯 生姜瀉心湯 赤石脂禹餘糧湯
旋覆代赭石湯 柴陷湯 桂枝人參湯 梹榔湯 枳梗湯

灸結胸法 罨結胸法 熨結胸法 罨痞氣法 熨痞氣法
梔子厚朴湯 桂枝甘草湯 梔豉甘草湯 梔豉生姜湯 柴梗湯

柴梗半夏湯 柴陳湯 黃連湯
厚朴半夏甘參湯 桔梗半夏湯

三十二頁 李根湯 三香黃連散 麻子仁丸又名脾約丸 萬全木通散
白通加猪膽汁湯 白頭翁湯 陶氏黃龍湯 桃花散

赤石脂丸 黃連阿膠湯 地榆散
牛蒡根湯 苦參竹湯 陶氏溫經益元散

三十三頁 引風湯 如聖餅子 陶氏如聖飲
安蛔理中湯 烏梅丸 治䘌桃仁湯

三十四頁 黃連犀角湯 雄黃銳散 紫雪 猪膽雞子湯 黑膏
陶氏消斑青黛飲 黃連橘皮湯 葛根橘皮湯 大青四物湯

内傷藥方 四卷四十六頁起至四十八頁止

四十六頁 補中益氣湯 加味黃芪湯 升陽順氣湯 黃芪人參湯
清暑益氣湯 升陽補胃湯 升陽益胃湯

四十七頁 神聖復氣湯 沉香溫胃丸 參术調中湯 調中益氣湯 節齋補氣方
節齋補血方 雙和散 硃砂安神丸 升陽散火湯 升陽湯

火鬱湯
瀉陰火升陽湯

四十八頁 升陽除濕湯 升陽除濕防風湯 升陽燥濕湯 升陽調經湯
升陽舉經湯 益胃升陽湯 升陽和中湯 保元湯

雜病藥方 七卷第一頁起至三十三頁止

中風

第一頁 古防風湯 大省風湯 小省風湯 八味順氣散 導痰湯
順氣導痰湯 清熱導痰湯 祛風導痰湯 寧神導痰湯 禦風丹

搜風順氣丸 牛黃清心丸 換骨丹 四生散 四神丹
萬寶回春湯 古硫附丸 加味烏荊丸 上清丸 至寶丹

愈風丹
羌活丸

頭眩 單白芷散 單白芷丸
頭痛頭風 古芎烏散 芎术湯 芎术除眩湯 芎辛湯

第二頁 清上瀉火湯 青空膏 徹清膏 玉液湯 葫蘆巴散
三生丸 半夏白术天麻湯 玉壺丸 搐鼻藥 補虛飲

安神湯 金棗丹 南星皂角白梅散
玉真丸 點頭散 謝傳點眼丹

面風 升麻胃風湯 升麻順氣湯 洗面藥
補胃湯 乾姜散 姜活石膏散

眼病 菊花散 白蒺藜散 白姜蠶散
防風一字散 犀角飲

第三頁 涼膽丸 瀉肝散 通肝散 決明散 經效散
撥雲散 蔓荊散 天門冬飲子 羚羊角散 加味荊黃湯

夢遺 四味杞實散 三灰椿柏丸 治脇臊方 單樗皮丸 黃連清心飲 單五味子膏 石蓮散

第十八頁 金櫻膏 猪肚丸 水陸二仙丹 枸杞湯 固精丸 神芎湯 秋石固真丸 十味溫膽湯

淋疾 疏苓丸 鹿角霜丸 清肺飲子 生附散 透膈散 沉香散 單牛膝膏 二木散 參苓琥珀湯 二石散

冷熱熨法 火腑丹 三味葶藶散

遺溺 雞膍胵散 縮泉丸 大兎絲子丸 桑螵蛸散 二苓丸 秘元丹

脫肛 縮砂散 洗脫肛通用 蝟皮散 洗虛脫肛方 單磁石散 洗熱脫肛方

第十九頁 內傷 加減補中益氣湯 生胃丹

傷食 木香見晛丸 除原散 丁香脾積丸 星朮丸 二黃丸 單山查丸 大黃備急丸 省名備急丸 保和丸 大安丸

枳朮丸 豆蔻平胃散 枳朮湯 肥氣丸 加減補中湯

積聚 伏梁丸 消塊丸 痞氣丸 芫花丸 息賁丸 三稜煎 奔豚丸

第二十頁 烏白丸 石礆丸 白芥丸 單蚶殼丸 大阿魏丸 生漆膏 小阿魏丸 香稜丸 海石丸 通玄二八丹

虆積丹 神效阿魏散 妙應丸 三聖膏 七轉靈應丹

蠱毒 東坡雄礬丸 瘴氣 理脾却瘴湯 消水毒飲 一粒金丹 木香分氣飲

第廿一頁 木香順氣丸 枳橘湯 沉香降氣湯 橘皮一物湯 阿魏撞氣丸 清膈蒼莎丸 交感丹 枳實韭白湯 退熱清氣湯 木香檳榔丸

神保丸 單芙蓉散 一塊氣丸

松柏實丸　餌長松根法　柏脂丸　柏葉煎　秤金丹
大造丸　補天丸　大補元丸　紫河車丹　罩河車丸
還元丹　還元秋石丸　單蒼朮膏
加味蒼朮膏　白朮膏　何首烏丸
却老烏鬚健陽丹　八仙添壽丹　延年益壽不老丹

## 第三十頁

七仙丹　仙人飲
金液丹　黑鉛丹　接氣丹　靈砂　養正丹
病冷　二氣丹　來復丹　補真丸　養氣丹　金鎖正元丹
椒附丸
沉香華澄茄丸
蒸熱　五蒸湯　五蒸丸　古歸芪湯　大胡連丸　香連猪肚丸
人參清肌散　人參地骨散　人參門冬湯　黃芩丸

## 三十一頁

蒼梔丸　蒼連丸
蒼芍丸
上下甲丸　下甲丸　二甘湯　古芷砂散
自汗　調胃湯　四製白朮散　玉屏風散
瘵症　減味清燥湯　蘇台香丸　生犀散　節齋四湯　十灰散
厥症　單花蕊石散　獨參湯　保和湯　保真湯　太平丸
癆瘵　消化丸　潤肺膏　白鳳膏
補髓丹　人參潤肺丸　寧肺湯

## 三十二頁

黃芪散
五味黃芪散
紫河車　天靈蓋散　蛤蚧散　青蒿膏　青蒿飲
追虫　五屬丸　雷公丸　茱萸根湯　五膈丸　千金散
追病丹　萬病解毒丹又名紫金錠　萬應丸　雄砂丸
取積丸　追虫打鱉丸　治寸白虫方　苦楝根湯　追虫丸
化虫丸
使君子丸

## 三十三頁

釣虫黑白丸　壯陽丹
崔卵丸

求嗣　續嗣丹　温腎丸　巨勝子丸　玄牝太極丸　還少丹　金鎖思伯丸　打老兒丸　菟實丸　五子衍宗丸　種子大補丸

養老　十子丸　神仙訓老丸　三子養親湯　遇仙益壽丹　却病延壽湯　竹瀝根本丸　加味補陰丸

## 婦人藥方八卷一頁起至五頁止

第一頁　調經散　七製香附丸　小調經散　單香附丸　固經丸　艾附丸　四製香附丸　單香附散　十味香附丸　抑氣散

黑附丸　抑陰地黃丸　百子附歸丸　柴胡抑肝湯　通經丸　滋陰百補丸　導經丸　萬痛丸　養陰柏子丸　烏賊丸

蒼莎丸　桃仁散　中和丸　葶歸丸　清海蒼莎丸　桑皮散　烏藥湯　大芎藭散　當歸散　人參荊芥散

第二頁　麒麟竭丸　單丹參丸　柴胡調經湯　交加散　烏頭丸　交加地黃丸　單蒼耳散　單大黃膏又名血竭膏　豆松丸

琥珀調經丸　螽斯丸

崩漏　膠艾四物湯　單五靈脂散　當歸龍骨丸　烏紗帽散　備金散　内補當歸丸　古橘歸丸　加味養榮丸　單芩心丸　女金丹

帶下　蒼柏樗皮丸　蒼柏辛芎散　側柏樗皮丸　附桂湯　芩柏樗皮丸　龜柏姜梔丸　芩术樗皮丸　煖宮丸　芩术芍葵湯

第三頁　苦楝丸　小烏雞丸　補經固真湯　琥珀珠砂丸　東垣固真丸　白芷散　平補鎮心丹　單地榆散　大烏雞丸

癥瘕　香粉丸　古硝黃膏　連蘿丸　桃奴散　開鬱正元散　千金桃仁煎　温白丸　見睍丹　琥珀丸　猪肝丸

麝香丹　古玄斑丸　辰砂一粒丹　四香散　神聖代針散　安胎當歸湯　抱甕丸

第四頁　胎前　古杜續丸　瘦胎枳甘散又名枳甘散　東胎丸　古芩术湯　古膠艾湯　金匱當歸丸　膠艾歸芎湯　長胎白术丸　芎歸補中湯

益氣救生散　羚羊角湯　旋覆花散　古芎活散　保胎飲　防己散　醒脾飲子　天仙藤散

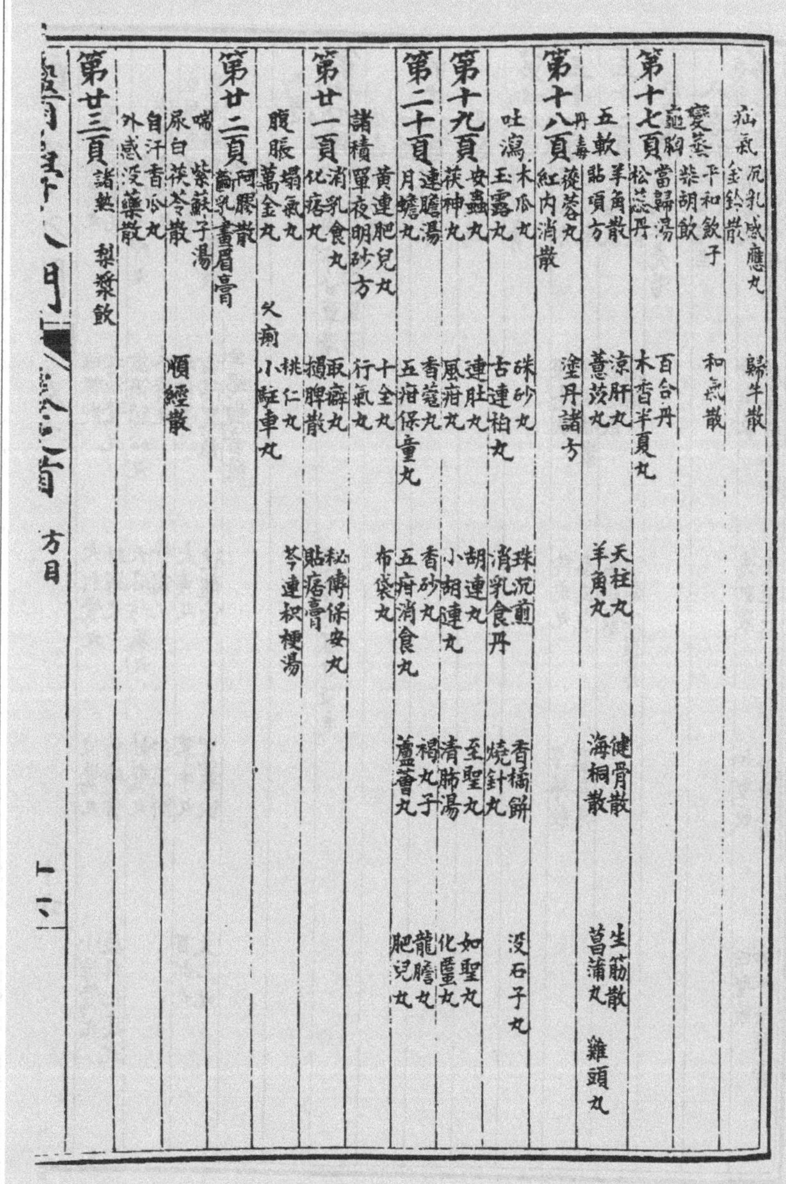

方目 十二

驚風　利驚丸　啟脾散　大利驚丸　涼驚丸　小涼驚丸
溫驚丸　大溫驚丸　珠銀丸　辰砂膏　辰砂化痰丸

諸積　龍腦安神丸　金箔鎮心丸　天麻防風丸　轉驚丸
消積丸　木香丸　紫霜丸　白玉餅

感風寒　羌活膏　大青膏　大黃丸　葶牛丸　百部丸
變蒸諸熱　小生犀散　紫陽黑散　連翹飲　寬熱飲　天乙丸

觀音散　全蝎觀音散
銀白散

六卷

第廿四頁　初症　防風荊芥甘草湯　連翹防風甘草湯
防風芍藥甘草湯

穢毒　辟穢丹
水痘　再甦丹　小麥湯

第廿六頁　[illegible]　敗草散

陽毒　水楊湯

第廿七頁　防眼疾　護眼膏
痘眼

三十一頁　丹溪方　蟬殼散　羚羌丸　浮萍散
二仙散　古蟬猪散　秦皮散　塞耳丹

三十二頁　痘毒　金華散　斂肌散　[illegible]散
三豆飲　油劑　消毒保嬰丹

痲疹便閉　前胡枳殼湯

八卷　第七頁起至四十頁止

第七頁　痘出遲出密　消毒飲　快斑散　透肌散　如聖飲　四聖飲
加味四聖散　解毒防風湯　紫草飲　紫草膏　加味紫草膏

肺癰　消膿飲　參芪補肺湯　參朮補脾湯
肺痿　紫菀散　單白蘞散　單白芨散
心癰　內固清心飲　清心散　清心丸
肋疽　神効瓜蔞湯
胃癰　大射干湯　三仁湯
　　　牡丹散
腸癰　大黃湯
便毒　兩解湯
懸癰　國老膏
痔瘡　連魏散　連歸丸　加味連殼丸　加味香蘇散　乾葛湯
第十二頁　羌活湯　止痛丸　三神丸　槐角丸
　　　加味槐角丸　槐膽湯　加味地黃丸　蝟皮丸
漏瘡　鉤腸丸　牽牛酒　豚胃丸　芎歸丸　內生肌丸
　　　加味蠟礬丸　黑玉丹　薰漏瘡方　洗漏瘡方　茵髮散　蜂房散
男子疳瘡　取漏蟲法　蝸牛膏　古熊冰膏　柏蛤散　銅綠散
　　　蘆腦散　津調散　鳳衣散　旱螺散　截疳散
　　　鶯管散
　　　洗下疳瘡方
婦人陰瘡　補心湯　古硫礬丸　藿香養胃湯
陰囊濕癢　牡礬丹　硫柾散
第十三頁　洲首疝　黑龍湯　漏蘆飲子　青草蒼柏丸
　　　人面瘡　大苦參丸
臁瘡　白膠香散　謝傳傷手瘡方　龍骨膏　馬齒膏
　　　桐油膏　蘄艾膏　蠟礬紙　黃蠟膏　蛮土膏
疥瘡　活血四物湯　樺皮散　何首烏散　當歸飲
　　　當歸丸　連翹湯　摩風膏　一上散
頑癬　吳茱萸散　剪草散　三黃散　硫黃餅
　　　頑癬丸　古羊蛇丸　大馬齒膏　醉仙散
第十四頁　癩風　再造散　大麻風丸　紫雲風丸　補氣瀉風湯　活神丹
　　　仁味苦參丸　單苦參酒　三蛇丹　白花蛇丸　蠲痺散

第廿四頁 祛風通氣散 小續命湯 星香散 交濟湯 三生飲 排風湯 資壽解語湯

第廿五頁 大秦艽湯 羌活愈風湯省名愈風湯

頭眩痛 川芎茶調散 山茱萸散 消風散 羌吳湯 三五七散

眼痛 明目流氣飲 洗肝散 洗心散 川芎石膏散

第廿六頁 還睛散 四物龍膽湯 蟬花散

齒 犀角升麻湯 獨活散 甘露飲

痛風 通氣防風湯 活絡湯 舒經湯

痲痺 五痺湯 三痺湯 黃芪湯 補氣湯

感寒 五積散

第廿七頁 熟料五積散 發明半夏湯 神朮散

咳嗽 蘇沉九寶飲 人參清肺飲 洗肺湯 貝母散 款冬花散

霍亂 木瓜湯

心痛 手拈散 雞舌香散 蟠葱散

暑 香茹散

第廿八頁 茹薷散 桂苓甘露飲 香薷散 六和湯 十味香茹散

瘧 清脾飲 芎歸鱉甲散 對金飲子

痢 地黃湯 真人養臟湯

濕 滲濕湯 除濕湯 四苓散 茹苓湯

痞滿 薷苓湯 木香化滯湯

黃疸 一清飲子 五皮散

第廿九頁 赤小豆湯 三和湯

喉痺枚萃桔梗湯　諸虛十全大補湯

三十四頁　人參養榮湯省名養榮湯　茯苓散　固真飲子　劫勞散　正氣補虛湯　黃芪建中湯　黃芪益損湯

癆瘵秦艽扶羸湯　黃芪鱉甲湯

蒸熱清骨散　盜汗當歸六黃湯

痿清燥湯　藿仁養胃湯

三十五頁　積熱四順清涼飲　八正散　涼膈散　導赤散　人參瀉肺湯　半夏湯　活命丹　瀉黃散　轉舌膏　瀉白散

婦人調經　加味瀉白散　小溫經湯　加味石膏湯　滋血湯　逍遙散　紅花當歸散　加味逍遙散　紫葳散　大溫經湯　玄胡索散

大玄胡索散

三十六頁　桂枝桃仁湯　玉燭散　桑寄生散　牛膝散　伏龍肝散　大腹皮飲　解毒四物湯　茯苓補心湯

胎前　紫蘇飲　固胎飲　安胎飲　達生散

三十七頁　催生五積散　牛膝湯

產後　八味黑神散　三分散

小兒驚風　千金龍膽湯　人參羌活散　蝎梢餅　惺惺散　脫甲散　加減惺惺散　紅綿散　益黃散　加減紅綿散

痘疹　異攻散　陳氏異攻散

三十八頁　木香散　犀角消毒飲　消毒散

外科諸方　活命飲　內托復煎散　五香連翹湯　十六味流氣飲

三十九頁 升麻和氣飲 內托十宣散

頭病 普濟消毒飲 青震湯

肺癰 桔梗湯

肺痿 知母茯苓湯 人參平肺散

痔瘡 五痔散

折傷 大防風湯 復元活氣湯

四十頁 如聖散

急救諸方 八卷四十頁起至四十一頁止

怪疾諸方 八卷四十一頁起至四十四頁止

本草方二卷

食治方三卷

# 醫學入門卷之首

## 釋方

以程氏為主。漢魏尚實，以藥品名方，不必釋也。唐宋後方尚奇而名好異，苟不知立名之義，將何以用其方耶？

三生飲 三藥皆生用也。
急救稀涎散 稀涎而少也。風痰壅盛，急用此化痰救之。
三建湯 三種盡出建平也。

烏藥順氣散 人氣順則安，氣逆者必烏藥之辛以順之。
星香散 二藥偶方之制，以通喉也。
星附湯 三藥奇方之制，以達下也。

排風湯 排，推也。用藥推去其風也。
左經湯 左，佐也。經，脈絡也。血少經滯，手足攣搐，用藥佐之也。
三化湯 三藥化痰化滯化風也。

防風通聖散 預防風疾，通靈如聖。
玉真丸 言如玉之白也。
一字散 古方一錢四字，一字二分半也。

三痺湯 風寒濕三氣合而為痺也。
四神丸 四藥有神驗也。
五苓散 五件以苓為主。

抵當湯 畜血注於下焦，用藥攻去，邪不能抵當也。
瀉青丸 瀉東方青色肝木也。
三一承氣湯 三方合為一也。

白通湯 葱白之辛以通陽也。
六一順氣湯 一方可兼六方。
大柴胡湯 泄熱之功大也。

五積散 積寒、積食、積氣、積血、積痰，五者之積可散也。
小柴胡湯 力小而和緩也。
藿香正氣散 言能正氣之不正也。

黑奴 釜底煤黑色奴，小麥奴也。
紫雪 丁香、麝香熱膏色紫，藥屑如雪。
桃花散 言其色如之。

雄黃銳散 丸如小指長銳，納穀道中也。
雙解散 表裏俱散。
霹靂散 如雷之擊動湯氣也。

調中湯 瀉胃火以和胃氣也。
六和湯 六腑不和，用此以和之也。
六一散 一名天水散，取天一生水、地六成之之義也。又名益元散者，除中熱以益元氣也。

誘行丸 夏月服之不易，誘人行路。
大順散 熱因熱用，從治之法也。故謂大順。冷飲者不傷肺也。

一清飲子 諸熱能一一清之。
桂苓甘露飲 桂甘辛，苓甘炎，止渴如甘露也。
來復丹 一陽之氣來復也。



上海埽葉山房校印

二氣丹 硝石氣寒為陰硫黃氣熱為陽以二氣理二氣也

腎着湯 濕氣附着於腎方能去之

三和湯 血秘氣秘風秘三者皆可和也

七氣湯 治七情之氣也

清燥湯 治肺金之火清其乾燥則生化之源滋潤而達也

神保丸 言藥之効如神保全也

導滯通幽湯 導引腸中積滯使通幽門而下也

鹽煎散 用鹽引入腎也

越鞠丸 鞠鬱也藥能發越其鬱結之氣方多誤為越麯

雞舌香散 藥氣如雞舌之香也

分心氣飲 分開心胸開鬱氣也

流氣飲子 流行滯氣也

蟠葱散 葱能通氣蟠曲其葱入藥為引

失笑散 病忽去而不覺失笑

復元通氣散 元氣復則通而不滯

抑氣散 高者抑之

一塊氣丸 積氣結成一塊方能治之

阿魏撞氣丸 撞散氣塊痞積

交感丹 茯神陽中陰香附血中氣陰陽交感而氣血和矣

補天丸 藥能補陰天元一氣也

大造丸 藥能大生氣血如天地造成也

夢授天王補心丹 終南山宣律誦經勞心毘沙門天王夢授此方

雙和散 氣血兩和也

十全大補湯 十藥全而大能補虛

威喜丸 松脂入地三千年化為威喜食之令人長生方名茯苓言威喜者美之也

二至丸 夏至陰生鹿解角冬至陽生麋解角方用二角者取二至之陰陽以生氣血也

鹿首四觔丸 入藥各半斤也

人參養榮湯 人參補氣言養榮者氣盛則血生也

瑞蓮丸 蓮實用之有奇効故曰瑞

打老兒丸 婦人年過百歲打其年老兒子不服此丸

天真丸 天真精氣也此藥能補之

補中益氣湯 黃芪補中人參益氣

虎潜火伏而滋陰也用脛骨者虎一身動力皆出于前足脛中性氣藏焉

虎潛丸 丸火龍常出于水龍飛而永輕虎常出于火虎走而鉛枯

草還丹 非金非石准草是餌

清震湯 頭風如震藥能清之

清空膏 人首天之象空虛藥能清頭昏故曰清空

五蒸湯 五臟蒸熱

單白芷丸又名都梁丸 白芷出都梁也

妙香散 木香和氣麝香通氣經曰通則不痛痛則不通香藥之妙如此

抑青丸瀉肝也　歸脾湯憂思傷脾，健忘怔忡，用此復還脾氣　潛行丸潛行水底行也。脚疾有濕故云

舒經湯凡筋虛則痛，血虛則踡，故養血以舒經也　黑虎丹黑豆、虎脛骨也　二妙散黃柏除熱，蒼朮除濕，二妙藥也

八正散八藥能正膀胱之水道也　導赤散導引膀胱水道而治小便赤也　火腑丹言治心熱小便赤也

清心蓮子飲清心降火，蓮子之功　神芎丸川芎散熱如神　舟車丸藥能通經絡而治水，猶舟以通水，車以通陸也

感應丸感之即應　溫白丸白乃西方金色，寒氣襲而成積，藥能溫之也　保和丸保脾氣以去食積

見睍丸睍日氣也，藥之消積如雪之見日也　金花丸色如金也　龍腦雞蘇丸龍腦，地名，在蘇州。雞蘇，薄荷之別名

左金丸左，佐也；金，肺也。火旺爍金，藥能輔佐肺金而平肝木也。又名回令丸，瀉火以回金之令也　清脾飲瘧病多起于脾，故清之也

四獸飲青龍、白虎、朱雀、玄武，應四方；治四臟邪以輔脾土　對金飲子可敵金也　露姜飲姜性熱，假露之陰以治熱燥也

交加散藥半生半熟，取陰陽交加之義　順元散分解陰陽，利散痰涎，以順元氣也。又名分利順元散　華蓋散肺為五臟華蓋，藥專治肺

三拗湯拗，不順也。言甘草不炙，麻黃留節，杏仁不去皮尖也　手拈散如手拈去其病也　五拗湯五藥不製，存其悍烈之性，以為劫病之功也

十縉湯一服而獲十縉之謝，故云　蘇沉九寶飲蘇、沉二內翰所製之方。古沉、沈通用　溫中化痰丸中氣溫而痰自化

青州白丸子州有范公亭，其下出泉，至美，和藥皆白　滾痰丸滾轉而下痰也　海藏五飲湯王海藏治此五飲之方也

控涎丹控，引也；涎，痰涎也　小胃丹治胃中之積痰，藥丸如麻子，故曰小　導滯湯導引蓄熱積滯之氣下行

通玄二八丹五藥共二兩，黃連獨八兩，言藥之妙通神　大已寒丸已，止也。大止脾胃寒冷　戊己丸戊，胃土；己，脾土。治脾胃寫利之藥也

四柱散四藥如四柱之支大廈也　升陽除濕湯升陽以升柴、姜防，除濕以陳半、蒼苓　凝神散收斂神氣也

調中益氣湯 調中甘草益氣參芪中調氣益脾胃自健
升陽順氣湯 陽氣本上行鬱逆于下則不能發生故順其氣使上行也
金液丹 水銀乃白金之液也
金鎖正元丹 藥能止瀉而鎖固真元之氣也
清六丸 清熱也
四君子湯 四藥不燥不熱稟中和之氣而補益故稱君子
溫六丸 溫寒也
生胃丹 用南星用黃土以生胃土也用粟米入胃而生穀氣
平胃散 胃中宿滯不化即成痞滿腹脹故用蒼陳厚朴苦以瀉之恐瀉太過又用甘草以和之平胃之義也
抽刀散 藥能定痛如抽刀奪回命也
五膈寬中散 一曰氣二曰血三曰痰四曰寒五曰熱言藥能散胃中滯塞使飲食下行豁然而中寬也
胃愛散 胃喜甘而惡苦此藥味甘故胃愛之
四七湯 四藥能治七情氣結之痰
三仙丸 謂星半為麯香附去毛皆脫其本性用之如人脫凡成仙
聚金丸 言芥連之色也
壽星丸 南方有極星曰老人主壽方用天南星假而名之也
腸風黑散 血見黑而止以色勝也
玉壺丸 玉壺為器清可徹底言藥能化痰而使肺極清也
結陰丹 固結其陰血也
玉屏風散 屏風防風別名玉美之也言能禦風如屏障也
茵梅丸 二藥酸以收之也
明目流氣飲 七情氣攻眼用藥流利其氣則目可明也
春雪膏 藥色白點之自化如春雪也
駐景丸 日光之影為景沒則昏矣言藥能駐景使不昏也
鎮宮丸 言安鎮子宮也
逍遙散 言藥能使病安則逍遙翱翔自適也
倉公散 太倉令淳于意所製方也
玉燭散 爾雅云四時和氣謂之玉燭言藥能和氣也
奪命丹 言能下死胎以奪回母命也
達生散 達羊子也言此藥服之如羊之易產而無患也
湧泉散 無乳者服之乳出如湧泉也
觀音散 釋氏有千眼觀音能救百難苦故名之也
紫霜丸 紫碧色也霜巴豆霜也
調解散 陳皮甘草以調中紫蘇葛根以解肌
紅綿散 蘇木胭脂紅綿裹藥煎也
脫甲散 言表解則身輕快如脫去鎧甲也
雞鳴散 日交巽木而雞鳴雞鳴則陽氣隨動而人之血氣亦應時而行故于此時服藥以行瘀血也
江鰾丸 鰾魚鰾也江魚可為膠
五福化毒丹 言藥能化諸毒而致五福也
醉仙散 服之令人瞑眩如醉仙也

太乙膏太乙天之貴神以此名方神之也

一粒金丹一粒一丸以金箔爲衣

紫金丹方有紫金皮也

## 音字

癜 音殿去聲
瘜 音息惡肉
痄 音茶病甚
疞 音朽腹中絞痛
癲 音頹陰腫也與㿗同
瘍 音羊頭瘡

疣 音尤結病
瘭 音標瘭疽病也
疙 音結
瘩 音荅疙瘩白瘩瘡也
瘻 音漏瘡久成孔
瘛 音熾瘲也

瘈 音係
瘲 音縱瘈瘲手足牽引
瘖 音陰不能言也
癌 音岩
㾕 音衣
疚 音鳩

瘇 音舂去聲足腫也
⿸疒突 音突下部病
痤 音剉小瘡也
癔 音益病也
瘣 音會
癗 音壘瘣癗腫貌

痎 音楷久瘧也與㾬同
痱 音肥風病也
痙 音敬風強病也
瘢 音盤瘡痕也
痂 音加瘡痂所退痕也
瘊

踒 音窩行跛跌
趺 音夫盤腳坐也
踸 音踸
踔 音濁踸踔跛者行也
蹻 音喬舉足行高也
跂 音起舉足望也

踣 音付僵踣也
踝 音話足踝骨也
跛 音波上聲行不正也
躄 音辟跛甚不能行也
蹷 音厥僵也
踴 音勇躍也

跖 音炙
踡 音眉不伸貌
蹙 音促愁貌
臑 音耨平聲臂節
臏 音牝膝蓋骨
腨 音喘脛也

胠 音法腋下也
臚 音閭腹前也
膘 音抛魚膘也
脬 音抛膀胱也
肪 音方厚脂也
髖 音寬股骨上曰髖

脰 音東豬脰也與腖同
臛 音霍羹也
腭 音咢上下齒斷
腪 音雲膜也
腕 音關臂節也
膕 音國曲腳紋也

⿰月少 音蕊少也
膍 音皮脾脘也
胵 音痴膍胵鳥胃
膃 音溫入聲
肭 音訥膃肭肥也
腊 音昔乾肉也

膌 音脊瘦也
膹 音粉
胻 音杭脛骨也
䐜 音嗔腹脹也
胕 音附
膊 音博臂膊也

脃 音翠易斷也
肳 音刎口肳也與吻同
脇 音協腋下也與脅同
胛 音甲背胛也
肓 音荒心上膈下
臀 音屯尻底也

膂 音呂脊傍肉與呂同
⿱與月 音與去聲腓腸也
髃 音愚肩頭骨也
髀 音彼股骨也
骭 音幹脛骨也
骱 音行尾脊後骨也

骹音敲，脛骨近細處。
骶音底，脊骨盡處。
髆音博，肩髆也。
髎音寮，體兩肢間。
髃音禺。
骬音于。䯒骬，缺盆骨也。

嗤音痴，笑貌。
嘿音默，義同。
叱音查，嘖也，怒也。
哯音峴，不顧而吐也。
嗄音沙，去聲，聲破也。
嗢音屋，嗢咽也。

哽音梗，哽咽也。
嗌音益，咽也。
啗音咸，上聲，食也。
噎音謁，食窒氣不通也。
咂音雜，入口也。
嚙音交，齧齒也。

嚔音涕，噴鼻也。
噀音噴，義同。
呷音嗒，吸呷也。
齆音甕，鼻塞貌。
鼾音漢，臥息也。
齄音查，鼻生紅點。

齁音侯，齁䶎，鼻息也。
䶎音匣，與齁同。
齀音兀，仰鼻也。
鼽音求，鼻窒也。
髲音比，髮髲也。
髤音決，以漆塗器也。

鬆音送，平聲，髮寬貌。
齦音懇，嚙也。
齗音根，齒根肉也。
齲音禹，齒生虫也。
齧音孽，咬也，與嚙同。
皸音軍，手足發裂也。

皰音泡。
皯音幹，面生黑氣。
⿰面干與皯同。
尻音考，平聲，臀尖也。
屁音譬，氣下泄也。
睾音高，外兩腎子。

衊音滅，污血也。
衃音坯，凝血也。
䘒音浚，赤子陰。
衅音釁，去聲，血塗也。
瞤音閏，動也。
眵音笞，目汁凝也。

瞣音滅，目眵也。
𥇦音晃，目不分明也。
瞪音棖，怒目直視也。
眗音嘔，目搖也。
瞌音磕，睡也。
睍音現。

眇音苗，上聲，目小也。
瞶音貴，視也。
瞢音雄，惑也。
瞀音茂，目不明貌。
窅音杳，目深貌。
眥音子，兩目角也。

盲音蒙，目無瞳子也。
忐音閑。
憊音敗，病極也。
悫音預。
恚音掛，恨怒也。
慙音蠶，愧也。

慓音飄，急疾也。
悍音汗，勇也。
惓音卷，悶也。
悗音瞞，惑也。
慴音念，入，讋懼也。
搾音詐，絞取也。

攙音參。
揉音柔，調順也。
撍音替，摘而出也。
擠音姐，排也，推也。
捋音巒，入，聲取也。
攄音恥，攄開也。

捩音列，拘捩也。
捫音門，摩也，按也。
撒音殺，放也。
撾音查，打也。
扒音爬，擘也。
抓音瓜，刮癢也。

投音湏，擊也。
撈音勞，沉取也。
捻音聶，一捻也。
扤音沱，入聲，開也。
擗音辟，撫心也。
揫音啾，束也。

孳音滋　頟音妥　顗音以　顳音業　顬音而顳顬耳前動也　頞音遏鼻莖也

顫音戰頭不正也　頦音孩頷也　顋音腮頰顋也　頔音拙鼻也隆頔龍額　擷音揭　頏音抗頸也

顙音雙上聲額也　顱音盧首骨也　顖音信頂門也　頤音移輔車骨又養也　溷音混濁也　瀁音羊去聲

渰音奄　濈音集汗出貌　瀦音豬水所停也　浠音希　涪音浮　溽音辱濕暑也

漈音祭　沔音免　淛音浙　漯音搭　濮音卜　瀘音盧

沴音戾陰陽氣亂　濼音洛　泌音閉　泪音淚江也　潠音巽噴水也　汩音谷

湫音秋　淖音鬧弱也　瀼音攘露盛貌　潵音散　潺音食泄不止也　澼音辟腸間水

淬音翠火與水合　洚音下　汞音烘上聲水銀也　漐音執汗出貌　焠音翠與淬義同　烄音似炷也熱也

熛音標火飛也　炕音亢火炕乾極也　熻音吸熱也　爟音灌　炮音鮑平聲炙也　爁音濫火焰也

煿音博火乾也　焙音倍微炒也　熇音靠燒也　爨音竄炒也　䵟音幹黑也　䵵音贈面黑氣也

黯音掩墨也　鍛音段打也　鎬音寫鎔鎬也　鍍音渡釜鍍物也　鑞音蠟錫粉也　鑢音慮磨也

鏤音漏雕刻也　鏇音羨銅鍋器也　鏃音族矢鏑也　鉗音鈐平聲鐵鉗也　鈍音沌　桐音同木名

楞音棱木棱也　楔音屑不方正也　櫧音諸　蘗音業黃柏也　茭音交水草也　芁音交

蕈音進地菌也　菌音窘地蕈也　苘音頃　蘘音相　菾音甜　葯音約白芷也

蓋音盞　蒳音熱　箍音孤竹束物　箋音前　籜音托竹殼也　籥音約

箄音界竹箄也 嵒音岩 嶔音欽 祟音碎神禍也 屹音乞 坌音岔上聲塵腐貌

碾音言平聲磨也 砭音貶以石刺病 磏音兼 磕音坎入聲石聲也 堊音污白土也 誂音吊美也

詷音洞 謐音密 謇音眠 詈音利罵也 剡音焰 劃音或以刀劃破

劊音貴斷也 剞音稀 劄音閘以針刺也 齗音銀平聲 鄞音銀 郤音隙義同

隤音頹壞也 隳音暉毀也 斫音灼 晬音醉周年也 暍音謁中熱也 曝音僕日乾也

袒音敞 褀音杞義同 複音伏 褫音痴 襯音親近身衣也 裹音業囊也纏也

緧音秋馬牛緧也 繨音答 紇音核糸下也 綆音梗汲繩也 繃音崩束也與綳同 倈音極至也

僦音促 傴音嫗 僂音呂傴僂俯身出脊 黴音枚黨黑垢腐貌 醳音亦苦酒也 醶音斂平聲味酸

醞音運釀酒也 醪音勞濁酒也 醇音敦酒醲也 醢音海肉醬也 釅音严醋酒味也 醍音提酒紅色

醐音胡醍醐乳屬也 餺音博 飥音托餺飥 餲音噎食不下也 餩音額飽聲也 餇音頷餇逆也

餧音畏飼也 饘音占糜粥也 糠音兼 穬音拱芒粟也 秫音术稷之粘者 黐音痴黐膠也

窌音療土窖也 窊音蛙下也 窨音蔭地濕也 它音拕義同 婺音務 姆音茂

姥音母 娩音免娟好也 敫音效 攷音考 驃音標 驪音離

駧音局 馱音何馬負貌 騣音宗 猘音哲顛犬也 貛音歡野豚也 狶音希猪也

豭音加牡也 獖音焚豕也 蠕音而虫行貌 蚌音棒 蚱音則 螵音飄

蛸音消　蜱音卑小虫也　蠓音蒙上聲　蜚音非　蠊音廉　蠒音峴蚕蠒也與繭同

螫音式虫行毒也　蜇音徹與螫同　螯音敖蟹甲也　虺音毀蛇屬　蟯音饒腹中虫也　蛹音勇老蚕也

蚍音皮　蜉音浮蚍蜉大蟻　蟅音蔗　蠇音厲虫食病　螠音意　螉音翁

蜥音錫　蝪音剔　蠑音榮　螈音元　蝘音偃　蜓音廷

蝤音由　蛑音謀　蟚音彭　蝑音越　蠘音尖虫名　蝏音亭

蚫音鮑蛑蚫即蝙蝠也　蚑音其蚑行喙息　蠆音蔡蠆虫也　蚛音充虫食物也　蠱音古中毒也　鱝音賁

鮠音危　鱭音齊　鰾音飄　鮹音消　鸂音溪　鶒音赤

鴠音旦　鶪音局　鴃音決　鴽音如鴾也　鵁音交　鴆音沉去聲毒鳥

鼷音奚甘口小鼠也　鼩音瞿小鼠也　鼺音雷　鼸音不　鞅音昂縧履頭也　鞕音硬堅也

歙音吸縮鼻也　鬾音忌小兒鬼病　黶音掩面生黑子　嚞音哲　靁音雷　黅音今黃色也

罨音奄　盦音奄入聲奄同　罯音掩覆也罯同　戡音堪克勝也　觔音斤骨絡　竘音狗

圚音貴混也　𠧪音條草木實　軺音韶運翹根　輭音軟柔也　軃音嚲不收也　豌音彎豆也

舐音底以舌舐物　爬音罷平聲刮也　眚音省　幻音患惑也　厦音下傍屋也　雁與鴈同

庀音[illegible]具也　厂音岩平聲山厂也　乜音彼尾也　凸音突　凹音坳　几音殊汁珠几几也

# 歷代醫學姓氏

按醫林史傳外傳及原醫圖贊而類編之俾後學知所觀感云

## 上古聖賢

三代以前聖君賢相叔為醫藥以濟死生者也

**伏羲氏** 有天元玉冊乃鬼臾區十世祖口誦而傳之素問中多載其語

**神農氏** 有本草傳世

**黃帝氏** 與下九人更相問答作靈樞素問內外一十八卷素者本也五行之本也問者黃帝問也贊於易載於史序於大學古之聖人也後世輒言黃老之學不知黃乃黃公石也

**僦貸季** 三皇時岐伯師也定經絡穴道臟腑陰陽度數以人法天地萬物理色脈而通神明醫之端肇於此

**岐伯** 黃帝時臣也與帝更相問難而作內經以垂教萬世

**伯高 少俞 鬼臾區** 黃帝三臣也發明五行詳論脈理以為經論○又有少師亦同時臣也

**俞跗** 黃帝臣治病不用湯液割皮解肌決脈結筋搦髓腦揲荒爪幕湔浣腸胃漱滌五臟煉精易形以去百病

**桐君** 黃帝臣也多識草木性味定三品藥物為君臣佐使撰採藥對四卷採藥別錄十卷

**雷公** 名斆黃帝臣也善醫術著至教論及藥性炮炙二冊

**巫咸** 堯臣也藥方之始

**伊尹** 殷時聖人製湯液本草後世多祖其法

## 儒醫

秦漢以後有通經博史修身慎行聞人鉅儒兼通乎醫

**張機** 字仲景東漢南陽人舉孝廉官至長沙太守作傷寒論醫方大備扁鵲倉公無以加焉後世稱為醫聖其門人衛汎撰四逆三部厥經及婦人胎臟經小兒顱顖經方

**皇甫謐** 幼名靜字士安西晋安定朝那人漢太尉嵩之曾孫也家貧年二十始感激讀書帶經而鋤博通典籍百家以著述為務沉靜寡慾高尚其志徵辟不就號玄晏先生後得風痺羸疾知醫著甲乙經及針經

**裴頠** 字逸民西晋河東人也多學術善醫經官至尚書左僕射校正大醫權衡及上古藥物輕重分兩

**范汪** 字玄平東晋潁陽人雍州刺史畧之孫也博學善談性理以拯恤為心著方書百餘卷

**殷仲堪** 東晋陳郡人性至孝善屬文談理祖融吏部尚書父師驃騎諮議參軍因父病精醫執藥揮淚遂眇一目孝武帝召為太子中庶子

**殷浩** 字深源陳郡長平人好古易精醫術妙解經脉著方書

**徐熙** 南宋東海人早好黃老隱泰望山遇道士授以扁鵲鏡經晚精心學名振海内官至濮陽太守世醫徐秋夫道度文伯徐雄之才等皆其子孫也

**褚澄** 字彥通齊河南陽翟人宋武帝之甥尚書左僕射湛之子博學善醫官尚書論僧道尼姑異乎妻妾求嗣必有子婦人如未笄之女則不宜也著醫論一褒發身中造化之秘○治一人服雞子多而得奇疾者蘇汁一斗飲之吐涎升許其中有一雛雞翅距已全而能走後吐三十餘枚而瘳

**王顯** 字世榮後魏陽平樂平人好學精醫少歷本州從事明敏有斷才領軍有功遷廷尉御史官至太子詹事兼吏部行事仍在侍御營進御藥著醫方三十五卷頒行天下

**徐之才** 字士茂後周雄之子幼儁發年十三召為太學生通禮易善醫術兼有機辨藥石多效官尚書贈司徒公錄尚書事謚曰文明撰藥對○治一人患脚跟腫痛諸醫莫識公曰蛤精疾也由乘舡入海而得為剖出二蛤子而愈治一人酒色過度眼見空中有五色物及指近逐變成一美婦人去地數尺亭亭而立公曰此色慾多大虛所致乃用補藥飲之數劑而愈

**孫思邈** 唐京兆華原人幼稱聖童隋文帝召不拜太宗即位召見拜諫議大夫固辭隱太白山學道養氣求度世之術洞曉天文精究醫業著千金方三十卷脉經一卷獨于傷寒不及朱子小學箋註謂思邈為名進士因知醫貶為技流惜哉盍盧照鄰師事之與論心欲小膽欲大智欲圓行欲方之語

**狄梁公** 妙針術有富兒鼻端生贅為腦下針贅應手而落

王績字無功，絳州人，王通之弟。唐太宗時以書正字，不樂在朝，還里蒔藥自供，或以濟人。以周易置床頭，他書罕讀。遊北山東皋，著書自號東皋子。

孟詵唐汝州梁人。舉進士，累遷鳳閣舍人。睿宗即位，加銀青光祿大夫，後致仕，以藥餌為事。常曰：保身養性者，善言莫離口，良藥莫離手。年九十三卒。著補養方、必効方各三卷，食療本草。

陳藏器唐開元中京兆府三原縣尉。撰神農本經，總曰本草拾遺，共一十卷。

許胤宗唐義興人。仕陳為新蔡王外兵參軍，後為散騎侍郎。王太后病風不能言，脈沉難對，醫家告術窮。公以黃芪防風煮湯數十斛，置床下，氣如霧熏薄之，是夕語。關中多蒸骨病，遞相傳染，得者皆死，公療必愈。或勸其著書貽後世者，答曰：醫者意也，思慮精則得之。脈之候幽而難明，吾意所解，口莫能宣也。古之上醫要在視脈，病乃可識。病與藥值，唯用一物攻之，氣純而愈速。今人不善為脈，以情度病，多其物以幸有功，譬獵不知兔，廣絡原野，冀一人獲之，術亦疏矣。一藥偶得，他藥相制，弗能專力，此難愈之驗也。脈之妙處不可言傳，虛著方書，終無人能悟，此吾所以不著書也。卒年九十餘。

許叔微字知可，宋白沙人。嘗獲鄉薦，省闈不利而歸。舟次吳江平望，夜夢白衣人曰：汝無陰德，所以不第，何不學醫？吾助汝智慧。歸踐其言，果得扁鵲之妙，人無高下，皆急赴之。後紹興登科第五。著本事方、撰傷寒辨疑。

鄭樵莆田人。博學強記，搜奇訪古，好著方書。紹興中以薦召對，授樞密院編修。嘗居夾漈山，學者稱夾漈先生。

紀天錫字齊卿，宋泰安人。棄進士業，精醫，註難經五卷。大定十五年上其書，授醫博士。

楊文修字中理，浙人。性純孝，因母病遂去舉業，讀軒岐氏書。藥不効，割股和饘粥以進，母疾即起。母死，廬墓，有鄖鳥隨文修起止。府縣旌表其宅。修曰：某之事親不足以起名哉。朱文公就見，與談性理，又天文地理醫學之書，竟夕乃去。晚年著醫衍二十卷，編地理撥沙經圖。卒年九十九。

李惟熙舒州人。博學通醫，善論物理。云：菱芡皆水物，菱寒而芡暖者，菱花開背日，芡花開向日故也。又曰：桃杏雙仁輒殺人者，其花本五出，六出必雙仁。草木花皆五出，惟山梔、雪花六出，此殆陰陽之理。今桃杏六出雙仁殺人者，失其常也。

麻九疇字知己，金莫州人。三歲識字，七歲能草書，作大字，有神童之目。章廟召見，問汝入宮殿懼否，對曰：君臣，父子也，子寧懼父耶？上大奇之。弱冠往太學，有聲場屋間。南渡後，讀書北陽山中，始以古學自力博通五經，于易春秋為尤長。少時有惡疾，就道士學服氣數年，疾遂平復。又從張子和學醫。子和以為能得其不傳之妙。大率九疇于學也專，故所得者深。飢寒勞苦人所不能堪者，處之怡然，不以畢其業也。

**劉完素** 字守真，金河間人。少聰敏博學，忽遇異人以酒飲之，大醉，及寤，洞達醫術。撰運氣要旨論、精要宣明論、素問玄機原病式。然好用涼劑，以降心火、益腎水為主。自號通元處士。

**張元素** 字潔古，金易州人。八歲試童子舉，廿七歲試經義進士，犯廟諱下第。乃學醫，洞徹其術。治病不用古方，其說曰：運氣不齊，古今異軌，古方新病，不相能也。自為家法云。故其書不傳，其學則李東垣深得之。

**李慶嗣** 洛人。少舉進士不第，棄而讀素問，洞曉其義。著傷寒纂類四卷、改正活人書二卷、傷寒論三卷、針經一卷。年八十，無疾而逝。

**李杲** 字明之，號東垣，元之鎮人也。幼好學，博經史，尤樂醫藥，捐千金從張元素，盡傳其業。家富自重，人不敢以醫名之。大夫士或病，其資性高謇，少所降屈，非危急之疾不敢謁也。其學于傷寒、癰疽、眼目病為尤長，當時稱為神醫。東垣十書多其著述。治傷寒發熱，誤服白虎湯，面黑，脈細，小便不禁。公曰：白虎湯大寒，非行經之藥，止寒臟腑，不善用之，則傷寒本病隱曲于經絡之間。或更以大熱之藥救之，則他症必起。但宜溫藥升陽行經。蓋病隱于經絡，陽不升則陰不行，經行而本症見矣。治之何難？又治十五歲人病傷寒，煩渴，目赤，脈七八至，按之不鼓，用古姜附湯冷飲而愈。

**王好古** 字進之，號海藏，元古趙人。任趙州教授，兼提舉管內醫學。性識明敏，博通經史，篤好醫方。師事李東垣，盡得所學，遂為明醫。著有醫壘元戎、醫家六法、仲景詳辨、活人節要歌括、湯液本草、此事難知、斑疹論、光明論、標本論、小兒吊書、傷寒辨惑論、守真論、十二經絡藥圖。

**滑壽** 字伯仁，世為許襄城大家。元初祖父官江南，自許徙儀真，而公生焉。性警敏，習儒，日記千言，操筆為文，尤長于樂府。受王居中習醫，而理識契悟過之。著素問鈔。○治婦人病小便淋，中滿喘渴，脈三部皆弦而澀。醫投以瞿麥、梔、苓諸滑利藥而秘益甚。公曰：水出高源，膻中之氣不化，則水液不行。病因于氣，徒行水無益，法當治上焦。乃與朱雀湯，倍枳、梗，長流水煎。一服而溲，再服氣平而愈。治一婦人年六十餘，亦病小便秘若淋狀，小腹脹，口吻渴，脈沉且澀。公曰：此病在下焦血分，陰火盛而水不足，法當治血。血與水同，血有形而氣無形，有形之疾當以有形法治之。乃與滋腎丸服之而愈。治一婦人有孕九月，病滯下，日五七十起，後重下迫。公以消滯導氣丸藥下之，病愈而孕不動。素問曰：有故無殞，是也。殞者損也。治一婦經水將來三五日前，臍下疞痛，如刀刺狀，寒熱交作，下如黑豆汁，既而水行因之無孕兩尺沉虛欲絕餘部皆弦急公曰此下焦寒濕邪氣搏于衝任衝主血海任主胞胎為婦人血室故經事將來邪與血爭作寒熱生濁下如豆汁宜治下焦遂以辛散苦溫理血之藥令先經期日日服之凡三次而邪去經調有孕治一人因心高志大所謀不遂怔悸善忘口淡舌燥多汗四肢疲軟發熱小便白濁諸醫以內傷不足擬進茸附公視其脈虛大而數曰此思慮過度厥陽之火為患耳夫君火以名相火以位相火代君火行事也相火一擾能為百病況厥陽乎用補中益氣湯硃砂安神丸空心則進坎離丸月餘而愈治一孕婦五月病咳痰氣逆惡寒咽膈不利不嗜食者浹旬脈浮緊形體瘦公曰此上受風寒也投以辛溫與之致津液開腠理散風寒而嗽自止矣治一婦暑月身冷自汗口乾煩燥欲臥泥水中脈浮而數沉之豁然虛散公曰脈至而從按之不鼓為陰盛格陽得之飲食生冷坐臥風露乃與玄武湯冷飲三服而愈治一婦病寒疝自臍下上至心皆脹滿攻痛而脇疼尤甚嘔吐煩滿不進飲食兩手脈沉結不調公曰此由寒在下焦宜急攻其下無攻其上為灸章門氣海中脘內服玄胡索官桂胡椒佐以茴木諸香茯苓青皮等而愈

**葛乾孫** 字可久平江吳人膂力絕倫擊刺戰陣百家衆技靡不精究及長折節讀書應進士舉遂不復應試傳藥書坊論有醫學啟蒙又經絡十二論十藥神書勇力之士爭言其長于武達權之士爭言其長于文方論之士爭言其長于醫然皆未睹其學之所至也君子血氣既定資質既變之時方將舉聖人之道而修之凡所編輯皆君所厭棄而羞道者使當世知君而用之功業豈少哉○治傷寒疾不得汗發狂循河而走公就控置水中使禁不得出良久出之裹以厚被得汗而解

**呂復** 字元膺號滄洲呂東萊之後其先河東人後徙婺徙鄞習尚書周易後以母病攻岐扁術師事鄭禮受讀一年診治劾無不神○治一病睡則心悸神攝如處孤壘而四面受敵兵達旦目眵眵無所見耳聵聵無所聞雖堅臥密室睫未嘗交也診其脈左關陽浮而虛察其色少陽之支外溢于目眥公曰此得之膽虛而風諸醫獨治其心而不祛膽之風非法也因投烏梅湯抱膽丸熟睡而愈治一女孩病嗜臥面頰赤面身不熱醫以慢驚治之兼旬不愈公診其脈左關獨滑而數他部大小等而和曰此女無病關滑為有積食意乳母嗜酒酒後輒乳故令女醉非風也及詰其內果然遂以枳殼葛花日二三服而愈治病傷寒身熱入靜脈伏而無舌胎滑而兩顴赤如火語言不亂公曰此子血為熱搏氣無可依必大發斑而後脈出及揭其衾赤斑爛然即用化斑湯繼投承氣湯下之發斑無脈長沙未論公以意消息耳治一婦病喘不得臥氣口盛人迎一倍厥陰弦動而疾兩尺俱短而離經公曰得之毒藥動血以致胎死不下奔迫而上衝非風寒作喘也乃用催生湯倍芎歸煮二三盞服之夜半果下一死胎喘止治一人下利完穀脈兩尺俱弦長右關浮于左關一倍目外眥如草滋蓋肝風傳脾因成飧泄非臟寒所致以小續命湯損麻黃加朮三五服而愈治一室女經閉五月腹大

如有孕公診之面色乍白乍赤者鬼也非有異夢則鬼靈所憑耳乃以桃仁煎下血如豬肝五七枚而愈治一人偶檢臟中瘀出血如泉不止公視時已困極無氣可言脈唯尺部如絲他部皆無乃以四逆湯加荊芥防風其脈漸出更服十全大補湯一劑遂瘥治因見殺人驚風入心疾作奔走不避水火或哭或笑脈上部皆弦滑左部還于右公曰乃痰溢膻中灌于心胞因驚而風經五臟耳即為湧痰一斗許徐以驚氣丸服之而愈治一人嗜酒善食忽瘦前溲如膏脈兩手三部皆洪數而左寸尤躁公曰此三陽病由一水不勝五火乃移熱于小腸不癃則淋乃以琥珀滑石石羔黃柏之劑消之繼以龍腦辰砂末稗柿蘸食方寸匕即愈治因驚恐飧泄彌年眾皆謂休息痢治以苦堅辛燥弗效公診其脈雙弦而浮非飲食勞倦所致乃驚風也以肝主驚故虛風日甚因脾而成泄當平木太過扶土之不及其泄自止乃用黃牸牛肝和以攻風健脾之劑服之逾月而愈治一婦瘕病小腹痛眾皆以為瘕聚公循其少陰脈如刀刃之切手胞門芤而數知其陰中痛癰結小腸膿已成腫迫于玉泉當不得前後溲溲則痛甚遂用國老膏加將軍血竭琥珀之類以攻之膿自小便出而愈治一貴客患三陽合病脈皆長弦以方涉海為風濤所驚遂吐血一升許且脇痛煩渴譫語適是年歲運左尺當不應諸醫以為腎絕公曰此天和脈無憂也遂投小柴胡湯減參加生地半劑後俟其胃實以承氣湯下之得利而愈治一人傷寒踰月既下而熱不已脇及小腹偏左滿肌肉色不變俚醫以為風疢四旬其毒循宗筋流入睪丸赤腫若瓠子瘍醫刺潰之而脇腫痛如故公診尺中皆數滑而芤脈數不時則生惡瘡關內逢芤則內癰作季脇之腫癰作腫經曰癰疽不得頃時急下之慎勿晚乃與雲母膏作丸衣以乳香而用硝黃煎湯送下下膿五升明日再下餘膿而愈治一婦人病公切其脈左寸口弦而芤餘部皆和病作陰中痛而出血且少陰對化在玉泉心或失寧則玉泉應心痛痛則動血而與經水不相干蓋得之因大驚神攝而血菀乃製益榮之劑再納藥幽隱中再劑而愈

**周真**字子固號玉田隱老儀真人性敏好學元貞間被薦不仕乃取醫書習之每遇奇疾以意與藥輒効○治一婦因產子舌出不能收公以硃砂傅其舌令作產子狀以兩女扶掖之乃于壁外置瓦盆墮地作聲聲聞而舌收矣治一女子或嗜食泥日食河中汙泥三碗許公取壁間敗土調飲之遂不食

**黃子厚**江西人與滑壽同時至治天曆間其術甚行與虞文靖公相善○治富家子年十八病遍身肌肉折裂公乃屏人詰病者曰幼童時曾近女色否曰當十二三歲曾近之矣公曰古云精未通而御女則四體有不滿之處後日有難狀之疾在法為不可治後果惡汁淋瀝痛絕而死治一富翁病泄瀉彌年公診治浹旬不効忽一日讀易至乾卦天行健朱子有曰天之氣運轉不息故閣得地在中間如人弄椀珠只運動不住故在空中不墜少有息則墜矣因悟向者富翁之瀉乃氣不能舉所以脫下即為灸百會穴未三四十次而泄止矣

**朱震亨** 字彥修學者尊之曰丹溪先生元末婺之義烏人也自幼好學日記千言稍長從鄉先生治舉業後聞許文懿公得朱子四傳之學講道八華山復往拜焉益聞道德性命之說宏深密粹遂為專門一日文懿公謂曰吾卧病久非精于醫者不能起子聰明異常肯游于醫乎公以母病脾于醫亦粗習及聞懿公之言即慨然曰士苟精一藝以推及物之仁雖不仕于時猶仕也乃棄舉業一于醫致力焉有丹溪心法日用纂要格致餘論局方發揮傷寒辨疑本草衍義補遺外科精要論等書傳世其論臟腑氣化有六而于濕熱相火三氣致病最多有陰虛火動有陰陽兩虛濕熱自甚者又當消息而用謂李東垣論飲食勞倦內傷脾胃則胃中之陽不能升舉并及心肺之氣陷入中焦而用補中益氣湯之劑治之此亦前人之所無也然天不足于西北地不滿于東南天陽也地陰也西北之人陽氣易于降東南之人陰火易于升苟不知此而徒守其法則氣之降者固可愈而于其升者亦從而用之吾恐反增其病乃以張劉李三家之論去其短又參之以內經而作相火論○治病翁忽昏仆目上視泄注而汗瀉脈無倫次公曰此陰虛陽暴絕也得之病後犯酒色與灸氣海頃之手動又頃唇動更以人參膏三服而甦後服盡數斤而愈治婦人病不知人稍蘇即號叫數次而復昏肝脈弦數且滑公曰此得之怒後強酒也乃與流痰降火之劑而加香附散肝分之鬱立愈治一女子病不食面北卧者半載肝脈弦出寸口公曰此思夫不歸氣結于脾也必激其怒怒之氣屬木故能衝土之結怒已進食公曰思氣雖解必得喜庶不再結乃詐言夫旦夕且歸遂愈矣先生道學淵源醫其一藝也其詳見于宋太史濂墓誌

**盛寅** 字起東國朝姑蘇吳縣人也少習舉子業五試弗售遂攻軒岐諸經受業戴元禮得丹溪先生正傳治奇疾輒效始為醫學正科陞太醫院御醫賜為醫中狀元祀兩京太醫院名宦祠

**周敦** 字時榮號煦菴無錫人初習進士業經史皆洪大義既而業醫患近世醫家止于局方遂究炎黃岐雷越人諸書治人之疾病十愈八九又不責報也

**劉溥** 字元博吳郡人幼不好弄舉止異于常兒稍長博學善吟常慕濂溪窗前草不除故以草窗自號用藥唯主東垣守而不攻薦為御醫

**汪機** 字省之號石山居士渭之子邑庠生屢科舉父命棄舉業嘗言士不至于相則其澤之所及不若醫之博耳乃肆力醫書周易性理所著有重集脈訣刊誤二卷內經補註本草會編○治一人中滿用參朮初服悶脹人則寬矣或問參朮之性曰藥無定性以血藥引之則從血以氣藥引之則從氣佐之以熱則熱佐之以寒則寒在人善用之耳治一人體瘦左腹痞滿穀氣偏行于右不能左達飲食減大便滯用補脾瀉肝和血潤燥寬脹散鬱之劑而安治癇發晨晡見黃狗走前則昏瞀仆地良久乃甦諸醫無效公曰早晨陽分狗陽物黃土色胃屬陽土土虛為木火所乘矣經云諸脈皆屬于目故目系異物宜實胃瀉肝而火自息遂以參朮歸芪陳皮神麴茯苓黃芩麥門冬荊芥服月餘而安治一婦忍飢勞倦發狂公曰二陽之病發心脾二陽者胃與大腸也忍飢過勞胃傷而火動矣延及

心神脾意擾亂安得不狂用獨參湯加竹瀝飲之愈

**程明祐**字良吉號岩泉歙人梁忠公莊公之後幼好讀玩理後攻醫嘗曰人皆知補之為補而不知瀉之為補知瀉之為瀉而不知補之為瀉陰陽迭用剛柔互體故補血以益榮非順氣則血凝補氣以助衛非活血則氣滯益脾為中州水火交濟而後能生萬物真妙論也

**陳景魁**字叔旦號斗嵓句曲人陳太丘之後幼習舉業授易于陸秋崖拜湛甘泉請學因父病習醫善針灸著五診集授王府良醫竟不赴任每成詩文以樂其志○治秦無病忽吐血半斗脈弦急薄厥症也得于大怒氣逆陰陽奔并服六鬱湯而愈治遍體生瘰癧歲久罔効乃太陰風邪化為虫也以百部蛇床子草烏楝樹葉煎湯洗浴越月遍身如白癜風狀而愈治孕婦墮下逾旬腹腫發熱氣喘脈決而赤舌青口臭公曰胎未墮也面赤心火盛而血乾也舌青口臭肝氣竭而胎死矣遂用蛇退煎湯調平胃散加芒硝歸尾一倍服之須臾胎下痛止獲安矣

**劉純**字宗厚關中人博學群書尤精醫道父叔淵得丹溪之業公繼之纂傷寒治例醫經小學玉機微義等書

**王綸**字汝言號節齋浙江慈谿人弘治時官至廣東布政因父病精醫著明醫雜著發丹溪所未發後世甚尊信之方古菴重刻于心法之後名曰丹溪附餘又著本草集要盡皆大行于世兄經舉進士第亦知醫

## 明醫

醫極其明者也

**扁鵲**姓秦名越號扁鵲秦之盧國渤海郡鄭人得仙客長桑君之傳知俞跗之術發明素問靈樞之旨設為問答作八十一難經以釋疑義不待切脈望色聽聲寫形言病之所在聞病之陽論得其陰聞病之陰論得其陽不出千里決者至眾號太子尸厥已死而治之復生齊桓侯未病而知其後五日不起名聞天下過邯鄲聞貴婦人則為帶下醫過雒陽聞周人愛老人即為耳目痺醫入咸陽聞秦人愛小兒即為小兒醫嘗曰病有六不治驕恣不論于理一不治也輕身重財二不治也衣食不能適三不治也陰陽臓氣不足四不治也形羸不能服藥五不治也信巫不信醫六不治也後世脈理由此而起為醫之祖後學當祀之而配以張劉李朱

**淳于意**臨淄人西漢文帝時為太倉長篤信扁鵲精醫道及導引法司馬遷備誌之封贈倉公

**郭玉** 廣漢雒人，和帝時為太醫丞。帝奇之，試令嬖臣美手腕者與女子雜處帷中，使玉各診一手，問所疾苦。玉曰：左陰右陽，脈有男女，狀若異人，臣疑其故。帝嘆息稱善。

**醫緩** 春秋時秦人也，姓高名緩。晉景公疾，求緩治之。未至時，夢二豎子相謂曰：我居肓之上，汝居膏之下。緩至，曰：疾在膏肓，藥不可為。

**醫和** 春秋時秦人也，未詳其姓。晉平公疾，醫和視之，知其近女室，內熱蠱疾不可為也。

**文摯** 戰國時宋之良醫也。洞明醫道，亦兼異術，觀人之背而能知人之心竅也。

**華佗** 字元化，漢末沛國譙人。舉辟不就，通五經、養性術，精方脈，善導引。嘗體中不快，起作五禽戲，微汗而愈。年百歲有壯容，人以為仙。其療病合湯不過數種，心解分劑，不復稱量，煮熟便飲，語其節度，舍去輒愈。若當灸，不過一二處，每處七八壯，病亦應除。若當針，亦不過一兩處，下針言當引某許，若至語人，病者言已過，即便收針，病亦行瘥。若病結積在內，針藥所不能及，當須刳割，便飲其用麻沸散，須臾便如醉死，無所知，因破取病。若腸中，便破腸洗浣，縫腹摩膏，四五日瘥，不痛，人亦不自寤，一月間即平復矣。魏志曰：甘陵夫人有孕六個月，腹痛不安，召公診，曰：胎已死矣。使人手摸所在，在右則女，在左則男。其人曰：在左。于是為湯下之，果男形而愈。又治一郡守篤病，以為盛怒則瘥，乃多受其貨，無何棄去，留書罵之。郡守嗔怒，吐黑血數斗而愈。治一人腹中攻痛十有餘年，鬢髮皆墮，公診曰：是脾之半腐，可刳腹治之。使病者服藥穩臥，以刀破腹，不覺痛。既視脾果半腐，以刀割去惡肉，然後以膏敷之，更以藥縫之，數日即愈。魏太祖聞而異之，召公常在左右。太祖一日苦頭風，每發作，心亂目眩，針其鬲，其疾應針而愈。後召不至，竟為所害。漢魏以來，名醫益眾，張機、華佗輩始因古學，附以新說，編藥品三百六十五種，謂之神農本經。華佗內照門人吳普撰寒溫五味本草一卷，李當之修神農氏本經。

**紀朋** 觀人顏色談笑，知病深淺，不待診脈。玄宗聞之，召于掖廷中，看一宮人每日昃則笑歌啼號若狂疾，而足不能履地。朋視之曰：此必因食飽而太促力，頓仆于地而然。乃飲以雲母湯，令熟寐，覺而失所苦。問之，乃言因太華公主載誕，宮中大陳歌吹，某乃主謳，懼其聲不能清且長，吃純蹄羹，飽而當筵歌大曲，曲罷覺胸中甚熱，戲于砌臺上，高而墜下，久而方甦，病狂，足不能步也。

**范九思** 業醫善針。昔人每患喉生蛾，只肯服藥，不許針，無可奈何。九思云：我有一藥，但用新筆點之。暗藏鐵針在筆頭內，刺之，蛾破血出即愈。醫者貴乎有機也，學者知之。

**于法開** 善醫。治產難，令食羊肉十餘臠而針之，須臾兒從羊膏裹下。

**任度**不知何許人老醫也有患者嘗飢吞食則下至胸便即吐出醫作噎疾膈氣治之無驗任視之曰非此疾益因食蛇肉不消而致斯病但揣心腹上有蛇形也病者曰素有大風嘗求蛇肉食風稍愈復患此疾矣遂用硝黃合而治之微下利則愈醫者皆記其驗而知蛇瘕也

**莫君錫**大業中為醫丞煬帝好色服丹發燥進劑治之又置冰盤于前俾朝夕觀望亦治煩燥之一術也

**張苗**不知何郡人雅好醫術燒地鋪葉出汗其法也

**唐慎微**字審元蜀之華陽人貌陋言訥中極明敏治病百不失一著備用本草及經史症類

**王叔和**西晋高平人為太醫令性度沉靜博通經史精研醫道洞識修養纂岐伯華院等書為脈經脈訣次仲景傷寒方論遂使其本書不行于世後人不免有遺議焉

**馬嗣明**南齊河内野王人善診脈知一年前死生針灸孔穴與明堂不同藝術精妙一時明醫皆為所輕若治背瘡腫煉石塗之便瘥其法以麄黃色石如鵞鴨卵者猛火燒令赤入醇醋中自有石屑落醋裡頻燒至石盡取石屑曬乾為末醋調塗腫上無不愈

**姚僧垣**字法衛後周吳興武康人仁梁為太醫政歷魏周隋進爵北絳郡公年八十五乃卒贈本官加荆湖三州刺史先生醫術高妙諸蕃外域咸請託之著集驗方十二卷撰行記三卷其長子察南史有傳

**姚最**字士會僧垣次子博通經史官學士天子勑習家業十餘年中畧盡其妙効驗尤多

**李修**字思祖本陽平館陶人得沙門姚僧垣針灸術撰藥方百卷官太醫令贈州刺史

**巢元方**隋人大業中為太醫令撰病源五十卷不為無見但言風寒二氣而不及濕熱之文後人不免遺議治風逆坐起不得用半年羔羊殺而取腔以和藥末藥未盡而病愈

**韋訊**號慈藏唐人醫中之聖人皆仰之今醫家多圖其像以祀之

**元珠**先生王冰之師洞明素問

**王冰** 號啟玄子唐寶應中為太濮令註素問作玄珠密語其大要皆論五運六氣皇極經世註亦載其語

**張鼎** 補孟詵食療本草

**張文仲** 唐之洛州洛陽人少與李虔韋訊並以醫知名則天時為侍御醫特進蘇良嗣方朝疾作仆廷中公診曰憂憤而成若脇痛者殆未可救頃告脇痛又曰及心則殆俄心痛而死公論風與氣尤精風狀百二十四氣狀八十治不以時則死及之惟頭風與足氣藥可常御病風之人春秋末月可使洞利乃不困劇自餘須發則治以時消息乃著四時輕重術凡十八種隨身急備方三卷

**蕭炳** 唐之蘭陵處士撰四聲本草

**楊損之** 唐開元後人潤州醫博士兼節度隨軍撰刪繁本草

**陳士良** 偽唐陪戎副尉劍南醫學助教取諸家本草有關於飲食類之附以調養臟腑之術名食性本草

**于志寧** 字仲謐京兆人唐永徽間遷太傅與李勣修定本草并圖合五十四篇其書大行

**甘伯宗** 撰歷代明醫姓氏自伏羲至唐凡一百二十人出輟耕錄

**孫兆** 宋時官殿中丞尚藥奉御太醫令用和之子父子皆以醫知名治平中間有顯官坐堂忽耳鳴公診曰心脈大盛腎脈不能歸耳以藥涼心則腎脈復歸耳鳴立愈

**王纂** 宋海陵人少習經方尤精針石治一女子每夜被獺精假作其夫迷惑鬼穴一針獺從被出

**龐時** 字安常宋蘄水人世醫不足父所授脈訣獨取素難通其說時出新意註難經辨數萬言作本草補遺補仲景論嘗言華佗術非人所能及乃史氏之妄乎○治難產以手隔腹捫兒手所在針其虎口既痛即縮手產下治富家子走仆刑屍大驚發狂特取絞囚繩燒灰酒調服而愈

**朱肱** 號無求子宋吳興人深于傷寒著活人書道君朝詣闕投進授奉議郎醫學博士在南陽時太守疾作用小柴胡為散連進三服胸滿公曰小柴胡湯煎清汁服之能入經絡攻病取決今乃為散滯在上膈宜乎作滿因煮二劑與之頓安

**吳廷紹** 爲太醫令烈祖食飴喉中噎醫莫能療公進楮實湯而愈或叩之答曰噎因甘起故以楮實湯治之

**許希** 開封人以醫爲業宋景祐元年仁宗不豫公爲針心胞絡之間而愈命爲翰林醫官著神應針經要訣

**趙自化** 宋德州平原人高祖嘗爲景州刺史後舉家陷于契丹父知富脫身南歸寓居洛陽習經方名藥之術官翰林醫學撰四時養頤錄及名醫顯帙傳三卷

**陳文中** 字文秀宋宿州人爲安和郎判太醫局兼翰林良醫明大小方脈于小兒疹痘尤精其妙淳祐中與保安翰林醫正鄭惠卿同編幼幼新書又著小兒病源方論一卷

**宋道方** 字毅叔宋南京人以醫名天下不肯赴請病者扶擕以就求脈政和中有太守母病在膏肓能以良藥緩其旬日乃死

**僧智緣** 隨州人善太素脈診父而能道其子之吉凶王安石信之曰昔醫和診晉侯而知其良臣將死視父知子何足怪哉

**皇甫坦** 蜀之夾江人以善醫目疾高宗孝宗皆稱皇甫先生而不名對高宗言心無爲則身安人主無爲則天下治又言長生之術先禁諸欲勿令放逸丹經萬卷不如守一

**王克明** 字彥昭饒州樂平人初生時母乏乳餌粥得脾疾長益甚醫以爲不治乃讀素難刻意處藥乃愈針灸尤精有難療者必沉思得其要乃與藥病雖數症只用一藥以除本亦有不藥期某日自安者任内翰醫官

**張鋭** 字子剛宋鄭州人官成州團練使以醫知名政和中治傷寒已死一晝夜而面赤者即用藥灌之次早遺屎尿而甦更進平胃散一貼遂安治一產婦大泄喉閉用附子理中丸裹以紫雪一服兩疾皆愈

**郝允** 宋博陵人受異人醫術世稱神醫有一婦夜間口噤而死公曰血脈滯也不用藥聞雞鳴自愈一行踸踔輒踣公曰脈厥也當治筋以藥熨之自快一孕婦極壯健公診曰母氣已死壯健者恃兒氣耳如期子生母死

**王貺** 字子亨本士人乃宋道方之壻盡傳其術後以醫得幸宣和中爲朝請大夫著全生指迷論○有鹽商失驚吐舌不能入經旬不食尪羸日甚公爲針舌之底抽針之際其人若委頓狀頃刻舌縮如故

**楊介** 字吉老泗州人以醫聞四方著有存真圖○徽廟日食氷嘗苦脾疾諸醫用理中湯不效公以氷煎與服立愈治廣州府判楊立之喉間生癰膿血流注寢食俱廢公以生姜一斤試嘗甘香服至半斤瘡處已寬一斤如覺辛辣膿血頓盡飲食無帶益因其居南方多食鷓鴣竹雞此二禽好啖半夏故而毒發故以姜制

**孫琳** 路鈐本殿前司健兒善醫宋寧宗為郡王病淋日夜凡三百起遂以淡豆豉大蒜蒸餅二物研爛為丸溫水下三十丸日進三服三日而愈或問其說公曰小兒何緣有淋只是水道不通利蒜豉皆通利無他巧也

**劉元賓** 號通真子宋人著脈訣

**程約** 字孟博宋婺源人世工醫精針法著醫方圖說

**張濟** 無為軍人善用針治孕婦因仆地而腹偏左針右手指而正脫肛針頂心而上傷寒反胃嘔逆累日不食針眼皆立能食凡草木金石悉辨酸鹹淡甘辛等味

**唐與正** 不知何許人治因飲熱酒頂高數分用葛花倍服自愈治因服黑錫丹臥則小便微利立則不能治滴服諸通利藥不効公診曰乃結砂時鉛不使硫黃飛去鉛入膀胱臥則偏重猶可洩立則正塞水道故不能通用金液丹三百丸分為十服煎瞿麥湯下益膀胱得硫黃積鉛成灰從水道下累累如細砂其病即愈

**潘璟** 字温叟名醫也治一孕婦孕五歲一婦孕十有四月皆未育公視曰疾也作大劑飲之孕五歲者墮肉塊百餘枚有眉目狀孕十四月者墮一大蛇而皆愈也

**劉從周** 韶州曲江人醫有自得之見著書十篇論痢疾以手足和緩為熱厥冷為寒如臧夏發熱有進退者為胃暑一向熱不止者為傷寒至當之言也

**曾奉真** 四明人良醫也天章閣待制許元為江淮發運使奉課于京師方欲入對而子病亟不治元強公延壽數日公曰諸臟皆衰惟肝臟獨過脾為肝所勝急用瀉肝補脾藥可緩三日過此無術也

**周順** 鄱陽人醫有十全之功治士人得腳弱病積藥如山悉令屏去用杉木為桶濯足及令排檣腦于兩股間以布繫定月餘腳健如故

**趙鑾** 晉陽山人善診候治一病因水邊行似有大蝦蟆躍高數尺驀作一聲忽驚叫便覺右脇牽痛脇下作聲尚似蝦蟆聲聲相接以手按之則可其脉右關伏結公用利藥取下青涎類蝦蟆之衣遂愈

**石藏用** 蜀人一士人因承簷溜洗手覺為物觸入指爪中初若絲髮至數日稍長如線伸縮不能如常始悟其為龍藏伏也乃求公治之公曰方書所不載當以意去之歸可取蠛蠓塗指庶不深入胸膈他日免震厄之患士人如其言後因迅雷見火光遍身士人懼怕急以針穴其指果見一物自針穴躍出遂不為害

**趙卿** 不知何許人良醫也有機警一少年眼中嘗見一小鏡子諸醫不効公視之與少年期來晨以魚膾奉候少年及期赴之延于內且令從容候客退方接儼設臺施一甌芥醋更無他味公亦未入迨日

中父候不至少年飢甚且聞醋香不免輕啜之逡巡又啜之覺胸中豁然眼花不見因竭甌啜之公方究入少年以啜醋慙謝曰郎君先因食鱠太多芥醋不快又有魚鱗在胸中所以眼花適所備芥醋欲郎君因飢以啜之鱠會詐權也

**杜任** 文陽人善醫尤精于幼科多唵温胃令進飲食而後攻治他症

**竇太師** 諱漢卿金朝合肥人善針術撰有標由論

**成無己** 金之聊攝人家世儒醫註傷寒論十卷明理論三卷論方一卷

**張從政** 字子和金之睢州考城人精素難法宗劉河間著六門三法

**羅天益** 字謙甫東垣先生之高弟元朝真定人著衛生寶鑑藥誤永鑑藥類法象

**吳恕** 字如心號蒙齋元之仁和人著傷寒指掌圖

**直魯古** 吐谷渾人初元太祖破吐谷得之淳欽皇后收養長能針灸官太醫撰脈訣針灸書

**危亦林** 號達齋元時其高祖自撫遷于南豐高祖雲仙遊學東京遇董奉甘五世方脈至公五葉而學益備技益工所活者亦眾官本州醫學教授刻苦凡十稔編成世醫得効方十有九卷

**徐文中** 字用和宣州人始為縣吏復為安陸府吏授紹興路知事善針灸

**王仲光** 吳郡人志不顧仕自壞其面貌終身獨居無妻子髽髻布袍遊行市中賣藥自給郡守求見踰屋遁出他日卻儀獨候門下始接焉據坐受拜以道誨之若師弟子也姚少師廣孝既貴歸亦來訪弗肯見之

**葛應雷** 字震父吳人工醫官醫學提舉著醫學會同二十卷

**項浙** 字彥昌號抱一翁元之東嘉人世醫年未成童暗誦岐扁素難叔和脈經稍長學易因母誤藥勵志於醫[illegible]拜越江大儒韓明善又往浙見昌可心論劉張之學授太醫院使善按摩作脾胃論以補東垣

未滿◯治一病脇痛衆以爲癰投諸香姜桂之類益甚陽脉弦陰脉微澀公曰弦者痛也澀者腎邪有餘也腎上薄于脇不能下且腎惡燥今服燥藥過多非得利不愈先用神保丸下黑溲痛止更服神芎丸或疑其太過公曰向用神保丸者以腎邪透膜非全蝎不能引導然巴豆性熱非得硝黃蕩滌後過熱必再作乃大泄數次病愈經曰痛隨利減是也治一婦腹脹如鼓四體骨立醫以爲孕爲蠱爲瘵公診曰此氣搏血室耳服血藥多而失于順氣經曰氣血同出而異名故治血必先順氣俾經隊得通而後血可行乃以蘇合香丸投之三日而腰痛作曰血欲行矣急以硝黃峻逐之下瘀血如◯者十餘枚而愈所以知其病者以其六脉弦滑而數弦者氣結滑者血聚實邪也故氣行而大下之又一女子病同而診異公曰不治法當數月死向者女子脉滑爲實邪今脉虛爲元氣奪矣又一女子病亦同而六脉獨弦公曰真臟脉見法當踰月死後皆如其言治一人夏月病甚衆以爲瘵公診其脉細數而實細數者暑也暑傷氣宜虛今不虛而反實乃熱傷血藥爲之也與白虎湯飲之立瘳治一人胸膈壅滿甚篤昏不知人公診其脉陽脉浮滑陰脉不足浮爲風滑爲血聚始爲風傷肺陰脉不足乃過于宣逐也諸氣奔肺肺氣治則出入易菀陳除故行其肺氣而病當自己初以杏仁薏苡之劑灌之立甦繼以升麻黃芪桔梗消其膿服之逾月而愈

**趙良** 字以德號雲居元之浦江人從丹溪先生學醫著醫學宗指金匱方衍義

**王履** 字安道國朝崑山人學醫于丹溪先生盡得其術博學能詩著溯洄集百病鈎玄醫韻統

**周漢卿** 國朝松陽人善針灸治一女子生瘰癧環頸及腋凡十九竅竅破白瀋出右手拘攣不可動身體火熱公爲剔竅每長二寸其餘以火次第烙之數日成痂而愈治一人背苦曲杖而行人以風治之公曰非風也血澀不行也爲針兩足崑崙穴頃之投杖而去

**張頤** 字養正國朝吳下明醫中年以瞽廢而氣岸峭直不衰周文襄公巡撫吳中賓禮之議論侃侃不屈其醫大槩以保護元氣爲主處劑多用參朮而每著奇効能預刻年月日決人生死往往奇中嘗嘆世言東垣丹溪醫中王道信然以其効遲也然善用數著奇効

**錢瑛** 字良玉世傳顱顖醫宣德中人太醫院寧夏侯孫生九月驚悸啼而汗百方莫効公命坐兒于地使掬水爲戲驚啼頓止人問之曰時當季春兒豐衣帷處不離懷抱其熱鬱安所泄耶使之近水則火邪殺得土氣則臟平故不藥而愈吳下小兒醫善錢氏云

**劉導道** 國朝草窗先生族弟有漁人誤吞釣鈎公令溶蠟爲丸以線灌下鈎鋭入蠟即曳而出

**吳傑** 字士奇國明武進人自號暘谷谷者谷神也世醫薦入御藥房與唐荆川相善

**殷傳** 字朝相號壺仙國朝瓜州人治傷寒誤服熱藥將死舌黑不硬兩頰腫而咽尚通公曰舌不硬咽尚通太陰少陰經尚未絶乃與大劑一飲汗出二飲熱去三飲病已治林瀝忽變口禁厥逆他醫以爲
風公診尺脉沉大知病屬下焦投以八正散而愈

**汗忱** 字益敬號孚菴國朝歙人因體弱與母病習醫著折弦録

**倪維德** 字仲賢號敕山國朝三吳名醫宋和州防禦使昌嗣之後其家世業墳典丘索著醫説及原機啓微公尤以急濟爲務治小兒八歲忽得昏憒疾數日方甦騃頓如木偶心寒暑飢飽皆不知嘗食上炭至口不得出音用疎風助脾之劑數服而愈蓋脾藏智意挾風則不知人事矣

**呂復** 國朝四明人深于醫適有因大醉甚大吐熟睡至次早眼中視物皆倒植診其脉左關浮促復用藜蘆瓜蒂平旦吐之視物如常蓋傷酒吐時上焦反覆致倒其胆腑故視物皆倒法當復吐以正其胆

**胡重禮** 真州人國朝初以醫名世

**沈繹** 字誠莊吳郡人好學篤行洪武中肅王嗜乳酪獲疾飲濃茶數碗蕩滌腸中而愈王神之奏授本府良醫

**何彥澂** 諱淵字以行鎮江丹徒人家世醫永樂中以名醫徵隸太醫院院使

**黃瑀** 字夢梧號熙春存禮之子業儒精醫正統初徵爲太醫院太醫其術愈精

**陸彥功** 國朝歙人世醫至公尤精徵太醫不拜晚年編傷寒類症便覽十卷

**陶華** 字尚文號節菴餘杭名醫幼讀儒書旁通百氏著傷寒瑣言大行于世正統間被徵引疾歸時論尚之

**鄒福** 字魯濟國朝甌寧人善察脉著經驗良方仲子遜亦傳其業有司薦爲醫官不就

熊宗立 號道軒，國朝建陽人，從劉剡學，兼通陰陽醫卜之術，註解難經脈訣，撰藥性賦，補遺集婦人良方等書。

王時勉 善觀色察脈，能預言人病。

張至和 精醫。二人皆國朝吳郡人。

劉純 字德美，號益齋，國朝金陵人，徙蘇之長洲，業儒，既成不忍違養，乃學醫，薦為太醫。善學丹溪者也。

汪渭 字以望，號古朴，國朝祁門臨清之朴墅人，出粵越國公之後，世醫，至先生益精。嘗曰：東垣主于升陽補氣，丹溪主于滋陰降火，若陰虛陽亢，當合東垣丹溪兩法治之。

劉全備 字克明，國朝柯城人，註編註病機、編註藥性。

虞摶 字天民，號恒德老人，正德花溪人，著醫學正傳、醫學權輿、醫學集成。

方廣 字約之，號古庵，嘉靖休寧人，讀儒之暇，留意醫經，為名醫，善用丹溪法，著丹溪心法附餘、藥性書、傷寒書。

薛己 字新甫，號立齋，吳郡人，家世名醫，至公盡會諸家之法。嘉靖時官南京太醫院使，著外科樞要。

程伊 字宗衡，新安人，國朝淮府良醫，纂醫林史傳、外傳、拾遺。

世醫 以醫為業，世代相承者也。

樓護 字君卿，西漢人，少隨父為醫，遊五侯家，咸得其驩心，後以經學為京兆尹。

徐秋夫 南宋徐熙之子，為射陽令，醫術尤精，嘗針鬼腰。

徐道度 秋夫長子，以醫官蘭陵太守。

徐叔嚮 秋夫次子，亦精醫。

徐謇字成伯道度次子後魏丹陽人家本東莞善醫藥以醫官至光祿大夫贈東將軍齊州刺史謚曰靖

徐踐字景升襲爵建興太守亦精醫

徐雄德醫徐文伯之子傳文術尤精

徐之範儒醫徐之才之弟以醫官太常寺卿

徐敏齋之範之子工醫博覽多藝齊贈朝散大夫

褚該字孝通褚澄之弟善醫術仕梁歸周與姚僧垣同時進授車騎大將軍其子則亦傳其家業

許智藏隋高陽人因母疾覽醫歷仕梁陳隋皆為員外散騎侍郎煬帝即位時致仕年八十卒于家

許澄智藏宗人以醫術與姚僧垣齊名拜士承局三司

甄權唐許州扶溝人以母疾究集方書遂為高醫仕隋為秘書省正字稱疾免魯州刺史庫狄嶔風痹不得挽弓公使彀矢嚮堋立針其肩髃一穴進曰可以射矣果如言貞觀中公已百歲太宗幸其舍視飲食訪其術擢朝散大夫賜几杖衣服尋卒年百三歲撰脈經針方明堂等圖

甄立言權之弟為太常丞撰本草音義七卷古今錄驗方五十卷〇治一道人心腹煩滿彌二歲公診曰腹有蠱誤食髮而然令餌雄黃一劑少頃吐一蛇如拇無目燒之有髮氣乃愈

江嘉字明遠宋婺源人以醫名家十五世公益通儒書務以其術活人則大所居為施藥室抗層樓扁以登雲遠近病者群集一劑輒瘥理宗召至賜坐屢官之不願賜宅一區其子世良為供檢郎其孫靄舉進士

劉翰宋滄州臨津人世習醫業為翰林醫官著經用方書三十卷論候十卷

張擴字子充宋歙縣人受業于龐時及王朴之脈善太素與弟張揮同著醫說

**張揮** 字子揮，就溺于子史書，四究其術，以醫名家，亦精于太素。

**徐樞** 字叔拱，國朝南橋人，其先世遇異人授扁鵲神鏡經，公傳其術，召為太醫院院使。

**徐彪** 字文蔚，徐樞之子，亦以醫知名，官至御醫院判。

**程明助** 字良輔，國朝良醫程明祐之弟，世居新安岩鎮，少嬰寒疾，醫誤投附子，幾殆，遂成熱病，鼻赤如火，藥之弗效，乃發憤學醫，博極古先禁方，以世承平，早嗜厚味重裀，故多痰火陰虛之病，法遵河間、丹溪。

**殷榘** 字度卿，號方山，國朝儀真人，家世名醫，讀軒岐書，暗解默誦，診脈用藥，以意消息，不尚奇險。

**蔣武** 字用文，國朝揚州儀真人，世業儒醫，祖孟雷，揚州醫學教授，父伯維，舉進士。公少有穎悟，過目成誦，脈方經籍，得聖人深意，善詩文，乃習醫業，群縣交辟不就，父母沒，始薦入太醫院，尋陞院判，為戴原禮所重，歸奉議大夫、太醫院使，特謚恭靖，官其長子主善為院判。

**祝仲寧** 號橘泉，四明人，世為醫家，至公益精，永樂初被召。○治小兒八歲哮喘不得臥，喉中聲如拽鋸，用瀉火清氣之劑而愈。或云小兒無火，公曰：人有老稚，諸氣賁鬱，肺火之發則一。治墜馬不醒人事，他醫用理傷續斷之藥不效，公與降火消痰，立愈。治遍身百節痛及胸腹脹滿，目閉肢厥，爪甲青黑，醫以傷寒治之，七日昏沉弗效，公曰：此得之怒，火與痰相搏，即與四逆散加芩連瀉三焦之火而愈。

**顧俊** 字時雍，國朝長州人，世業醫，早以孝友聞，不轉祖上，世一以丹溪為主。

**許國禎** 字進之，世醫，徵至翰海，留守掌醫藥。

## 德醫

乃明醫世醫中之有德者

**徐文伯** 字德秀，南宋道度之子，有學行，雖精醫術，不以為業。○治患腰痛牽心，每至輒氣欲絕，眾以為肉癥，公曰：此髮癥，以油投之，即吐物如髮，稍引之長三尺，頭已成蛇，能動，掛門上，滴盡一髮而已。治孕婦欲去其胎，瀉足太陰，補手陽明，胎便應針而下。

**徐嗣伯**　字叔紹南宋叔嚮之子有孝行善清言位正員郎諸府佐○治服玉石劉悛冷夏月當複衣公診曰伏熱須水發非冬月不可至十一月冰雪大盛之時令一人夾捉病者解衣坐石以冷水從頭澆之盡二三斗病人口噤氣絶家人啼哭請止公遣人執杖敢有諫者撾之又盡水百斗病人始覺能動而見背上彭彭有氣俄而起坐曰熱不可忍乞冷飲公以水與之一飲一升病愈後冬月猶單衣體更肥壯治一嫗體痛而處處有黶黑無數公曰此疔疽也二日後必死乃與十餘湯服之服後痛勢愈甚跳投床者無數須臾黑處拔出疔長寸許以膏塗之三日而愈治一病積滯久年不愈公曰尸注也一病腹脹而黃公曰石蚘也一病眼痛多見鬼物公曰邪氣入肝也二病不同皆用死人枕煎湯服之而瘥蓋尸注者鬼氣伏而未起故令沉滯得死人枕促之魂氣飛越不得復附體故尸注可瘥石蚘者久蚘也醫療既癖蚘虫轉堅世間藥不能遣須鬼物法之然後可散邪氣入肝使眼痛而見鬼物須邪物以鉤之氣因枕散復埋于塚間也

**錢乙**　字仲陽宋之錢塘人父顥善針醫然嗜酒一旦匿姓名遊東海不歸公時三歲適母嫁醫呂氏稍長從呂君習醫母將沒告以家世公號泣請往迹父三十餘年往返六次迎父以歸後自患周痺杜門閱書史非獨醫可稱也得仲景之精與建為五臟之方各隨所宜肝有相火則有瀉而無補腎為真水則有補而無瀉皆啟內經之秘厥後張元素劉守真張從政盡皆取法今人但知其為嬰兒醫也著傷寒指微論五卷嬰兒百篇○治一乳婦因大恐目張不得瞑公煮郁李酒飲之使醉則愈所以然者目系內連肝胆恐則氣結胆衡不下惟郁李去結隨酒入胆結去胆下則目自能瞑矣

**楊士瀛**　字登父號仁齋宋三山名醫以濟人利物為心著仁齋直指

**劉閏芳**　字仲陽宋之饒州鄱陽人以醫為隱治貧家病輒懷金置席下别時令其家人自得之病者一喜而疾以解半其子孫繁盛世傳家業

**吳源**　字德信休寧人號神醫任翰林醫官晚棄官隱于儒嘗曰五世活人功已積一經教子意難忘乾道癸巳冬自診無春脉至期果攝衣而逝

**陸蒙**　不知何許人號東園散人博學經史精篆隸遇異人得子午按摩去療疾不施針灸對坐談笑頃疾即脱未嘗須人直或勸其仕則嘿不應

**王珪**　字均章號中陽老人吳郡人元盛時制行高見道明壯歲慕丹術尤邃于醫屏世累隱吳之虞山居環者二十年目瞳炯然身不踐塵間著泰定養生主論製滚痰丸

**李仲南**　字迺季號碧山元之天池人平生無世俗嗜好欲壽雙親與孫允賢著永類鈐方

**戴原禮**　號復菴國朝浦江人生儒家習詩禮之訓惓惓有志于澤物適從醫丹溪先生先生見其穎悟倍常傾心授之公自是識日廣學日篤出而治疾往往奇驗永樂初召為太醫院使著訣治要訣嘗

謂醫道本于內經一壞于開元再壞于大觀習俗相仍惟執局方惡事內經惟錢劉李朱出而後發明內經之學○治一人六月患大熱譫語發斑六脈浮虛無力用附子理中湯冷飲大汗而愈治癨疾多汗因怒遂昏厥若死灌以蘇合香丸而甦後聞人步雞犬聲亦發厥乃汗多亡陽也以參芪日補之其驚漸減浹旬而安治一婦人免乳後病驚身翩翩然如升浮雲上舉目則室亦旋轉持身弗定醫以補虛治驚弗効公曰左脈雖芤濇神色不動是因驚致心胞絡積瘀血耳法當下之下積血如漆者一斗即愈

**徐鏊** 不知何許人太醫院醫士正德時諫南巡下獄戍邊忠臣也

**沙金** 字廷璽號杏軒國朝儀真人以醫濟人不責其報貧甚者或反資給其子稷登第贈工部主事

**沈鶴** 字壽祥國朝揚之旴陽人家世醫通軒岐及仲景河間術恫瘝切身勤于活人名薦公卿年未四旬喪偶不娶有司扁其門曰義夫

**胡宗仁** 字彥德國朝晉陵人父禎善醫術常州路醫學録母徐氏亦知醫學録早喪守節四十餘年常藥濟人至公醫業尤精其配李氏有婦德亦知醫

**陸仲遠** 國朝九華山人挾倉公扁鵲之技常曰醫家之書近于仁醫家之事近于利不志于利仁者心也

**陳立興** 國朝姑蘇蠡口人家貧篤孝因母病遇異人授以藥劑方藥濟人如神及卒鄉人立祠祀之

**沈以潛** 明醫沈繹之姪以醫名家太醫蔣武病革薦以自代遂拜御醫長于詩律杜門不妄與人交接謡言騎驢教學張公瑾開户行醫沈以潛

**黃孝子** 國朝餘姚人生兩歲其母不乳鞠于祖母馮及當成人父繼取厲氏生三子父爲後母所惑孝子泣不忍號于門往復不納乃勉力醫經以給衣食當道薦入春宮直尚醫事父母沒廬墓三年奏旌其門曰孝子

## 仙禪道術

**長桑君** 姓長桑名過扁鵲師也以禁方傳之

**鳳綱** 漢陽人常採百草花水漬之瓮盛封泥自正月始迄九月末又取瓮埋之百日煎膏爲丸有卒死者以此藥納口中水下之皆生



上海章福記書局校印

**玄俗** 西漢河間人餌巴豆賣藥都市七丸一錢治百病河間王病瘕買藥服之下蛇十餘頭問藥意俗云王瘕乃六世餘殃下墮非王所招也王當放乳鹿麟母也仁心感天故遺俗耳王家老舍人自言父世見俗俗有形無影王乃呼俗日看實無影王欲女配之俗夜亡去後人見于常山下

**董奉** 字君異吳之侯官人居廬山有道術為人治病愈者令種杏五株輕者一株數年杏已成林號董仙杏林杏熟易穀以賑貧乏

**幸靈者** 西晉豫章建昌人父母鄉人初以為痴後有靈術濟人不取報謝長不娶妻及受貧賂娶妻蓄車馬奴婢其術稍衰

**葛洪** 字稚川號抱朴子丹陽句容人少貧躬自伐薪以貿紙筆抄書誦習以儒學知名性寡欲無所愛玩閉門却掃不妄交遊惟尋書問義不遠千里期于必得遂究典籍傳文深浩江左絕倫仕晉為勾漏令善為政治後隱于羅浮山乞好神仙導引之法著金匱藥方肘後救卒方備急方

**單道開** 東晉燉煌人有禪學療目疾頗驗贊曰馬明龍樹

**陶景弘** 字通明丹陽秣陵人十歲得葛洪神仙傳晝夜研尋便有養生之志既長辭相祿掛冠神武門隱于茅山中梁武帝即位書問不絕謂山中宰相年逾八十而有壯容註本草效驗方肘後百一方

**陸法和** 梁時辭刺史隱于江陵百里洲信道術採藥療人

**李筌** 號少室山達觀子唐人于嵩山虎口岩石壁得黃帝素問陰符經本題云魏道士寇謙之傳諸名山至驪山老姥傳其說

**馬湘** 字自然唐之杭州監官縣人世為縣吏湘獨好經史攻文學善詩有神術治病以竹杖打之應手便愈

**賣藥翁** 唐人不知姓名有自童稚見之迨于暮齒須見其顏狀不改常提一葫蘆賣藥人告疾求醫得錢不得錢悉與之或無疾戲而求藥得必失之嘗罵人曰有錢不買藥吃盡作土饅頭去人莫曉其意益笑之後于長安賣藥抖擻葫蘆已空內只有一丸出極大有光明安在掌中無人肯買遂自吃騰空而去

**日華子** 宋開寶中明人不著姓氏但云日華子撰諸家本草

**王懷隱** 宋州睢陽人初為道士善醫為翰林醫官宋太宗時吳越遣子惟濬入朝被疾詔公視之得愈與陳承裴宗元陳師文同著太平聖惠方

許遜字敬之為旌陽令郡中大疫乃以所授神方拯治之沉痾之病亦無不痊者

薩守堅蜀西河人少學醫誤用藥殺人遂棄醫學虛靜張天師及建昌王拱辰福州林靈素三人道法有咒棗之術治病如神稱曰真人

李詗字孟言國朝錢塘人號樗散生善為詩賣藥金陵市咸稱其為知道者

韓悉號飛霞道人國朝蜀之瀘州人本將家子弘治成化時少為諸生因不第褫縫掖往峨眉諸山訪醫升菴楊太史稱之曰真隱世淳道人也醫通二卷特其王道云耳

施岑字太玉沛郡人旌陽弟子善治療之術

醫學姓氏終

## 原道統說 纂緒 珠經

大哉醫乎其來遠矣粵自混沌既判洪荒始分陽之輕清者以氣而上浮為天陰之重濁者以形而下凝為地天隆然而位乎上地隤然而位乎下於是陽之精者為日東升而西墜陰之精者為月夜見而晝隱兩儀立矣二曜行焉於是玄氣凝空水始生也赤氣炫空火始生也蒼氣浮空木始生也素氣橫空金始生也黅氣際空土始生也五行備萬物生三才之道著矣是以惟人之生得天地之正氣頭圓象天足方象地天有陰陽人有氣血天有五行人有五臟蓋葛天氏之民巢居穴處茹毛飲血動作以避其寒陰居以避其暑大朴未開何病之有迨夫伏羲氏占天望氣而畫卦後世有天元玉冊目為伏羲之書者乃鬼臾區十世口誦而傳之也神農氏嘗百草一日而七十毒厥後本草興焉黃帝垂衣裳而天下治與岐伯天師更相問難上推天文下窮地理中極民瘼內經自此而作矣此經既作民之有疾必假砭針以治其外湯液以療其內厥後大朴散而風化開民務繁而慾心縱災沴多端非大毒小毒常毒無毒之藥弗能蠲矣醫之大原素問一書而已矣二十四卷八十一篇其間推原運氣之加臨闡明經絡之標本論病必歸其要處治各得其宜井然而有條粲然而不紊若天元紀大論六元正紀大論五常政大論氣交變大論至真要大論數篇乃至精至微之妙道誠萬世釋縛脫難全真導氣拯黎元於仁壽濟羸劣以獲安者之大典也軒岐以下代不乏人扁鵲得其一二演而述難經皇甫士安次而為甲乙楊上善纂而為太素如全元起之解啟玄子之註所謂源潔則流清表端則形正歷代之明醫也獨有漢長沙太守張仲景者

揣本求源，探微賾隱，取其大小奇偶之制，定君臣佐使之法，而作醫方，表裡虛實真千載不傳之秘，乃大賢亞聖之資，有繼往開來之功也。漢唐以下，學者豈不欲涉其淵微之旨？矧內經之理深幽，無經可入。如巢元方之作病源書，孫思邈之作千金方，辭益繁而理愈昧，方彌廣而法失真，內經之書施用者鮮矣。及朱奉議宗長沙太守之論，編南陽活人之書，仲景訓陰陽為表裡，奉議解陰陽為寒熱，差之毫釐，謬以千里，其活人也固多，其死人也不寡矣。幸而守真劉子要旨論、原病式二書既作，則內經之理昭如日月之明；直格書、宣明論二書既作，則長沙之法約如樞機之要。如改桂枝麻黃各半湯為雙解散，變十棗湯為三花神佑丸，其有功于聖門也不淺矣。同時有張子和者出，明內經之大道，續河間之正源，與麻知幾講學而作儒門事親之書，乃曰：吐中有汗，瀉中有補，聖人止有三法，無第四法，乃不易之確論，至精之格言。於是有劉張之派矣。若東垣老人，明素問之理，宗仲景之法，作濟拔萃十書以傳于世，明脈取權衡規矩，用藥體升降浮沉，是以有王道霸道譬焉。至于丹溪朱氏，傷寒、內傷、雜病無不精研，痰火奧義猶其獨得，宋太史濂謂其集醫家之大成，誠哉是言也。迨及我 朝修大觀本草，製銅人俞穴針灸經，御賜醫方等書，設太醫以輔 聖躬，立良醫以佐 王府，惠民藥局以濟民間夭札，其仁天下之心宛與軒岐一揆，而遠邁漢唐。是以名醫迭出，如陶節庵之傷寒，發仲景之所未發；薛己之外科，補東垣之未備；葛可久之內傷，錢瑛之小兒，亦無忝於丹溪。

昭代作人之功，其盛矣乎！後學知道統之自，則門經不差，而醫道亦可近矣。故曰：知其要者，一言而終。

陰騭永類鈐方體仁彙編等書，皆載陰騭方論，何也？蓋自古得醫道之傳者，皆以好生為心，不務聲名，不計貨利，不忌人識能，不論人恭慢，惟知救人之命，愈人之病而已。有此心胸，然後醫可明可行。至於病久不瘥，尤當恐懼修省，以自重其生，如虛損勞瘵、癱疽、耳目聾瞶等症，皆天刑也，不知所務乎？是以恪遵

聖製為說于後

恒言醫通仙道，半積陰功，然陰功可半積而已乎哉？

朝為善陰騭錄者，陰功之大用也。富或救其平糶、焚券、歸妾、葬友、嫁孤、保孤、施藥、施棺、舉喪、助葬、賑貧、賒饑、代償、代納、還金、還產；貴或救其雪冤、理枉、活降、出罪、結獄、禁溺、救災、興利；賤則救其補敝、廩檢、漏室；貧則救其習醫救疾、醫瞽、醫啞、放鶴、放魚、渡蟻、療龍、傾囊活命。孝順事實錄者，陰功之大本也。生則救其養口、養志；死則救其善繼、善述；常則救其問安、視膳；變則救其格姦、諭道。幼如陸績懷橘，老如萊子戲斑，留繼母如閔損單衣，事祖母如李密陳情，貧如子路負米，微如庾袞躬耕，保身如子春傷足，受責如伯瑜泣杖。他如代命、代死、求母、尋母、刻木、廬墓、感盜、感獸、息火、退水、召祥、致瑞、訪藥、夢藥、吮癰、嘗糞，不能枚舉，歷歷可考，當置一冊座右。二書相為表裏，本立用行，然後因微以顯其著。雖一事一物之小，亦足以動天地，達鬼神，而福澤響應。其所以教天地後世之心，至精至仁，宛與周書洪範先後一揆。蓋孝順事實，即書之惟天陰騭彝倫攸敘也；為善陰騭，即書之曰食曰貨利用厚生也；感應之速，身致顯榮，慶流後裔，即書之曰壽曰富曰康寧嚮用五福也。治教休美，明白如此，宜乎家家論而戶戶曉矣。奈何愚民泥於報應，而有意為善，每以汗血之財，而供無益之費，甚則身心受累而虧名節者有之；高明厚於大倫而輕忽細務，每逞意氣之偏，而為自便之圖，甚則妨物害眾而招咒咀者有之；皆非所以善體乎

聖製也。

聖斷明言。上自卿相下至乞丐皆可行之。但以利人為念。則日用間。無非利人之事。如人渴。則與之杯水一物不正礙人足。則為正之。皆方便事也。又曰。獎勸誘掖使人為善。乃陰騭之至大者。何必專一分財與人為惠哉。至於禍福感應。一毫不可先萌於心。乃氣機自然而然之妙也。蓋吾身未受中氣以生之前。則心在於天。而為五行之運用。吾身既受中氣以生之後。則天在吾心。而為五事之主宰。一念之善則不必其事之遂而後為吉也。即此與天相似。吉莫大焉。況積之久而休徵以類應乎。一念之惡則不必其迹之著而後為凶也。即此與天隔絕。凶莫甚焉。況積之久而咎徵以類應乎。或曰。今之善者未必得福。惡者未必得禍。豈亦氣數使然歟。殊不知數起於一。一即心之一念也。義之所當為而弗為者。非數之所能知也。義之所不當為而為者。亦非數之所能知也。故曰。皇極不言數。非數之所能盡也。善而未必得福。必其偶合於善。而不足以格乎天也。惡而未必得禍。必其偶陷於惡。而未至於通乎天也。否則福善禍淫。萬古此天道也。何獨於今而疑之。惟其不屑屑然以顯露。而後有玩天理而不勇於為善者矣。惟其恢恢乎而不漏。而後有畏天威而不終於為惡者矣。惟其循環而無窮。變化而莫測。而後有樂善君子。雖處怫逆之境。而無怨尤之作。益深信夫天意之有在。而人事之所以當修也。吁。人不知善之為大善。人不知惡之為大惡。人不知而已。獨知天乎人乎。故曰。禍福無不自己求之者。醫學所係甚重。必寄妻子。託死生。而後可以語此。養生者。亦必有此志操。故敢述所聞。以質諸同儕。相與共守乎聖製。非敢好為言論也。

保養（醫家既知修德又當常惜自己精神醫之難者雖于此也尚精神昏耗察識必不能精方藥必不能當雖有濟人之心而勢不能及也若夫病有服藥針灸不効者以其不知保養之方古云與其病後善服藥莫若病前善自防是錄天真論于前者保養之原也録茹淡陰火論于中者保養不過節食與色而已更為說于後者黜邪崇正法蹟之貞也）

天真節解（素問首篇）

黃帝曰。余聞上古春秋皆度百歲。而動作不衰。今年半百。而動作皆衰者。時世異耶。人將失之耶。岐伯對曰。上古之人。其知道者。（一陰一陽之謂道）法於陰陽。（陰陽者萬物之終始。死生之本。逆之則災害生。從之則苛疾不起）和於術數。（術者陰陽所發數者陰陽節限也和術數即法陰陽也飲食起居隨時安分而不縱慾是也）飲食有節。起居有常。不妄作勞。（人身欲得小勞則氣血不滯過則傷人）故能形與神俱。而盡終其天年。度百歲乃去。今時之人不然也。以酒為漿。以妄（作勞）為常。醉以入房。以欲竭其精。以耗散其真。不知持滿。不時御神。（不知愛惜此身如持盈滿之器惟恐其傾也不能時時制御心神如朽索之御六馬）務快其心。（之所欲）逆於（養）生（真）樂。起居無節。（房勞亦起居內事）故半百而（形神）衰也。夫上古聖人之教下也。皆謂之虛邪賊風。避之有時。恬淡虛無。真氣從之。精神內守。病安從來。是以志閑而少欲。心安而不懼。形勞而不倦。氣（血相）從以順。（行）各從其欲。皆得所願。（志不貪故所欲皆順心易足故所願必從以下異求故無難得也）故美其食。（順精粗也）任其服。（隨美惡也）樂其俗。（去傾慕也）高下不相慕。其民故曰朴。（至無求也是所謂心足也）是以嗜慾不能勞其目。淫邪不能惑其心。愚智賢不肖不懼於物。（不懼為外物所奪）故合於道。所以能年皆度百歲而動作不衰者。以其德全不危也。（不縱情恣慾涉於危險之地）帝曰。人年老而無子者。材力盡耶。將天數然也。岐伯曰。女子七歲。腎氣盛。齒更髮長。（老陽之數極于九少陽之數極于七女子為少陰之氣故以少陽數偶之明陰陽氣和乃能生成其形體）二七而天癸至。任脈通。太衝脈盛。月事以時下。故有子。（癸謂壬癸北方水干名也腎氣全盛衝任流通天真氣降應時而下故曰天癸衝為血海任主胞胎月事調勻故能有子）三七腎氣平均。故真牙生而長極。真牙，牙之最後生者，牙齒為骨之餘。四七筋骨堅。髮長極，身體壯盛。五七陽明脈衰，面始焦，髮始墮。陽明之脈氣榮于面，故其衰也，面焦髮墮。六七三陽脈衰於上，面皆焦，髮皆白。三陽之脈盡上于頭，故三陽衰則面皆焦，髮始白。所以衰者，以其經月數泄脫之故。七七任脈虛，太衝脈衰少，天癸竭，地道不通。經水絕，是為地道不通矣。故形壞而無子也。血氣不榮其自身形容，而況可生人乎。丈夫八歲腎氣實，髮長齒更。老陰之數極于十，少陰之數次于八，男子為少陽之氣，故以少陰數配之。二八腎氣盛，天癸至，精氣溢瀉，陰陽和，故能有子。男女有陰陽之質不同，天癸則精血之形亦異。陰靜海滿而去血，陽動應血而泄精，二者通和，故能有子。易曰男女搆精，萬物化生，此之謂也。三八腎氣平均，筋骨勁強，真牙生而長極。四八筋骨隆盛，肌肉滿壯。五八腎氣衰，髮墮齒槁。精無所養，故令髮墮齒枯。六八陽氣衰竭於上，面焦，髮鬢頒白。陽氣，陽明之氣也。七八肝氣衰，筋不能動，天癸竭，精少，腎衰，形體皆極。八八齒髮去。落也。腎者主水，受五臟六腑之精而藏之，故五臟盛乃能瀉。五臟各有精，隨用而灌注于腎，此乃腎為都會關司之所，非腎一臟而獨有精，故曰五臟盛乃能瀉也。今五臟皆衰，筋骨懈惰，天癸盡矣，故髮鬢白，身體重，行步不正，而無子耳。帝曰：有其年已老而有子者，何也？岐伯曰：此天壽過度，氣脈常通，而腎氣有餘也。此雖有子，男不過盡八八，女不過盡七七，而天地之精氣皆竭矣。雖老而生子，子壽亦不能過天癸之數。帝曰：夫道者年皆百數，能有子乎？岐伯曰：夫道者能卻老而全形，身年雖壽，能生子也。

## 茹淡論

或問：內經謂精不足者，補之以味。又曰：地食人以五味。古者年五十食肉，子今年邁七十矣，盡卻鹽醯，豈中道乎？何子之神茂而色澤也？曰：味有出于天賦者，有成于人為者。天之所賦者，若穀菽菜果，皆沖和之味，有食人補陰之功，此內經所謂味也。人之所為者，皆烹飪調和偏厚之味，有致病發疾之毒，此吾子所擬味也今鹹豉醯之卻非真如淡者大麥與粟之鹹粳米山藥之甘葱韭之辛之類皆味也子以為淡乎予安於沖和之味者心之收火之降也以偏厚之味為安者欲之縱火之勝也何疑之有内經又曰陰之所生本在五味非天賦之味乎陰之五宫傷在五味非人為之味乎聖人防民之具於是為備凡人飢必食彼粳米之甘而淡者土之德也物之屬陰而最補者也惟可與菜同進經以菜為充者恐於飢時頓食或思慮過多因致胃損故以菜助其充足取其疏通而易化此天地生物之仁也論語曰肉雖多不使勝食氣傳曰賓主終日百拜而酒三行以避酒禍此聖人施教之意也蓋穀與肥鮮同進厚味得穀為助其積之也久寧不助陰火而致毒乎故服食家在卻穀者則可不卻穀而服食未有不被其毒而横夭者也彼安于厚味者未之思耳或又問精不足者補之以味何不言補氣曰味陰也氣陽也補精以陰求其本也故補之以味若甘草白术地黄澤瀉五味子麥門冬之類皆味之厚者也經曰虚者補之正此意也上文形不足者温之以氣温存以養使氣自充氣充則形完矣故言温不言補經曰勞者温之正此意也彼以熱藥温藥佐輔補藥名曰温補非徒無益而害之矣吁局方之不能求經旨也如此哉

## 陰火論

人受天地之氣以生天之陽氣為氣地之陰氣為血故氣常有餘血常不足何以言之天地為萬物父母天大也為陽而運於地之外地居天之中為陰天之大氣舉之日實也亦屬陽而運於月之外月缺也屬陰稟日之光以為明者也人身之陰氣其消長視月之盈缺故人之生也男子十六歲而精通女子十四

歲而經行是有形之後猶有待於乳哺水穀以養陰氣始成而可與陽氣為配以能成人而為人之父母
古人必近三十二十而後嫁娶可見陰氣之難于成而古人之善于攝養也禮記註曰惟五十然後養陰
者有以加內經曰年至四十陰氣自半而起居衰矣又曰男子六十四歲而精絕女子四十九歲而經斷
夫以陰陽之成止供給得三十年之視聽言動已先虧矣人之情欲無涯此難成易虧之陰氣若之何而
可以縱欲也經曰陽者天氣也主外陰者地氣也主內故陽道實陰道虛非吾之過論也或曰仰觀俯察
乎天地日月既若是之不同何寒暑溫涼之見于四時者又如此之相等而無降殺也曰動極復靜靜極
復動猶人之噓吸也寒者吸之極氣之沉也熱者噓之極氣之浮也溫者噓之微氣之升也涼者吸之微
氣之降也一噓一吸所乘之機有以使之宜其相等而無降殺此以流行之用而言前以大小虛實言者
益其對待之體也或曰遠取諸天地日月近取諸男女之身曰有餘曰不足吾知之矣人在氣交之中今
欲順陰陽之理而為攝養之法如之何則可曰主閉藏者腎也司疏泄者肝也二臟皆有相火而其系上
屬於心心君火也為物所感則易於動心動則相火翕然而隨雖不交會亦暗流而滲漏矣所以聖賢只
是教人收心養性其旨深矣天地以五行更迭衰旺而成四時人之五臟六腑亦應之而衰旺四月屬巳五
月屬午為火大旺火為肺金之夫火旺則金衰六月屬未為土大旺土為水之夫土旺則水衰況腎水常
藉肺金為母以補助其不足故內經諄諄然滋其化源也古人以夏月必獨宿而淡味兢兢業業於愛謹
保養金水二臟正嫌火土之旺耳內經又曰藏精者春不病溫十月屬亥十一月屬子正大氣潛伏閉藏以

養其本然之真。而為來春升動發生之本。若於此時不恣慾以自戕。至春升之際。根本壯實。氣不輕浮。焉有濕熱之病。夫夏月火土之旺。冬月大氣之伏。此論一年之虛耳。若上弦前下弦後。月廓空。亦為一月之虛。大風大霧。虹霓飛電。暴寒暴熱。日月薄蝕。憂愁忿怒。驚恐悲哀。醉飽勞倦。謀慮勤動。又皆為一日之虛。若病患初退。瘡痍正作。尤不止於一日之虛。今人多有春末夏初。患頭痛脚軟。食少體熱。仲景論春夏劇。秋冬差。而脈弦大者。正世俗謂注夏病也。若犯此四者之虛。似難免此。夫當壯年。便有老態。仰事俯育。一切隳壞。興言至此。深可驚懼。古人謂不見可欲。使心不亂。夫以溫柔之感于體。聲音之感于耳。顏色之感于目。馨香之感于鼻。誰是鐵心漢。不為動。善養生者。於此五個月。出居于外。苟值一月之虛。一日之虛。亦宜暫遠帷幕。各自珍重。保全天和。庶可以滋助化源。本得所養。陰無虧損。與陽齊平。然後陽得所附。而無飛越之尤。遂成天地交之泰。何病之可言。願相與共遵守。期無負敬身之教。幸甚。

右丹溪格言二篇。病者當時目之。或者議其茹淡之偏。殊不知其本意。為痰火陰虛之人作也。人至中年。腎氣自衰。加之佚慾。便成虛損。興陽補劑服之。則潮熱。不勝專服滋降之藥。雖暫得清爽。久則中氣愈虛。而無生化。所以只得于飲食上調節。戒一切煎炒炙煿。酒酣糟醬。燥熱之物。恐燥血也。戒一切生冷時菓時菜。恐傷脾也。能甘淡薄。則五味之本自足以補五臟。養老慈幼皆然。其酒肉補陽助火。內傷勞倦。元氣虛者。雖病所禁忌之物。亦可暫食。養胃。東垣有是言也。但節飲食極難。非惟酒肉必以禮義撙節。而不可過。雖飯粥亦不可飽。恒言吃得三碗。只吃兩碗。論語肉雖多。不使勝食氣。小註云。肉氣勝。滯穀氣。穀氣勝。滯元氣。元氣流行者壽。元氣滯者夭。惟酒無量。不及亂。為聖人則可。常人當不自肓其量。而縱可不亂也。節色非惟眼招口挑。縱欲宣淫。亂四配之常經。反交感之正理。得罪天地鬼神。雖自己妻妾。亦不可以妄合。大風大雨。大熱大寒。朔望本生之期。切宜禁忌。惟靜中養見端倪。自然變易其心。一切穢褻之事。且厭之矣。況肯貪戀以喪家珍哉。古云。上士異房。中士異床。下士異被。知命者慎之。

## 保養說

或問保養修養何以異曰無大異也但修養涉于方外玄遠而非恒言恒道保養不外日用食息而為人所易知易行然則修養非歟曰據方書神農起醫藥之方黃帝創導引之術後世傳之失其真耳素問曰飲食有節起居有常不妄作勞精神内守病安從來故能盡其天年度百歲乃去此保養之正宗也蓋有節有常而不勞則氣血從軌而無俟於搬運之煩如今之動工也（內動運任督者久則生癰運脾土者久則腹脹運丹田者久則尿血運頂門者久則腦泄內動固不然矣至于六字氣雖能發散外邪而中虛有火者忌惟醫林集要所載古導引法間有一二明顯可行者附錄于後究而言之亦不過吾儒舞蹈意也）精神内守則身心凝定而無俟於制伏之強如今之靜工也（丹書硃砂鉛汞龍虎等說俱是借喻身心惟心息相依之說最為直截明顯心主乎息息依乎心心息相依則精氣神滿而病却矣）盡天年度百歲乃去則自古有生必有死惟不自速其死耳焉有如今之所謂飛昇超脫住世之說耶或曰保養既若是之易且顯何今之夭者多而壽者少耶曰飲食起居動作之間安能一一由心所主而無所詿誤哉香醪美味陳於前雖病所忌也而弗顧情況意興動于中雖病且危也而難遏貪名競利之心急過於勞傷而不覺此古今之壽相遠者非氣禀之異也實今人之不如古人重其身耳曰吾知精神内守而後飲食起居得其宜則今之内動外動皆不足取而靜工收斂精神不亦得其正乎曰若不識盡天年度百歲乃去機括雖終日閉目只是一團私意靜亦動也若識透天年百歲之有分限節度則事事循理自然不貪不躁不妄斯可以却未病而盡天年矣蓋主于氣則死生念重而昏昧錯雜愈求靜而不靜主于理則人欲消亡而心清神悅不求靜而自靜此俗之所謂靜恐亦異乎古之所謂靜也曰若然則吾儒一敬盡之矣曰聖學至大非某能知但黃帝亦古聖人也今不信古聖名言而信

盲人詭異邪說甚則喪家殞身見亦謬哉此吾所以只言保養也曰保養可勿藥乎曰避風寒以保其皮膚六腑則麻黃桂枝理中四逆之劑不必服矣節勞逸以保其筋骨五臟則補中益氣劫勞健步之劑不必服矣戒色慾以養精正思慮以養神則滋陰降火養榮凝神等湯又何用哉薄滋味以養血寡言語以養氣則四物四君十全三和等湯又何用哉要之血由氣生氣由神全神乎心乎養心莫善於寡欲吾聞是語矣竊有志而未能敢述之以告我疲癃殘疾而不知學者相與共守乎禁戒以重此身為萬物之本

**附導引法** 保養中一事也蓋人之精神極欲靜氣血極欲動但後世方士亦以此惑人為仙術所以王褒頌曰何必偃仰屈伸如彭祖吹噓呼吸如喬松眇然絕俗離世哉認真只是舞蹈以養血脈意其法雖粗有益閑關守病之士益終日屹屹端坐最是生病人徒知久立久行之傷人而不知久臥久坐之尤傷人也故錄一二最要者以備養生者擇焉詳醫林集要及古導引書

**虛損導引** 為虛損氣血不遍而設也有火者開目無火者閉目無汗者閉氣至極有汗者不必閉氣欲氣上行以治耳目口齒之病則屈身為之欲氣下行以通大小二便及健足脛則偃身為之欲氣達于四肢側身為之欲引頭病者仰頭欲引腰脚病者仰足十指欲引胸中病者挽足十指欲引臂病者掩臂欲去腹中寒熱積聚諸痛及中寒身熱皆閉氣滿腹偃臥亦可為之但病在頭中胸中者枕高七寸病在心下者枕高四寸病在臍下者去枕

**開關法** 先以左手脾骨并肩向前圓轉九數次以右手脾骨并肩向前圓轉九次復以左右脾骨并左右肩向前圓轉九次加至一九三九亦好但要從容和緩為之或先緩後急亦可為之此法疏通膏肓降心胞絡火與張紫丘治瘵開關藥方意同善治少勞背痛胸緊

**起脾法** 先靜坐存中氣後從身以兩手相交極力扒左扒右各七次扒左則頭向右扒右則頭向左如此者三五次靜坐良久善和脾胃進飲食兼治臂腰拘攣與開關法相續行之亦可

**開鬱法** 其法以兩手旋舞向前向後兩足作白鷺行步狀不拘數良久復以左手搭右肩右足搭左膝腕委中而行右手搭左肩左足搭右膝腕委中而行良久復以左手向前泊腹右足搭左膝蓋

而行右手向後泊腰左足搭右膝蓋而行良久以兩手極力托天兩足極力踏地復以兩手向後向下兩足十指挽起仰面偃腹使氣下行良久蹲倒以兩手極力攀起脚後跟足十指踡起極力低頭至膝下良久立起以兩手相交掩兩臂扶胸前脾上極力搖動數次善治名利不遂鬱氣為病心腹脹滿夜睡不寧等症無病者亦可行之如外感風寒須行至汗出為度此法比之華氏五禽戲法更易簡正大可行

治腰痛屈伸導法正東坐收手抱心一人前躡其兩膝一人後捧其頭徐牽合偃卧三倒三起久久効

治積聚一切痰飲瘀血結為積塊痞氣靜坐閉息滿腹外摩積聚所在徐徐放氣久久自消

治遺精泄瀉以手兜托外腎一手摩擦臍輪左右輪換久久擦之不惟可以止精愈瀉且可以燒中寒補下元退虛潮無是病者每早臨起亦可行之更擦腎俞胸前脇下中脘湧泉但有心窩忌擦

治痰壅其法兩手向後合手拓腰向上急勢振搖臂肘來去七數兩手不移直上向下盡勢來去二七治心肺痰氣壅悶

運氣張子和云不誦十二經絡開口動手便錯不通五運六氣檢盡方書何濟經絡明認得標運氣明認得本求得標只取本治千人無一損茲纂素問靈樞及紺珠經等書以便初學識其槩耳

## 運氣總論

太極肇分而有陰陽。夫陰陽者，天地之道也，萬物之綱紀，變化之父母，生殺之本始，神明之府也。綱紀謂生長化成收藏之綱紀也父母謂萬物形之先也本始謂生殺皆因而有之也夫有形稟氣而不為五運陰陽之所攝者未之有也所以造化不極能為萬物先化之元始者何也以其是神明之育故也合散不測生化無窮非神明無能也故物生謂之化，物極謂之變，陰陽不測謂之神。然天地者，萬物之上下也；左右者，陰陽之道路也；水火者，陰陽之徵兆也；水寒火熱金木者，生成之始終也。金殺木生陰陽五行，流為十干。五化之運，寒暑燥濕風火之氣，周流天地間，而為萬物之原。人則稟其精而囿于兩間，所以具五臟六腑，以應五運六氣之數也。五運者，金木水火土也。木言陽氣觸地而生火言燬然藏而變化萬物金言陰氣禁止萬物而揫斂水言潤養萬物土言含吐萬物將生者出將死者歸六氣者，風火暑濕燥寒也。六氣皆有一化也木化風主于春陽氣鼓舞為天號令君火化熱主于春末夏初行暄淑之令而不行炎暑君德也相火化暑主于夏炎暑大行金化清燥清涼乃行金為丙婦帶火之氣故燥也水化寒嚴凜乃行土化濕與土閏溽暑濕化行也益濕則土生乾則土死泉出于地中濕化信矣聖人仰觀五天雲色，黅天之氣經于中央臨甲己之位立為土運素天之氣經于西方臨乙庚之位立為金運玄天之氣經于北方臨丙辛之位立為水運蒼天之氣經于東方丁壬之位立為木運丹天之氣經于南方臨戊癸之位立為火運此五氣之色上經二十八宿下應十二分位所以古人占天望氣則知氣之災疫應在于何方了然須知之矣凡占當于正月初一日若太過之紀寅初看不及之紀寅末看平治之紀寅正看如蒼氣為風丹為熱黅為濕素為燥黑為寒其氣之色有兼見者又當分其微甚而推之天干取運，地支取氣。天干有十，配合則為五運；地支十二，對衝則為六氣。所以然者，天有陰陽，地亦有陰陽。天有陰故能降地有陽故能升天以陽生陰長，地以陽殺陰藏。生長者天之道藏殺者地之道天陽主生故以陽生陰長地陰主殺故以陽殺陰藏陰中有陽，陽中有陰。陰中有陽。人在氣交之中，身半以上，天之分也，天氣主之；身半以下，地之分也，地氣主之。其生五其氣三。三而成天。三而成地。三而成人。三而三之。則為九。九九制會。故生九竅九臟而應之也。天有三百六十五日。人有三百六十五骨節。天有五行御五位。以生寒暑燥濕風。人有五臟化五氣。以生喜怒思憂恐。在天為玄。玄生神。在人為道。道生智。在地為化。化生五味。神在天為風。在地為木。在人為怒。神在天為熱。在地為火。在人為喜。神在天為濕。在地為土。在人為思。神在天為燥。在地為金。在人為憂。神在天為寒。在地為水。在人為恐。寒暑五氣更立。各有所先。非其位則邪。當其位。陰陽之神。不可得而見也。支干之迹可得而求之也。天地陰陽以象不以數惟推憑支干則可測焉天氣始於甲。地氣始於子。天地相合。則為甲子。故甲子者。干支之始也。天氣終于癸。地氣終于亥。天地相合。則為癸亥。故癸亥者。干支之末也。陰陽相間。剛柔相須。是以甲子之後。乙丑繼之。壬戌之後。癸亥繼之。三十年為一紀。六十年為一週。有主運焉。有客運焉。有主氣焉。有客氣焉。主運主氣。萬載而不易。客運客氣。每歲而迭遷。有天支兄弟次序言之。甲乙。東方木也。甲春草木始甲而出乙者陽尚屈乙丙丁。南方火也。丙乃萬物炳然著見而強丁適陽強與陰氣相丁戊己。中央土也。戊陽土也萬物生而出之萬物伐而入之己陰土也無所為而得己者也庚辛。西方金也。庚乃陽更而續辛乃陽極于此而更辛也壬癸。北方水也。壬乃陽氣生之在壬而為胎與子同意癸乃萬物閉藏懷孕于其下揆然萌芽天之道也故木為初之運。火為第二運。土為第三運。金為第四運。水為第五運。此主運也。詩曰大寒木運始行初清明前三火運居芒種後三土運是立秋後六金運推立冬後九水運伏周而復始萬年如〇或問木火土金水天道左旋自然之序也然君火生土土復能生相火火復生金其義何在蓋相火非土不成未見虛空能聚火金在鑛非火不能煅出所以河圖火七居西金九居南互顯其成能也認真五行六氣總一氣也故木焚則為火絞則為水金擊則為火鎔則為水洲瀆之內江河鏡汪大海之中火光當起皆情之本有也又何疑土中火火中金乎自其夫婦配合言之。甲與己合而化土。乙與庚合而化金。丙與辛合而化水。丁與壬合而化木。戊與癸合而化火。

故甲己之歲土運統之。乙庚之歲金運統之。丙辛之歲水運統之。丁壬之歲木運統之。戊癸之歲火運統之。此客運也。詩曰甲己化土乙庚金丁壬木位盡成林丙辛便是長流水戊癸離宮號曰火○甲己之歲正月建丙寅丙火生土故為土運○乙庚之歲正月建戊寅戊土生金故為金運○丙辛之歲正月建庚寅庚金生水故為水運○丁壬之歲正月建壬寅壬水生木故為木運○戊癸之歲正月建甲寅甲木生火故為火運假如甲己年甲為土運。初之運即土也。土生金。二之運即金也。金生水。三之運即水也。水生木。四之運即木也。木生火。五之運即火也。每一運各主七十二日零五刻。此天干在上為陽。所以主乎運也。又以地支循環次序言之。寅卯屬春木也。寅者演也正月陽上陰下律管氣灰以候之可以述事之始也卯者茂也二月陽氣盛而孳茂也巳午屬夏火也。巳者起也四月正陽無陰物畢盡而起午者長也五月陽尚未屈陰始生而為生物皆長大矣辰戌丑未屬四季土也。辰者震也三月陽已過半萬物盡震而長戌者滅也九月萬物皆衰滅矣丑者紐也陰尚執而紐之十二月始終之際也未者味也六月物成而有味也申酉屬秋金也。申者身也七月物體皆成也酉者緧也八月萬物皆緧縮收斂亥子屬冬水也。亥者劾也十月陰氣劾殺萬物此地之道也子者北方寒水陰位一陽肇生之始故陰極則陽生壬而為胎十一月辰也故風為初之氣。火為二之氣。暑為三之氣。濕為四之氣。燥為五之氣。寒為終之氣。此主氣也。詩曰大寒厥陰氣之初春分君火二之隅小滿少陽分三氣大暑太陰四相呼秋分陽明五位是小雪太陽六之餘自其對衝定位言之。子對午而為少陰君火。丑對未而為太陰濕土。寅對申而為少陽相火。卯對酉而為陽明燥金。辰對戌而為太陽寒水。巳對亥而為厥陰風木。君火司午火本熱而其氣當午位陰生之初故標寒而屬少陰也水居北方子位水本寒而其氣當陽生之初故標熱而屬太陽也土應長夏未之位未乃午之次故曰太陰相火司于寅寅乃丑之次故曰少陽木居東方震在人主于肝處高下陰位木必待陰而後生故屬厥陰金居西方兌在人主于肺居高上陽位金必待陽而發故屬陽明也故子午之歲君火主之。丑未之歲濕土主之。寅申之歲相火主之。卯酉之歲燥金主之。辰戌之歲寒水主之。巳亥之歲風木主之。此客氣也。詩曰子午少陰君火天陽明燥金應在泉丑未太陰濕土上太陽寒水雨連綿寅申少陽相火旺厥陰風木地中濕卯酉却與子午反辰戌巳亥到皆然如卯酉年司天即子午年在泉卯酉

年在泉即子午年年司天辰戌年與丑未年到巳亥年與寅申年到假令子午少陰君火司天午位陽明燥金司地子位上者右行太陰濕土為
天之左間厥陰風木為天之右間所以面南而命其位也下者左行太陽寒水為地之左間少陽相火為
地之右間所以面北而命其位也一氣在上司一歲之天又主上半年一氣在下司一歲之地又主下半年二氣在左二氣在右司人
與萬物地之左間為初之氣要訣每年退二便是客鄉如子司天後二支戌太陽寒水為初之氣亥為二氣子為三氣丑為四氣寅為五氣卯為六氣又逐年年辰逐日日辰皆名司天
天之右間為二之氣司天為三之氣天之左間為四之氣地之右間為五之氣司地為終之氣每一氣主
旺六十日八十七刻半有奇卯酉年陽明司天太陰在泉初氣太陰二氣少陽三氣陽明四氣太陽五氣厥陰六氣少陰○辰戌年太陽司天太陰在泉初氣少陽二氣陽明三氣太
陽四氣厥陰五氣少陰六氣太陰○丑未年太陰司天太陽在泉初氣厥陰二氣少陰三氣太陰四氣少陽五氣陽明六氣太陽○寅申年少陽司天厥陰在泉初氣少陰二氣太陰三氣少陽四氣陽明五氣太
陽六氣厥陰○巳亥年厥陰司天少陽在泉初氣陽明二氣太陽三氣厥陰四氣少陰五氣太陰六氣少陽此地支在下為陰所以主乎氣也然客運之流行
也有太過焉有不及焉太過之年甲丙戊庚壬五陽干也不及之年乙丁己辛癸五陰干也太過其至先
大寒前十三日交名曰先天不及其至後大寒後十三日交名曰後天平氣之年正大寒日交不先不後
名曰齊天申子辰年大寒日寅初一刻交初之氣春分日子時末交二之氣小滿日亥時末交三之氣大暑日戌時末交四之氣秋分日酉時末交五之氣小雪日申時末交終之氣所謂一六天也○
巳酉丑年大寒日巳初一刻交初之氣春分日卯時末交二之氣小滿日寅時末交三之氣大暑日丑時末交四之氣秋分日子時末交五之氣小雪日亥時末交終之氣所謂二六天也○寅午戌年大寒日申
初一刻交初之氣春分日午時末交二之氣小滿日巳時末交三之氣大暑日辰時末交四之氣秋分日卯時末交五之氣小雪日寅時末交終之氣所謂三六天也○亥卯未年大寒日亥初一刻交初之氣春
分日酉時末交二之氣小滿日申時末交三之氣大暑日未時末交四之氣秋分日午時末交五之氣小雪日巳時末交終之氣所謂四六天也客氣之升降也有正化焉有對
化焉正化之歲謂午未寅酉辰亥之年也對化之歲謂子丑申卯戌巳之年也正化者令之實從本其數

生對化者。令之虛。從標其數成。水一火二木三金四土五皆以陰陽而配若改其本義則水生于一天地未分萬物未成之初莫不先見于水故草木子實人虫胎卵未就皆水也及水聚而形質其陰陽備而後成物故物之小而味苦者火之兆也物熟則甘土之味也甘極則淡反本也人稟陰陽先生二腎草木子實大小雖異其中皆有兩以相合與人腎同是以萬物非陰陽合體則不能化生故火曰次二既陰陽合體然後有春生而秋成故次三曰木次四曰金水火木金莫不因土而成故次五曰土三陰三陽正化者從木生數對化者從標成數

假令甲子年。甲為土運。統主一年。子為君火。專司一歲一期三百六十五日零二十五刻。正合乎周天三百六十五度四分度之一也。周天者天周地位非周天之六氣也天體至圓周圍三百六十五度四分度之一天行健一日一夜周三百六十五度四分度之一又推過一度日行速健次于天一日一夜周三百六十五度四分度之一恰好然天多進一度則日為退一度二日天進二度則日為退二度積至三百六十五日四分日之一則天所進過之度又恰周得本數而日所退之度亦恰退盡本數遂與天會而成一年是謂一年一周天月行遲一日一夜行三百六十五度四分度之一行不盡比天為退了十二度有奇至二十九日半强恰與天相值在恰好處是謂一月一周天五日一候三候成一氣即十五日也三氣成一節節謂立春春分立夏夏至立秋秋分立冬冬至此八節也三八二十四氣而分四時一歲成矣春秋言分者陰陽中分其氣異也冬夏言至者陰陽至此而極其氣同也天亦無候以風雨霜露草木之類應期可驗而測之故曰候言一候之日亦五運之氣相生而直之即五日也書曰朞三百六旬有六日以閏月定四時成歲即其義也

一朞之中主運。以位而相次于下。客運以氣而周流于上。客氣加於主運之上。主氣臨。於客氣之下。天時所以不齊。民病所由生也。辰戌年初之客氣少陽相火加主氣厥陰風木二之客氣陽明燥金加主氣少陰君火三之客氣太陽寒水加主氣少陽相火四之客氣厥陰風木加主氣太陽濕土五之客氣少陰君火加主氣陽明燥金終之客氣太陰濕土加主氣太陽寒水己上皆客氣加于主運之上舉此二年為例○柳論主氣春溫夏暑秋凉冬寒風以動之火以溫之暑以蒸之濕以潤之燥以乾之寒以堅之皆天地正氣之運行惟客加于主乃有逆從淫勝然後春有凄風夏有伏陰秋有苦雨冬有愆陽風勝則地動火勝則地固暑勝則地熱濕勝則地泥燥勝則地乾寒勝則地裂氣候不齊癘疾時降

六甲年。土運太過。則雨濕流行。濕病乃生。腎水受邪。治當除濕以補腎。六己年。土運不及。則木氣乘旺。反見風化。風病乃行。治當益脾以平木。六丙年。水運太過。則寒氣大行。寒病乃生。心火受邪。治當逐寒以補心。六辛年。水運不及。則土氣乘旺。反見濕

化濕病乃行。治當補腎以除濕。六戊年。火運太過。則熱氣大行。熱病乃生。肺金受邪。治當降火以補肺。六癸年。火運不及。則水氣乘旺。反見寒化。寒病乃行。治當補心以逐寒。六庚年。金運太過。則燥氣流行。燥病乃生。肝木受邪。治當清燥以補肝。六乙年。金運不及。則火氣乘旺。反見熱化。熱病乃行。治當清肺以降火。六壬年。木運太過。則風氣大行。風病乃生。脾土受邪。治當平木以補脾。六丁年。木運不及。則金氣乘旺。反見燥化。燥病乃行。治當補肝以清燥。此客運之治法也。太陽寒水。治宜辛熱。陽明燥金。治宜苦溫。少陽相火。治宜鹹寒。太陰濕土。治宜苦熱。少陰君火。治宜鹹寒。厥陰風木。治宜辛涼。此六氣之治法也。然運氣之所以有變者。氣相得則和。不相得則病。又有相得而病者。以下臨上。不當位也。五行相生者。為相得。相尅者。為不相得。上臨下為順。下臨上為逆。（假令土臨火火臨木木臨水水臨金金臨土皆為以下臨上不當位也父子之義子為下父為上以子臨父不亦逆乎）司天尅運則順。運尅司天則逆。氣尅運則順。運尅氣則逆。運氣相同。曰天符。（戊子戊午戊寅戊申年運氣皆火丙辰丙戌年運氣皆水己丑己未年運氣皆土乙卯乙酉年運氣皆金丁巳丁亥年運氣皆木六十年中有此十二年天符也又戊子日戊為火運子為少陰君火司天運與司天同火是為天符此日得病速而危困也更遇當年太歲亦是天符或是歲會其病尤困）天氣生運曰順化。（甲子甲午甲寅甲申年火下生土也壬辰壬戌年水下生木也乙丑乙未年土下生金也辛卯辛酉年金下生水也癸巳癸亥年木下生火也六十年中有此十二年順化也）天氣尅運曰天刑。（庚子庚午庚寅庚申年火下尅金也戊辰戊戌年水下尅火也辛丑辛未年土下尅水也丁卯丁酉年金下尅木也己巳己亥年木下尅土也六十年中有此十二年天刑也）運生天氣曰小逆。（壬子壬午壬寅壬申年木上生火也庚辰庚戌年金上生水也癸丑癸未年火上生土也己卯己酉年土上生金也辛巳辛亥年水上生木也子臨父是乎理未當六十年中有此十二年小逆也）運尅天氣曰不和。（丙子丙午丙寅丙申年水上尅火也甲辰甲戌年土上尅水也辛丑辛未年木上尅土也癸卯癸酉年火上尅金也己巳己亥年金上尅木也六十年中有此十二年不和也）運臨本氣之位曰歲會。（子水位也丙子年水運臨之午火位也戊午年火運臨之卯木位也丁卯年木運臨之酉金位也乙酉年金運臨之辰戌丑未土位也甲辰甲戌己丑己未年土運臨之六十年中有此八年歲會也○又丙子年丙為水運子為水支是運與支同水乃名歲會年月日時同如遇此日得病不死但執持而徐緩更會年月時合天符歲會其病尤甚天符歲會相合曰太乙天符。戊午乙酉己未己丑六十年中有此四年太乙天符也○又戊午日戊為火運午是少陰君火司天又是火支乃名太乙天符此日得病主死運與四孟月相同曰支德符。寅屬木春孟月也壬寅年木運臨之巳屬火夏孟月也癸巳年火運臨之申屬金秋孟月也庚申年金運臨之亥屬水冬孟月也辛亥年水運臨之六十年中有此四年支德符也運與交司日相合曰干德符。甲與己合乙與庚合丙與辛合丁與壬合戊與癸合一年遇此二干天地德合亦為平氣之歲也太過之運加地氣曰同天符。庚子庚午年運同司地燥金壬寅壬申年運同司地風木甲辰甲戌年運同司地濕土六十年中有此六年同天符不及之運加地氣曰同歲會。辛丑辛未年運臨司地寒水癸卯癸酉年運臨司地君火癸巳癸亥年運臨司地相火六十年中有此六年同歲會也大要陽年先天時化則已強而以氣勝實。主勝客也故不勝者受邪。陰年後天時化則已弱而以氣休衰。客勝主也故勝己者來尅被尅之後必待時而復也。行復於所勝。則已不可前。故待得時。則子當旺。然後子為母復讎也。又云陽年太過則傳所不勝而乘所勝陰年不及則所勝妄行而所生受病假令肝木有餘則時已氣盛反薄肺金而乘其脾土肝木不及則土無所畏遂自妄行乃凌其腎水此五行生尅之理蓋勝至則復復已而勝故無常氣而不息若復而不勝則是生意已傷而有窮盡矣經曰。亢則害承迺制。制生則化。外列盛衰。害則敗亂。生化大病。亢者過極而不退也當退不退始則災害及物終則災害及己承猶隨也以下奉上有防之之義制尅勝之也制生則化者言有所制則六氣不至于亢而為平平則萬物生而變化無窮矣生者自無而有化者自有而無外列盛衰者六氣分布主治迭為盛衰害而無所制則敗壞乖亂之政行為災為變生化幾乎息而為萬物之大病大病即災變也萬物皆病天地其能位乎此亢害承制皆莫或使然而自不能不然者也以天時言之春時冬令不退即水亢極而害所承之木然火為木之子由是乘土而制水則木得化生之令而敷榮列秀于外但草木虫育自有各年盛衰不同苟無制而木被其害則冬入于春生化幾乎息而為天地間之大災變也豈非政令敗亂之極乎以人身言之心火亢甚口乾髮燥身熱則脾土失養肺金受害由是水乘而起以復金母之讎而制乎心火汗出髮潤口津身涼而平矣苟腎水愈微而不能上制心火愈盛而不能下退則神去氣孤而災害不可解矣與七卷百十二藥參看又曰。有餘而往。不足隨之。不足而往。有餘從之。知迎知隨。氣可與期。言六甲有餘已則不足不足則已有餘若餘已復餘少已復少則天地之道變

矣又曰出入廢則神機滅升降息則氣立孤危故非出入則無以生長壯老已非升降則無以生長化收
藏是以升降出入無器不有四者常守反之則災害至矣出入者天地之呼吸也升降者天地之化氣也毛羽裸鱗介及飛走蚑行者皆生氣根于身中
以神為動靜之主故曰神機金玉土石草木皆生氣根于外假氣以成立故曰氣立根于中者生源繫天其所動淬皆神氣為機發之主故其所為也物莫之知是以神舍去則機息根于外者生源繫地故其生
長化成收藏皆造化之氣所成立故其所出也物亦莫知是以氣止息則造化之道絶矣九竅橫者皆有出入去來之氣竅竪者皆有陰陽升降之氣往復于中壁窗戶牖皆承來氣衝擊于人陽升則井寒陰升
則井煖以物投井及葉墜空中翻翻不疾皆陰氣所凝也虛管溉滿捻上懸之水固不出為無升氣而不能降也空瓶小口頓溉不入為氣不出而不能入也由是觀之升無所不降降無所不升無出則不入無
入則不出羣品之生升降出入生氣之常也若有出無入有入無出有升無降有降無升則反生化之常道而神去氣孤非災害如何雖然逆順災眚盡皆天之氣運所為
也地在人之下大氣舉之也天六動而不息地五靜而有守天以六氣臨地地以五位承天然天氣不加君火以六加五則五歲而餘一氣乃君火不
立歲氣但以名奉天耳故曰君火以名相火以位言相火代君火而用事故五歲而右遷若地以五承六則當六歲乃君盡天元之氣故六朞而循環周而復始五歲一周則五行之氣遍六朞一備則六氣之位
周五六相合故三十年一紀之則六十年矣推之歷日依節交氣常為每歲之主氣又曰地氣若司天在泉左右兩間輪行而
居主氣之上者曰天氣客氣也客氣乃行歲中天命主氣祇奉客氣之天而已客勝主則從主勝客則逆
二者有勝而無復矣主勝則瀉主補客客勝則瀉客補主經曰先立其年以明其氣每年先立運氣審其太過不及然後以
地之主氣為本天之客氣加臨于上為標以求六化之變如氣之勝也微者隨之甚者制之氣之復也和
者平之暴者奪之皆隨勝氣安其屈伏以平為期抑考褚氏有曰大撓作甲子隷首作數志歲月日時遠
近故以當年為甲子歲冬至為甲子月朔為甲子日夜半為甲子時積一十百千萬亦有條而不紊皆人
所為也人嬰異氣疾難預擬吾未見其是也吁此一偏之見也不知天時非凡夫可度人身資大化有生

明堂詩曰。甲膽乙肝丙小腸。丁心戊胃己脾鄉。庚屬大腸辛屬肺。壬屬膀胱癸腎藏。三焦亦向壬宮寄。胞絡同歸入癸方。詩言人稟天地壬之氣而生膀胱命門。稟癸之氣而生腎。稟甲之氣而生膽。稟乙之氣而生肝。稟丙之氣而生小腸。稟丁之氣而生心。稟戊之氣而生胃。稟己之氣而生脾。稟庚之氣而生大腸。稟辛之氣而生肺。此天干也。地支亦然。又云。肺寅大卯胃辰經。脾巳心午小未中。申膀酉腎心胞戌。亥三子膽丑肝通。觀此二詩。則天地人身無時不相流通。經曰。天氣通于肺。地氣通于嗌。風氣通于肝。雷氣通于心。穀氣通于脾。雨氣通于腎。六經為川。腸胃為海。九竅為水注之氣也。故一氣不合。不能生化。天有六氣。人以三陰三陽而上奉之。以六經言之。三陰三陽。以十二支分之。則有六陰六陽。陰從上降。生于午而極于亥。謂之六陰。陽從下起。生于子而極于巳。謂之六陽。地有五行。人以五藏腑而下應之。藏為陰而其數奇。以應五運。蓋五行皆具于地。而氣則行於天也。腑為陽而其數偶。以應六氣。蓋六淫雖降於天。而勢必充於地也。子午為天地之中正。君火位焉。手少陰心午足少陰腎子居之。辰戌為七政之魁罡。寒水位焉。太陽寒水在子位。而居于辰戌者。水伏于土。由水由地中行。故戌為六戊天門。辰為六己地戶。手太陽小腸戌足太陽膀胱辰居之。然火從水化。水隨腎至。故少陰為藏。位與太陽偏而氣相合為腑也。丑未為歸藏之標本。濕土位焉。足太陰脾未手太陰肺丑居之。卯酉為日月之道路。燥金位焉。足陽明胃酉手陽明大腸卯居之。然子隨母居。土旺金盛。故太陰為藏。位與陽明偏而氣相合為腑也。巳亥為天地之門戶。風木位焉。卯雖木之正分。為陽明燥金所合。然木生在亥。故居于亥而對化于巳也。足厥陰肝亥手厥陰心包絡巳居之。寅申握生化之始終。相火位焉。少陽相火佐君。雖有午位。君火居之。故居寅。火生于寅也。足少陽膽寅手少陽三焦申居之。然相火寄于肝腎。膽者肝之腑。心包絡者腎之配。故厥陰為藏。位與少陽偏而氣相合為腑也。三陰三陽名異而體則一也。陰陽氣微則謂之少。陰陽氣盛則謂之太。寅為少陽。卯為陽明。辰為太陽。午為少陰。未為太陰。亥為厥陰。南政三陰司天。則皆寸不應。三陰在泉。則皆尺不應。北政三

運氣　上海埽葉山房校印

陰司天則皆尺不應三陰在泉則皆寸不應不應者皆為沉脈也此言六氣以君火為尊五運以濕土為重故甲己土運為南政蓋土以成數貫金木水火之運位土居中央君尊南面而令行餘四運以臣事之北面而受令所以有別也然此論其常也若天行時病則有不必拘者經曰天地之氣勝復之作不形于診也天地以氣不以位故不當以脈診但以形氣察之由此觀之經絡臟腑脈病藥治無非運氣之所為也非祇一歲也雖一時一刻之短而五行之氣莫不存非特一物也雖一毫一芒之細而五行之化莫不載上達於天則有五星倍減之應下推于地則有草木虫育之驗奈何俗醫不知醫之源者全然不識運氣為何物不知醫之變者又泥時日執鈐方以害人要之有在天之運氣有在人之運氣天時勝則舍人之病而從天之時人病勝則舍天之時而從人之病張子曰病如不是當年氣看與何年運氣同只向某年求活法方知都在至真中扁鵲曰陰淫寒病即太陽寒水之令太過陽淫熱疾相火之令太過風淫末疾木令太過雨淫腹疾濕令太過晦淫惑疾燥令太過火晴不雨當為疫癘風瘴明淫心疾君火之令太過經曰必先歲氣勿伐天和又曰不知年之所加氣之盛衰不可以為工學者合而觀之更精于脈症乃自得之噫儒之道博約而已矣醫之道運氣而已矣學者可不由此入門而求其蘊奧耶

# 編註醫學入門內集卷之一

## 經穴起止

經徑也，經直者為經，經之支派旁出者為絡，界為十二，實出一脈，醫而不知經絡，猶人夜行無燭，業者不可不熟。

手太陰肺十一穴，中府雲門天府訣，俠白尺澤孔最存，列缺經渠太淵涉，魚際少商如韭葉。

手太陰肺經左右二十二穴，每旦寅時從中府起，循臂下行，至少商穴止。○中府在乳上三肋間，去雲門下一寸陷中，針入三分，不宜灸，主喉痺，胸滿塞痛，面腫嘔吐，欬唾濁涕，肩背痛，腹脹，食飲不下。○雲門巨骨下，氣戶旁二寸陷中，禁針，灸五壯，主嘔逆上氣，胸脇徹背痛，不能舉臂，餘同上。○天府腋下三寸動脈，舉手以鼻取之，針入三分，禁灸，主泣出目眩，癭氣，喘逆不食，瘧疾，卒中惡邪，飛尸，餘同中府。○俠白天府下，去肘五寸動脈，灸五壯，主欬逆乾嘔，煩滿心痛。○尺澤肘橫紋中大筋外，針入三分，不宜灸，主喉痺舌乾，脇痛腹脹，喘氣嘔泄不止，顛病身痛，四肢暴腫，手臂肘痛。○孔最側腕上七寸，針入三分，灸五壯，主熱病汗不出，肘臂厥痛不及頭。○列缺側腕上一寸半，鹽指相叉盡處，針入三分，灸五壯，主一切風痓，偏頭疼，口噤口喎，癇瘲驚癇，肘臂痛，項強喉痺，咳嗽，半身不遂，又主一切瘧疾，身熱背寒，汗出肢腫，小便熱痛，少氣不足以息，凡實則肩背汗出，四肢暴腫，虛則肩寒慄，氣不足以息，四肢厥。○經渠寸口下近關上脈中，針入三分，禁灸。○太淵手掌後橫紋尖陷中，針入二分，灸三壯，主目生白翳赤筋，咽乾嘔噦，咳喘唾血，肺脹煩不得臥，內廉缺盆引痛，胸痺氣逆心痛。○魚際手大指二節後內側散脈中，針入二分，禁灸，主頭痛目眩，失音不言，熱病鼓頷，霍亂，唾血吐血，腹痛不食，欬引尻痛。○少商手大指端內側，去爪甲角如韭葉，針入一分，禁灸，主痰瘧喉鳴，嘔吐喘咳，善噦，手不仁，耳前痛，心下滿，汗出而寒。

手陽明穴起商陽，二間三間合谷藏，陽谿偏歷溫流長，下廉上廉手三里，曲池肘髎五里近，臂臑肩髃巨骨當，天鼎扶突禾髎接，鼻傍五分號迎香。

手陽明大腸經二十穴，左右四十穴，卯時自少商穴交與商陽，循肘上行，至鼻傍迎香穴止。○商陽鹽指內側，去爪甲角如韭葉，針入一分，禁灸，主胸滿肢腫，熱汗不出，耳鳴耳聾，喘咳痎瘧，口乾頤腫，齒痛惡寒，肩背引缺盆痛，如目青盲，可灸三壯，左取右，右取左，如食頃立已。○二間鹽指內側本節前陷中，針入三分，灸三壯，主喉痺頷腫，肩背痛振寒，鼻鼽衄血，多驚，口喎目盲，傷寒熱。○三間鹽指內側本節後陷中，針入三分，灸三壯，主喉痺齒痛，嗜臥胸滿，唇焦口乾，目痛，鼻鼽衄血，吐舌戾頸，喜驚，身熱氣喘，腸鳴洞泄，寒瘧。○合谷大指鹽指岐骨陷中，針入二分，灸三壯，主頭痛面腫，目痛爛弦，努肉生翳，拔睛倒睫，一切目疾，鼻衄鼻涕，耳鳴口瘡，重舌舌裂舌強，下牙齒痛痠，唇吻不收，口噤喉痺，寒熱瘧疾，四肢痿痺，小兒驚風，卒死，婦人通經下胎，惟

姙孕忌之。○陽谿手腕上側兩筋陷中，針入三分，灸三壯，主頭痛目痛目翳耳痛耳鳴咽痛齒痛舌出頸
戾掌熱肘臂不舉，狂言喜笑見鬼，胸滿煩悶，心痛寒熱瘧疾瘡疥。○偏歷腕後三寸，針入三分，灸三壯，主
寒熱瘧風汗不出，目視䀮䀮，顛疾多言，耳鳴口喎齒痛喉痺嗌乾鼻鼽衄血。○溫流腕後五寸，針入三分，
灸三壯，主頭痛面腫口喎喉痺腸鳴腹痛噦逆肩不得舉傷寒身熱顛狂見鬼。○下廉曲池前五寸，兌肉
分外斜，針入三分，灸三壯，主頭風肘臂痛溺赤腸鳴氣走注痛。○上廉曲池前四寸，針灸主治同下廉。○
三里曲池前三寸，兌肉端，針入五分，灸三壯，主手臂肘攣不伸，齒痛頰頷腫瘰癧。○曲池肘外輔屈肘兩
骨中紋頭盡處，以手拱胸取之，針入五分，灸三壯，主頭痛喉痺肘臂痿痛不舉半身不遂筋緩難以屈伸
腋痛肩痛皮燥癮疹及瘈瘲顛疾寒熱作渴胸滿傷寒餘熱不淨。○肘窌肘大骨外廉近大筋陷中，針入
三分，灸三壯，主肘節風痺臂痛攣急。○五里肘上三寸，向裏大筋中央，禁針，灸十壯，主風勞驚恐吐血肘
臂痛嗜臥四肢不能動搖寒熱瘰癧咳嗽目視䀮䀮痎瘧心下脹痛上氣。○臂臑肘上七寸䐃肉端，平手
取之，針入五分，灸三壯，主寒熱頸項拘急瘰癧肩臂痛不得舉。○肩髃肩端兩骨陷中，舉臂取之，針入六
分，灸七壯，風盛灸二七壯，為幸過多恐致臂細，主偏風不遂手臂攣急臂細無力筋骨酸疼肩中熱頭不可
顧，凡一切風熱癮疹。○巨骨肩端上行兩骨陷中，針入一寸半，灸三壯，主胸中瘀血肩臂背膊疼痛。○天
鼎側頸直缺盆扶突後一寸，針入四分，灸三壯，主暴瘖氣哽咽喉痺腫喘息不食。○扶突曲頰下一寸，仰
而取之，針入四分，灸二壯，主舌本出欬逆上氣喘急喉中如水雞鳴。○禾窌直鼻孔下俠水溝旁五分，針
入一分，禁灸，主鼻窒口辟鼻多清涕不止鼽衄有瘡口噤不開。○迎香禾窌上一寸鼻旁陷中，針入三分，
禁灸，主眼目赤腫，
鼻塞不聞香臭。

四十五穴足陽明，頭維下關頰車停。承泣四白巨窌經。地倉大迎對人迎。水突氣舍連缺盆。氣戶庫房屋
翳屯膺窗乳中延乳根不容承滿梁門起關門太乙滑肉門。天樞外陵大巨存。水道歸來氣衝次髀關伏
兔走陰市。梁丘犢鼻足三里。上巨虛連條口位下巨虛跳上豐隆。解谿衝陽陷谷中。內庭厲兌經穴中。足陽

明胃經左右九十穴，辰時自迎香交與承泣穴，上行至頭維，對人迎，循胸腹，下至足指厲兌穴止。圖穴起
自頭維，行氣實自承泣始也。○頭維額角髮際本神旁一寸半，針入五分，禁灸。○下關耳前動脈下廉，合
口有空，張口則閉，針入三分，灸三壯，主耳痛鳴聾有膿口喎下牙齒痛齒齲痛。○頰車耳入八分曲頰端
陷中，開口有空，針入三分，灸三壯，主口辟痛不可以嚼失音牙疼頷腫項強惡風寒。○承泣目下七分，上
有瞳子，禁用針灸。○四白目下一寸，針入三分，禁灸，主頭痛目眩淚出痛痒生翳瞤動不息。○巨窌俠鼻
孔旁八分直瞳子，針入三分，灸七壯，主風寒鼻準腫痛瘈瘲口喎目赤痛痒多淚白翳遮睛。○地倉俠口

旁四分，近下有動脈處，針入二分，灸二七，重者灸七七壯，艾炷如一分，若大令人口轉喎，如欲治，灸承漿七七壯，忌房事、毒食。主偏風口喎，失音不言，飲食漏落，瞤動。○大迎曲頷前一寸三分骨陷中動脈，針入三分，灸三壯，主頸痛，面浮目瞤，口喎，口噤不言，下牙齒痛，寒熱瘰癧，數欠氣，風痙痛，頷腫連面。○人迎結喉旁一寸半大筋外，禁用針灸。○水突直人迎下，氣舍上，二穴之中，灸三壯，主咽腫，欬逆氣喘不得臥。○氣舍直人迎下，俠天突傍陷中，針入二分，灸三壯，主喉痹項強，癭瘤肩腫，欬逆上氣。○缺盆肩前橫骨陷中，禁針，灸三壯，主喉痹瘰癧，咳嗽寒熱，缺盆中腫痛，腹滿水氣，哽噎胸熱，息賁脅下氣上衝。○氣戶巨骨下，俠俞府旁二寸陷中，仰而取之，針入四分，灸五壯，主胸上脅脹滿，喘氣有聲，不知食味。○庫房氣戶下一寸六分，針入四分，灸五壯，主肺寒喘咳，唾膿血，胸脅支滿。○屋翳庫房下一寸六分，針入四分，灸五壯，主身腫皮痛不可近衣，瘈瘲不仁，咳喘唾，淋沫膿血。○膺窗屋翳下一寸六分，針入四分，灸五壯，主胸脅癰腫，及腸鳴泄瀉，乳癰寒熱，短氣睡臥不安。○乳中即乳頭上，禁用針灸。○乳根乳下一寸六分，針入四分，灸五壯，主胸滿痛及膺腫乳癰熱痛。已上缺盆至此，俱膺部三行。○不容平巨闕旁三寸，挺身取之，針入五分，灸五壯，主口乾嘔吐，喘咳，胸背引痛，脅痛，腹痛如刺，有痃癖積氣症瘕。○承滿不容下一寸，針入八分，灸五壯，主喘逆不食，肩息唾血，脅下堅痛及腸鳴腹脹。○梁門承滿下一寸，針入八分，灸五壯，主胸脅下積氣，不思飲食，大腸滑泄，穀不化。○關門梁門下一寸，針入八分，灸五壯，主積氣腸鳴，泄利不食，腹中遊氣俠臍急痛，痎瘧振寒。○太乙關門下一寸，針入八分，灸五壯，主顛狂吐舌，心煩。○滑肉太乙下一寸，針入八分，灸五壯，主顛狂吐舌，嘔逆。或以不容至天樞七穴折量之。○天樞平臍旁三寸，針入五分，灸百壯，主面浮腫，唾血吐血，狂言嘔吐，霍亂泄利，食不化，久積冷氣繞臍切痛，衝心腹痛，腹脹，腸胃遊氣切痛，女子漏下赤白。○外陵天樞下一寸，針入八分，灸五壯，主腹中盡痛，心如懸，下引臍痛。○大巨天樞下二寸，針入八分，灸五壯，主善驚煩渴，偏枯癲疝，小腹滿，小便難，陰下縱。○水道天樞下五寸，針入二寸半，灸五壯，主腰背痛，及三焦結熱，二便不利，小腹滿，引陰中痛，膀胱寒。○歸來天樞下七寸，針入八分，灸五壯，主賁豚如上入，引莖痛，婦人血臟積冷。○氣衝天樞下八寸動脈，禁針，灸五壯，主腹中大熱，攻心腹脹，臍下堅，癩疝陰腫，陰痿莖中痛，兩丸騫痛不可仰臥，及石水腹滿熱淋，不得尿，婦人月水不通，無子，氣亂絞痛，胞衣不出。已下不容至此，俱腹部三行。○髀關膝上伏兔後跨骨橫紋中，針入六分，灸三壯，主黃疸痿痹不得屈伸，股內筋急。○伏兔膝髀罅上六寸向裏，禁灸。○陰市膝上三寸直伏兔陷中，拜而取之，針入三分，禁灸，主腰滿痿厥，少氣，膝如水冷，痛不可顧。○梁丘膝上二寸兩筋間，針入三分，灸三壯，主大驚乳癰，筋攣膝痹，不得屈伸。○犢鼻膝頭眼外側大筋陷中，針入六分，禁灸，主膝中痛不仁，難跪起，膝臏癰潰者不可治，不潰者可治。○三里犢鼻下三寸，䯒骨外廉分肉間，針入一寸，灸七壯，愈多愈好，主頭目昏眩，口苦口噤，鼓頷，口喎喉痹，嘔吐，狂言狂笑，咳嗽多唾，乳腫乳癰，胃虧惡聞食氣，或中消善飢，霍亂痃癖，脅脹腹脹，腸鳴，胸腹中瘀血，水腫瘧痢，泄瀉，身熱肚熱，惡寒，肘痛心痛，腹痛腰痛，足瘛痿，足軟，小腹堅滿，小便不利，食氣蠱毒，五勞羸瘦，七傷虛乏。○上巨虛三里下三寸，舉足取之，針入八分，灸三壯，主臟氣不足



上海埽葉山房校印

膝胻腹痺，冷泄食不化，偏風腰腿手足不仁，小便難。○條口 三里下五寸。針入三分，禁灸，主濕痺脛寒，足膝痠痛，脛弱。）下巨虛 三里下六寸。針入二分，灸三壯，主髮枯唇乾，口中流涎，次指間痛，胃熱不食，泄膿血，胸脇小腹痛，飧泄，暴驚狂，小便難，寒濕下注，足脛跗痛，肉脫。）豐隆 外踝上八寸，骨中。針入三分，灸五壯，主頭痛面腫，喉痺，胸腹切痛，四肢腫，寒熱汗出，大小便難，發狂歌走，見鬼，及厥逆手卒青，心痛如刺。·解谿 足腕上，繫草鞋帶處，去內庭上六寸半。針入五分，灸三壯，主頭風目眩，目赤面腫，目痛，齒痛，舌腫腹䐜，霍亂轉筋，膝股脛胻痠痺，瘈瘲癲疾，瘧疾。：衝陽 內庭上五寸，骨間動脈。針入三分，灸三壯，主面腫，口眼喎斜，齒齲痛，腹大不食，足痿及熱病汗不出，寒戰發狂，瘧疾。○陷谷 內庭上二寸，骨陷中。針入五分，灸三壯，主面目癰腫，浮腫熱病汗不出，振寒瘧疾，胸脇支滿，腹滿喜噫，腸鳴而痛。）內庭 足次指三指岐骨陷中。針入二分，灸三壯，主口噤，口喎，齒齲痛，咽痛，腹脹不得息，四肢厥逆。、厲兌 足大指次指端，去爪甲角如韭葉。針入一分，灸一壯，主鼻不利，涕黃，口噤，吐舌，齲齒，喉痺，頸腫，心痛，脛寒，寒熱瘧，不嗜食，腹滿不得息，口厥中惡。

二十一穴脾中州，隱白在足大指頭，大都太白公孫盛，商丘三陰交可求，漏谷地箕陰陵穴，血海箕門衝門開，府舍腹結大橫排，腹哀食竇連天谿，胸鄉周榮大包隨。足太陰脾經，左右四十二穴，巳時自衝陽過交與足大指隱白，循腿腹上行，至腋下大包穴止。

○隱白 足大指端內側，去爪甲角如韭葉。針入一分，禁灸，主鼻衄，口渴，喘急嘔吐，胸痛，腹中冷氣脹滿，暴泄，脛中寒熱，足不能溫，卒尸厥不知人。）大都 足大指內側本節後陷中。針入三分，灸三壯，主目眩，手足厥，嘔吐暴泄，霍亂，心痛腹脹，熱病汗出。）太白 足大指內側核骨下陷中。針入三分，灸三壯，主頭痛頭重項痛，霍亂嘔吐，或泄有膿血，胸脇脹痛，腹痛，腹脹腸鳴，腰痛不可俛仰，熱病煩悶，大便難。）公孫 太白後一寸陷中。針入四分，灸三壯，主頭面腫，心痛，胃脘痛，痠瘧，腸悶，胸脇疼，膈食反胃，傷寒結胸，腹脹腸鳴，泄瀉，裏急腸風下血，脫肛，五積痃癖，寒瘧，不食，婦人胎衣不下。）商丘 足內踝下微前陷中。針入四分，灸三壯，主心下有寒，脾疼，脾熱，脾虛令人不樂，腹脹心煩，骨痺，顛癇，痰瘧，血痢，後重，痔，骨蝕，絕陰，股內痛，刺身重，足痿痃癖，腹寒氣逆，脾病四肢不舉，腹脹腸鳴，溏泄，食不化，女子漏下不止。）漏谷 內踝上六寸，骨下陷中。針三分，禁灸，主心悲氣逆，腸鳴腹脹，歆食不為肌膚，痃癖冷氣，小便不利，失精，濕痺不能行，足熱痛，腿冷麻痺不仁。○地箕 膝下五寸，大骨後，伸足取之。針入三分，灸三壯，主溏泄，腹痛，氣脹，水腫，小便不利，腰痛，足痛，顛疾，精不足，女子血瘕，按之如以湯沃股膝，陰皆痛。○陰陵泉 膝下內側輔骨下陷中，曲膝取之。針入五分，禁灸，主心下滿，寒中，腹脹，脇滿，腹中水氣，喘逆，霍亂暴泄，足痛，腰痛，小腹堅急，小便不利，亦治遺溺失禁，氣淋，婦人疝瘕症同地箕。○血海 膝臏上三寸，內廉骨後筋前，白肉際。針入五分，灸五

（漏谷、三陰交兩條次序按原刻行序：狐疝上下，小腹堅痛，下引陰中。）三陰交 內踝上三寸，骨後筋前。針入三分，灸三壯，主膝內廉痛，小便不

壯主血漏下血閉不通月水不調氣逆脹滿○箕門血海上六寸陰股內動脈應手筋間禁針灸三壯主淋及小腹腫痛已上足腿部○衝門大横下五寸横骨兩端約紋中灸五壯主寒氣滿腹積痛陰疝難乳子氣上衝○府舍大横下三寸灸五壯主心腹脇痛積聚霍亂○腹結大横下一寸三分灸五壯主繞臍冷痛搶心腹寒泄欬逆○大横平臍旁四寸半灸五壯主腹熱欲走大息四肢不可動多汗洞泄大風逆氣多寒善悲○腹哀日月下一寸禁用針灸已上腹部四行○食竇天谿下一寸六分舉臂取之針入四分灸五壯主胸脇支滿膈間雷鳴○天谿胸鄉下一寸六分陷中仰而取之針入四分灸五壯主喘氣乳腫癰潰貫膺餘同食竇○胸鄉周榮下一寸六分陷中仰取之針入四分灸三壯專主胸脇支滿引胸背痛○周榮中府下一寸六分陷中仰取之針入四分禁灸主胸脇支滿咳唾膿血欬逆上氣飲食不下已上膺部四行○大包側脇部淵腋下三寸針入四分灸三壯主腹大胸脇中痛內實則其身盡寒虛則百節皆縱

九穴午時手少陰極泉青靈少海深靈道通里陰郄邃神門少府少衝尋○手少陰心經左右一十八穴午時自大包交與腋下極泉循臂行至小指少衝穴止○極泉腋下筋間動脈入胸處灸七壯主目黃咽乾心痛脇滿乾嘔煩渴四肢不收○青靈肘上三寸伸肘舉臂取之禁針灸三壯主頭痛目黃脇痛肩不能舉○少海肘內廉橫紋頭盡處陷中曲手向頭取之針入三分灸五壯主頭痛目黃目眩項強齒痛嘔吐肩背肘腋脇引項痛顛癇吐舌瘰疾寒熱汗出四肢不能舉○靈道去掌後一寸半針入三分灸三壯主悲恐心痛瘈瘲肘攣暴瘖○通里掌後一寸針入三分灸三壯主頭痛目眩面赤暴瘂肘腕痠重熱病煩心心悸遺尿○陰郄掌後五分動脈中灸七壯主驚恐心痛失瘖洒淅厥逆霍亂胸滿衄血○神門掌後兌骨端動脈陷中針入三分灸七壯主妄笑妄哭喉痺心痛數噫恐怖少氣瘧疾飲冷惡寒手臂踡攣喘逆遺尿大人小兒五癇○少府手小指本節後直勞宮陷中針入三分灸五壯主嗌中有氣如息肉狀掌熱肘腋手攣急胸痛煩滿恐悸畏人及陰痛陰痒遺尿○少衝手小指端內側去爪甲角如韭葉針入一分灸一壯主舌痛口熱咽酸掌熱心痛痰氣煩悶悲恐善驚手掌肘腋臑痛身熱如火驚癇沫出

手太陽穴一十九少澤前谷後谿首腕骨陽谷養老繼支正小海肩貞偶臑俞天宗連秉風曲垣肩外肩中走天窗天容上顴髎聽宮耳前珠傍取○手太陽小腸經左右三十八穴未時自少衝交與小指少澤循肘上行至面聽宮穴止○少澤手小指端外側去爪甲角如韭葉針入一分灸一壯主頭痛目翳遮睛口熱口乾舌強喉痺唾如膠寒瘧汗不出瘈瘲咳嗽小指不仁○前谷小指外側本節前陷中針入一分灸三壯主目眥爛淚出目翳鼻塞耳鳴咽腫頸項痛臂痛肘攣熱病汗不出痎瘧咳嗽衄血小便赤○後谿小指外側本節橫紋尖盡處握掌取之針一分灸一壯主喘息身熱惡寒胸滿顛疾餘同前谷○腕骨掌後外側高骨下陷中握掌向內取之針二分灸三壯主頭痛脇

腕痛肩臂腕急痛如脫五指不可屈伸乍寒乍熱瘧狂言驚風瘈瘲餘同上二穴。〇陽谷手腕外側兌骨
下陷中。針二分灸三壯。主目眩上下齒痛妄笑妄言腹滿痔痛陰痿餘同腕骨。〇養老腕骨後一寸陷中。
灸三壯。主手攣肩痛目昏。〇支正腕骨後五寸灸三壯。針三分。主頭痛目眩頸痛項痛風虛驚恐。狂言身
熱消渴善食腰頸痠。〇小海肘內大骨外去肘端五分陷中。屈肘取之。針二分。灸三壯。主頭痛項強齲齒
齗腫癇症吐舌瘈瘲顛狂肘腕腫瘍腫小腸痛寒瘧風瘧。〇肩貞肩髃後兩骨罅間針入一寸八分。禁灸。
主頷痛頸強耳鳴耳聾有手臂風痺不舉。〇臑俞肩窌後大骨下胛上廉陷中。舉臂取之。針八分。灸三壯。
主寒熱肩腫引痺中痛臂痠無力。〇天宗秉風後大骨下陷中。針五分。灸三壯。主肩重臂痛肘後廉痛頰
頷痛。〇秉風天宗前小髃後舉臂有空。針五分。灸三壯。主肩痛不舉。〇曲垣肩中央曲胛陷中按之應手
痛。灸十壯。主周痺肩胛拘急疼悶。〇肩外俞胛上廉去大杼旁三寸。灸三壯。主肩胛痛至肘引項急寒熱。
〇肩中俞胛內廉去大杼旁二寸陷中。灸三壯。主目昏咳嗽唾血上氣寒熱。〇天窗完骨下髮際上頸上
大筋處動脈陷中。針六分。灸三壯。主耳痛耳鳴聾頰腫咽痛暴瘖肩痛引項。〇天容耳下頰車後陷中。灸
三壯。主喉痺頸腫項痛耳鳴咳喘寒熱。〇顴窌面頰兌骨下下廉陷中。禁用針灸。主目黃赤口喎噼齒痛。〇
聽宮耳刺珠子旁。針入一分。灸三壯。主耳鳴聾口噤喉鳴心腹痛滿臂痛失音。

足太陽穴六十七。睛明目內紅肉藏。攢竹眉冲與曲差。巨處上寸半承光。通天絡郄玉枕昂。天柱後際大
筋外。大杼背部第二行。風門肺俞厥陰四。心俞督俞膈俞強。肝膽脾胃俱挨次。三焦腎氣海大腸。關元小
腸到膀胱中。膂白環仔細量。自從大杼至白環。各各節外寸半長。上窌次窌中復下。一空二空腰髁當。會
陽陰尾骨外取。附分俠脊第三行。魄戶膏肓與神堂。譩譆膈關魂門九。陽綱意舍仍胃倉。肓門志堂胞之
肓。二十椎下秩邊場。扶承殷橫紋中央。殷門浮郄到委陽。委中合陽承筋足。承山飛揚踝附陽。金門崑崙
下僕參。申脈京骨束骨忙。通谷至陰小指旁。足太陽膀胱經左右一百三十四穴。申時自聽宮交與睛明。
循頭頸下背腰臀腿至足小指至陰穴止。〇睛明目內眥紅

肉陷中。禁用針灸。〇攢竹當眉頭陷中。禁用針灸。〇眉冲直眉頭上神庭曲差之間。針入三分。禁灸。主五
癇頭痛鼻塞。〇曲差前髮際俠神庭旁一寸半。灸七壯。主頭項痛目昏身熱心煩滿汗不出。〇巨處上星
旁一寸半。針三分。灸五壯止。主頭風目眩脊強反折瘈瘲顛疾。〇承光巨處後一寸半。禁用針灸。〇通天
承光後一寸半。針三分。灸三壯。主頭痛重暫起僵仆鼻塞喘息不利口喎多涕鼽衄有瘡。〇絡郄通天後

一寸半禁針灸三壯主頭旋耳鳴目盲內障顛狂癇作瘈瘲腹脹滿不得息○玉枕絡卻後一寸半橫挾
腦戶一寸三分起內枕骨上禁針灸三壯主因失枕頭重頭半邊寒痛項痛如拔及風眩目痛耳聾鼻塞
目上插卒起癲仆惡見風寒汗不出○天柱頸大筋外挾後髮際陷中針三分灸三壯至百五十壯止主
頭痛頭旋目昏目如脫淚出鼻不知香臭風眩卒暴癇眩狂言目上視及項如拔項疼急項強汗不出身
肩背痛欲折已上頭部二行○大杼第二節外一寸半陷中針三分禁灸○風門二節外一寸半針五分
灸五壯主傷寒頭痛項強鼻塞流涕目盲衄血咳嗽嘔逆胸背痛氣短不安○肺俞三節外一寸半針三
分灸三壯主胸中痛滿背僂如龜脊強支滿癭氣吐逆上氣寒熱不食肉痛皮痒傳尸骨蒸肺嗽喘欬少
氣百病○厥陰俞四節外一寸半灸五壯主嘔逆牙疼胸悶○心俞五節外一寸半禁用針灸○督俞六
節外一寸半灸三壯主寒熱心痛腹痛雷鳴氣逆○膈俞七節外一寸半灸五壯主喉痺胸脇痛肩背不
得傾側心痛痰飲吐逆汗出寒熱骨痛虛脹支滿痰瘧痃癖氣塊膈上痛身常濕不食○肝俞九節外一
寸半針入三分灸三壯主中風支滿脇痛短氣不食食不消吐血目昏肩疼腰痛寒疝熱病瘥後食五辛
多恚眼暗如雀目鼻中酸寒痓熱痓○膽俞十節外一寸半正坐取之針三分灸三壯主頭痛目黃舌乾
心脹滿吐逆短氣痰悶食難下不消胸脇不能轉側腋下腫振寒汗不出○脾俞十一節外一寸半針三
分灸三壯主脇下滿吐瀉瘧痢腹脹黃疸身重痃癖積聚腹痛寒熱引脊痛能食而瘦腰脊強急熱痓骨
痛○胃俞十二節外一寸半針三分灸三壯主脇滿脊痛腹脹腹痛腸鳴嘔吐不食筋脈攣急○三焦俞
十三節外一寸半針三分灸三壯主頭痛目眩肩背拘急腰脊強痛腹脹腹痛吐瀉食不化腸鳴腹中積
聚如石○腎俞十四節外一寸半與臍相對針三分灸三五壯主腎虛水臟脹耳聾目昏面赤心痛如懸
脇痛脹滿嘔吐寒中洞泄腰痛腳膝拘攣小便赤白濁尿血遺精小腹痛好獨臥身重如水骨蒸寒熱一
切五勞七傷○氣海俞十五節外一寸半主腰痛痔病○大腸俞十六節外一寸半針三分灸三壯主腰
痛腸鳴脹滿繞臍中痛二便不利或泄痢食不化脊強腹腫○關元俞十七節外一寸半主風勞腰痛泄
痢虛脹小便難婦人瘕聚諸疾○小腸俞十八節外一寸半針三分灸三壯主大便膿血痔痛出血婦人
帶下大便難小便淋泄痢五色重下腫痛腰脊強疝痛○膀胱俞十九節外一寸半針三分灸三壯主風
勞腰痛泄痢腸痛便難溺赤陰瘡足脛冷拘急不得屈伸女人瘕聚煩滿汗不出小便黃赤腰脊急強積
聚堅結足膝不仁熱痓引骨痛○中膂俞二十節外一寸半伏而取之針三分灸三壯主赤白痢虛渴汗
出腰不得俛仰腹脹脇痛疝寒熱痓反折○白環俞二十一節外一寸半禁用針灸○上窌腰陷骨第
一空俠脊兩旁陷中餘三窌少斜上闊下狹是也針二寸灸三壯主鼻衄嘔逆寒熱腰痛婦人絕子瘧寒
熱陰挺出不禁白瀝痓反折大小便利○次窌第二空陷中針二寸灸三壯主腰下至足不仁惡寒婦人
赤白瀝下心下積脹大小便利疝氣下墜○中窌第三空陷中針二寸灸三壯主五勞七傷六極腰痛婦
人赤淫時白氣癃月事少大便難小便利腹脹飧泄○下窌第四空陷中針二寸灸三壯主腰痛婦人下
泔汁不禁赤瀝陰中痒痛引小腹不可俛仰大小便利腸鳴腹脹欲泄○會陰陰尾骨外各開一寸半針

八分灸三壯主腹中有寒泄瀉腸澼便血久痔陽虛陰汗濕已上俱屬背部第二行各開一寸半○附分第二節外三寸附項內廉陷中正坐取之針八分灸五壯主肩痛引頷引頭肩背拘急風冷客于腠理頸項強痛不得回顧風勞臂肺不仁○魄戶三節外三寸針五分灸五壯主咳逆喘氣不得臥肺寒熱項強背髀無力勞損痿黃五尸走注○膏肓四節外三寸取穴主治見後灸法○神堂五節外三寸針三分灸五壯主肩痛胸腹滿脊強急寒熱○譩譆六節外三寸膊內廉以手厭之令病人抱肘作譩譆之聲則指下動矣針六分灸五壯主目眩鼻衄肩背痛脇痛喘急熱病汗不出虛損不睡五心熱寒瘧寒瘧風瘧溫瘧瘖瘂久瘧小兒食晦頭痛○膈關七節外三寸正坐開肩取之針五分灸五壯主背痛脊強食不下噎噦多涎沫○魂門九節外三寸針五分灸五壯主食飲不下腹中雷鳴大便不節嘔吐不住多涎○陽剛十節外三寸針五分灸五壯主小便黃腸鳴泄瀉消渴身熱面黃怠惰目黃不嗜食餘同魂門○意舍十一節外三寸針五分灸五壯至一百壯止主腹滿虛脹大便泄滑消渴面黃嗜飲目赤○胃倉十二節外三寸針五分灸五壯主腹內虛脹水食不消惡寒不能俛仰水腫腹脹飲食不下○肓門十三節外三寸針五分灸三十壯主心下堅滿婦人乳有餘疾○志堂十四節外三寸針五分灸五壯主腰脊強腹痛陰痛下腫失精小便淋瀝○胞肓十九節外三寸陷中伏而取之針灸主治同志堂○秩邊二十節外三寸針五分灸三壯伏而取之主腰痛尻重不能舉發腫小便赤黃已上俱屬背部三行○扶承尻○下陰股上橫紋中針五分禁灸主腋下腫脊腰尻臀陰股寒痛痔瘡小便不禁大便直出遺精陰寒又大便難者亦治○殷門扶承下六寸針五分禁灸主腰脊不可俛仰股外腫因瘀血注之○浮郄委陽上一寸屈膝取之針五分灸三壯主小腹熱大便堅膀胱經熱大腸結股外筋急○委陽膝腕橫紋尖外廉兩筋間委中外二寸屈身取之針七分灸五壯主陰跳遺小便難小腹堅痛引陰中淋瀝腰痛脊強痙癇顛疾頭痛筋急腋腫胸滿膨脹身熱飛尸遁注痿厥不仁○委中膝腕內膕橫紋中央動脈針五分禁灸凡患風痺腰脚重腫于此刺血久疾亦皆立已主小腹熱而偏痛尿赤難衄血不止腰痛俠脊至頭皆痛痔痛脇下腫痛脚弱膝攣腰尻重不能舉半身不遂熱病汗不出足熱厥逆餘同委陽○合陽直委中下一寸針五分灸五壯主腰脊強痛引腹膝股熱胻痠重癲疝女子崩中寒痛腸澼陰痛○承筋脛後腨股中央從脚跟上七寸禁針灸三壯主治同承山○承山腨股下分肉間拱足去地一尺取之針七分灸五壯主頭癲鼻鼽衄指腫腰脊痛腹痛小腹疝氣大便難脚攣脛痠痺跟痛急足下熱不能久立轉筋霍亂痿痠久痔腫痛支腫寒熱汗不出○飛揚外踝上七寸骨後針五分灸三壯主頭痛目眩鼻衄頸項痠歷節風足指不得屈伸腰痛腨痛寒瘧狂瘧顛疾吐舌痓反折痔篡傷痛野雞痔逆氣足痿失履不收○附陽外踝上三寸飛揚下針六分灸三壯主頭重痿厥風痺腨外廉骨痛四肢不舉痿痺時有寒熱○金門外踝下骨空陷下針三分灸三壯主顛疾馬癇反張屍厥暴死轉筋霍亂脚脛痠身戰不能久立○崑崙外踝後跟骨上陷中動脈針五分灸三壯主頭熱目眩如脫目痛赤腫鼻衄腹痛腹脹喘逆大便洞泄體痛霍亂尻腰腫腨跟腫脚如裂不得履地風癇口噤瘧多汗小兒陰腫頭眩痛脚痿轉筋尸厥中惡吐逆咳喘暴

痛。○僕參足後跟骨下陷中，拱足取之，針三分，灸七壯，主足跟痛，足痿，癲癇，吐舌，鼓頷，狂言見鬼，恍惚，尸厥煩痛，轉筋，霍亂，小兒馬癇，反折。○申脈外踝下容爪甲白肉際陷中，針三分，禁灸，主目反上視，或赤痛從内眥始，腰痛，膝寒熱，不能久立坐，顛疾，鼻衄。○京骨足外側大骨下赤白肉際陷中，針三分，灸三壯，主頭熱目眩，白翳從内眥始，鼻衄，鼻不利，涕黄，頸項強痛，脊背及脚難以俛仰，瘈瘲，顛狂，驚悸，不食，瘧，注髀樞痛，淋瀝。○束骨足小指外側本節後陷中，針三分，灸三壯，主目眩目赤爛，耳聾，項強，腰痛，腸澼，顛狂，大便時頭痛，瘧疾從脚脛至髀樞中痛不可舉。○通谷足小指外側本節前陷中，針二分，灸三壯，主頭重頭痛，目眩，咽瘡，鼻鼽衄，清涕，項強痛，胸脇滿，心下悸，留飲，數欠，熱病汗不出。○至陰足小指端外側，去爪甲角如韭葉，針一分，灸三壯，主頭風鼻塞，鼻鼽，清涕，耳鳴聾，脇痛無常處，腰脇引痛，小便不利，失精，風寒從足小指起，脈痺，轉筋，寒瘧，汗不出，足下熱。

足少陰穴二十七，湧泉然谷大谿溢，大鍾水泉照海深，復溜交信築賓實，陰谷膝内附骨後，已上從足走至膝。横骨大赫聯氣穴，四滿中注肓俞臍，商曲石關陰都密，通谷幽門寸半闢，折量腹上分十一，步廊神封膺靈虚，神藏彧中俞府畢。

足少陰腎經左右五十四穴，酉時自至陰交與足心湧泉，循膝腹上行至胸俞府穴止。○湧泉脚掌中心，屈足捲指取之，針三分，灸三壯，主目眩，喉痺，脇滿，心中結熱，心痛，咳嗽，身熱，風癇，腰痛，女子如妊娠，五指端盡痛，足不得履地，引入腹中痛。○然谷内踝前起骨下陷中，針三分，灸三壯，刺此多見血，令人立飢欲食，主喉痺，舌下腫，涎出，喘氣，咳唾血，消渴，心恐懼，洞泄，胸中寒，脈代，溫瘧，陰縮，内腫，小腹寒疝，搶胸脇，淋瀝，男子精溢，䯒痠，跗腫，不能履地，一足寒，一足熱，小兒初生臍風口噤。○大谿内踝後五分跟骨間動脈陷中，針三分，灸三壯，主咽腫，嘔吐，口中如膠，善噫，欬逆，咳嗽，唾血，脇痛，腹痛，痃癖，疝瘕，積聚，與陰相通，及足膝不仁，熱病多汗，黄疸，多熱少寒，大便難。○大鍾大谿下五分，針二分，灸三壯，主實則小便淋閉，洒洒腰脊強痛，大便閉澀，嗜卧，口中熱，虚則嘔逆，多寒，欲閉戶而處，少氣不足，胸脹，喘息，舌乾，咽中多噎不得下，善驚恐不樂，喉中鳴，咳唾血，腹滿便難，多寒少熱。○水泉大谿下一寸，針二分，灸三壯，主月事不來，來即心下悶痛，目不能遠視，陰挺出，小便淋瀝，腹中痛。○照海内踝下四分，微前小骨下，針四分，灸三壯，主嗌乾，四肢懈怠，善悲不樂，久瘧，卒疝，小腹痛，嘔吐，嗜卧，大風偏枯不遂，女子淋瀝，陰挺出，陰暴起，疝，小腹熱而偏痛，大風默默不知所痛，視如不明。○復溜内踝後上二寸動脈中，針三分，灸五壯，主目昏，口舌乾，涎自出，腹鳴鼓脹，水腫，視溺青黄赤白，青取井，赤取榮，黄取俞，黑取合，血氣泄後腫，五淋，小便如散火，骨寒熱，汗注不止，腰脊痛不可起坐，脚後廉急不可前却，足跗上痛，風逆四肢痿。○交信内踝上二寸，復溜前，三陰交後，筋骨間，針四分，灸三壯，主氣淋，㿗疝，陰急，股引腨内廉骨痛，泄痢赤白，女子崩漏。○築賓内踝上腨分中，骨後大筋上小筋下，屈膝取之，針三分灸五壯主小兒疝痛不得乳顛狂嘔沫足瞤痛○陰谷膝内附骨後大筋下小筋上動脉屈膝取之針四分灸三壯主舌下腫膝痛如錐股内廉痛陰痿婦人漏下心腹脹滿不得息小便黄已上俱足膝部○横骨陰上横骨中央宛曲如仰月陷中曲骨外一寸半禁針灸三壯主五臟虚竭腹脹小便難失精陰痛○大赫氣穴下一寸針一分灸五壯主虚勞失精陰上縮莖中痛灸三十壯女子赤沃○氣穴四滿下一寸左名氣穴右名子户針一寸灸五壯主月水不通腰脊痛時泄利○四滿中注下一寸針一寸灸五壯主腹痛奔豚臍下積疝婦人胞中惡血疠痛○中注肓俞下一寸針一寸灸五壯主小腹熱大便燥○肓俞平神闕外一寸半針一寸灸五壯主大便燥腹痛及大腹寒疝小腹有熱○商曲石關下一寸針一寸灸五壯主腹中積聚切痛不食○石關陰都下一寸針一寸灸五壯主多嘔脊强下關大便氣結心滿痓反折婦人胞中惡血逆痛○陰都通谷下一寸針一寸灸三壯主多唾嘔沫心滿氣逆腸鳴熱瘧便難婦人無子胞中惡血絞痛不可忍○通谷幽門下一寸針五分灸五壯主頭痛目昏鼻衄清涕項强口喎暴瘖咽喉不利心中憒鬱驚悸嘔吐胸滿留飲癖積○幽門平巨闕外一寸半針五分灸五壯主善嘔涎唾沫食飲不下泄有膿血胸痛煩悶健忘腹脹滿氣逆已上俱腹部二行○步廊神封下一寸六分去中庭外二寸針四分灸五壯主鼻塞脇胸支滿喘息不得舉臂○神封靈虚下一寸六分針四分灸五壯主胸滿不得息欬逆乳癰惡寒○靈虚神藏下一寸六分針四分灸五壯主胸脇支滿喘氣嘔吐不食○神藏彧中下一寸六分針四分灸五壯主咳嗽餘同靈虚○彧中俞府下一寸六分針四分灸五壯主喘悸餘同靈虚○俞府巨骨下去璇璣外二寸半灸主治同靈虚已上俱屬膺部二行陷中仰而取之

九穴心胞手厥陰天池天泉曲澤郄門間使内關大陵勞宫中衝侵○手厥陰心包絡經左右一十八穴戌時自俞穴交與乳旁天池循手臂下行至中指中衝穴止○天池乳下二寸側脇陷中針三分灸三壯主頭痛寒熱胸滿腋腫上氣喉中有聲○天泉曲腋下二寸舉臂取之針三分灸三壯主欬逆胸脇支滿膺背脾臂内廉骨痛○曲澤肘腕内横紋中央動脉曲肘取之針三分灸三壯主心痛逆氣嘔涎或血善驚及傷寒温病身熱口乾肘瘈掣痛搖頭○郄門大陵後五寸針五分灸五壯主心痛衄血嘔血驚恐神氣不足○間使大陵後三寸針六分灸七壯主胸痺引肩痛心懸如飢卒心痛肘内廉痛熱病煩心喜噦喜動惡風寒嘔吐掌熱多驚腋腫肘攣急○内關大陵後三寸主面赤熱目昏目赤支滿中風肘攣實心暴痛虚心煩惕惕針六分灸三壯○大陵掌後横紋兩筋兩骨陷中針六分灸三壯主頭痛目赤舌本痛喉痺嗌乾嘔逆嘔熱喘急喜笑善驚手掣手攣及肘攣腋腫心痛煩悶掌熱身熱如火一切風熱無汗瘧疾瘡疥○勞宫手掌横紋中心屈中指取之針三分灸三壯主咽嗌痛大小便見血不止風熱善怒喜笑熱病汗不出怵惕胸脇不得反側欬喘溺赤嘔吐血氣逆噫不止食不下善渴口中爛手痺掌熱黄疸目黄○中衝手中指端去爪甲如韭葉陷中針一分灸一壯主頭痛如破神氣不足失忘餘同大陵

二十三穴手少陽。關衝液門中渚旁。陽池外關支溝正。會宗三陽四瀆長。天井清冷淵消濼。臑會肩窌天窌堂。天牖翳風瘈脈青。顱顖角孫絲竹張。禾窌耳門聽有常。手少陽三焦經左右四十六穴，亥時自中衝交與手四指關衝，循臂上行至面耳門穴止。

○關衝手四指端外側去爪甲角如韭葉，針一分，灸三壯，主風眩頭痛，目翳舌卷，舌本痛，口乾喉痛，心煩臂外廉痛，手不及頭，肘疼不能自帶衣，肩臂痠重，心痛，風熱病煩悶，汗不出，掌中熱，身熱如火，或寒，霍亂氣逆不得臥。○液門手小指次指本節前陷，針二分，灸三壯，主頭痛，面熱無汗，風寒熱，耳痛聾鳴，目澀目眩，齒痛，面赤，咽外腫，內如息肉，寒厥，痎瘧，呼吸短氣，喜驚，臂痛不能上下。○中渚手小指次指本節後陷中，握拳取之，針二分，灸三壯，主頭重頷顱熱痛，目昏，面赤，咽腫，嗌痛，耳聾痛，肘臂痛，手指不得屈伸，熱病汗不出，目生翳膜，久瘧寒熱。○陽池手掌背橫紋陷中，針二分，灸二壯，主熱病汗不出，寒熱瘧，或因折傷手腕，捉物不得，肩臂痛不得舉。○外關陽池後二寸，針三分，灸三壯，主肘腕痠重，不得屈伸，手指盡痛，耳渾渾無所聞，臂痿不仁。○支溝陽池後三寸兩筋骨間，針二分，灸三壯，主面赤目赤，嗌痛，暴瘖，口噤，霍亂瘀痛及真心痛，肘臂痠痺，馬刀腫瘻，瘍瘡疥，女人脊急，四肢不舉，熱病汗不出。○會宗支溝外旁一寸空中，灸三壯，主耳聾，肌膚痛，風癇。○三陽絡陽池後四寸，禁針，灸七壯，主嗜臥，四肢不能動搖，耳卒聾，齒齲暴瘖不言。○四瀆肘前五寸外廉陷中，主呼吸短氣，咽中如息肉狀，耳暴聾，下牙痛。○天井肘上大骨後一寸兩筋陷中，屈肘取之，針入一寸，灸三壯，主大風默默不知所痛，瘧食時發，心痛，驚瘈，癲癇，吐舌，羊鳴，戾頸肩痛，痿痺麻木，咳嗽唾膿。○清冷淵肘上二寸，伸肘舉臂取之，灸三壯，主肩不舉，頭痛目黃，脇痛振寒。○消濼肩下臂外間腋斜肘各取之，針五分，灸三壯，主頭痛項如拔，頸有大氣，寒熱痺。○臑會臂前廉去肩頭三寸，針五分，灸五壯，主癭瘤氣，咽腫，寒熱，瘰癧，癲疾，肘節痺，臂酸重，腋急痛，肘臂痛難屈伸。○肩窌肩臑外陷，臑會上斜，舉臂取之，針七分，灸二壯，主臂痛重不舉。○天窌缺盆上毖骨際陷中，針八分，灸三壯，主肩臂肘痛，或引頸項急，寒熱，胸滿，缺盆中痛，汗不出。○天牖耳下頸大筋外，髮際上一寸，禁用針灸。○翳風耳珠後陷中，按之引耳中，針三分，灸七壯，主耳痛鳴聾，口噤，口眼喎斜，下牙齒痛，失欠脫頷，頰腫牙車急痛。○瘈脈耳本後雞足青脈上，禁用針灸。○顱顖耳後上青脈間，禁針，灸七壯，主頭重目昏，風聾耳痛，塞耳痛鳴，嘔吐，胸脇引痛，不得俛仰，及發癇風癡。○角孫耳廓上中間髮際下，開口有空，禁針，灸三壯，主目生膚翳，牙痛，頸腫，項痛。○絲竹空眉尾骨後陷中，針三分，禁灸。○禾窌耳門前兌髮下橫動脈，針三分，禁灸，主風痛，頭重，牙車急，耳鳴，頷頰腫。○耳門耳前起肉當耳缺處，針三分，灸三壯，主耳痛鳴聾，有膿汁出，生瘡聤耳，停耳，齒痛。

少陽之經瞳子窌。四十三穴行迢迢。聽會上關頷厭集。懸顱懸釐曲鬢翹。率谷本神及揚白。臨泣目窗正營招承靈天冲浮白次完骨竅陰腦空搖風池肩井淵腋部輒筋日月京門標帶脉五樞維道續居窌環跳風市竅下瀆陽關陽陵穴陽交外邱光明胥陽輔懸鍾坵墟外足臨泣地五俠谿第四指端竅陰畢

足少陽膽經左右八十六穴子時自耳門交與目眥瞳子窌循頭耳側脇下行至足小指竅陰穴止○瞳子窌去目外眥五分禁用針灸○聽會耳珠前陷中開口有空針三分灸五壯主耳鳴聾齒痛口噤牙車急痛式脫嘔吐骨痠顛狂瘈瘲○上關耳前起骨上廉開口有空禁針灸三壯主青盲耳痛鳴聾口喎唇吻強口沫出目眩牙車緊瘈瘲○頷厭對耳額角外針五分灸三壯主風眩目無所見偏頭痛引目外眥急耳鳴好嚏頸痛○懸顱斜上額角中在懸釐間針三分灸三壯主面皮赤腫身熱煩滿汗不出餘同頷厭○懸釐從額斜上頭角下陷針三分灸三壯主偏頭痛目外眥赤痛面赤痛羊顛煩滿熱病汗不出○曲鬢耳上入髮際曲隅陷中鼓頷有空以耳掩前尖處是穴針三分灸三壯主暴瘖齒齲頰頷腫口噤牙車急痛○率谷耳上入髮際一寸半針三分灸三壯主煩滿嘔吐醉傷酒風目眩痛膈胃寒痰腦角眩痛不食○本神臨泣外一寸半主顛疾嘔吐涎沫小兒驚癇○陽白眉上一寸直瞳子針二分灸三壯主瞳子痛痒昏蒙目緊急上撞頭目痛目眩背寒○臨泣當目直上入髮際五分針三分禁灸主中風不識人目翳多淚風眩鼻塞腋腫喜齧胸痺心痛脇痛瘧日兩發○目窗臨泣後一寸針三分灸五壯主熱逆頭疼目眩唇吻強上齒痛目外眥赤不明寒熱汗不出○正營目窗後一寸針三分灸五壯主諸傷之熱○承靈正營後一寸半針三分灸五壯主腦風頭痛惡風寒鼻衄喘急○天冲承靈後一寸半耳上如前三分針三分灸三壯主頭痛牙腫顛癇善驚恐○浮白耳後入髮際二寸針三分灸七壯主齒痛耳鳴頸項癭腫癰瘤肩背痛手縱足緩中滿喘息欬逆痰沫○完骨耳後入髮際四分針三分灸七壯主頭面痛口喎牙車急齒痛喉痺頸項腫頰腫引耳後痛肘腫足痿顛疾僵仆狂瘧小便黃赤○竅陰完骨上枕骨下搖耳有空針三分灸七壯主頭痛如錐頭痛引耳耳鳴舌本出血及舌寒口乾心煩臂外時節痺不及頭鼻管宣發為癘鼻衄及四肢轉筋癰疽○腦空承靈後俠玉枕傍枕骨下陷中搖耳有空針四分灸三壯主腦風目瞑目眩耳鳴聾鼻衄鼻痔發為癘項強寒熱顛疾羸瘦昔魏武患頭風發時心悶亂目眩華陀灸之立愈○風池耳後一寸半橫俠風府針三分灸七壯至一百壯止主腦疼肺風面赤面腫目昏項強鼻衄咽喉僂引項攣不收寒熱顛狂煩滿汗不出痎瘧寒熱溫病汗不出目眩頭痛淚出欠氣目眥赤痛氣發耳寒口僻項背傴僂○肩井缺盆骨後一寸半以三指按取之當中指下陷中針六分灸七壯主五勞七傷頸項強背髆悶兩手不得向頭或因撲傷腰髖疼腳氣上攻婦人墮胎後手足厥逆欬逆寒熱悽索陽不得臥○淵腋側腋下三寸陷中舉臂取之禁用針灸○輒筋淵腋前一寸針入六分灸二壯主胸暴滿喘息不得臥○日月期門下五分乳下三肋端針七分灸五壯主小腹熱欲走太息喜怒不常多言語唾不止四肢不收○京門監骨下腰中俠脊處季肋本針三分灸三壯主腰痛不得俛仰寒熱䐜脹引背不得

急，小便赤澁，小腹痛腫，腸鳴洞泄，髀樞引痛，肩背寒痓，肩胛內廉痛，脊痓反折，體痛。○帶脈季肋下一寸八分，針八六分，灸五壯，主婦人小腹堅痛，月水不調，赤白帶，裡急瘈瘲。○五樞水道外一寸半，針一寸，灸五壯，主男子寒疝，陰卵上入小腹痛，婦人帶下赤白，裏急瘈瘲。○維道章門下五寸三分，針八分，灸三壯，主嘔逆不止，三焦不調，水腫欬逆。○居髎章門外八寸三分陷中，針八分，灸三壯，主腰引小腹痛，肩引胸臂攣急，手臂舉不及肩。○環跳髀樞礙子骨後宛宛中，側臥蹺上足伸下足取之，針一寸，灸五十壯，主風濕冷痺，風疹，偏風，半身不遂，腰胯痛不得轉側，及胸脅痛無常處，腰脅相引急痛，髀樞中痛，脛痛，肚痺不仁。○風市膝上外廉兩筋中，以兩手著腿，中指盡處是穴，針五分，灸五壯，主癘風瘡。○中瀆膝上五寸，七骨外分內陷中，禁用針灸。○陽關陽陵泉上二寸，犢鼻外廉陷中，禁用針灸。○陽陵泉膝品骨下一寸外廉兩骨陷中，以蹲坐取之，針六分，灸七壯至七七壯，主膝伸不屈，冷痺，偏風，半身不遂，腳冷無血色，及頭痛寒熱，口苦咽不利，頭面腫，胸脅滿，心中恐如人捕。○陽交與外邱並斜向三陽分肉間，針六分，灸三壯，主寒厥驚狂，喉痺，胸滿面腫，寒痺膝脛不收。○外邱足外踝上七寸骨陷中，針五分，灸三壯，主膚痛痿痺，胸脅脹滿，頸項痛，惡風寒，顛疾。○光明外踝上五寸，針七分，灸五壯，主熱病汗不出，卒狂，虛則痿痺坐不能起，實則足脛熱，膝痛，身體不仁，膝脛痠痛無力，手足偏小。○陽輔外踝上四寸，附骨前絕骨端，針五分，灸三壯，主腰痛如坐水中，如鍾，膝下膚腫，筋攣，諸節盡痛，痛無常處，腋下腫痿，馬刀，喉痺，膝胻痠，風痺不仁，寒熱，腋痛。○懸鍾外踝上三寸動脈中，針五分，灸三壯，主心腹脹滿，胃熱不食，膝脛痛，筋攣足不收，五淋，濕痺流腫，筋急，瘈瘲，小兒腹滿不食，四肢不舉，風勞身重。○坵墟足外踝下微前陷中，去臨泣三寸，針五分，灸三壯，主頸腫，目昏生翳，胸脅滿痛不得息，久瘧振寒，腋下痛，痿厥坐不能起，髀樞中痛，腿脛痠轉筋，卒疝，小腹堅，寒熱。○臨泣俠谿上一寸半陷中，針三分，灸三壯，主目痛目眩，枕骨痛，心痛，胸滿，缺盆中，腋下腫，馬刀傷瘻，大風，周痺，痛無常處，氣喘，痎瘧日西發，婦人乳癰，月事不利，小兒驚癎。○地五俠谿上一寸，禁用針灸。○俠谿足小指四指本節前岐骨陷中，針三分，灸三壯，主目外眥赤，目眩，目系急，頷痒，耳聾鳴，頰頷腫，胸脅痛滿，不可轉側，痛無常處，痺足痛，腕腫，馬刀，婦人小腹堅痛，滿下不通，乳腫潰，髀中寒，如風狀，頭眩痛。○竅陰足第四指端外側，去爪甲角如韭葉，針一分，灸三壯，主脅痛，心煩，喉痺，舌強，口乾，暴聾，脅痛，欬逆不得息，熱病汗不出，肘不可舉，四肢轉筋，足煩癰疽。

一十三穴足厥陰，大敦行間太衝侵，中封蠡溝中都近，膝關曲泉陰包臨，五里陰廉羊矢穴，章門常對期門深。

足厥陰肝經左右二十六穴，丑時自竅陰交與足大指端大敦，循膝股上行至腹期門穴止，寅時復行于肺經也。○大敦足大指端去爪甲如韭葉後三毛中，針三分，灸三壯，主卒疝，偏墜及小便數遺溺，陰頭中痛，陰跳上入腹，連臍痛，病左灸右，病右灸左，又治心痛，腹脹，腹痛，中熱，喜寐，尸厥，婦人血崩不止，五淋，噦噫。○行間足大指次指岐骨間動脈陷中，針三分，灸三壯，主目盲淚出，口渴，嗌乾，欬逆，嘔血，心痛面蒼黑欲死胸背痛腹脹煩滿腰痛寒疝小腹腫溺難白濁莖中痛癲疾四肢逆冷婦人月水不利赤白帶下或身有反斂陰寒振寒溲白尿難痛○天衝行門上二寸動脉中針三分灸三壯主咎腫喉鳴嗌乾腹腫馬刀嘔逆嘔血善渴脇滿發寒腰引小腹痛小便如淋癀疝小腹腫溏泄遺溺陰痛面色蒼黑足寒大便難發寒胕腫內踝前痛胻痠女人崩漏小兒卒疝○中封足內踝前一寸陷中仰足取之針四分灸三壯主咽漏腫難咽嗌乾善渴痎瘧色蒼振寒小腹腫繞臍痛足逆冷寒疝引腰痛或身微熱小腹痛溲白尿難痛身黃身重內踝前痛膝腫瘛瘲身體不仁癩疝癃暴痛痿厥○蠡溝內踝上五寸針二分灸三壯主卒疝小腹腫時小腹暴痛小便癃閉數噫恐悸少氣腹痛咽如有息肉背拘急女子赤白帶下暴腹刺痛○中都內踝上七寸脛骨中針三分灸五壯主腸澼癀疝小腹痛婦人崩中因惡露不絕足下熱脛寒不能久立濕痺不能行○膝關犢鼻下二寸向裏陷中針三分灸五壯主喉痛風痺膝內痛引髕不可屈伸○曲泉膝內輔骨下橫紋尖陷中屈膝取之針六分灸三壯主癀疝陰股痛脇滿小便難癃閉少氣泄利四肢不舉及身熱目眩汗不出膝痛筋攣發狂衄血喘呼咽痛頭風失精下利膿血陰挺婦人血瘕按之如湯浸股內小腹腫陰挺出○陰包膝上四寸股內廉兩筋間灸三壯主腰尻引小腹痛溺不禁○五里氣衝下三寸陰股中動脉灸五壯主熱閉不得溺嗜臥四肢不得動搖○陰廉氣衝下二寸動脉中灸三壯主婦人絕產若未經生產者灸三壯即有子○羊矢氣衝外一寸○章門臍上二寸橫取六寸側脇季肋端陷中側臥屈上足伸下足舉臂取之針八分灸三壯至百壯止主咳噫嘔吐欬逆或吐無所出胸脇滿痛喘息心痛煩熱傷飽黃瘦賁豚腹腫腸鳴脊強四肢懈惰善恐少氣厥逆肩臂不舉熱中善飲寒中洞瀉石水身腫崩屙○期門不容外一寸半乳下二肋端針七分灸五壯主胸中熱腸脹心痛氣短喜酸腹大堅小腹尤大小便難陰下縱賁豚上下霍亂泄注大喘婦人產餘疾

**督脉中行二十七長强腰俞陽關命門懸樞脊中筋束至陽靈臺神道身柱陶道大杼平肩二十一啞門風府腦戶深强間後頂百會率前頂顖會上星圓神庭素髎水溝窩兌端開口唇中央齗交唇內任督畢**督脉二十七穴背部中行屬陽○長强脊骶尾骨下陷中趺坐地上取之針二分日灸三十壯至二百壯止愼房事此痔根本忌冷主心痛腸風下血五痔疳蝕小兒脫肛瀉血秋深不較驚癇瘈瘲吐注驚恐失精目昏頭重洞瀉腰脊强痛寒痓顛疾○腰俞二十一節針二分灸七壯至四十九壯止忌房事主汗不出足清不仁腰脊强溫瘧痎瘧○陽關十六節針五分灸三壯主脛痺不仁○命門十四節針五分灸三壯主頭痛如破身熱如火汗不出瘈瘲裏急腰腹引痛○懸樞十三節針三分灸三壯主腰脊不得屈伸腹中上下積氣水穀不化下痢十二節名接脊十節名中柱明堂不載○脊中十一節禁針灸誤用令人傴僂○筋束九節針五分灸三壯主驚癇狂走顛疾脊急強目轉上垂○至陽七節針五分灸三壯主脛痠四肢重痛少氣難言○靈臺六節禁針灸五壯主熱病溫瘧汗不出○神道五

節禁針灸三壯主腰脊急強痠瘧恍惚悲愁健忘驚悸寒熱往來熱喘目昏頭痛○身柱三節針五分灸五壯主顛疾瘈瘲怒欲殺人胸熱口乾煩渴喘急頭痛吐而不出○陶道一節針五分灸五壯主頭重目眩洒淅寒熱頭痛脊強項如拔目昏如脫○大椎一椎上平肩節中針五分灸七壯至四十九壯止主五勞七傷温瘧痎瘧淹背膊悶項强不得回顧傷寒熱盛煩嘔風勞食氣已上背部中行每節岐骨空中俱俛而取之○瘂門項後入髮際五分宛宛中針入四分禁灸○風府腦戶下一寸半大筋內針四分禁灸二穴誤灸令人瘂○腦戶强間下一寸半枕骨上針三分禁灸○强間後項下一寸半針三分灸七壯主頭如針刺項如拔瘈瘲顛癇心煩吐涎沫發無時○後頂百會下一寸半針四分灸五壯主風眩目視䀮䀮額顱上痛項惡風寒諸陽之熱逆顛疾嘔○百會前頂上一寸半頭頂中心旋毛中針三分灸百五十壯即停三五日訖遶四圍以三稜針刺令出血以井花水淋之令氣宣通頓灸拔氣上升令人眼闇主脫肛風癇青風心風角弓反張羊鳴多哭言語不擇發時即死吐沫心中熱悶頭風多睡心煩驚悸健忘飲食無味飲酒面赤頭重鼻塞目泣出耳鳴聾○前頂顖會上一寸半骨陷中針四分灸三壯主頭風熱痛頭腫風癇小兒驚癇面赤腫鼻多清涕項痛目眩○顖會上星上一寸禁針灸二七壯主鼻塞不聞香臭頭風痛白屑起多睡驚癇戴目上視不識人目眩面腫○上星神庭上五分針三分灸三壯至百五十壯止多灸拔氣上升令人眼闇主頭風頭腫皮腫頭痛面腫鼻塞目眩目睛痛痎瘧振寒熱病汗不出○神庭額前直鼻入髮際五分禁針誤用令人顛目暗灸二七壯至百壯止主風癇顛風羊鳴角弓反張披髮歌哭驚悸不得安寢喘渴頭痛目昏目泣出鼻流清涕○素髎鼻準上陷中針三分禁灸○水溝鼻準下人中中直唇取之針三分灸三壯主消渴水氣身腫顛癇乍喜乍哭牙關不開面腫唇動肺風狀如虫行寒熱頭痛喘渴目不可視鼻不聞香臭口喎不能開寒熱卒中風面腫○兌端上唇中央尖上灸三壯主唇吻強上齲齒痛顛疾吐沫小便黃舌乾消渴衄血不止○齗交唇內齒上縫中央為任督之會可逆刺之針三分灸三壯主鼻室喘息不利口喎僻多涕鼽衄有瘡鼻生息肉鼻頭額上中痛鼻中蝕瘡口噤項如拔面赤頰中痛心煩癎頸項急小兒面瘡久不可已上俱頭部中行

任脈三八起陰會。曲骨中極關元銳。石門氣海陰交仍。神闕水分下脘配。建里中上脘相連。巨闕鳩尾蔽骨下。中庭膻中慕玉堂。紫宮華蓋璇璣夜。天突結喉是廉泉。唇下宛宛承漿舍。任脈二十四穴腹部中行屬陰

○會陰肛門前前陰後兩陰間針二寸灸三壯主痔與陰相通者死陰中諸病前後相引痛不得大小便陰寒衝心女子月經不通○曲骨中極下一寸毛際陷中針一寸半灸五壯主小便脹血癃小便難及癩疝小腹痛婦人赤白帶下○中極臍下四寸針一寸二分日灸三七壯至三百壯止主淋疾小便赤尿道痛臍下積塊如石婦人因產惡露不止遂成疝瘕或月事不調血結成塊拘攣腹疝月水不下乳餘疾絕子陰痒子門不端小

腹苦寒賁豚搶心飢不能食腹脹經閉不通小便不利及失精恍惚尸厥煩滿○關元臍下三寸針二寸日灸七壯至三十壯十日灸三百壯止主臍下疞痛或結血狀如覆杯婦人赤白帶下或因産惡露不止斷絶産道及腸下脹滿小腹熱而偏痛臍下痛六疾不得小便皆治及腸中尿血脬轉氣淋又小便數及泄痢不止石水賁豚氣入小腹暴疝痛身熱頭痛往來○石門又名丹田臍下二寸針五分灸二七壯至一百壯止惟女人灸之絶産主大便閉塞氣結心腹堅滿痛引陰中不得小便并小腹中拘急暴痛汗出并水氣行皮中小腹皮敦敦然或小便黄赤氣滿不欲食穀入不化嘔吐賁豚氣上入小腹疝氣遊行五臟繞臍疝痛衝胸不得息○氣海臍下一寸半針一寸二分灸三十壯年高者灸一百壯主臟氣虛憊一切氣疾小腹疝氣遊行五臟腹中切痛冷氣衝心驚不得臥婦人惡露不止繞臍疼痛氣結成塊狀如覆杯小便赤澁○陰交臍下一寸針八分日灸三七壯至七百壯止主臍下熱水氣痛狀如刀攪作塊狀如覆杯婦人月水不調崩中帶下或因産後惡露不止繞臍冷痛臍下寒疝疞痛○神闕即臍中央禁針灸百壯小兒灸五壯至七壯主腹大繞臍疼痛水腫鼓脹腸中雷鳴狀如水聲久冷虛憊泄利不止及小兒妳利不絶○水分鳩尾下六寸禁針日灸七壯至四百止若是水腫宜針入一寸灸之大良主水腫腹脹腹痛堅硬繞臍衝胸不得息○下脘鳩尾下五寸針一寸日灸二七壯至二百壯止主腹胃不調不能食腸堅腹痛胃脹癖塊脈厥厥動日漸羸瘦穀食不化○建里鳩尾下四寸針六分禁灸○中脘鳩尾下三寸針一寸二分日灸二七壯累灸至二百壯止主頭熱目黄鼻衄背與心相引而痛停水喘脹脇下堅痛寒中傷飽飲食不化腹熱喜渴多涎有蛔腹脹便堅番胃霍亂心痛熱溫瘧瘖天行傷寒或因讀書得賁豚氣心悶伏梁氣如覆杯憂思損傷氣積脾中甚痛作膿腫往來上下疝氣衝胸胃死不知人○上脘鳩尾下二寸針八分日灸二七壯灸至一百壯止不瘥更倍之主心中煩熱脹滿不能食霍亂吐利心痛不得臥心風驚悸悶噦伏梁氣賁豚氣風癇熱痛耳熱汗不出三虫多涎○巨闕鳩尾下一寸針一寸二分日灸七壯至四十九壯止主心中煩悶熱病胸中痰飲息賁唾血風顛浪言或作馬鳴不食無力數種心痛虫痛蠱毒霍亂不識人及腹滿暴痛汗出手臂不舉○鳩尾臆前蔽骨下五分無蔽骨者從岐骨際下行一寸取之言其骨垂下如鳩尾之形也禁用針灸已上腹部中行俱正立取之○中庭鳩尾上一寸膻中下一寸六分陷中針三分灸五壯主胸脇支滿嘔逆飲食不下○膻中玉堂下一寸六分陷中横直兩乳中間不宜針灸七壯至四十九壯止主肺癰咳嗽上氣唾膿不食胸中氣滿如塞○玉堂紫宮下一寸六分陷中針三分灸五壯主胸滿喘息膺骨痛嘔逆上氣煩心嘔吐寒痰○紫宮華蓋下一寸六分陷中針三分灸五壯主胸脇滿痛膺骨疼飲食不下嘔逆上氣煩心○華蓋璇璣下一寸六分陷中針三分灸五壯主胸脇支滿痛引胸中欬逆上氣喘不能言○璇璣天突下一寸陷中針三分灸五壯主胸皮滿痛喉痺咽腫水漿不下已上膺部中行六穴乃任脈所發俱仰而取之○天突頸結喉下一寸空潭宛宛中乃陰維任脈之會也低針取之針一寸灸三壯主咳嗽上氣噎塞胸中喉內狀如水雞聲肺癰唾膿血氣壅不通喉中熱瘡不得下食俠舌縫脈青暴怖氣哽喉痺咽乾欬逆喘急及肩背痛濕頸痛○廉泉頷下

結喉上舌本間針三分灸三壯主舌下腫難言慶廢涎多咳嗽少氣喘息嘔沫口噤舌根急縮飲食難下承漿下唇下宛宛中開口取之針二分灸三壯或四十九壯停四五日灸多則恐傷陽明脈斷冷風不瘥此灸炷止許一分半大主偏風口喎面腫面風口不開口中生瘡目眩瞑小便黃色或不禁消渴嗜飲及暴瘂不能言語

右經絡依明堂舊文而修以七字為句註中治法悉依銅人針灸經其針灸深淺多少遵素問原未載者不敢强註

十五絡脈絡穴俱在兩經中間乃交經過絡之處十二經絡周流迭運牽于肢節另有三絡陽蹻絡陰蹻絡脾之絡是也此與形色問症出醫經小學

手太陰絡為列缺手少陰絡即通里手厥陰絡為内關手太陽絡支正是手陽明絡偏歷當手少陽絡外關位足太陽絡號飛陽足陽明絡豐隆議足少陽絡為光明足太陰絡公孫寄足少陰絡名太鍾足厥陰絡蠡溝配陽督之絡號長强陰任脈乃會陰地脾大絡兮稱大包十五絡穴君須記

奇經八脈

督脈起自下極俞並於脊裡上風府過腦額鼻入齗交為陽脈海都綱要督之為言都也陽脈都會男子之主任脈起於中極底上腹循喉承漿裡陰脈之海妊所謂生養之源女子之主衝脈即氣衝乃胃脈發源出胞循脊中從腹會咽絡口唇女人成經為血室脈並少陰之腎經與任督本於陰會督在氣衝三脈並起而異行皆始于氣沖三源而分三岐督脈行背而應乎陽任脈行腹而應乎陰衝脈自足至頭若衢衝而直行故上為十二經脈之海總領諸經氣血也三脈固起于氣沖氣沖又起胃脈源知此則知胃氣為本矣陽蹻起足之跟裡循外踝上申脈入風池脈行于皆為陰蹻内踝照海循咽嗌脈行于腹為陰蹻者捷也言此脈之行如足之捷也本足陰陽脈別支諸陰交起陰維脈發足少陰築賓郄諸陽會起陽維脈太陽之郄金門是維持也陽維持諸陽陰維持諸陰陰陽不相維則悵然失志不能自收拾主持其身故陽維病屬表多寒熱陰維病

屬裡多心病○陽維所發別于金門以陽交為郄與手足太陽及蹻脈會于肩俞與手足少陽會于天窌又會肩井與足少陽會于陽白上本神臨泣正營腦空下至風池與督脈會于風池啞門此陽維之脈起于諸陽之交也維陽之郄曰築賓與足太陰厥陰會于府舍期門又與任脈會于廉泉天突此陰維起于諸陰之交會也帶脈周回季肋間回繞周身總束諸脈如束帶然起于季肋即章門脇下接腰骨之間會於維道足少陽○臟腑筋骨髓氣血脈○交相維系順其常○此奇經八脈相連相會維系諸經乃順其常八脈陰甚入于八脈泛溢傍流卻不還流于諸經故十二經亦不能拘制因此受邪畜熱則為瘡瘍熱毒當以砭刺也經云腑會中脘穴臟會章門穴筋會陽陵泉穴髓會絕骨穴血會膈俞穴骨會大杼穴脈會太淵穴氣會膻中穴此八會之穴也

奇經主病奇經病非自生蓋因諸經溢出而流入之也

陽維之病苦寒熱陰維之病苦心痛陽蹻之病陽急而狂奔陰蹻之病陰急而足直衝病則氣逆而裡急督病則脊強而折厥任病則男疝而女帶瘕帶病則腹脹滿而腰溶溶其衝任二經是又婦人乳血月候之所從出○男女之異正在此處奇經之脈其如是乎○

經絡終

臟腑總論（先儒嘆世人務窮天地萬物之理，不知一身五臟六腑、毛髮筋骨之所在，況醫者乎。）

臟者藏也，藏諸神而精氣流通也；腑者府庫也，出納轉輸之謂也。臟腑兄弟也，同氣而異形耳。素問曰：五臟者，藏精氣而不瀉，故滿而不能實；六腑者，傳化物而不藏，故實而不能滿。所以然者，水穀入口，則胃實而腸虛；食下，則腸實而胃虛。故曰實而不能滿，滿而不能實也。難經曰：呼出心與肺，吸入腎與肝，呼吸之間，脾受穀味。言心肺在上為陽，肝腎在下為陰，脾居中州，而播敷四臟，以為一身之運斡也。又曰：五臟六腑皆相近，而心肺獨與大腸小腸相遠者，何也？經言心榮肺衛，通行陽氣，故居在上；大小腸傳陰氣而下，故居在下，所以相去而遠也。觀素難所論臟腑，分陰分陽，而脾胃其中之太極矣乎。至於氣血多少，體用上下，亦不可以不知。詩曰：多氣多血經須記，手經大腸足經胃；多氣少血有六經，三焦膽腎心脾肺；多血少氣心包絡，膀胱小腸肝所異。（病值氣血少者補之，多者損之。）此事難知曰：天六腑氣表，其體在上，其用在下；（膽胃膀胱大腸小腸）地五臟血裡，其體在下，其用在上。（耳目口鼻）言陰陽互相為用，則天氣左旋而下降，地氣右旋而上升，氣血和，表裡靜，上下通，如天地之泰然。人身其小天地乎。（氣屬陽象天左旋，血屬陰象地右旋，血從氣行，其體靜而不動，故氣血如磨形上轉而西下，安不動。難云不動，自有東行之意，以其上動下靜，不得不爾也。）以聲色臭味常變言之，肝主色，（應春物皆有色，五色皆肝變化，然不特臟病徵于面也。經言小腸謂赤腸，大腸謂白腸，膽謂青腸，胃謂黃腸，膀胱謂黑腸，言腑病當與色相合也。又言赤脈、青脈、黃脈、白脈、黑脈者，言脈與色亦當相合也。觀色為醫家大務如此。）自入為青，入心為赤，入脾為黃，入肺為白，入腎為黑。假如中風，肝為心邪，則知色當赤也。心主臭，（應夏火能焦物，五臭皆心所主。）自入為焦臭，入肝為臊臭，入脾為香臭，入肺為腥臭，入腎為腐臭。假如心經傷暑，則知其症當惡臭也。脾主味，（應季夏味自土生，行五味以養五臟者，脾所主也。）

自入為甘。入肝為酸。入心為苦。入肺為辛。入腎為鹹。假如飲食勞倦以致脾邪入心，則知當喜苦味也。肺主聲。（應秋金之有聲也。五聲皆肺所發）自入為悲。（即哭也。金氣肅殺淒慘）入肝為呼。（金勝肝，故發為呼）入心為言。（火尅金，故述為言）入脾為歌。（母見子則樂而歌）入腎為呻。（子見母則嬌而呻吟）假如傷寒肺邪入心，則知當譫言妄語也。腎主液。（應冬水性濡潤，五液皆出于腎，分灌五臟）自入為唾。（腎主骨，則腎之液從齒中而生）入肝為泣。入心為汗。入脾為涎。入肺為涕。假如中濕為腎邪入心，則知當汗出不可止也。以主病要略言之，三陰之脈榮於臟，三陽之脈榮於腑，陰陽和而無關格之患。惟五臟不和則氣滯而為九竅不通。六腑不和則榮聚而為癰疽。（九竅，耳目口鼻為陽七竅，大小便為陰二竅。蓋肝氣通于目，目和則知白黑；心氣通于舌，舌和則知五味；脾氣通于口，口和則知穀味；肺氣通于鼻，鼻和則知香臭；腎氣通于耳，耳和則知五音。五臟不和則榮衛不通，邪氣不得外泄，故九竅壅滯。九竅既滯，則六腑陽氣亦不得通利于內，內外不通，故留結為癰疽瘡癤）蓋邪在六腑，則陽脈不和而氣留在內，則陽氣太盛而陰氣不得相榮於下，故曰關。凡外感是動氣病而下竅不利者，皆關之類也。邪在五臟，則陰脈不和而血留在內，則陰氣太盛而陽氣不得相榮於上，故曰格。凡雜病由血所生而上竅不利者，皆格之類也。（經言是動者氣也，所生者血也。邪在氣，氣為是動；邪在血，血為所生。蓋氣先中于邪，則留止不行而為邪所動；氣既受邪，必傳與血，則血壅不行而不能潤澤經絡，病所由生。是知氣先病而血後病也。但外感從氣而入，雜病從血而出，又東垣獨得之見，丹溪嘗分為十二經歌括，今悉纂于後條分，故不重錄）陰陽俱甚，陰中無陽，陽中無陰，陰陽相離，使榮衛否塞，氣血不相榮運，此則五臟六腑皆受邪也，故曰關格。關格者不得盡其命而死。關格其百病之關鍵矣乎。病有咳嗽泄痢痎瘧者何也？人與天地相參，故五臟各以時感於寒，則受病微則為咳，甚則為泄為痢。春則肝先受之，夏則心先受之，餘倣此。痎者間日一發，瘧者一日一發。臟腑之瘧各不同，當隨所狀而刺之。（刺法見後）病有積聚者何也？積者五臟所生，其始發有常處，其痛不離其部或上或下或左或右聚者六腑所成其始發無根本其痛無常處上下往來不定積者陰氣聚者陽氣故不同也凡陽病欲得寒冷又欲見人者屬腑陰病欲得温熱又欲閉戶獨處惡聞人聲者屬臟然臟病所以難治者傳其所勝也假令心病傳肺肺傳肝肝傳脾脾傳腎腎傳心一臟不再傳故言七傳者死腑病所以易治者傳其所生也假令心病傳脾脾傳肺肺傳腎腎傳肝肝傳心是子母相傳周而復始如環無端故言生也經曰邪氣之客於身也以勝相加至其己所生而愈至其己所不勝而甚至於所生己而持自得其位而起病在肝愈于夏夏不愈甚于秋秋不死持于冬起于春禁當風肝病者愈在丙丁丙丁不愈加于庚辛庚辛不死持于壬癸起于甲乙肝病者平旦慧下晡甚夜半靜病在心愈于長夏長夏不愈甚于冬冬不死持于春起于夏禁温食熱衣心病者愈在戊己戊己不愈加于壬癸壬癸不死持于甲乙起于丙丁心病者日中慧夜半甚平旦靜病在脾愈于秋秋不愈甚于春春不死持于夏起于長夏禁温食飽食濕地濡衣脾病者愈在庚辛庚辛不愈加于甲乙甲乙不死持于丙丁起于戊己脾病者日晡慧日出甚下晡靜病在肺愈于冬冬不愈甚于夏夏不死持于長夏起于秋禁寒飲食寒衣肺病者愈在壬癸壬癸不愈加于丙丁丙丁不死持于戊己起于庚辛肺病者下晡慧日中甚夜半靜病在腎愈于春春不愈甚于長夏長夏不死持于秋起于冬禁犯焠烄熱食温炙衣腎病者愈在甲乙甲乙不愈甚于戊己戊己不死持于庚辛起于壬癸腎病者夜半慧四季甚下晡靜必先定五臟之脈乃可言間甚之時死生之期也必先知經脈然後知病脈自其補瀉言之外感內傷病有虛實賊微正五邪之分從後來者為虛邪從前來者為實邪從所不勝來者為賊邪從所勝來者為微邪自病為正邪假令心病傷暑得之為正邪中風得之為虛邪飲食勞倦得之為實邪傷寒得之為微邪中濕得之為賊邪是之謂五邪也憂愁思慮則傷心形寒飲冷則傷肺恚怒氣逆上而不下則傷肝飲食勞倦則傷脾久坐濕地強力入水則傷腎是正經自病也虛則補其母實則瀉其子假如肝乃心之母心虛當補肝脾乃心之子心實當瀉脾餘經臟倣之是以五補五瀉為方之祖與心虛硃砂

安神丸。肝腎虛，腎氣丸。脾虛，益黃散。肺虛，阿膠散。心熱，單瀉心湯、導赤散。肝熱，瀉青丸。脾熱，瀉黃散。肺熱，瀉白散。腎熱，瀉腎湯。後之補瀉方，皆推此。抑又聞腑有五，臟有六，有九者何謂也？腑有六者，謂三焦為外腑也。上焦者，在心下胃口上，主內而不出，其治在膻中。中焦者，在胃中脘，不上不下，主腐熟水穀，其治在臍兩旁。下焦者，在臍下當膀胱上口，主分別清濁，出而不內，以傳道也，其治在臍下一寸。故曰三焦。是腑之所以有六也。臟亦有六者，謂腎有兩臟，左為腎，右為命門。命門者，精神之所舍也，男以藏精，女以繫胞，其氣與腎相通，故言臟亦有六也。華氏謂自喉嚨以下六臟，以應天氣，肺之系也；自咽門以下六腑，以應地氣，胃之系也。前喉內氣，後咽內食，有謂三管者非。臟有九者，神藏五，肝藏魂，心藏神，脾藏意，肺藏魄，腎藏精與志，以其皆神氣居之，故曰神藏五也。形藏四，一頭角，二耳目，三口齒，四胸中，以其如器外張，虛而不屈伸，以藏於物，故曰形藏四。合之則為九臟矣。或疑氣衝為腑，古人議論最活。他如內經又言腦、髓、骨、脈、膽、女子胞六者，名曰奇恒之府；胃、大小腸、三焦、膀胱五者，名曰傳化之府，此皆不能久留，輸瀉者。魄門亦為五臟使，水穀不得久藏。又頭者，精明之府，頭傾視深，精神將奪矣。背者，胸中之府，背曲肩隨，府將壞矣。腰者，腎之府，轉搖不能，腎將憊矣。膝者，筋之府，屈伸不能，行則僂附，筋將憊矣。骨者，髓之府，不能久立，行則振掉，骨將憊矣。得強則生，失強則死。是臟腑之散殊如此，然豈無其要乎？經曰：凡十一臟，皆取決於膽。蓋風寒在下，燥熱在上，濕氣居中，火獨遊行其間，以主榮衛而不息。火衰則為寒濕，火盛則為燥熱，故曰中正之官，決斷出焉。噫！胃膽隨人神所在，眾膽隨斗柄所指，物亦且然，而況於人乎？人之所以靈於物者，心乎神乎，至尊至貴，至清淨，其十二官之主乎！故曰：心靜則萬病息，心動則萬病生。

心君臟也，神明居焉。心者一身之主，君主之官。有血肉之心，形如未開蓮花，居肺下肝上是也。有神明之心，神者氣血所化，生之本也，萬物由之盛長，不着色象，謂有何有，謂無復存，主宰萬事萬物，虛靈不昧者是也。此形神亦恒相因。赤色小理者，心小，心小則安，邪弗能傷，易傷以憂；粗理者，心大，則憂不能傷，易傷于邪。無䯏骬者，心高，心高則滿于肺中，悗而善忘，難開以言；䯏骬小短舉者，心下，心下則藏下，易傷于寒，易恐以言；䯏骬長者，心堅，心堅則藏安守固；䯏骬弱小以薄者，心脆，心脆則善病消癉熱中；䯏骬直下不舉者，心端正，心端正則和邪難傷；䯏骬倚一方者，心偏傾，心偏傾則操持不一，無守司也。凡心之病，皆因憂愁思慮而後邪得以入之，此聖人所以無心病也。七竅三毛星應熒惑合斗。熒惑，南岳火星。七孔以應北斗七星，三毛以應三台，故此心至誠則帝宰無所不應之。此上智聰明之人也。中智五竅三毛，下智三竅一毛，常人二竅無毛，愚人一竅，下愚一小竅，無竅則神無出入之門。○心應南方熒惑星，肝應東方歲星，脾應中岳鎮星，肺應西方太白星，腎應北方辰星。十有二兩系通肺葉關元。心重十二兩，不論大小皆然，以同身寸法秤量故也。至臟系通于心，心通五臟系，心之系與五臟之系相連，論其血氣滲灌骨髓，故五臟有病，先干于心。其系上系于肺，其別者自肺兩葉之中，向後通脊者，腎自腎而之于膀胱，與膀胱膜絡並行而之溲溺處，乃關元下極部分。內主血而外應舌，舌盛則榮髮華面。人身動則血行于諸經，靜則血藏于肝臟，故肝為血海，心乃內運行之，是心主血也。○舌者心之苗，故外應舌，舌和則知五味。○髮者血之苗，血盛則髮潤。○心榮色，其華在面。所惡熱而所喜靜，衰則讝語錯言。心本熱，虛則寒耳。心惡熱，肝惡風，脾惡濕，肺惡寒，腎惡燥。○心靜則安，心動則燥，延年不老，心靜而已。○人年六十則心氣衰而言多錯忘。丙丁傷風顛癇嗜臥脈瘥。丙丁日傷于風者為心風，其狀多汗惡風，唇焦赤剝皮，甚則言不可快，嗜臥而為顛癇，神亂善怒嚇人。○心之風為行痺，五痺以夏遇之則為脈痺，膝腕樞紐如折，脛筋縱緩不能任用于地，或疑下體肝腎所主，孰不知心火內燔，陰上隔，陽下不守位，肝腎亦隨火炎而筋脈上逆也。又心痺則脈不通利，心下鼓滿善噫之，以出其氣，上氣喘急，嗌乾，氣逆則生恐懼。○或問丙丁傷風不亦泥歟？曰此陰陽自然之妙也。春甲乙傷風為肝風，秋庚辛為肺風，冬壬癸為腎風，四季戊己為脾胃風，推之南風舍于心則為心風，東肝西肺北腎皆此義也。庚辛滯氣伏梁榮痛生煩。腎病傳心，心當傳肺，肺秋旺，旺者不受邪，心復欲還腎，腎不肯受，故留結為積，故知伏梁以秋庚辛日得之。其積形有似手臂而在臍畔，縈系伏而不動，如屋之棟梁然，久不愈，令人心煩而悶，或夜眠不安。熱則火炎喜笑而口糜目黃咽瘡，甚則狂渴無汗流衄。笑者火之象也，心實則笑，心虛則悲。口糜者口瘡糜爛也。目黃者濕熱薰蒸也。咽瘡者手少陰之正，別入于淵腋兩筋之間，屬于心，上走咽嚨，出于面，合目內眥，此為四合也。譫語發狂，熱則神昏而亂。渴者火盛則腎液乾而咽路焦。汗為心液，熱則無汗，得汗則腎水平而皮潤，火不受尅矣。血乃心主，熱逼上行，虛則為衄為唾。凡熱者頭必先赤，當預防之虛則神昏夢飛。而健忘驚悸不樂。甚則胸腹腰脇痛牽。心實則夢可憂可驚可怪之事。虛則魂夢飛揚，氣逆于心，則夢邱山烟火。健忘失記，驚悸不安。心內懊憹不樂，皆心血少也。胸腹腰脇相引痛者，手心主厥陰之脉，從胸中出屬心胞，下鬲歷絡三焦；其支別者，循胸出脇。心系下鬲絡小腸，故病如是也。血滯經閉可治。女子不月，多因勞極驚悸暴憂思慮，以致心氣不足，而後血滯不行。不治其血，而通其心可也。冷痰真痛難援。冷痰即真心痛，手足俱冷，痰壅乃水尅火，必死。○已上風氣血熱冷虛，纂華氏丹溪之法。有非本臟病而兼見者，何故？蓋五臟病邪自相互入，即如心風症為癎者，肝風入心也；為頭重嘔吐者，脾風入心也；為咳嗽唾衄血者，肺風入心也；為眼旋生花者，腎風入心也。心氣症為脇痛伏梁者，肝風入心也；為背膊妨悶者，脾氣入心也；為胸背痛短氣夜臥不安者，肺氣入心也；為痰癖面黃者，腎氣入心也。心熱症為舌乾少睡者，肝熱入心也；為目黃惡心者，脾熱入心也；為咳逆喘氣生瘡者，肺熱入心也；為顛狂骨煩者，腎熱入心也。心冷症為吐酸手足冷心痛者，肝腎冷入心；不治為痰冷吐瀉者，脾冷入心也；為悲思不樂者，肺冷入心也。心虛症為驚悸不欲聞人語者，肝虛入心也；為食了旋飢，心中往往多熱嗜臥者，脾虛入心也；為悲思鼻塞驚怖者，肺虛入心也；為四肢無力多汗者，腎虛入心也。舉此心臟為例，餘可類推。涼以犀角生地牛黃。溫則當歸芍藥吳萸肉桂蒼朮白朮。瀉以黃連苦參秦艽。補則遠志菖蒲茯神兔絲子天門冬麥門冬。編注藥性：補用酸棗仁、天竺黃、金銀屑、麥門冬、遠志、山藥、紅花、川芎、羚羊角、當歸。瀉用枳實、葶藶、苦參、貝母、半夏、杏仁、鬱金、元胡索、前胡、黃連、木香。溫用石菖蒲、藿香、蘇子。涼以竹葉、珠砂、礬石、玄明粉、牛黃、珍珠、麥門冬、鬱金、黃連、知母、貝母、連翹、蘆根、柴胡。○內臟又分風氣熱冷虛用藥，大槩風宜涼藥為主，兼以溫瀉；氣以溫瀉並用；熱則純用瀉藥；冷則純用熱藥；虛則純用補藥。各臟皆然。吁。黍羊韭李。每食宜設。其穀黍，其畜羊。心病宜食酸。小豆犬肉李韭皆酸。早夜懽樂。夏氣常存。夏三月天地氣交，夜臥早起，無厭于日，使志無怒，長養之道也。

小腸上接胃口，受盛其糟粕，傳化下達膀胱。廣廣腸大腸泌別其清濁宣通。小腸者，受盛之官，化物出焉。凡胃中腐熟水穀，其滓穢自胃之下口傳入于小腸上口，自小腸泌別清濁，水入膀胱上口，滓穢入大腸上口。居臍上而長三丈二尺。脈紆則結曲。左迴疊積十六曲十六而大二寸有四。形小難容。胃之下口，乃小腸之上口，臍上二寸水分穴；則小腸下口受穀三斗四升，水六升三合，合之大半。但腸有厚薄大小之分，從脈知之。諸陽經脈皆紆曲，小腸氣結。皮厚者脈厚，脈厚者小腸厚；皮薄者脈薄，脈薄者小腸薄。皮緩者脈緩，脈緩者小腸大而長。皮薄而脈沖小者，小腸小而短。小短者則所容差小。機發心極。小腸與心相應，所以臍輪能知冷煖，常入二便，由心所主，病則不能從令。

候在人中人配天地為三才以面部言之鼻之下口之上為中以配人得陰陽交泰其位居中故曰人中虛者唇青下白臍疠痛而成㿗成疝者屬氣臍下疠痛赤白痢小
腸症氣連腰脊腔睾丸不疼皆心氣入小腸也腸激鳴而為淋為秘者屬風腸鳴作聲或時絞痛小便五種淋瀝或秘症以致肚腹脹急皆心風入小腸也熱入口渴生
瘡火逆嘔脹有異心熱入小腸者血熱煩悶作渴或虛火反逆入胃而為嘔穢小便不通中滿腹硬脹急不作渴者未可以淡滲也古方滋腎丸最宜虛陷遺精懊憹隱曲
帶濁相同心虛入小腸者神魂恍惚狂亂夢中遺精男子赤白濁婦人赤白帶或陰中瘡瘍隱曲不利皆宜清上固下未可以大寒大熱用藥峻攻也冷凝水穀不化寒入下焦腸痛
血滯肩頷腫紅心氣熱反上則為頭疼咽痛頷腫不可顧肩如拔臑似折血熱反上則為耳聾目黃臑頗腫痛補以牡蠣石斛溫則巴戟小茴角茴烏藥涼
以茅根通草天花粉黃芩瀉則海金砂荔核白蔥續隨子紫蘇降火邪二便自順災水分一陽遂充

肝者將軍之官謀慮出焉勇而能斷故曰將軍潛發未萌故謀慮出焉罷極之本魂所居也人身運動皆筋力所為肝養筋故曰罷極之本肝藏魂魂者神明之
輔弼故又曰肝為宰相兩分七葉乞象春木繁榮肝有二布葉一小葉左三右四共七葉分兩行如木甲析之多葉也叔和云實夢山林樹虛看細草芒四斤四兩沉
重庚金吸肺肝重四斤四兩難曰肝得水而沉木得水而浮肺得水而浮金得水而沉其意何也肝非純木乙與庚合而吸其微陰之氣其意樂金故令肝得水而沉也肺非純金辛與丙合而就火
其意樂火故令肺得水而浮也肺熟而復沉肝熟而復浮者何也故辛當歸庚乙當歸甲也連膈膜而形有軟堅肝之系者自膈下着右脇肋上貫膈入肺中與膈膜相連也筋脈皆肝所
主如青色小理者肝小肝小則臟安無脇下之病粗理者肝大肝大則逼胃迫咽苦膈中且脇下痛廣胸反骹者肝高肝高則上支賁切脇悗為息賁合脇兎骹者肝下肝下則逼胃脇下空易受邪胸脇好者肝堅肝
堅則臟安難傷脇骨弱者肝脆肝脆則善病消癉易傷脇好相得者肝端正肝端正則和利難傷脇骨偏舉者肝偏傾肝偏傾則脇下痛也名血海而歸於暮夜肝藏血故名血海血海有
餘則常想其身大不足常想其身狹小晝則運行眼受血能視足受血能步掌受血能握指受血能攝夜臥則血歸于肝如有謀慮不決肝虛為他臟移熱則妄行于口鼻或為便溺乃肝不藏血也又思色不遂
意淫于外入房太甚宗筋弛縱發為筋痿及為白淫故經曰筋痿者生于肝使內也又轉筋亦肝所主也風動筋脈踡縮脇滿不便癰疽肝之合筋也凡外瘡發于筋脈者皆肝所
主也經曰脾移寒于肝癰腫筋攣氣逆頭頂眩痛積肥杯覆脇罅有所大怒氣上而不下氣逆于上則頭痛眩暈積于脇則為肥氣突出如肉肥盛之狀也難曰肝之積名肥氣

在左脇下如覆杯有頭足久不愈令人咳逆瘖瘧連歲不已以季夏戊己日得之何以言之肺病傳肝肝當傳脾脾季夏適旺旺者不肯受邪肝復欲還于肺肺不肯受故留結為積小兒多有此病熱爭

目赤驚狂脇疼肢躁為痫癲經絡雖已受熱本臟猶未受邪曰爭肝血熱則目赤腫虛則眼前生花肝性靜熱則狂言多驚駭四肢躁擾臥不得安肝熱鬱則脇痛小兒牽瘛病者名癲痫肝經濕熱為痫之本也虛則關節不利腰連腳弱多懼怕血虛則周身關節不利甚則筋骨踒痿血枯則腰疼腳弱挾濕熱者膝脛痿痺血不足則多懼有餘則多怒

血枯食至聞腥有病胸脇支滿者妨于食食至則先聞腥臊臭氣唾出清液先唾血四肢清目眩時前後泄血病名血枯此得之年少時大脫血若醉入房中氣竭肝傷故月事衰少而不來也

瘀冷遺溺吐瀉冷則瘀起胸滿吐清水惡食鮮菓甚則遺溺不禁或為洞瀉凡冷症皆難治補以木瓜阿膠川芎黃芪人參沙參薏苡仁五加皮酸棗仁芡實胡黃連龍膽草

瀉必青皮芍藥柴胡前胡青黛橘葉犀角姜黃款冬花吳萸秦皮涼以鱉甲菊花草決明車前子三稜蕪荑溫必木香肉桂半夏肉豆蔻陳皮檳榔蓽撥

縱怒過勞病之源披髮飡麻勿任霸春三月宜夜臥早起披髮緩形生而勿殺賞而勿罰此春氣之應養生之道也逆之則傷肝麻者東方所用之糧也肝病宜食麻與粳米牛肉棗葵味皆甘也不拘何月得病宜體春氣以養之

異哉膽也無出入竅而附於肝之葉間水色金精名清淨府而避乎胃之私濁膽者金之精水之色其色玄其形如懸瓠其神為龜蛇無出入竅附肝之短葉間不同六腑傳化而為清淨之府

藏精汁三合而驗五爪青紅肝雖應爪而膽合于肝故爪厚色黃者膽厚爪薄色紅者膽薄爪堅色青者膽急爪濡色赤者膽緩爪直色白無約者膽直爪惡色黑多紋者膽結

行榮衛而重三兩零數榮衛雖主于肺而其流行則又主于膽也故膽氣始于子云膽重三兩三銖三銖是分之一錢二分半也

氣痛心脇膞項不便或髮燥體枯面塵足少陽之正繞髀入毛際合于厥陰別者入季脇之間循胸裏屬膽散之上肝貫心以上挾咽出頤頷中散于面繫目系合少陽于外眥故氣病如是不便者肝循陰氣上貫膈絡故膈脹滿不得小便也髮燥者膽有鬱火也膽合膀胱上榮毛髮風氣盛則焦燥汗竭則枯身體面色蒙塵者氣滯則榮衛道澀也

風攻頭眉耳目多傾或顛癇吐沫口苦少陽脈上抵頭角下耳後循項風邪上攻則頭痛眉傾耳暴聾目銳眥腫赤風甚則痓瘲顛癇輕則常吐黃水口為之苦

熱壅鼻淵咽腫食亦委躄難行膽候咽門故熱壅則生瘡腫痛食亦者胃移熱于膽食入移易而過不生肌膚亦者易也痿躄坐不能起者熱則筋縮足少陽之別曰光明去踝上五寸故主之虛怯昏戾不眠

善恐如人將捕。人數謀慮不決，故膽氣虛而溢為淚，淚者類也。膽受水氣，與坎同位，眼亦水也。人心悲則淚出者，水得火而煎熬，必從陽，故悲則淚出。老人膽汁慳，哭則無淚，笑則有淚，火盛水虧也。故膽熱者亦流淚，熱則多睡，虛則不眠，獨臥神無所附，尤生驚畏，善太息，恐如人將捕，或夢細草。冷不食菜，或吐酸水。痛悶左邊五肋之中，血瘀生癭，馬刀兩腋缺盆，皆膽之路。補以胡黃，連、草龍膽、木通。瀉必青皮柴胡，黃連。溫以橘半生薑，橘皮、半夏、川芎。涼必黃連竹茹，柴胡。公直果斷自降衷，膽生于金，金主武，故為中正之官，決斷出焉。人稟剛正果斷，直而無疑無私者，膽氣正也。壯膽安神資藥餌。所稟怯者，參棗丸、朱雀丸亦可資助，以全膽氣。

脾鎮黃庭磨水穀以養四臟。黃，脾色；庭，中也。脾居中脘一寸二分，上去心三寸六分，下去腎三寸六分，中間一寸二分，名曰黃庭。在天為太陽，在地為太陰，在人為中黃祖氣。脾氣壯則能磨消水穀，以榮養四肢。職兼諫議卻生硬以輔心君。脾本倉廩之官，五味出焉。飲食，人之大欲，凡生冷堅硬之物，心所欲食，而脾不能化，則不敢食，故又名諫議大夫。誤食者留而傷質，甚于傷氣也。中理五氣運布於體面，脾居于中，和合四象，中理五氣，運布水穀精微，以潤肌體，而面肉滑澤。脾壯則臀肉肥滿，脾絕則臀之大肉去矣。上應兩眉榮通乎口唇。脾神上通兩眉間明堂空內一寸。脾裹血，主藏榮，上通于口，而知五味，其華在唇。黃色小理者脾小，脾小則臟安，難傷于邪。粗理者脾大，脾大則苦湊眇而痛，不能疾行。揭唇者脾高，脾高則眇引季脇而痛。唇下縱者脾下，脾下則下加于大腸，臟苦受邪。唇堅者脾堅，脾堅則臟安難傷。唇大而不堅者脾脆，脾脆則善病消癉易傷。唇上下好者脾端正，脾端正則和利難傷。唇偏舉者脾偏傾，脾偏傾則善脹善滿也。扁似馬蹄廣三寸而長有五寸，形扁似馬蹄，又如刀鐮。膜連胃府重二斤三兩而散膏半斤。脾之有大絡，其系自膈下正中，微着左脇于胃之上，與胃胞絡相附。其胃之包，在脾之上，與胃相並，結絡周回，漫脂遍布上下。有二系，上者貫膈入肺中，與肺系相並，而在肺系之後，其上即咽門也。咽下，胃脘也。胃脘下，即胃之上口也，其處謂之賁門者也。水穀自此而入胃，以胃出穀氣傳之于肺，肺在膈上，因曰賁門。其門膈膜在貼之間，亦漫脂相包也。若胃中水穀腐熟，則自幽門而傳入于小腸，故言太倉之下口為幽門。口散膏主裹血，各臟血脈皆其所主也。氣痛膨脹水腫久則右脇有痞。氣滯則心腹病痛，膨脹水腫。痞者，痞塞不通。脾之積名痞氣，在胃脘，大如覆杯，以冬壬癸日得之。何以言之？肝病傳脾，脾當傳腎，腎以冬適旺，旺者不受邪，脾復欲還肝，肝不肯受，故留結為積。久則四肢不收，發為黃疸，或為消中，飲食不為肌膚。風羈癱瘓肉蠕輕則四體不動，輕則怠惰，重則癱瘓，皆脾精不行，陰道不利，筋骨肌肉無氣以生，故不用焉。肉屬脾，脾受風濕，則衛氣不榮，而肌肉蠕動，或痿痺不仁，謂之肉痿。經曰：肉痺者，得之濕地也。又曰：脾熱者，色黃而蠕動也。肥甘熱泛口瘡舌强中消發疽。脣燥口瘡，舌根强痛，此肥甘之發也。食肥則腠理密而陽氣不得外泄，故肥令人內熱；甘者性氣和緩而發散逆，故甘令人中滿。然內熱則陽氣炎上，炎上則欲飲而嗌乾；中滿則陽氣有餘，有餘則脾氣上溢，故其氣上溢轉為消渴。益脾熱則胃液滲泄，故乾而渴。疽者濕熱甚也。酒色虛羸，節緩腸癖，吐瀉轉筋。凡脾虛則夢飲食，虛則夢取，實則夢與，得其時則夢築垣蓋屋。酒入于胃則絡脈滿而經脈虛，經脈陰氣虛則陽氣入，而胃不和。前陰乃太陰陽明之所合，胃既不和則精氣竭而四肢不榮矣。醉飽入房則氣聚脾中不得散，酒氣與穀氣相薄，熱盛于中，故遍于身內熱而溺赤也。羸瘦者，能食不生肌膚，乃大腸移熱于胃，亦名食易。節緩者，脾之大絡，名曰大包，出淵液下三寸，布胸脇，實則身體盡痛，虛則百節盡皆縱緩。此脈若羅絡之血者，皆取之脾之大絡脈也。凡此十五絡者，實則必見，虛則必下，視之不見，求之上下，入經不同，絡脈異所別也。腸癖者，腎處精氣內消，下焦無主以守持，乃移熱于脾，脾虛不能制水而受病，人為虛損。腸癖除而氣下禁止者死。吐瀉轉筋，約飲食傷風木乘土也。血瘕癥而臥立皆倦。血瘀則為瘕癥，令人强立嗜臥，或不臥。手足冷而痰飲宜分。凡脾胃病手足冷而不渴者，乃冷痰壅滯，宜溫散分消。補以參苓朮。茯苓、白朮、甘草、蒼朮、陳皮、半夏、蓮肉、芡實、山查、扁豆、麥芽、滑石、山藥、白芍、乾姜、大腹皮、升麻、柴胡、枳殼、人參、黃芪。瀉必巴稜枳殼。巴豆、三稜、赤芍、葶藶、桑白皮、青皮、鱉甲。涼以梔連滑石。山梔、黃連、羚羊角、甘草、白芍、連翹、升麻、澤瀉、姜蠶、仙靈皮。溫必香附砂仁。乾姜、生姜、木香、肉桂、肉豆蔻、川芎、益智仁、吳萸、丁香、藿香、胡椒、附子、良姜、紅豆蔻。豆栗藿豕宜於病。大豆、豕肉、栗、藿皆鹹，脾病宜食。飲食歌樂養其真。凡脾病皆因飲食勞倦致虛，而後邪得以入之，然飲食一日不可無者，但宜調節，或歌樂鼓動脾氣，以養真元。

胃號太倉，俗呼為肚。無所不容，若倉廩然。上透咽門，食管。而受其所吞；曲接小腸，而傳其所腐。容三斗五升，而留亦如之。橫屈受水穀三斗五升，其中常留穀二斗，水一斗五升。平人日再至圊，一行三升半，日中五升，七日五七三斗五升，而水穀盡矣。故平人不飲食七日而死者，水穀津液俱盡也。長二尺六寸，而大一尺五寸，徑五寸，重二斤十四兩。形驗於膕而厚薄不同。膕者肉之標，即肚皮也。脾應肉，肉膕堅大者胃厚，肉膕麼者胃薄，肉膕小而麼者胃不堅，肉膕不稱身者胃下。胃下者下管約不利也。肉膕不堅者胃緩，肉膕無小裏累者胃急，肉膕多少裏累者胃結，胃結者上管約不利也。氣通於口而脈息是主。五味入口，藏于胃以養五臟氣，氣口亦太陰，是以五臟六腑之氣味皆出于胃，變見于氣口。氣口在手魚際之後，所候脈動者是手太陰脈氣所行，故言氣口亦太陰也。清升濁降六腑大源，食化飲消五臟安堵。胃中清氣升，濁氣降，飲食消化，則百病不生，五臟調相安然如堵。是胃主陽氣發生而為六腑之源也。噫，至濁之中而有至清者自存焉。風中口喎喉痺，頸汗膈塞腹大，或時目黃目泣胃脈起于鼻交頞中循鼻外入齒縫還出俠口環唇下交承漿循頤後下廉至人迎循喉嚨入缺盆下乳臍循腹裏至氣衝而合故病如是內經曰胃風之狀頸多汗惡風飲食不下鬲塞不通腹善滿失食則䐜脹食則泄形瘦而腹大是也目黃者人肥風氣不得外泄則熱中而上上薰于目變黃色目泣者人瘦腠理開風得外泄風得外泄則寒中而目淚自出氣逆喘急不卧食脹

妨悶嘔噦或特痛心痛乳上喘者陰氣下而復上上則邪客臟腑為水而喘又曰陽明盛則喘而惋惋則惡人不卧而息有音者陽明氣不得從其道故胃不和而卧不安且息有音也脹滿妨悶者腹屬脾絡胃故病則妨悶吃食則脹滿如十一月屬子萬物氣皆藏于中也得後與氣則快然如衰者陰氣衰而陽氣將出也嘔者陽明病氣至則善嘔嘔已乃衰挾寒則嘔腥水挾風則嘔甜水挾濕則嘔酸水也噦者其人舊有寒氣因穀氣入胃上注于肺寒氣與新穀氣相攻相并復出于胃而為乾噦也心痛者氣鬱胃脘當心而痛也乳痛者陽明主乳房也熱惡火氣人聲亦惡腋腫

口渴流涎甚則登高發狂發狂踰牆上屋者陽盛則能升高也經曰陽明之厥則顛疾欲走呼腹滿不得卧面赤面熱妄言妄見虛從本音呵噫腹響脛枯

甚則身譂腰俯胃土也虛則聞木音惕然而驚聞鐘鼓則不動土惡木喜金也噫者陰氣上走入陽明陽明絡屬心故曰上走心為噫所以時時心悶欲食不喜食來久多也腹響者腹中穀穀便溺難多寒氣也胃陽虛則陰氣上與陽拒故脛寒或腫或枯而股不能收也虛寒者面目俱浮骨髓皆痛虛甚則筋脈解墮氣不復用故為身譂也腰俯者陽明腰痛不可以顧顧而有見者善悲冷則振

寒鼓頷翻胃吐清○陽虛則寒慄鼓頷又陰氣虛而陽氣加之故洒洒振寒也翻胃吐清水不止者冷敗症也血瘀鼻衄腸風酒癥食蠱血熱或衄或吐胃風在下則為腸風下血在上則為面腫酒癥食瘕蠱注皆胃氣不行而瘀血與痰相結而成也

巴豆大黃立瀉石膏連翹頻涼瀉用巴豆大黃枳殼芒硝硝石○涼用石羔連翹玉屑玄明粉滑石寒水石白朮石斛茅根黃連黃芩乾葛天花粉升麻紫參山梔松脂竹茹韭汁

丁香豆蔻從溫白朮山藥最補溫用丁香肉豆蔻白豆蔻草豆蔻良姜香附生姜木香川芎藿香厚朴益智仁吳萸辛夷胡椒香茹○補用白朮山藥蓮肉芡實山查陳皮扁豆麥芽神曲滑石黃芪半夏百合蒼朮

水榮穀衛脾胃相通胃為水穀之海脾為消化之器水入于經其血乃成穀入于胃脈道乃行故血不可不養衛不可不溫血溫衛和榮衛通行天命常存

春實秋虛陰陽逆忤脾為陰胃為陽陽脈上行陰脈下行陽脈從外陰脈從內春夏陽明為實為從太陰為虛為逆秋冬太陰為實為從陽明為虛為逆此脾胃病常相更迭而不定也

【肺】肺系喉管而為氣之宗肺系有二一系上通喉嚨其中與心系相通肺之系者自膈正中微近左脇居胃之上並胃包絡及胃脘相連貫膈與心肺相通膈膜相綴也一系自心入于肺兩

大葉之間曲折向後並脊膂細絡相連貫通脊髓而與腎系相通腎納氣肺主氣肺主行榮衛為相傅之官治節出焉為氣之本也相傅如今之尚書形似人肩而為臟之蓋形似人肩又如磬懸于五臟之上而為臟之華蓋三斤三兩空空相通六葉兩耳脈脈朝會重三斤三兩六葉兩耳共八葉丁[illegible]中有二十四空行列分布諸臟[illegible]脈氣流經經氣歸肺肺朝百脈輸精于皮毛毛脈合精行氣於腑腑精神明留于四臟氣歸于權衡權衡以平氣口成寸以決死生焉義配於心肺在德為義心[illegible]仁脾為信腎為[illegible]于心也卦象乎兌肺在卦象兌又曰肺氣通而象乾心象離肝象震脾象坤腎象坎膽象巽胃象艮以外象言之則乾為左腳坎為外腎艮為右腳震為右身巽為右手離為頭項坤為左手兌為左身然人稟兩儀而生配合八卦大槩如此其實一槩流行每子時自左腳心湧泉穴起陽循左足腹脇手而上至頭項顖門午位而止午時自頂門循右手脇腹足而下至右腳心而止是坎離為陰陽消息故後天圖獨言之穀稻畜馬魄藏於中稻色白為肺之穀馬善開象金為肺之畜並精出入為之魄乃精氣之匡佐也肺藏魄肝藏魂魂乃陽之精魄乃陰之精陽動而陰靜魂遊而魄守陰陽相濟魂魄相守魂不遊而魄不守陰陽俱喪魄不收而魂枯陽亦消亡陰陽宜常相濟故叔和云魂將魄共連凡人之夢寐皆魂魄合而成者也肺熱則夢美女相依或兵戈相競虛則夢涉水田合皮榮毛鼻應於外肺主皮毛上榮于眉開竅于鼻白色小理者肺小肺小則少飲不病喘咳粗理者肺大肺大則多飲善病拘痺喉痺逆氣巨肩反膺陷喉者肺高肺高則上氣肩息欬合腋張脇者肺下肺下則居賁迫肺善脇下痛好肩背厚者肺堅肺堅則不病欬上氣肩背薄者肺脆肺脆則苦病消癉易傷背膺厚者肺端正肺端正則和利難傷脇偏疎者肺偏傾肺偏傾則胸偏痛也氣逆胸痞背疼喘哮息賁肺氣太過則令人喘咳逆氣背痛慍慍然或胸膈膹悶之氣牽引背疼又有起居如故而息有音者乃肺之絡脈逆而不得隨經上下故也息賁者肺之積名言其或息而或賁起也在右脇下大如覆杯以春甲乙日得之何以言之心病傳肺肺當傳肝肝以春適旺旺者不受邪肺復欲還心心不肯受故留結為積久不已令人洒淅寒熱喘咳發肺癰風浮涕塞聲重癮疹瘡疥涕乃肺液傷風則流涕鼻塞聲重其聲哭其志憂故哭則淚出又云肺熱涕出丸黃涕如膿大如彈丸從鼻中出不出則傷肺肺主皮毛風盛則生癮疹瘡疥熱着咽膈尻陰股膝皆痛鼻齇鼻痔或成淵肺通喉舌候在胸中故熱壅則喉舌腫痛胸膈滿悶尻陰股膝痛為痿躄者肺熱葉焦也鼻端紫紅粉刺謂之鼻齇內生息肉謂之鼻痔流涕不止謂之鼻淵背上熱下虛也虛極呼吸息微欠伸溺頻肺痿肺癰或成瘵肺主氣虛則呼吸少氣不足以息小便頻數或遺虛甚為相火所乘則咳而見血或為癆瘵肺癰肺痿冷時身顫嘔涎用力顫掉聲嘶氣虛衛冷甚也肺脈起于中焦下絡大腸循胃口上膈屬肺故虛寒則善嘔沫也血燥掌熱乾咳手太陰之別名列缺起於腕上並太陰之經直

入掌中故肺經血燥掌心赤熱乾咳者肺中無津液也補以參芪阿膠五味子山藥紫菀酸棗仁麥門冬車前子百部白膠爪蔞仁白茯苓溫以陳皮半夏乾姜款冬花生姜白豆蔻肉桂木香杏仁蘇子涼以知母瓜蔞桔梗沙參天門冬元參貝母馬兜鈴香茹桔芩冬瓜子蘿蔔子犀角百部山梔枇杷葉人溺石羔青黛瀉以葶藶桑皮蛤蚧防風檳榔枳殼通草澤瀉赤茯苓琥珀冬葵子輕聲美食自清虛凡肺病皆因呼叫過度或煎炒酒麯姜椒太過以致虛實見焉病者宜輕聲緩語以養其氣食苦麥羊肉杏薤皆苦以潤其燥夙興夜寐防災害秋三月天地容平早臥早起與雞俱興收斂神氣養血之道也逆之則傷肺冬為飧泄奉藏者少

大腸又名迴腸長二丈一尺而大四寸受水穀一斗七升半迴腸者當臍右迴疊積十六曲徑一寸半受穀一斗水七升半魄門上應闌門長二尺八寸而大八寸受穀七升三合八分魄門者肺藏魄也又曰廣腸言廣闊于大小腸也又曰肛門言其處似車釭形也內經以此為一臟故俗名臟熱則重墜或突出虛則脫下不收受穀九升三合八分合之一專主出而不納凡腸胃合受水穀八斗七升六合八分合之一闌門者大小腸各受物傳化而相會于此滓入廣腸水入膀胱闌闌分隔故曰闌門肛之重也僅十二兩腸之重也再加二斤肛門重十二兩大腸重二斤十二兩總通於肺而心腎膀胱連絡系膈肛門亦大腸之下截也總與肺為表裏大小腸之系自膈下與脊膂連心腎膀胱相系脂膜筋絡散布包裹然各分紋理羅絡大小腸與膀胱其細脈之中乃氣血津液流走之道外應在皮而氣血津液潤燥不均肺應皮腹皮厚者大腸厚皮薄者大腸薄皮緩腹裡大者大腸大而長皮急者大腸急而短皮滑者大腸直皮肉不相離者大腸結氣血津液調和則大便亦調燥熱則便堅而澁寒濕則便潤而利風搏耳鳴齒痛便血或時欲食不食嘔吐清水便血有遠近者腸系心腎膀胱故也食則嘔吐者肺氣搏入大腸令腸中宛轉搏上不欲食食即嘔吐清冷水也血壅鼻衄目黃喉痺或時大指次指肩臑痛頻手陽明脈起大指次指之端循臂臑外上肩髃之前廉下齒還出口交人中左之右右之左俠鼻孔交目胸故病如是氣秘腹滿切痛外注皮膚堅硬氣滯腸中切痛或鳴腹滿大便秘澁重感于寒當臍而痛即泄不能久立若氣注于外挾痰則皮膚堅而不痛熱秘臍滿口瘡內結痔癰痢辟夾臍滿痛大便不通或喘不能立或口生瘡皆熱症也腸若濕熱內結則為痔漏腸癰痢下赤白也辟者赤色也虛則腸鳴身易瘦冷則滑脫耳難聞腸氣虛則鳴身枯瘦如雞皮有鱗虛冷則滑泄脫肛耳聾經曰邪尅陽明之絡令人耳聾時不聞音補以粟殼五倍棕櫚牡蠣木香肉豆蔻蓮肉蓁子訶子龍骨瀉以硝

黃續隨桃仁。芒硝大黃續隨子枳殼麻仁石斛檳榔旋覆花榧實巴豆葱白牽牛溫以吳萸人參姜桂。乾姜肉桂半夏桃花石木香石蜜涼必芩黃槐花茅根。黃連黃芩天花粉元參砂糖呼。水穀變化自然妙。經曰大腸為傳道之官變化出焉難經曰唇為飛門言唇闔則食入如飛也齒為户門飲食由此而入也咽為吸門言咽入不得復出也胃為賁門言咽下賁向于胃也太倉下口為幽門在臍下三寸居于幽暗故名也並闌門魄門合之為七衝門皆水穀變化出入相衝之要路也但水穀清芳甘美運布則為精微腐熟則為滓穢乃陰陽自然之妙用也食息調變由於人。

腎有兩枚。左屬水而右屬火。重各九兩。右主女而左主男。左右二枚共一斤二兩男以左腎為主女以右腎為主連脇系心貼脊膂兮。裹以脂膜。裹白外紫。如紅豆兮。相合若環。腎連脇下對臍形如紅豆相並如環曲貼脊膂膜中裹白外紫兩腎二系相通下行其上則與心系通而為一所謂坎北離南水火相感者也左右氣常相通靜養極者左右相合則精不泄矣以左言其概位北水惟堅。此條專言左腎天一生水專一以堅為事所以五臟俱有補瀉惟腎有補無瀉納氣收血化精。而為封藏之本。左腎主納氣收血化精司冬之令專主收藏故曰封藏之本壯志造無成有。別號作强之官。腎藏志意之所存者謂之志精完則志壯志壯則精益完故曰精志自相隨造無為有男女交構造化形容經曰作强之官伎巧出焉言精志完而强于作用也又男曰作强女曰伎巧候在腰而充骨填髓。腎之候在腰其充在骨諸髓皆屬于腦而腎實主之叔和云實夢腰難解虛行溺水湄竅於耳而榮髮駐顏。黑色小理者腎小腎小則臟安難傷粗理者肴腎大腎大則善病腰痛不可俛仰易傷以邪高耳者腎高腎高則苦背膂痛不可俛仰耳後陷者腎下腎下則腰尻痛或為狐疝耳堅者腎堅腎堅則不病腰背痛耳薄不堅者腎脆腎脆則善病消癉易傷耳好前居牙車者腎端正腎端正則和利難傷耳偏高者腎偏傾腎偏傾則苦腰尻痛也鬢髮顴面皆腎脉所絡陽精盛注于外則鬢髮榮盛面體光潤風旋目䀮無見。或面浮咳水。而隱曲不利。腎風多汗惡風面浮目視䀮䀮無所見若伏有水氣則目下赤腫名曰風水不能偃卧偃則咳出清水男子身重難行溺黃女人月事不行俱謂之隱曲不利風盛者膝脛攣急不能久立也氣動飢不欲食。或喘急奔豚。而脇脊痛酸。飢不欲食喘嗽喉中鳴者腎氣病也奔豚者腎之積發于小腹上至心下如豚之奔然以夏丙丁日得之何以言之脾病傳腎腎當傳心心以夏適旺旺者不受邪腎復欲還脾脾不肯受故留結為積久而不已令人喘逆少氣竟至于骨髓痿弱矣脇脊痛者腎病小腹腰脊痛腔酸三日背膂筋痛小便閉三日腹脹三日兩脇支痛一日不已死冬大晨夏晏晡熱則口燥舌乾咽痛。甚則心腹脹而背亦強。少陰脈貫腎絡于肺，系舌本，故口燥舌乾而渴。邪剋于少陰之絡，令人咽嗌腫痛，不可納食。腎病則大小腹脹痛，背痛引心。厥心痛引腰者屬脾，引腸者屬膀胱。虛則心懸，骨痿齒搖，甚則夢泄精，而囊亦寒。腎氣虛，心懸如飢，善恐惕惕如人將捕。水不勝火，則骨枯而髓虛，故足不任身，發為骨痿。經曰：腎氣熱則腰脊不舉，骨枯而髓減，發為骨痿。言虛中有熱也。齒者，骨之屬，腎虛則搖動不固。夢泄者，腎氣虛而下脫，或挾火邪也。囊寒者，腎氣衰也。人年六十，氣衰髮墮齒落，腰脈空虛，七十形體皆極，九十如樹之有根耳。血症口唾，腸癖足心熱，并濕必發黃疸。經曰：刻則有血，陽脈傷也。陽氣未盛于上而脈滿，滿則刻期，故血見于鼻與口也。又少陰不足，脈濇病積，溲血，足心熱也。心風入腎也。黃疸者，腎虛為濕熱乘之，必口淡腳軟，是則為腎虛也。冷症胸痺，莖縮股內痛，并鬱必黑顏。骨痺者，腎脂髓枯而不滿，故寒冷甚則至骨，痺痛踡攣。其人身寒，湯火不能熱，厚衣不能溫，然不能振慄者，肝為一陽，心為二陽，腎孤藏，一水不能勝二火，故不能振慄也。莖縮者，腎竅二陰，冷則痿弱不舉，甚則縮入，俗云脫陽症也。股內後廉痛者，少陰脈起于足小指，走足心，循內踝後入筋中，上內廉股內後廉，貫脊故也。黑顏者，冷鬱久則精枯不能上注，故面黑顏衰，而肌枯肉瘦。補以熟地、枸杞、鹿茸。鍾乳粉、龜板、龍骨、虎骨、五味子、鎖陽、山茱萸、杜仲、山藥、知母、蓮肉、芡實、覆盆子、桑螵蛸、牡蠣、小草、牛膝、當歸、元參、石楠、合歡、五加皮、楮實。瀉必苦茗、猪苓、琥珀。澤瀉、茯苓。腎本無瀉，此言瀉者，伐其邪水邪火也。溫以沉香、兔絲附子。乾姜、肉桂、巴戟、葫蘆巴、補骨脂、柏子仁、烏藥、石楠藤。涼必知母、黃柏、牡丹皮、地骨皮、玄參、竹瀝。吁。早臥晚起，陽氣復。冬三月天地閉藏，早臥晚起，必待日去寒就溫，無泄皮膚，此養藏之道也，逆之則傷腎。四時有腎病者，亦宜體此，以養微陽。凡腎病皆因快情縱慾，失志傷腎，過服丹藥。華陀云：陽劇剛強，則天癸竭而榮衛涸。靜坐獨眠藿豆飡。靜坐則腎水自升，獨眠則房色自節，藿葵黑豆味鹹，黃黍、雞、桃味辛，腎病宜食。

膀胱上口闊二寸半。而盛溺九升九合。中廣九寸。正而重九兩二銖。無出竅也。資氣海以施化，府名津液。膀胱以虛受水，為津液之府，有上竅而無下竅，得氣海之氣施化則溲便注瀉，氣海之氣不足則秘隱不通。透絕頂也。司升降之消息。官號州都。經曰：州都之官，津液藏焉。應在毛髮。系通心肺。驗於皮骨。臟屬腎俞。腎應骨，密理厚皮者，三焦膀胱厚；粗理薄皮者，三焦膀胱薄；疏腠理者，三焦膀胱緩；皮急而無毫毛者，三焦膀胱急；毫毛美而粗者，三焦膀胱直；稀毫毛者，則三焦膀胱結也。風搏頭疼眼旋，目淚惡心。筋骨不利，氣滯項拔背強。腰折尻痛，膕脛尤拘。膀胱脈起于目內眥上額交巔其別者從巔至耳上角其直行者從巔入絡腦還出別下項循肩髆挾脊抵腰中入循膂絡腎屬膀胱其支前者從腰中下脊貫臀入膕中其支別者從髆內左右別下貫胛挾脊內過髀樞循髀外後廉下合膕中以下貫腨內出外踝之後循京骨至小指外側端故病如是惡心者膀胱移邪于小腸故惡聞食臭熱結腹滿而胞塞。甚則狂發。熱結下焦則小腹苦滿難于俛仰胞轉閉塞不得小便令人發狂冷即多唾而帶下。甚則溺餘。冷則濕痰上溢則為多唾濕痰下滲則為帶濁甚則小便溺餘或頻數叔和云冷敗則遺尿不知虛症腦轉耳聾。房事舉亦無力。血病鼻衄淋澁痔瘡莖囊腫或被吹。陰莖陰囊腫大皆濕熱以致血疼小兒多蚯蚓地風所吹溫以蓽澄茄茴香烏藥。涼必生地防己地膚。子黃柏防風甘草稍防葵瀉以車前瞿麥滑石。芒硝澤瀉萱草根補必橘核益智菖蒲。龍骨續斷黃芩

呼。寡慾一念真秋石。今人不知吾身自有秋石謬云泄盡真葯服假葯十字街頭買秋石節飲三盃固尾閭。酒水好停下焦為邪節之尾閭自固不患漏泄

命門下寄腎右。而絲系曲透膀胱之間。命門即右腎言寄者命門非正臟三焦非正腑也命門系曲屈下行接兩腎之系下尾閭附廣腸之右通二陰之間前與膀胱下口于泄溺之處相並而出乃是精氣所洩之道也若女子則子戶胞門亦附廣腸之右膀胱下口相並而受胎故氣精血脈腦皆五臟之真以是當知精血來有自矣上為心胞。而膈膜橫連脂漫之外。心胞即命門其經手厥陰其腑三焦其臟心包絡其部分在心下橫膈膜之上豎斜膈膜之下與橫膜相粘其處黃脂漫包者心也其曼脂之外有細筋膜如絲與心肺相連者此包絡也配左腎以藏真精男女陰陽攸分。命門為配成之宮左腎收血化精運入藏諸命門男以此而藏精女以此而系胞胎男子以氣為主坎水用事故藥氣為精而色白如帶火者精亦能紅女子以血為主離火用事故血盈為經而色紅如挾痰氣者經亦能白女人屬陰陰極則必自下而上衝故乳房大而陰戶縮也男子屬陽陽極則必自上而垂下故陰物垂而乳頭縮也蓋陽無形陰則質男子內陽而外陰女人內陰而外陽男子背屬陽而腹屬陰女人腹屬陽而背屬陰又男子督脈主事自背尾閭行至斷交穴止故血盛者感陽氣而髭鬚生女子任脈主事自小腹上行至咽喉而止故不上與陽合而無髭鬚宦官去勢亦無髭鬚一理也相君火以繫元氣。疾病死生是賴。相火之藏元氣繫焉凡病雖危命脈有神者生命脈無神者死風則肘臂攣急腋下腫紅。心包支脈循胸出脇下腋三寸上抵腋下下循臑內行太陰少陰之間入肘中下臂行兩筋之間氣則胸膈支結脇不舒泰。心脈起于胸中下膈循歷絡三焦故病有胸病及息賁者熱逼五心煩而目赤善笑便亦難火盛故也虛之四體軟而頭旋耳痛精力不銳火衰則上不運而四體若

無骨熱頭旋者命門帶系上透泥丸陽虛則頭旋也耳痛者腎竅于耳虛氣壅則耳痛壅塞則耳聾也精力不銳者交感精來不決也由乎時無力不足以息血衰面黃而心下崩且煩面五紫光者腎無苦也色黃黑者腎衰也經曰悲哀太甚則心下崩數溲血也蓋悲哀則心系急肺葉舉而上焦不通榮衛不散熱氣在中故胞絡絕而陽氣內鼓動發則心下崩數溲血也心下崩謂心胞內崩而下血也冷極陰痿而肢體厥且痺腎氣冷極前陰痿弱不舉病則四肢發厥如冰骨瘦為冷痺瀉以烏藥枳殼補必從蓯蓉葫蘆巴沉香黃芪肉桂

涼以黃柏山梔黃連柴胡溫必附子肉桂腽肭臍川芎補骨脂沉香抑又疑左右受病同歸於膀胱小便清利脈沉而遲是冷氣歸腎小便赤澁脈沉而數是熱氣歸命門是命門與腎脈同者謂其所受病同歸于膀胱一腑也冬夏司天兩分於水火所以左屬水右屬火者左尺膀胱停瀦腎水右尺三焦腐熟穀食俗呼小便曰水大便曰火水火之義較然況六氣司天左為寒水司冬為寒右為相火司夏為暑蓋其同者有形之質均屬乎水其異者無形之火不司乎寒司天既有寒暑之異在人豈無水火之分腎合膀胱左尺之脈純乎水命合三焦右尺之脈純乎火似同而實異者陰陽之所以為妙也宜靜不宜動者左右之所以相同也凡病莫非火之所為火虛則熱怯虛勞火衰則陽虛氣弱左右之脈皆況診而貴乎沉滑推相火司令則滑而帶浮非其時而數且大者皆謂火動叔和脈不立部同斷乎症丹溪圖不盡意妙存乎心丹溪脈圖始補命門胞絡

三焦如霧如漚如瀆雖有名而無形主氣主食主便雖無形而有用上焦玉堂下一寸六分直兩乳間陷處中焦臍上中脘下焦臍下膀胱上口上焦主出陽氣溫于皮膚分肉之間若霧露之溉焉故曰上焦如霧中焦主變化水穀之味其精微上注于肺化而為血行于經隧以榮五臟週身故曰中焦如漚下焦主通利溲便以時傳下出而不納開通秘塞故曰下焦如瀆也又曰決瀆之官水道出焉上焦主納心肺若無上焦何以宗主榮衛中焦主不上不下脾胃若無中焦何以腐熟水穀下焦主出腎間動氣應焉肝腎若無下焦何以疏決津液是三焦者引導陰陽分別清濁所以主持諸氣有其名而無其形寄生胸中以應呼吸而行氣血夫氣者上至頭而不能下而血者下至足而不能上皆三焦之用壅通難碎使氣血由是而貫通焉故謂無形而有用發為無根之相火寒熱異常三焦為丙火之腑故其發也則為無根之相火遊行諸經令人惡寒發熱異常位寄膻中與血海男女相共膻中即上焦血海即下焦男女均有此氣血均有此血海又名血室乃榮衛停止之所經脈流會之處但男子則運而行之無積而不滿女人則停而止之有積而溢下為月經募在石門貞元會合以始

終。石門在臍下二寸為二焦之募諸氣之所會聚聚而復分于十二經與手少陽厥陰相為表裏故曰為元氣之始終也腑在氣冲。水穀資胃以傳送。氣冲在小腹毛中去中行各二寸乃陰陽道路陽明脈之所發足陽明主腐熟水穀之氣三焦發用貫通十二經絡往來上下腐熟水穀營運氣血皆其所主是知氣冲為三焦行氣之府益氣血必胃氣以為本也升中清降下濁。造化出納無窮。胃中濁氣下降而為溲便清氣上升而為榮衛上極必返于下下極必復于上造化自然之妙循環無窮至于水穀之所入者自上而中自中而下糟粕轉輸傳導而無底滯故云水穀之道路也養精神柔筋骨。襟懷喜氣若烘。粹然清和之氣上入中焦則佐上德翕受五穀變化精微內養精神外柔筋骨中焦既治其氣上烘入于膻中以司入內襟懷關豁喜樂由生虛則引氣於肺。而中寒痞脹。甚則溺窘耳鳴。手少陽支脈從耳入耳中經曰三焦病者腹氣滿小腹尤堅不得小便窘急溢則水流即為脹候耳鳴者主小陽支脈從耳後入耳中也熱則上結於心。而胸中煩滿。甚則口渴咽腫。手少陽脈從膻中出缺盆上項系耳後直上出耳上角以屈下頰至䪼風若縈纏小指次指肘臂肩臑。胁外皆疼。手少陽脈起于小指次指之端循手表腕上貫肘臑外上肩而交足少陽之後入缺盆交膻中散絡心包而下膈循胁屬三焦故病實則攣痛虛則不收氣為是動。時秘時泄。耳後胸前。目銳作痛。氣症或秘或溲手少陽別脈遶臂注胸中合心主病其支脈自耳中走耳前交頰至目銳眥故氣滯則作痛血凝痿痺泣流。血凝于膚者則為痺凝于脈者則為泣凝于足者則為痿因卧汗出而風吹之也凡吐衄便溺諸血皆三焦所生也冷敗汗多慄凍。冷敗則自汗不上發為振慄四肢冰冷如凍甚則陰頭縮入名脫陽症瀉心脾以去中焦之熱。連柏豬牛相宜。瀉心黃連黃柏山梔連翹薄荷生地麥門冬柴胡桔梗木通龍膽瀉脾豬苓牽牛澤瀉赤茯苓枳殼木通梹榔芒硝大黃厚朴補肺胃以濟中焦之寒。參芪姜朮可供。人參黃芪乾姜白朮甘草益智仁良姜下熱涼肝。荊防地皮劉皆輕。荊芥防風地骨皮鐵柴胡薊花石羔下寒溫腎。附子補骨脂性重。當歸熟地木香地榆阿膠蒲黃噫。觀三焦妙用而後知臟腑異而同。同而異。分之則為十二。合之則為三焦。約而言之。三焦亦一焦也。焦者。元也。一元之氣而已矣。五臟穿鑿論曰心與膽相通心病怔忡宜溫膽為主膽病戰慄顛狂宜補心為主肝與大腸相通肝病宜疏通大腸大腸病宜平肝經為主脾與小腸相通脾病宜瀉小腸火小腸病宜潤脾土為主肺與膀胱相通肺病宜清利膀胱水後用分利清濁膀胱病宜清肺氣為主兼用吐法腎與三焦相通腎病宜調和三焦三焦病宜補腎為主腎與命門相通津液胃虛宜大補右腎此合一之妙也

觀形察色 以治未病，凡臟腑未損，氣血未亂，精神未散者，全愈；病已成者，半愈；病勢已過者，則危矣。

第一看他神氣色，潤枯肥瘦起和眠。肥白人多濕，瘦黑瘦人多火熱。或形肥色黑，或形瘦色白，臨時參症，或從形，或從色，不可泥也。活潤死枯肥是實，瘦為虛弱古今傳。譫語體即知腰內苦，攢眉頭痛與頭眩。手不舉兮肩背痛，步行艱苦腳間疼。叉手按胸胸內痛，按中臍腹痛相連。但起不眠痰夾熱，貪眠虛冷使之然。面壁身蜷多是冷，仰身舒挺熱相煎。身面目黃脾濕熱，唇青面黑冷同前。

聽聲審音 五音以應五臟，金聲響，土聲濁，木聲長，水聲清，火聲燥。如聲清，肺氣調暢。聲如從室中言，中濕也。言而微，終日乃復言，奪氣也。先輕後重，高厲有力，為外感。先重後輕，沉困無力，為內傷。

第二聽聲清與濁，審他真語及狂言。聲濁即知痰壅滯，聲清寒內是其源。言語真誠非實熱，狂言號叫熱深堅。稱神說鬼踰墻屋，胸膈停痰症號顛。更有病因循日久，音聲遽失命歸來。

問症

試問頭身痛不痛，寒熱無歇外感明。掌熱口不知食味，內傷飲食勞倦形。五心煩熱兼有咳，人瘦陰虛火動情。除此三件見雜症，如瘧如痢必有名。從頭至足須詳問，症候參差仔細聽。

頭痛否 痛無間歇，為外感；痛有間歇，為內傷。

目紅腫否 或暴紅腫，或素疼痛。

耳鳴耳聾否 或左或右，久聾者不敢純用補濇之劑，須兼開關行氣之藥。

鼻有涕否 或無涕而燥，或鼻塞，或素流涕不止，或鼻痔，或酒皶。

口知味否 或不食亦能知味，為外感風寒；或食亦不知味，為內傷飲食。

口渴否 渴飲冷水者為熱，渴飲熱水者為虛；夏月大渴好飲者為暑。

舌有胎否　或白或黃或黑或紅而裂

齒痛否　或上腿或下腿或有牙宣

項强否　暴强則為風寒久强則痰火

咽痛否　暴痛多痰熱素慣痛多下虛

手掌心熱否　手背熱為外感手心熱為內傷手背手心俱熱為內傷兼外感

手指稍冷否　冷則為感寒不冷則為傷風素清冷則為體虛

手足癱瘓否　左手足臂膊不舉或痛者屬血虛有火右手足臂膊不舉或痛者屬氣虛有痰

肩背痛否　暴痛為外感久痛為虛損挾鬱

腰脊痛否　暴痛亦為外感久痛為腎虛挾滯

尻骨痛否　暴痛為太陽經邪久痛為太陽經火

胸膈滿否　已下為積胸未下為邪入少陽經分非結胸也素慣胸滿者多鬱多痰火下虛

脇痛否　或左或右或兩脇俱痛或一點空痛

腹脹否　或大腹作脹或小腹作脹

腹痛否　或大腹痛或臍中痛或小腹痛或痛按之即止或痛按之不止

腹有痞塊否　或臍上有痞塊或臍下有痞塊或臍左有痞塊或臍右有痞塊或臍中有塊不可妄用藥吐下及動氣凝滯之藥宜兼消導行氣之劑

心痛否　暴痛屬寒久痛屬火屬虛

心煩否　或只煩燥不寧或欲吐不吐謂之嘈雜或多驚恐謂之怔忡

嘔吐否　或濕嘔或乾嘔或食罷即嘔或食久乃嘔

大便泄否　或溏泄或水泄或晨泄或食後即泄或黃昏時泄一日共泄幾行

大便秘否　秘而作渴作脹者為熱秘而不渴不脹者為虛

小便清利否　清利為邪在表赤澁為邪在裡頻數窘急為下虛挾火久病及老人得之則危

小便淋閉否　渴者為熱不渴為虛

陰强否　陰强為有火陰痿為無火

素有疝氣否　有疝氣宜兼疎利肝氣藥不可妄用升提及動氣之劑

素有便血否有痔瘡否　有便血痔瘡不敢過用燥藥爍陰傷臟

有瘡疥否　有瘡疥忌發汗宜兼清熱養血祛風

素有夢遺白濁否　有遺對則為精虛不敢輕易汗下

有房室否　男子犯房則氣血暴虛雖有外邪戒用猛劑或先補而後攻可也

膝痿軟否　暴痿軟則為脚氣或胃弱久病則為腎虛

脚腫痛否。腫而痛者多風濕，不腫脛枯細而痛者為血虛，為濕熱下注。脚掌心熱否。熱則下虛火動，脚跟痛者亦腎虛有熱，脚指及掌心冷者為寒。

有寒熱否。寒熱有間否。無間為外感，有間為內傷，午寒夜熱則為陰虛火動。飲食喜冷否。喜冷則為中熱，喜熱則為中寒。

飲食運化否。能食不能化者為脾寒胃熱。飲食多少否。能飲食者易治，全不食者難治，惟傷寒不食亦無害。

素飲酒及食煎炒否。酒客多痰熱，煎炒多犯上焦，或流入大腸而為濕熱之症。有汗否。外感有汗則為傷風，無汗則為傷寒，雜症自汗則為陽虛。

有盜汗否。睡中出汗，外感則為半表裏邪，內傷則為陰虛有火。渾身骨節疼痛否。外感則為邪居表分，內傷則為氣血不用，身重痛者為挾濕氣。

夜重否。或晝輕夜重為血病，或夜輕晝重為氣病。年紀多少。壯年病多可耐，老人病雜則元氣難當，婦人生產少者氣血猶盛，生產多年又多，宜補不宜攻。

病經幾時。或幾日，或幾旬，或經年。所處順否。所處順則性情和而氣血易調，所處逆則氣血怫鬱，須于所服藥中量加開鬱行氣之劑。

曾誤服藥否。誤藥則氣血亂而經絡雜，急病隨為調解，緩病久病停一二日後藥之可也。有癥瘕否。有腹痛潮熱而一塊結實者為癥瘕。

婦人經調否。或參前為血熱，或參後為血虛，或當經行時有外感，經盡則散，不可妄藥，以致有犯血海。

經閉否。或有潮熱，或有咳嗽，或有失血，或有白帶否，能飲食否，能食則血易調而諸症自除，食減漸瘦者危。

有孕能動否。腹中有一塊結實能動而無腹痛潮熱等症者為有孕，腹虛大脹滿，按之無一塊結實者為氣病，其經水亦時滲下。

產後有寒熱否。有腹痛否。有汗否。有咳喘否。寒熱多為外感，腹痛多為瘀血或食積停滯，有汗單潮為氣血大虛，咳喘為瘀血入肺難治。

凡初症題目未定，最宜詳審病者，不可諱疾忌醫，醫者必須委曲請問，決無一診而能悉知其病情也。

初學宜另抄問法一紙，常出以問病，若題目已定，或外感，或內傷，或雜病，自當遵守古法，不可槩施發散劑也。

## 王叔和觀病生死候歌

欲愈之病目眥黃（胃氣行也）眼胞忽陷定知亡（五臟絕也）耳目口鼻黑色起入口十死八難當（腎乘胃也）面黃目青酒亂頻邪風在胃喪其身（木尅土也）面黑目白命門敗困極八日死來侵（先青後黑，即素問迴則不轉神去則死息）面色忽然望之青進之如黑卒難當（肝腎絕也）面赤目白怕喘氣待過十日定存亡（火尅金也）黃黑白色起入目更兼口鼻有灾殃（水乘脾也）面青目黃午時死餘候須看兩日強（木尅土也）目無精光齒齗黑（心肝絕也）面白目黑亦灾殃（肺腎絕也）口如魚口不能合（脾絕）氣出不返命飛揚（肝腎先絕）息肩直視及唇焦面腫蒼黑也難逃妄言錯亂及不語尸臭元知壽不高（心絕）人中盡滿無唇青三日須知命必傾（木尅土也）兩頰顴赤心病久口張直氣命難停（脾肺絕）足趺趾腫膝如斗十日須知難保守（脾絕）項筋舒展定知殂（督脈絕）掌內無紋也不久（心胞絕也）唇青體冷及遺尿（膀胱絕）背面飲食四日期（肝絕）手足爪甲皆青黑許過八日定難醫（肝腎絕）脊疼腰重反覆難此是骨絕五日看體重溺赤時不止肉絕六日便高判手足甲青呼罵多筋絕九日定難過髮直如麻半日死（小腸絕）尋衣語死十知麼（心絕）

**診脉** 榮行脉中衛行脉外脉者所以主宰榮衛而不可須臾失也從月從永謂得此可永歲月也古脉字從血從𠂢所以使氣血各依分派而行經絡也醫家由脉以識經絡虛實由經絡虛實以定藥之君臣佐使及針灸穴法是脉乃醫之首務世俗偏熟脉訣而不知脉經專習單看而不知總看其實上古診法有三其一各于十二經動脉分為三部候各臟腑其二以氣口人迎決內外病因其三獨取寸口以內外分臟腑以高下定身形以生尅定榮枯以清濁論窮通故曰獨取寸口以決五臟六腑之生死吉凶也茲以素難為主兼采仲景及脉圖脉經脉訣正傳權輿而補之以便初學誦讀

## 寸關尺定位

**掌後高骨號為關騎骨關脉形宛然次第推排寸關尺配合天地人三元** 昔岐伯取氣口象黃鍾作脉法故氣口之數九分陽數九也尺內一寸陰數十也手腕高骨為關從關至魚際得同身之一寸故名寸部從關至尺澤得同身之一尺故名尺部陽出陰入以關為界故名關部寸應天為上部關應人為中部尺應地為下部一部之中又各有浮中沉三候三三如九故曰三部九候凡診脉初以中指揣按高骨關位次下前後二指人長則疎排其指人短則密排其指初輕按消息之次不輕不重中按消息之次重按消息之○魚際者寸上一分掌骨後際如魚之頸際然尺澤者尺外脉如深澤然

## 臟腑定位

**左心小腸肝膽腎右肺大腸脾胃命心與小腸居左寸肝膽同歸左關定腎脉元在左尺中膀胱是腑常相應肺與大腸居右寸脾胃脉從右關認心胞右尺配三焦此為初學入門訣** 左心主血肝膽腎膀胱皆精血之隧道故次附之右肺主氣脾胃命門三焦各以氣為運化故次附之分之曰氣曰血曰脉總之惟脉運行氣血而已是以氣血盛脉盛氣血衰脉衰氣血和脉平氣血亂脉病由此知脉乃氣血之體氣血乃脉之用也心與小腸為表裏旺于夏而位左寸沉取候心浮候小腸肝與膽為表裏旺于春而位左關沉取候肝浮候膽腎與膀胱為表裏旺于冬而位左尺沉取候腎浮候膀胱肺與大腸為表裏旺于秋而位右寸沉取候肺浮候大腸脾與胃為表裏旺于四季而位右關沉取候脾浮候胃命門與三焦為表裏寄旺于夏而位右尺沉取候命門浮候三焦然以循環之序言之則左尺水生左關木左關木生左寸火左寸火接右尺火右尺火生右關土右關土生右寸金右寸金生左尺水生生之意不絕有子母之親也若以對待之位言之則左寸火尅右寸金左關木尅右關土左尺水尅右尺火左剛右柔有夫婦之別也然左手屬陽右手屬陰左

寸居火以尊而在上，右尺相火以卑而在下，有君臣之道也。三部之中有此自然之理，是以善診者，診父而知其子也。

七表八裏九道脈名

浮芤滑實弦緊洪，名為七表屬陽宮。微沉緩濇遲并伏，濡弱為陰八裏同。細數動虛促結散，代革同歸九道中。又有長短大三脈，經書所載亦當通。脈經無表裏九道之目，且七表以芤為陽，然為亡血失精半產。七表以弦為陽，仲景以弦為陰；九道以動為陰，仲景以動為陽。惟脈經則與仲景合也。經以上中下九候為九道，的非歌訣九道之謂也。戴同父有脈訣刊誤，朱文公謂其辭俚而淺，但脈訣世俗誦習已慣，表裏名義初學不可不知。九道從丹溪者，脈經有數無短，內經有革無牢故也。

諸脈體狀

浮按不足舉有餘。浮不沉也，脈在肉上。沉按有餘舉則無。沉不浮也。浮沉二脈以舉按輕重取之，浮為在表，沉為在裏。遲脈一息剛三至，數來六至一呼吸。遲不及也，數太過也。遲數二脈以呼吸息數取之，遲為冷，數為熱。滑似累珠來往疾。滑不濇也，累累如珠，往來流利疾速。濇滯往來刮竹皮。濇不滑也，往來濇滯如刀刮竹皮然，不通快也。滑濇二脈以往來形狀取之，滑為有餘，濇則不足。大浮滿指沉無力。大不小也，浮取滿指，似洪，沉取濶濡無力。緩比遲脈快些兒。緩不緊也，乃四至，但往來更和緩耳，比三至遲脈更快些。大緩二脈以指下急慢分之，大則邪勝，緩則正復。洪似洪水湧波起。洪大而湧上且實也，如洪水之波浪湧起，浮沉取之有力，其中微曲，如環如鉤，故夏脈曰鉤，鉤即洪也。實按愊愊力自殊。實不虛也，舉按皆愊愊有力。弦若張弓弦勁直。弦勁直如弓弦也，舉按皆然。緊似牽繩轉索初。緊急而不緩也，如轉索之狀。長脈過指出位外。長不短也，過于本位。芤兩頭有中空疎。芤如芤菜，中空也。微似珠絲容易斷。微不顯也，若有若無。細線往來更可觀。細微渺也，較之微脈差大，往來有常。濡全無力不耐按。濡無力也，輕手乍來，重手卻去。弱則欲絕有無間。弱不盛也，按之欲絕，似有似無，舉之則無。虛雖豁大不能固。舉按雖闊豁，而不堅固也。革如按鼓最牢堅。革改易也，來氣血也，浮沉取之皆實，如按鼓皮然。動如轉豆無往來。舉按無往來，如豆厥厥動搖不離其處無往無來散漫作時注指端。散不聚也，來去不歸，漫無根柢，輕按則有，重按即失，有表無裏也。或問散不散，脈何心肺平脈皆浮而散耶？蓋心浮大中帶濡，肺浮濇中帶大，有似于散耳。若真散，竟為死脈。但不帶散，則又為真虛死脈矣。伏潛骨裏形方見。伏，不見也。按之推之，至于骨乃見。絕則全無推亦闕。絕亦古脈名。短於本位猶不及。短，不及也。見指中間。促急來數喜漸寬。促者，急也。脈數時一止，復來曰促。結脈緩時來一止。結，不續也。脈來遲緩時一止曰結。代脈中止不自還。代，更代也。先有濇濡，定止方見。代脈止歇有定數，不比促結止而不定。如十動一止，雖數十動皆見于十動之後；如二十動一止，雖數十動皆見于二十動之後；三十四十動皆然。

## 諸脈相類

浮似芤，芤則中斷浮不斷。浮似洪，力薄為浮厚者洪。浮似虛，輕手為浮無力虛。滑似動，滑珠朗朗動混混。混混然無頭尾。滑似數，滑利往來數至多。實似革，革按不移實大長。弦似緊，弦言其力緊言象。弦如張弦，緊如轉索。洪似大，大按無力洪有力。微似濇，濇短遲細微如毛。沉似伏，伏極其沉深復深。緩似遲，緩比之遲仍小快。遲似濇，遲息三至濇短難。弱似濡，濡力柔薄弱如無。結促代，結緩促數止無定，代歇有常命鮮回。散似大，散裏全無大翕翕。散形縱漫，裏全無；大則其中還翕翕。

## 諸脈主病

浮風芤血滑多痰。浮主風者，風氣浮蕩也。芤主血虛，血屬陰，陰道常乏，故中有間斷也。滑主血多，隨氣壅上為痰。實熱弦勞緊痛閒。實主氣實有熱，血隨氣行，氣血俱熱候也。弦主勞傷，氣血俱斂。緊主邪搏，氣血拂亂，故痛。洪熱微寒臍下積。洪乃氣血燔灼，表裏熱極。微乃氣血虛寒，臍下冷積，作痛作瀉。沉因氣痛緩膚頑。沉為氣鬱痰痛。緩大非時得之，則氣血不週，肌膚頑痺麻木。濇則傷精陰敗血。濇乃精血枯燥。男子得之，房勞傷精；女子有胎得之，胎中少血作痛；無孕得之，瘀血滯也。又聞遲冷伏格關。遲為陽虛裏寒，外見冷症。伏乃陰陽潛伏，關格閉塞。濡多自汗偏宜老。濡主氣血衰疲，陽虛自汗。老人氣血已衰，故宜；少壯得之危。弱脈精虛骨體痠。弱由真精氣虛極，骨髓空虛，故

醫學入門　卷二　脈　　上海埽葉山房校印

作疫痛老人得之亦無妨也長則氣理短則病長乃氣血有條理而不亂滯緩則百病易治短因氣滯或胃氣衰少諸病見短難治細氣少兮代氣衰細本元氣不足精血亦乏代乃元氣衰極是他藏代至死脈也促為熱極結為積促乃陽盛而陰不相濟熱蓄于裏也結乃陰盛而陽不相入內外邪滯為積虛驚動脫血頻來虛乃氣血俱虛故多恍惚驚悸動亦虛勞之脈主脫漏崩中泄痢血分之疾數則心煩大病進數亦熱極脈也主心煩發狂大乃邪盛氣血虛不能制故病進也革去精血亦奇哉革乃變易氣血去留常度男子不變精泄女子崩中漏下有孕半產真虛寒恠症脈也

諸脈相兼主病

滑伯仁曰人之為病雖曰不過寒熱虛實四者而其脈多兼見也熱則流通凡浮大數長皆熱也寒則堅凝凡沉小遲短皆寒也實則形剛凡實滑弦緊皆實也虛則形柔凡虛濇濡緩皆虛也他如難經所謂一陰一陽者脈來沉而滑一陰二陽者脈來沉滑而長一陰三陽者脈來浮滑而長時一沉也一陽一陰者脈來浮而濇一陽二陰者脈來長而沉濇一陽三陰者脈來沉濇而短時一浮也盡皆兼見義也

浮而有力則為風風包四氣而言如浮緩浮弦則為傷風浮緊則為傷寒浮虛則為傷暑浮濡則為傷濕四氣在表皆浮更與人迎相應則為外感在經無疑浮而無力斯為虛經曰諸浮者腎不足也瞥瞥有如羹上肥定知蛇脈陽氣微作病見浮脈乃傷風邪久病宜沉反見浮脈裡寒表熱也然必與氣口相應則為內傷氣血虛損浮數風熱微欲解浮數傷風挾熱也帶微者邪不傳而欲解浮遲身痒汗亦無裡虛不能作汗其身必痒獨浮喘脹表中熱表邪盛故氣逆喘脹浮緊滑痰百合韋百合傷浮寒病也大癮疹久為癩浮為風虛大為氣強風氣相搏必成癮疹發痒久久為癩浮滑痰飲痛如錐浮滑為風痰為走刺疼痛

沉而有力則為積凡脈浮盛為病在表在外沉堅為病在裡在內無力應知氣不平沉為諸鬱為水為泄為厥逆停飲脇脹兼瘕癥沉數裡寒內熱盛與人迎相應則邪伏陰經而為實熱沉遲血冷裡寒生與氣口相應則血凝氣滯而為沉寒沉重傷暑弱墮髮沉重為傷暑發熱沉弱者髮必墮落沉弦腹心冷痛并沉緊而數冷又熱沉緊不數懸飲成沉細少氣臂不舉兩寸則兩臂不舉沉重前絕瘀血凝沉重如重物沉水不復浮起故冬脈曰石直前絕者有瘀滯也

遲而無力虛且寒。與人迎相應則濕寒凝滯，與氣口相應則虛冷沉積。遲而有力痛為害。或心痛，或腹痛，或脇痛。應血尺虛寸氣虛。寸口得之為氣虛，尺中得之為血虛。總是腎虛不安，亦有痰凝氣滯，伏熱，寒滯而然者，必尋無力，乃為真遲。遲沉寒內浮寒外。脈遲沉，或芤，寒在裡則腹痛；遲浮，寒在表則肢冷。遲濇咽酸癥瘕成。遲濇則濕熱凝滯，或為咽酸，或為癥瘕。遲滑腹中覺脹大。遲而滑為腹脹。惟有季夏及左尺，逢此必是腎經敗。季夏六月也，此時得遲脈，則主旺水虧，須急滋腎水以救之；非六月而左尺見遲脈者，亦為土剋水，須急滋補以救之。

數而有力則為熱。與人迎相應則風燥熱煩。無力瘡瘍痛痒逕。平人遇此主即發瘡瘍癰疽，年幼者或發疹痘。若還細數又無力，陰虛火動休輕視。與氣口相應則陰虛陽盛，甚者左右俱細數無力，或左尺寸數尤甚。數浮火炎煩且滿。數浮表有熱也，數為煩滿。數沉裏熱不須議。數沉裏有熱也。上見煩熱與頭疼，中為口臭兼嘔逆，左則目赤肝火炎，右下二便秘而赤。數而帶滑痰火盛，或為嘔吐或痛極。

滑脈為實為停痰。滑為氣血實，與人迎相應則風痰潮溢，與氣口相應則涎飲凝滯。或為瘀血宿食兼，為滿為咳為鬼疰。不匀氣逆嘔涎粘。滑而大小不匀，必吐，為病；遲滑為逆氣。滑浮大小腹作痛。滑浮者大，小腹皆痛。滑弱陰痛溺如梚。滑弱則陰中痛，小便亦然。滑散癱瘓不仁症。痰多氣血少也。滑實胃熱非廉纖。滑實為胃熱，帶數則為結熱，非廉纖者，言熱重也。

濇為不足傷精血。與氣口相應則精竭血枯。為厥為痢為惡寒。濇為四肢逆冷，為下痢，為惡寒；濇細則大寒。或為無汗為心痛。濇為無汗，為心痛。濇芤瘀血結成團。濇芤為瘀血，或為失血。濇緊為痺因寒濕。濇而緊為痺，寒濕為中霧露。濇沉之病亦一般。濇沉亦為寒濕，與人迎相應則風濕寒痺。婦人有孕胎中痛，無孕還須敗血成。

大為病進脈之賊。經曰：脈來渾渾革革，如湧泉者，病進而危。昔人以秋潮之洶湧者，狀其大也。要之即非時而見洪大脈也。浮大表病沉裏危。經曰：大則病進。浮大表病，沉大裏病。浮大晝加晝死，沉大夜加夜死。前大後小頭痛眩，前小後大胸滿塞。難曰：前大後小，頭痛目眩；前小後大，胸滿短氣。前謂寸，後謂尺。氣愈盛兮血愈虛。

大為血虛而氣盛。必緩而大為正脈○中緩而大者為正脈
緩為正復脈之本○緩為胃氣，將復為病退。非時得之氣血虛○非土旺之時，單見緩脈，則氣血難和，而授虛身必倦怠。在上項强下脚弱○寸緩項强，尺緩
脚弱。沉緩眩暈浮痹膚○沉緩為虛，故眩暈；浮緩風寒，故麻痹。帶滑為熱緊為痛○緩滑為熱中；緩緊為脾疼。與人迎相應，則風熱入臟；與氣口相應，則怒極傷筋。緩遲虛
冷咽難嚥○緩遲為虛寒相搏，食冷則咽痛。緩弱吞酸食不下○緩者胃氣有餘，弱者陽氣不足。胃欲消化，而陽氣不運，故噫而吞酸，食卒不下，塡于胸膈也。左尺單見命
將阻○左尺腎部單見緩脈，全無沉滑，為土盛水虧，不治。○已上八脈，內經謂之八要。益浮沉二脈，以別其表裏；遲數二脈，以別其寒熱；滑濇二脈，以察氣血虛實；大緩二脈，以察病之安危。苟能得其要領，雖
脈可以類推。
洪為脹痛為熱煩○為脹滿，為頭痛及遍身疼痛；為熱，為煩，大便不通。洪實為顛洪大祟○洪實者顛，洪大者祟。洪緊癰疽喘急脹○洪緊與氣口相應，則氣攻
百脈，為癰疽，為喘急，亦為脹。洪浮陽邪症來見○洪浮與人迎相應，則寒壅諸陽，外見陽症，大小便秘。
實為伏熱咳且吐○實與人迎應，則風寒貫經，鬱熱在內，薰蒸脾胃，不食，氣喘作咳，或時嘔吐。實濇氣塞痢且墜○實濇與氣口相應，則氣血壅滯，為三焦痞塞，食積濕熱成痢，裏
急後墜。實緊作泄胃家寒，或時腰痛亦難住○實緊為陰不勝陽，為胃寒；實為大便不禁，為腰痛。
弦為血弱有勞傷○弦乃肝部本脈，見于他部，則為血虛，主盜汗，手足痠疼，皮毛枯槁。中虛且寒停飲漿○弦與氣口相應，則飲水停積，令人中虛寒，胸脇疼痛，體
拘急○與人迎相應，則氣走注，痛甚者四肢拘急冷痺。瘧疾寒熱善驚惶○為瘧，為驚。弦緊惡寒疝癖病○經絡中有寒故也。上下左右積弦長○弦而長為
上下左右有積。弦鉤脇下痛如刺○弦而鉤為脇下刺痛。雙弦急痛轉難當○雙弦為脇下急痛，乃無水以緩之也。
緊則為寒為疼痛○與人迎相應，則經絡傷寒；與氣口相應，則臟腑作痛。為咳為喘為滿胸○人迎緊盛傷寒症○人迎緊盛，為傷寒。氣口緊盛食
冲○氣口緊盛，為傷飲食。緊沉必知痛在腹○怒成冷氣與癇風○緊數寒熱相來往○緊而數為寒熱往來。緊滑宿食吐蛔虫○緊滑為蛔

動為宿食吐逆緊急遁尸亂血脈。緊而急為遁尸單緊而浮肺水攻。浮緊為肺經有水浮沉俱緊中霧露頭項強急溺妄遁。浮緊或寸緊則霧露中于上焦見太陽症發熱頭項強痛腰攣脛痠沉緊或尺緊則霧露中于下焦見少陰症足冷便溺妄出者為難治若浮沉俱緊三焦俱中其邪臍痛手足冷者死手足溫自吐利者生

長為陽毒入臟深熱閉陽明煩莫禁坐臥不安身壯熱。長脈來去不絕見于人迎左關之位感于陽邪熱毒在心肝二經傳之下焦其熱壅閉乃陽淫熱痰主渾身壯熱坐臥不安表症多則微汗裏症多則下之又尺寸俱長者陽明本脈也長大顛癇更迷心。長大則為顛狂癇疾痰熱迷于肝心所致乃長緩微邪犯下體。與人迎相應則微邪自愈與氣口相應則臟氣平治寸長足脛痛相侵。經曰長而緩者病在下又云寸口中手長者是脛痛

芤主血瘀不流通。芤與人迎相應則邪壅吐衄與氣口相應則榮虛妄行而為瘀滯熱入小腸淋瀝膿。心主血而不受邪故熱入小腸淋瀝膿血疼痛崩漏衄吐隨所主。寸芤則為衄血吐血關芤則為便血尺芤則下虛有瘀崩漏尿血芤緊或數腸內癰。芤緊或挾洪數者主榮脈留滯于腸胃之間多見關部故生血癰

微主中寒氣血虛。微與氣口相應則陽虛脫泄仲景云脈縈縈如蛛絲細者陽氣衰也為衄為崩為急拘。衄血崩漏四肢拘急微浮嘔逆分內外。內傷則為陽虛外感則為風暑微沉自利汗有無。微沉陰氣已虧臟寒下利作泄或虛汗不止或亡陽無汗微弱少氣面無色。男精女帶共焦枯。微弱為少氣主男子失精溺血女子崩中漏下致面色焦枯微濇亡血增寒熱。曾經汗下醫之辜。脈微而濇者病當惡寒後乃發熱所以然者醫發其汗令陽氣微又大下之令陰氣弱陽微惡寒陰弱發熱理也又則夏月惡寒冬月惡熱蓋夏月陽氣在外胃中虛冷陽氣內微故反惡寒冬月陽氣在內胃中煩熱陰氣內弱故反惡熱晝寒夜熱亦此義也

細為寒濕為脹泄。細與人迎相應則諸經中濕濕則脹滿濕多成泄細滑僵仆兼嘔熱。細而滑為僵仆為嘔吐為發熱細緊癥瘕積聚縈或為刺痛為痿躄。細而緊為癥瘕積聚為病在內為刺痛為身痛痿躄叔和云脛痠髓冷是也內傷得之心神勞。憂思過度也五臟凝涎損氣血。與氣口相應則五臟凝涎氣血俱虛惟有冬季為時脈。不療自痊王氏訣。冬脈宜沉細而滑故叔和云如逢冬季經霜月不療其痾必自痊

濡為亡血為冷痺。濡為亡血為冷痺仲景云脈來綿綿如瀉漆之絕前大後小者亡其血也痺亦有因寒濕嚴漫而脈濡者必與人迎應也虛汗不止又乏氣。濡為自汗為氣

弱蒸熱喰泄下體重。濡與氣口相應則喰泄脚弱骨蒸潮熱濡弱内熱外又寒。其人小便必不利。濡而弱内熱外冷自汗小便難

弱主陽虛脛體痠弱乃六經之脉與人迎相應則風濕緩縱與氣口相應則筋絶痿弛客風冷氣巧相鑽。關上得之主挾風熱關後得之主挾冷氣訣云弱主氣居于表産後客風面腫又云只為風邪與氣連陰弱血虛筋急痛。尺屬陰主血虛不能潤筋故筋急痛陽弱氣喘行步難。寸屬陽主氣虛作喘行步無力虛汗泄精成痼冷。少壯得之不等閑老年人得弱脉則順少壯人得弱脉則逆

虛則為虛為傷暑與人迎相應則經絡傷暑與氣口相應則榮衛虛損脚弱喘促食不消。虛為脚弱為喘促為食不消恍惚驚風皆所主。虛煩多汗亦同條。虛主心中恍惚小兒驚風虛煩自汗虛大勞役損元氣。虛而大為勞役損氣虛濇房勞腎水焦。虛而濇為房勞損精

革乃虛寒相搏成崩漏半産亡血精。仲景云脉弦而大弦則為減大則為芤減為寒芤為虛寒虛相搏曰革女人半産崩漏男子亡血失精更是中風兼感濕。為滿為急異常情。與人迎相應則中風暑濕與氣口相應則半産脱精

動脉多見關部中。仲景曰若數脉見于關上上下無頭尾如豆大厥厥動搖者名曰動脉也或驚或痛來相攻。與人迎相應則寒疼冷痛與氣口相應則心驚膽寒四肢拘攣多痰痛。虛勞血痢與崩中。動為拘攣動主體虛勞崩中血痢陽動汗出陰發熱。形冷惡寒陽不通。仲景曰陰陽相搏名曰動言陰陽相搏則虛陽動為陽虛故汗出陰動為陰虛故發熱如不汗出發熱而反形冷惡寒者陽氣不通而致身冷惡寒也若見轉豆如麻促。此是肺枯胃亦亡。

散脉不聚命將崩。到此無由得再生。與人迎相應則淫邪脱泄與氣口相應則清血敗耗五臟氣散利不禁。六腑氣散四肢青。手足寒上氣

伏因邪閉成霍亂。與人迎相應則寒暑濕邪固閉乃成霍亂積疝漕泄貫膿窠。伏為宿食為疝瘕為漕泄為惡膿貫肌寸伏痰熱尺寒積。關伏寒熱兩為痾。寸得之為痰為熱尺得之為寒為積關中則痰熱俱有寒熱不定蓄水停痰氣厥逆。為停痰蓄水為諸氣上衝為厥逆伏濇吐逆神思多。伏則吐逆濇則食不得入關格症也與氣口應者乃擬思勞神過多不可專責外邪也

短為氣滯心腹痛，宿食內積三焦壅。與人迎相應則邪閉經脈，與氣口相應則積遏臟氣。陰中伏陽血不行。短脈屬陰而又伏于陽者，何也？經云：脈有一陽三陰者，謂脈來沉濇而短，時一浮也。在秋時則為正，脈在三時則為七情、宿食壅滯，氣不足以導血行也。短急病上亦可惡。經曰：短而急者病在上，寸口短者頭痛。又曰：短而數者心痛、必煩，皆上體病也。短亦可惡，無胃氣也。

促脈陽盛陰不足，氣血痰食壅為毒。陰陽之氣不和，不相續也，非若結代之脈動而中止，有因氣血食飲痰涎留滯不行而止。促不可槩為惡脈，凡臟腑熱盛則促急，故曰：與人迎相應則痰凝陽經，與氣口相應則積留胃府。裡熱瘀血發狂斑。風熱壅盛則瘀血凝滯，發為狂斑。怒氣激之發厥搐。或因怒氣，氣逆發厥，上盛下虛。漸加即死漸退生，久病得之亦非福。促脈雖非惡脈，但老病及久病得之，上愈盛而下愈虛，亦非福也。

結因陰盛主有積，結甚積甚微則微。與人迎相應則陰散陽生，與氣口相應則積阻氣節。陰盛則結，脾間積氣，大腸秘痛，結甚則積甚，結微則積微。陽結藹藹如車蓋。脈藹藹如車蓋，大者名陽結，為陽氣鬱結于外，不與陰氣和雜也。陰結累累與陽違。脈累累如循長竿強直者，名陰結，為陰氣鬱結于內，不與陽氣和雜也。結浮寒邪滯經絡，結沉痰飲瘀血基。亦有七情氣鬱者，脈道不通實由之。裡寒脈緩則為結，裡熱脈數則為促，緩促不同，結亦當如促脈，分痰飲、氣血、積可也。

代脈必死臟氣絕，平人見此大不祥。病人見之，反有可生者；平人大忌。惟有風家并痛極，三月妊孕却無妨。痛風痰濕阻礙，有孕胎氣阻礙，故無妨也。又有暴傷氣血者，古人立有炙甘湯。又有暴傷損氣血者，一時元氣未和，非臟絕也，宜炙甘草湯救之。

臟腑六脈診法

此即上古診法，其一也。臟腑同氣，所以古人不立六腑脈訣，但既浮取候腑，沉取候臟，數為腑病，遲為臟病，又以急大緩濇沉甚者為臟，微急微緩微大微濇微沉者為腑，其故何耶？蓋急大緩濇沉甚者，浮沉皆然，微者浮取則然，而沉取則不然也。二說似異而實同。要之浮中有沉，沉中有浮，陰中有陽，陽中有陰，即如上竟上者，胸頭中事；下竟下者，小腹腰股膝脛中事。其實寸脈亦有主下病者，尺脈亦有主上病者，此診家活妙法，許氏所謂以意會之，非言語可傳得之。

心浮大散是本宮。心之本宮平脈也。虛實賊微邪，過宮脈也，餘皆雜脈相兼而見。微大邪歸小腸中。大即洪也，微有初暫而不久意。詳總看十變脈註，各部仿此。○脈有輕重如左寸先以輕手得之是小腸，後重手如六菽之重得之是心。左關先以輕手得之是膽，後以重十二菽取之是肝。左尺先以輕手得之是膀胱，後重手如十五菽之重取之是腎。右寸先以輕手得之是大腸，後以重手如三菽之重得之是肺。右關先以輕手得之是胃，後重手如九菽之重得之是脾。右尺先以輕手得之是三焦，後以重手如十五菽之重取之是命門。

浮數風熱頭疼痛（數兼弦緊而言。浮數主頭疼身熱，面赤骨節煩疼，甚則心痛面赤，乃外感鬱熱表症。小腸為膀胱之標，故脉見此。）

浮遲腹冷胃虛空（浮而帶遲，主小腹寒痛，胃弱噯酸。）

浮虛偏頭耳顛痛（手太陽經虛，苦偏頭痛，耳顛痛。）

浮弦疝痛滑多虫（訣云：患則腸中痛不通是也。浮弦而滑主疝痛，食虫甚多，如面生有白點者，必有血鼈。）

浮緊而滑為淋閉（浮緊而滑為淋，或二便閉澁。）

浮洪膈脇滿難通（胸連脇滿，瘦熱盛也。）

浮長風眩成顛癎（浮大而長為風眩顛癎。）

浮實面赤熱生風（浮實面赤如醉，熱則生風。訣云：大實由來面赤風燥，痛面色與心同。）

浮濡虛損足多汗（浮濡，五臟虛極而汗出于足，蓋五臟絲系發之于足故也。）

浮芤積瘀吐衄紅（血瘀胸中不散，以致氣道不通，在內作聲，氣升則吐血，氣降則便血，下痢，甚則吐痢交作。）

浮溢骨痛心煩躁（左寸脉滿過關部，主骨節疼痛，心中煩躁，面赤，乃心熱之候。）

浮絕臍腹痺痞冲（浮絕者，無小腸脉也，苦臍冷，脾小腹中有癥瘕。）

沉數狂言并舌强（數兼實滑而言。訣云：實大沉兼并有滑，舌强心驚語話難。）

沉遲血冷神不充（沉遲或血虛，或上焦受寒，或心神衰少。）

獨沉不睡皆因鬱努瘀侵睛崩漏紅（沉主氣鬱，夜多不睡，或上攻患目，心疼內瘀，血侵睛，下流則崩漏去紅，甚者咯血。）

沉微虛痞驚中熱（沉微榮弱，以致虛火上侵，胸膈痞悶，甚則脇亦脹痛。驚中熱者，脉微主心氣虛弱，易生驚惕，但心屬火，驚則血散火動，驚中有虛熱也。）

沉實口瘡及喉嚨（主口舌生瘡，咽喉腫痛。）

沉緩專主項背强（沉緩主項背筋急强痛。）

沉滑痰熱時相攻（滑為痰，合本位洪則為痠熱，或嘔逆，或怔忡，時作時止。若沉細而滑，全無本脉，則為水尅火，不治。）

沉濇胃虧音容減（濇則心經氣虛血少，毋不能以蔭子，以致胃氣下陷，心神虧少，面無顏色，言語聲音亦懶，甚則氣血凝滯而為壺痛。）

沉緊真痛必然亡（沉緊乃腎水逆上乘心，謂之賊邪，必發真心痛，如刺，必死無疑。）

沉弱陽虛多驚悸（權輿云：左寸弱兮陽氣虛，心驚悸兮汗難除。）

沉伏痰鬱聚胸中（伏主憂鬱多痰，心肺二經積聚胸中。）

沉弦心懸或如滿（弦乃肝邪乘心，主心懸如飢，或時拘急如飽滿然，此則虛邪也。）

沉絕掌熱嘔上衝（沉絕者，無心脉也，苦心下毒痛，掌中熱，時時善嘔，口中傷爛。）

浮沉俱虛苦洞泄（心與小腸俱虛，苦洞泄，苦寒少氣，四肢寒，腸澼。）

浮沉俱實便難通（心與小腸俱實，苦便閉，心腹[illegible]。）

肝弦而軟無些病。弦乃肝之正脈，帶軟則弦而得中，故無些病。微弦膽驚欲發黃。脈初微弦者，主膽腑受驚，潮熱欲發黃疸，爪甲眼目俱黃。浮數風熱筋抽搐。數包弦緊而言，主發潮熱，筋脈抽搐。浮遲洒淅淚成行。浮遲主肝經受寒，洒淅惡寒，或時發熱，冷淚時流。浮細振摇多盗汗。浮細膽氣虚怯，肢體振摇，夜出盗汗。浮弱微散視渺茫。浮弱微散，乃肺脈乘肝，致肝經氣虚，目暗生花，視物渺茫。浮芤失血肢體癱。芤主失血，血虚則不能運用，故四肢癱瘓。浮甚筋痿癖在腸。浮甚乃火旺血虚，筋弱無力，終為癱瘓。腸癖本脾胃濕熱，肝風乘虚下注，輕則便血，重則痔漏，故浮乃筋脈病也。浮大滑實頭目病。浮大滑實，乃心脈乘肝，血熱生瘡，以致頭目不清，或腫或痛，咽喉乾燥。浮溢眩暈筋痛傷。浮弦溢上寸口，主目眩頭重，筋脈痠痛。浮濇肋滿經不利。濇主肝血虚少，甚則吐逆，不能停藏，輕則脇肋脹滿身痛，婦人血凝氣滯，多月經不利。若浮濇而短，則為本經賊脈。浮絶膝痛善驚惶。無膽脈者，苦膝痠痛，口苦善畏多驚。沉遲疝氣睡不着。沉遲血冷，夜卧不安，疝氣時攻。沉數鬱怒苦生瘡。沉數善鬱善怒，肝火妄動，多生瘡疥癰疽。沉弦緊實痃癖病。沉弦緊實四脈，主腎水不能生木，以致肝虚結成癖積，或近臍或兩肋間作痛。沉實轉筋痛脇房。實主脇肋切痛，肝實者苦肉中痛轉筋。沉微內障或作泄。沉微則肝氣虚，主眼主內障，或時溏泄下利。沉弱筋枯腰脈僵。弱主血虚，筋脈枯瘦短縮，腰脈疼痛，急如張弓，産後多有此疾。沉緩醋心腹氣結。肝緩則宿食薰蒸，心頭酸刺，或氣結在腹作痛。沉伏觸冷腳不強。沉伏乃寒氣觸血，以致腳痛，難以伸縮。沉濡恍惚下體重。沉濡則魄衰，不能與魂相守，心中恍惚，下體腫，腳沉重。沉絶遺溺命不長。無肝脈者，苦遺溺，逢庚辛金日必死。俱實嘔逆食不化。肝膽俱實者，苦嘔逆，食不消化。俱虚厥冷性無常。肝膽俱虚，四肢厥冷，性情不樂，喜怒不常。

腎本沉石帶滑形。沉實而滑者，腎之本脈也。微沉病自膀胱生。微沉者，膀胱經病也。浮數勞熱小便赤。沉數膀胱火動，主勞熱小便赤。浮遲帶濁耳蟬鳴。浮遲乃傷精患帶濁，耳中蟬鳴，鳴久則聾。浮滑實大淋澁症。脈浮帶滑而又實大，乃心經邪熱下侵，故小便淋濇作痛。甚浮偏墜寒邪并。浮甚乃寒邪入小腸，主偏墜，小便燥。浮緊風火腎竅塞。浮緊主腎臟有風，主攻於耳，以致耳聾。浮濇疝痛及遺精。腎濇則虚寒，主小腸疝氣，脬囊腫大，或精于夢中遺漏。浮虚牙痛背腰倦。虚甚足膝瘡癘勞。腎脈浮虚，乃風與氣搏，主牙疼出血，背腰跎倦，甚則足膝生瘡，經久不愈。浮芤尿血女經漏。浮芤腎虚也，男子尿血，女人經漏。浮緩傷風瀉䟦行浮緩乃風入太陽膀胱見之主傷風白利浮實小腹脹且痛。脈實主心熱傳于小腸脹滿作痛小便淋瀝。浮滑停水臍如氷。滑乃陽脈左尺見之則陽勝陰矣腎虛不能化水以致停蓄臍腹氷冷甚則流利作聲。浮洪陰虧脚痠軟。左尺浮洪乃火乘水也外感得之則為熱入膀胱小便赤澁兩脚隱痛內傷得之則陰精虧甚脚膝痠軟。

浮絶傷精與閉經。無膀胱脈者苦逆冷男子失精尿有餘瀝婦人月經不調或閉沉數陰虛火動症。沉而數者乃水竭陰虛火動或痰血沉遲臟冷精薄清。沉遲腎虛冷也臟寒自利精氣清薄女人則為血結子宮亦冷。沉緊滑弦腰脚痛。脈沉帶弦帶緊帶滑乃腎受風濕而主于腰脚也。沉弦飲水下焦停。沉弦胃寒不能制水所以作蓄下焦必為水病也。沉微氣虛崩帶病。沉微氣虛男子失精溺血女子崩帶經脈不調沉甚陰痒衛不升。沉甚主陰痒或腰脚痛皆衛氣不升濕熱盛也沉緩脚痺小腹冷。沉緩上邪乘水故脚痺而下元冷單緩則為尅脈。沉伏疝瀉患癥瘕。脈伏乃陰積下部故為疝痛泄瀉或結癥瘕沉濡便血女胎脫。濡則氣血耗散男子便血女子胎脫沉濇逆冷腹有聲。沉濇腎虛不能溫養腸胃以致肢體逆冷臍下雷鳴沉緩而濇怠倦極。不寒不熱病難名。尺脈緩濇謂之解跡怠倦至極也緩為熱中濇為無血熱而無血寒不寒熱不熱不可名下虛極而挾外感。沉散腰痛多小便。脈沉帶散必主腰痛尿多單沉而匀病不成。脈但沉無滑曰單沉而帶滑曰匀兩脈皆腎之順候沉弱體痠陰欲絶。訣云弱脈尺中陰欲絶痠疼引攣上皮膚沉無足熱亡其精。無腎脈者苦足下熱急精氣竭亡勞倦所致俱實顛疾頭目重。腎膀胱俱實者苦顛疾頭目重痛俱虛心痛瀉如傾腎膀胱俱虛者苦心痛下重洞瀉不止。

肺脈浮濇短為平。浮短而濇者肺之本脈也微浮帶散大腸清。初浮帶散大腸之氣清而無病也浮數風熱咳且秘。浮數主中風咳嗽身熱便秘浮遲寒冷瀉難禁。脈遲肺寒痰痞胸前飲食難消作瀉浮實滑大咽乾燥、腸痛便難鼻乏馨。浮實滑大心火乘肺主咽門燥痛腸如刀刺毛焦唾稠鼻乏馨香浮芤衄血胸暴痛。浮芤積瘀在胸或衄或嘔瘀滯積于胸中則卒暴疼痛浮溢膈滿或腸鳴。浮甚溢上魚際氣不下行胸膈滿悶或時氣下則大腸作鳴浮洪足熱唾稠濁。浮洪火盛足心熱痰唾稠濁且臭浮緊喘促冒時行。浮緊感冒時行風痰咳嗽喘促浮弦咳嗽冷氣結。風邪傳冷大腸故脈弦咳嗽冷氣秘結浮滑痰多頭目傾。浮滑痰多頭目昏眩浮急腸風癰血痔。浮弦數急主腸風腸癰便血痔瘡浮絶少氣有水停。無大腸脈者苦短氣心下有水沉數火盛痰氣升。沉數火乘肺痰壅喘急沉遲氣痞冷涎縈。歌云肺遲氣痞寒痰盛飲食難消氣漸衰沉緊而滑仍咳嗽。肺部得此三脈有寒有風有痰故發咳嗽沉細兼滑是骨蒸。子乘母虛病在骨內訣云沉細仍兼滑因知是骨蒸皮毛皆總澁寒熱兩相并沉實熱結微寒結。沉實而滑熱結胸沉微乃寒結胸沉甚臏鬱引背疼。沉甚胸中臏悶之氣與背牽引而痛沉弱驚汗濡寒熱。沉弱陽虛主驚悸多汗沉濡虛損主憎寒發熱沉絕欬逆喉瘡生。無肺脈者若短氣欬逆喉塞俱實唇吻手臂捲。肺大腸俱實者主唇吻不收手臂捲俱虛憂恐見光明。肺大腸俱虛情中不樂或如恐怖時望見光明

脾脈本緩善不見。緩乃脾之本脈隱隱和緩不可見者為善惡者來如水之流此為太過病在外令人四肢不舉或如烏之喙此為不及病在內令人九竅壅塞微緩胃氣得其平。初微緩者胃之平脈也浮數胃火或誤下。浮數有力乃胃中有火呑酸吐逆齒腫出血中消善食夜多盜汗如浮數無力乃醫誤下損傷脾胃所致浮遲胃冷氣膨膨。脾胃氣虛冷作嘔肚腹膨膨浮澀下利穀不化。浮為胃虛澀為脾寒脾胃虛寒水穀不化法當下利浮實消渴因勞成。脈浮而實原因勞倦傷脾以致心火乘土善消水穀為糟粕而不化為精血榮養五臟故口乾發渴滌蕩腸胃小便數而血肉耗散故名消中也浮芤甲錯身體瘦。浮為胃氣衰芤為榮氣傷故肌肉甲錯而不光澤且漸瘦也浮緊腹中痛且鳴。伏陽脈浮而緊浮為氣緊為寒浮為腹滿緊為絞痛浮緊相搏腸鳴而轉浮微而緊為短氣。微則為虛緊則為寒中虛且寒氣自短矣浮滑吐噦口不馨。訣云弦以滑兮胃寒又云單滑脾家熱口臭氣多粗蓋滑為噦為吐為口臭兼弦或無力者則為胃寒兼浮大有力者則為痰火浮溢中風涎出口。浮大帶弦溢過寸口主本經中風流涎不止浮弦肢急瘧痢行。浮弦肝氣大盛有妨脾土四肢拘急倦怠或患時行瘧痢弦甚則為射脈單浮胃虛生脹滿。浮甚鼓脹蜘蛛形。浮甚風緊于胃胃虛甚則腹大四肢瘦如蜘蛛形狀微浮客熱洪番胃。胃邪發為浮洪胃火主翻胃但暑浮而不兼別脈者乃風邪客熱侵犯本經或來或去但安脾土則客熱自去矣浮絕膚硬冷如冰。無胃脈者氣衰則身冷血衰則膚硬沉數中消好嗜臥。歌云脾數中消好嗜眠胃齒口臭及牙宣沉遲中滿積滯凝。沉遲中寒因傷冷物成積以致腹中脹滿少食痰飲氣促痞癖鼓脹急痛沉甚氣促胸腹痛。短氣促胸至臍腹疼痛沉緩氣結腹不寧。沉緩乃上盛下虛氣不升降而氣結在腹短促不舒沉實虛火蒸脾土。實乃隱伏陽火在內炎蒸脾土致脾氣虛胃氣壅所以不能食須要溫和脾胃沉微上鬱發心疼。沉微乃脾土鬱結之氣為患上排于心為痛或為噫氣阻食沉伏積塊或

發痔。伏主積氣塊與痔、皆陰積所結而成。沉濇少食肌不生。濇乃心火虛少、致令脾無生氣、不能宣化水穀、或作嘔吐、或只食少、雖食亦不生肌。沉濡少氣弱氣喘。沉濡主少氣、沉弱主氣喘。沉絶腹滿四肢羸。無脾脉者、苦下利善嘔、腹滿身重、四肢不欲動、甚則肢瘦腹大、乃氣盡也、必有腹痛。俱虛四逆瀉不已。脾胃俱虛、少氣不足以息、四肢逆冷寒。俱實身熱脹喘驚。脾胃俱實、身熱腸脹、腸痛作喘作驚。

命門　沉實最為佳。命門脉喜滿指、沉實帶滑不數。微沉胞絡無火邪。初沉者、胞絡和火本脉也。浮數則為火動、沉遲則為火衰。三焦呼吸審虛實。三焦無位、惟浮診以呼吸審其虛實。呼出二至、則心肺上焦邪輕；吸入二至、則肝腎下焦邪輕；呼吸之間一至、則脾胃中焦邪輕。先輩有以浮取上焦、合心肺脉；中取中焦、合脾胃脉；沉取下焦、合肝腎脉。不合則氣亂、須再切之。但右尺有三脉、浮為三焦、畧沉為胞絡、沉為命門、不若以呼吸間取之。女人三脉滑浮嘉。女人喜滿指、浮泛伏濇者無子。浮數遺精遂是熱。相火盛熱、則精自流通。浮遲冷瀉氣不奢。浮遲陽氣已衰、故見冷瀉盜汗等症。獨浮便結風侵肺。訣云、尺部見之、風入肺、肺大腸乾澁固難通。浮大腹脹臉紅華。腹脹脉浮大、宜調其血。火盛則臉紅心燥。浮弦停水或蒸怯。弦主臍下急痛、停水為積、素虛者得之、為骨蒸怯症。浮滑火瀉渴飲茶。浮滑痰火作瀉、口渴腹鳴。浮緊小腹築築痛。浮緊下部、築然攣痛。浮芤便血定無差。浮芤大腸便血。浮細虛汗心振懼。浮細主畏寒、多汗心振。浮絶陰冷子戶塞。右尺浮取脉絶者、無子戶脉也。若足冷陰寒、婦人絶產帶瘕無子。沉數消渴小便赤。沉數命門火盛、主作渴溺赤。沉遲冷瀉便清頻。沉遲命門火衰、故瀉冷便清。沉甚水腫緩腰痛。沉甚水症、必先脚膝；沉緩專主腰痛。沉微疝痛瀉濁津。沉微主膀胱疼痛作瀉、或津液下流為濁為帶。沉實轉筋兼膝痛。沉實主轉筋膝下痛、或下利、或便難。沉濇臍冷竭精人。沉濇真精枯竭、大便秘滯、小腹與腿俱冷。沉弱滑瀉伏痛逼。弱脉主臟冷滑瀉、伏脉主下寒痛逼。沉絶足冷見鬼神。無命門脉者、苦足逆冷、上搶胸痛、夢入水見鬼善厭。三脉貴有虛中實。三脉俱實則熱極難解、三脉俱虛則冷極難補、貴乎似虛而實、似弱而滑。生死兼此斷為真。命門一云命脉、又兩尺前一分名神門、診命門脉上溢耳。凡病有此脉則生、無此脉則死、斷生死固以胃氣為主、兼此尤為真的。但命門男女有異、天道右旋、男子先主右腎、故命門在右而腎在左；地道左旋、女子先主左腎、故命門在左而腎在右。若男子病右尺部命脉好、病雖危不死；若女子病左尺部命脉好、病雖危亦不死。

氣口人迎脉訣此即上古診法其二也氣口右手關前一分以候七情及房勞工作動若與飲食無節者皆為內傷之症其所以急氣口者五臟之氣必因胃氣而升于手太陰故也人迎左手關前一分以候六淫及起居失宜感冒時行不正之氣皆為外感有餘之症其所以名人迎者外邪必因虛而入故也若臟氣平者邪氣雖犯故先氣口而後人迎也漢論人迎緊盛傷于寒氣口緊盛傷于食然七情蘊鬱正由宿食助發若專傷食而無七情則不應氣口又論傷寒皆自太陽始然經云風喜傷肝寒喜傷腎暑喜傷心胞濕喜傷脾熱喜傷心燥喜傷肺以類推之風當自少陽濕當自陽明暑當自三焦陽當自太陽此丹溪獨得經旨發仲景所未發也其外非六淫內非七情而病者謂之不內外因本經自病也非若氣口人迎傳變來尅但三因皆以胃氣為主經云氣口太陰也兼屬脾又云人迎亦胃脉也脉贊曰關前一分人命之主故取李仲南三因歌括于前而以丹溪圖說註之

喜則傷心脉必虛喜則氣緩脉散而虛甚則神庭融溢而心脉反沉益喜甚則火盛侮金腎水復母讐而尅心暴喜暴怒多存暴中之患亦此意也思傷脾脉結中居思則氣凝脉短而結甚則意舍不寧而脾脉反弦因憂傷肺脉必濇憂則氣滯而脉沉濇甚則魄戶不閉而肺脉反洪怒氣傷肝脉定濡怒則氣逆而脉濡或激甚則魂門弛長而肝脉反濇恐傷於腎脉沉是恐則氣下怯而脉沉甚則志堂不遂而腎脉反濡濡屬土或疑神庭志堂等穴皆屬太陽殊不知五臟系皆諸穴于五臟則為有形之經絡于太陽則為無形之經絡特其過脉耳緣驚傷膽動相邪驚則氣亂而脉動甚則入肝脉散小兒瀉青大人面青又大驚入心者尿血怔忡脉緊因悲傷胞絡悲則氣急而脉緊縮甚則心胞絡與肺系氣消而脉虛七情氣口內因之凡七情傷之淺者惟氣口緊盛而已傷之深者必審何部相應何臟傳次何臟相尅尅脉盛而本臟脉脫者死噫七情為患如此和樂以養中和實養德養身急務也

緊則傷寒腎不移寒傷腎脉沉而緊初自足太陽而入其脉浮盛而緊浮者足太陽緊者傷寒盛者病進也虛因傷暑向心推暑傷心脉虛初自手少陽而入脉洪虛而數洪者手少陽虛者傷暑數者病增也濇緣傷燥須觀肺燥傷肺脉濇初自手陽明而入脉浮而數浮者手陽明數者傷燥濡細傷濕更看脾濕傷脾脉細而濡初自足陽明而入脉細濇而長濇者足陽明濡者傷濕長者病襲也浮則傷風肝部應風傷肝脉浮而盛初自足少陽而入脉弦浮而散弦者足少陽浮者傷風散者病至也弱緣傷熱察心知熱傷心胞絡脉沉弱而緩初自三焦而入脉浮弱而沉者心胞絡弱者傷熱緩者病進也暑與熱同氣正心多不受邪每歸胞絡此與暑傷心互看外因但把人迎審細別六



上海埽葉山房校印

淫皆可醫。凡外感輕者，惟人迎緊盛，或各部單見而已；重則各部與人迎相應，其傳變與傷寒參者。勞神役慮憂傷心，虛濇之中仔細尋。血虛神耗。勞役陰陽每傷腎，須因脈緊看來由。房勞傷精。房幃任意傷心絡，微濇之中細忖度。精枯。疲劇筋痛要傷肝，仔細思量脈弦弱。筋痛則動脈弦弱帶數。飢則緩弦脾受傷，胃氣虛也。若還滑實飽無疑。脾氣滯也。叫呼傷氣須損肺，燥弱脈中豈能避。氣耗也。不內外因乃如是，氣口人迎皆無與。各脈不與二脈相應。氣口人迎若俱緊，夾合傷寒兼理治。內傷外感分多少治之。氣口人迎若過盛，內關外格詳經義。按內經人迎一盛則躁在手足少陽，二盛躁在手足太陽，三盛躁在手足陽明。一盛者，人迎大于氣口一倍也，四倍則陽盛已極，故格則吐逆而食不得入。三陽兼手足而言，或入手經，或入足經，下三陰倣此。又氣口一盛則躁在手足厥陰，二盛躁在手足少陰，三盛躁在手足太陰，四倍則陰盛已極，故關則不得小便。若人迎氣口俱盛，四倍已上，盛極衰至必死。抑論關格二症也。然氣口人迎俱盛，則吐逆不便交作，故丹溪總之曰關格，但以兩寸過盛推之，則尺脈一盛病在手足厥陰，二盛病在手足太陰，三盛病在手足少陰。傳曰：尺部一盛，瀉足少陽，補足厥陰；二盛瀉足太陰，補足少陰；三盛瀉足陽明，補足太陰。四盛則三陰已極，當峻補其陰。一至寸而反之，亦准廣經義也。先賢又恐病流傳，取諸雜脈乃全備。此丹溪示人活法，病有傳變，如傷寒緊不在腎，傷怒濡不在肝，流傳別經，是以取各部中見脈與人迎氣口相應者，以斷內外二因。凡二十七種脈形，隨其部位所見，但與人迎應則為外感，與氣口應則為內傷，其病症則與諸脈主病同。

## 總看三部脈法

此即上古診法其三也。決虛實，斷死生，全在總看，故融會經意為歌，且引証什之。業者并小字讀之可也。

脈會太陰決死生，寸關尺具陰陽情。難曰：寸口者，脈之大會，手太陰之動脈也。寸口即寸關尺，五臟六腑之所始終也。他如沖陽專應乎胃，太沖專應乎肝，太谿專應乎腎，豈能通乎十二經哉，故法取寸口也。○脈本生于陰陽，但陽生于尺而動于寸，陰生于寸而動于尺，關則陰陽相半，界二者之中。陽脈常浮而數，病在頭目胸膈；陰脈常沉而遲，病在臍腹腰脚；中脈隨時浮沉，病在腹臟胃脘。陰陽恆宜相濟，不宜偏勝。若陽一于上而高過魚際，名曰溢；陰一于下而深入尺澤，名曰覆，則寸脈下不至關，為陽絕；尺脈上不至關，為陰絕，乃真臟之脈而無中氣往來以和之也。學者于此而善悟焉，則始終一寸九分之間，遍身陰陽太過不及之情可見矣。○叔和云：陽弦頭痛定無疑，陰弦腹痛何方走？陽數即吐兼頭痛，陰微即瀉臍中吼；陽實應知面赤風，陰微盜汗勞兼有；陽實大滑應舌強，陰數脾熱并口

臭陽微浮弱定心寒陰滑食注脾家呰關前關後辨陰陽察病根源應不朽諸浮躁脈皆為陽諸沉細脈皆為陰凡脈從陰陽易已脈逆陰陽難已也

**浮中沉法知遲數，逆順虛寔應五行。**初時脈見于皮膚之閒者曰浮浮而大散者心浮而短濇者肺見于肌肉之下者曰沉沉而弦長者肝沉而濡滑者腎不輕不重與肌肉相得者脾多有兼乎四臟之邪則和緩之中亦必兼乎浮沉滑濇長短弦大各脈皆然如沉滑則順于左尺逆于左寸如浮濇則順于右寸逆于左關寸口宜浮而反損小陽虛而陰入乘之也或時浮滑而長謂之陰中伏陽尺部宜沉而反實大陰虛而陽入乘之也或時沉濡而短謂之陽中伏陰如尺本沉而又沉謂之重陰寸本浮而又浮謂之重陽寸尺俱微甚謂之脫陽脫陰無非五行生尅偏全四時五臟各部應得與否以為逆順虛實浮沉遲數歌見前

**極須九候并十變，無非臟腑合流形。**九候上部天足少陽膽以候頭角上部人手少陽相火三焦以候耳目上部地足陽明胃以候口齒中部天以候肺中部人以候心中部地以候胸中之氣下部天以候肝下部人以候脾胃之氣下部地以候腎左尺外以候腎內以候腹中左關外以候肝內以候膈中右關外以候脾內以候胃脘右寸外以候肺內以候胸中左關外以候心內以候膻中前以候前後以候後上竟上者胸喉中事也下竟下者小腹腰股膝脛足中事也三部九候皆相失者死尤候雖調肌肉已脫者死是陰陽交錯之妙而虛實微邪正之五邪因以分焉○十變心脈急甚者肝邪干心也微急者膽邪干小腸也為從後來者為虛邪心脈大甚者心邪自干心也微大者小腸邪自干小腸也為正邪心脈緩甚者脾邪干心也微緩者胃邪干小腸也為從前來者為實邪心脈濇甚者肺邪干心也微濇者大腸邪干小腸也從其所勝者為微邪心脈沉甚者腎邪干心也微沉者膀胱邪干小腸也是從所不勝者為賊邪五臟各有剛柔邪故令一脈輒變為十也曰九曰十似煩而簡不外乎浮中沉而自然得之也故曰數者腑也遲者臟也以是別知臟腑之病後世分析太甚不知陰陽交錯臟腑同氣故耳

**三部脈全容易識，**三部通度六脈俱全浮沉遲數相等者脈易識而病易愈也歌云三部俱浮肺臟風惡風發熱鼻流濁三部沉遲冷積成皮膚枯槁真元憊三關俱緩脾家熱口臭齒腫時番胃三部俱弦肝如怒目翳淚疼多瘡癖三部俱數心熱狂口舌生瘡唇破碎三部虛濡微濇伏久病必死卒病生三部浮滑芤弦數卒病相宜久病傾又有六部同脈者古云變弦之脈土易虧變浮之脈水易虧餘以類推○凡三部脈滑而微者病在肺下緊上虛者病在脾長而弦者病在肝脈小血少者病在心實者為心勞大而緊者病在腎緩滑者熱在胃中遲緩而濇者胃中有寒有癥結脈實緊者胃中有寒苦不能食時時自利者難治脈來累累如貫珠不前至寸者有風寒在大腸伏留不去脈來累累而止不至寸口濡者結熱在小腸伏留不去脈代而鉤者病在絡脈鉤即曼脈經絡皆實者寸脈急而尺緩絡氣不足經氣有餘者寸脈熱而尺寒經虛絡滿者尺熱滿而寸寒濇

**或至不至更難憑。**寸口壯大而尺中無者此為陰藏于陽苦腰背痛足脛寒尺脈浮大而寸口無者此為陽盛于陰其人虛而損多汗或小腹滿痛不能溺溺即陰中痛大便亦然尺寸脈牢而長關中無者此為陰陽相干尺寸俱無而關中

有者此為陰陽氣歸于中左關以驗風寒或風與火之盛衰右關以驗七情或勞與飲食之內傷三部或至或不至者冷氣在脾故令脈不通也上部有脈下部無脈宿食填胸也其人當吐不吐者死上部無脈下部有脈雖困無能為害所以然者譬如樹有根本故寸口平而死者腎氣先絕于內故也

**上下來去存消息**

上者自尺部上于寸口陽生于陰也為表下者自寸口下于尺部陰生于陽也為裡來者自骨肉之分出中膚之際氣之升也為表去者自皮膚之際還于骨肉之分氣之降也為裡上下來去乃陰陽消長之消息也以上下言之上盛則氣高下盛則氣張短而急者病在上長而緩者病在下太過多上溢不及多下落以來去言之脈來疾去徐上實下虛為厥顛病來徐去疾上虛下實為惡風脈雖失而有一線往來者可治脈雖全而無往來者死上下左右之脈相應而參差者病甚上下左右之脈相失而不可數者死又左脈不和病在表主四肢右脈不和病在裡主腹臟有有表無裡者有有裡無表者

**推法應須堅且橫**

脈隱伏者乃用推法經曰推而外之屬腑內而不外有心腹積也推而內之屬臟外而不內身有熱也推而上之關前上而不下腰足清也推而下之關後下而不上頭項病也按之至骨脈氣少者腰脊痛而身有痺也蓋脈有隱顯皆陰陽變化錯綜須橫看豎看乃可以盡其變也

**惟有天和脈不應**

歌曰天和脈只論三陰南天高兮北泉深太陰專主右尺寸厥陰尺寸左邊沉少陰尺寸兩不應相交相反死淅臨○天和乃平脈也諸陽為浮諸陰為沉故不言三陽司天在泉南政以天道言甲己二歲論脈則寸在南而天在北三陰司天則兩寸不應太陰司天右寸不應少陰司天兩寸不應厥陰司天左寸不應二陰在泉則兩尺不應太陰在泉右尺不應少陰在泉兩尺不應厥陰在泉左尺不應北政以地道言乙丙丁戊庚辛壬癸之歲論脈則寸在北而尺在南三陰司天則兩尺不應太陰司天右尺不應少陰司天兩尺不應厥陰司天左尺不應三陰在泉則兩寸不應太陰在泉右寸不應少陰在泉兩寸不應厥陰在泉左寸不應不應者皆為沉脈也紺珠經曰五行君火不用事故南政少陰司天君火在上則兩寸不應司泉君火在下則兩尺不應厥陰司天君火在左故左寸不應司泉則左尺不應太陰司天君火在右故右寸不應司泉則右尺不應北政少陰司天君火在上則兩尺不應司泉君火在下則兩寸不應厥陰司天君火在左故左尺不應司泉則左寸不應太陰司天君火在右故右尺不應司泉則右寸不應凡不應者謂脈沉細而不應于手也反之則沉為浮細為大也歲當君火在寸而沉反應于尺歲當君火在尺而沉反應于寸經曰尺寸反者死歲當君火在左而沉反應于右歲當君火在右而沉反應于左經曰陰陽易者死又曰學診之士必先歲氣良有以哉此則與張仲景丹溪所說不同然所論深得素問君火以退之旨故從之

**急彈緊常是奇經**

歌曰督衝由來若狂癡兩手堅實浮沉齊尺寸俱浮俱牢者直上直下亦如之任緊細長至關止陰中切痛引腹臍前部左右脈彈手陽蹻顛癇痺皮肌後部彈手陰蹻脈裹急陰疝崩漏並中部彈手帶脈病走精經逆忍無治從少陰斜至太陽陽維顛仆發如羊從少陽斜至厥陰陰維癢痺惡風偏來大時小是陰絡內痺急[illegible]遠自當足小指大陽[illegible]汗出當下二千兩等按脈經兩手脈浮沉實盛一般者衝督脈也主

凡事猜豫有兩心甚則顛狂癡迷不省尺寸俱浮直上直下者或只關常直上直下者督脈也主腰背强大人顛小兒癇尺寸俱牢直上直下或只關實者衝脈也主胸中有寒婦人癥瘕絕產脈來緊細實長者任脈也苦小腹痛引臍陰中切痛前部左右彈手者陽蹻脈也苦顛癇惡風偏枯㿗仆羊鳴身體强痺後部左右彈手者陰蹻脈也苦小腹痛裏急引陰中痛男子為疝女子崩漏中部左右彈手者帶脈也苦小腹痛引腰男子失精女子絕經令人無子從少陰斜至太陽者陽維也顛仆羊鳴或失音不能言從少陽斜至厥陰者陰維也苦顛癇肌肉淫痺汗出惡風陰絡來大時小苦肉痺應時自發身洗洗也陽絡來小時大皮膚不仁且痛汗出而寒凡見奇經之病而後有奇經之脈病症詳見經絡

**一脈二變尤堪怪**

動脈陰陽氣相搏耳陰陽和則脈不動今氣先中于邪則氣為之是動氣既受邪則血亦不行而病所由生故一脈之動變為氣血兩病豈特左為血而右為氣哉又洪大一脈有力而實者為熱甚無力而虛者為虛甚微濇一脈無力而短者固為虛狀伏熱痰氣凝滯亦可槩以虛視之乎是知脈之變化不拘如此故有舍症而從脈者有舍脈而從症者有從一分脈二脈症者有從一分症二分脈者有清高貴人兩手俱無脈者有左小右大左大右小者有反關脈者又有折一手及瘡傷脈道者可不從其症乎善診者尚其悟之

**男女寅中莫浪驚**

天之陽在南而陰在北男子面南而生于寅則兩寸在南而得其陽寸脈洪而尺脈弱者常也地之陽在北而陰在南女子面北而生于申則兩尺在北而得其陰寸脈弱而尺脈洪者常也陽強則陰弱天之道也反之者病男得女脈為不足女得男脈為太過左得之病在左右得之病在右男左女右者地之定位也蓋人立形于地故從地化楚人尚左者東道也故男子左脈強而右脈弱女子則右脈強而左脈弱天以陰為用故人之左耳目明于右耳目地以陽為用故人之右手足強于左手足陰陽互用也非反也凡男子診脈必先伸左手女子診脈必先伸右手男子得陽氣多故左脈盛女子得陰氣多故右脈盛男子以左尺為精府女子以右尺為血海此天地之神化也所以別男女決死生叔和云女人反此背看之尺脈第三同斷病是也或不知此陰陽五臟倒裝者非

**大衍五十為至數主位先天見聖靈**

脈以息數為主血為脈氣為息應日至息日止呼吸者氣之橐籥動應者血之波瀾人一呼脈行三寸一吸脈行三寸呼吸定息脈行六寸人一日一夜凡一萬三千五百息脈行五十度周于身漏水下百刻榮衛行陽二十五度行陰亦二十五度為一周也故五十度復會于手太陽法以一呼一吸為一息一息之間脈來四至五至和緩舒暢者為平六數七極熱之甚也三遲二敗冷危症也兩息一至與八九十餘則不成息矣凡至數多者為至至數少者為損損脈從上損肺起而下及于腎至脈從下損腎起而上及于肺撻經曰從上損下死猶遲至脈多從下損上然此小衍之數也大衍以五十數為極至三部平勻滿五十數為一止或不止者無病若覺腎脈忽沉就腎部數起不滿五十動而止者一臟無氣呼出心與肺一動肺一動心吸入腎與肝一動腎一動肝呼吸之間二動脾令吸不能至肝至腎而還復動肺脈則四十動後一止者是腎先絕肝臟代至期四年春草生時死就肝部數起三十動一止者肝腎兩臟無氣心臟代至期三年穀雨時死

上海埽葉山房校印

就心部數起二十動一止者腎肝心三臟無氣脾臟代至期二年桑柘赤時死就脾部數起十五動一止者腎肝心脾四臟無氣肺脈代至期一年草枯時死至于兩動一止或三四動一止者死以日斷矣是知脈之虛實死生皆在息數之間奈何今之診者或專究析諸般脈形而不暇察夫至數又有雖知察夫至數而無得乎應心之妙數之愈煩而愈失其真噫折一臂替一目而不夭脈少有變則病患隨之令人問病每曰脈息何如醫者于此未達奈何學者要在平時對先天圖靜坐調息觀氣往來臨時又有屏氣不息之敬則是以吾心之太極而驗彼身之太極不離乎氣血不離乎氣血乃先天之靈也豈泥象數者之可語哉斷病之法四時四季以其當旺者為主五臟六腑候其盛衰之極者為病本位太過不足之極者亦死素問云人之居處動靜而脈亦為之能改則凡不幸而脈稍有變者可不調養之以盡其天年乎○叔和云五十不止身無病數內有止皆知定四十一止一臟絕却後四年多沒命三十一止即三年二十一止二年應十五一止一年殂已下有止者暴病○又云兩動一止或三四五動一止六七死四動一止即八朝傍此推排但依次下間內因外因久病暴病見代止必死凡諸般死脈皆十動以下之變名也

## 四時胃氣為之本○

人之氣血春升夏浮秋降冬沉應周天之常度配四時之定序以各部言之肝弦心洪肺濇腎沉脾緩者本臟脈也以時令言之春時六部中俱帶弦夏俱帶洪秋俱帶濇冬俱帶沉長夏四季俱帶和緩凡人得應時之脈者無病也然必微弦微洪微毛微石為有胃氣若純見弦洪毛石謂之真臟之脈無胃氣以和之者必死故曰四時以胃氣為本此脈之常體也然消息盈虧理化不住運動密移春行冬令夏行春令秋行夏令冬行春令四變之動脈與之應者乃氣候之至脈也亦必脈有胃氣無害胃氣者中氣也不大不細不長不短不浮不沉不滑不濇應手中和意思欣欣難以名狀者是也有胃氣則脈有力有神無胃氣則脈無力無神神即胃氣也男子左手重而氣口脈和女子右手重而人迎脈和亦為有胃氣令人泥以浮取腑沉取臟中取胃氣而不知中固中也浮之中亦有中也沉之中亦有中也不當泥其形而當求其神也神即有力也或疑七診之法亦以中為胃氣且如六脈俱沉可斷其無中氣即其九候指法輕重經論詳矣已采入心部脈註

## 六甲循環若第兄○

氣候陰陽更迭四時冬至陰極陽生夏至陽極陰生冬至後得甲子少陽旺六十日其氣尚微故脈來乍大乍小乍短乍長第二甲子陽明旺六十日其氣始萌故脈浮大而短第三甲子太陽旺六十日其氣大盛故脈來洪大而長夏至後第四甲子太陰旺六十日陰氣初生故脈緊大而長第五甲子少陰旺六十日陰氣漸盛故脈緊細而微第六甲子厥陰旺六十日陰氣極盛故脈沉短而敦重六六三百六十日以成一歲此三陰三陽之旺時日之大要也又大寒至春分厥陰風木之至其脈弦春分至小滿少陰君火之至其脈洪而鉤小滿至大暑少陽相火之至其脈大而浮大暑至秋分太陰濕土之至其脈沉秋分至小雪陽明燥金之至其脈短而濇小雪至大寒太陽寒水之至其脈大而長或間六甲六氣主脈皆本內經而脈形有不同者何耶蓋人稟氣盛則脈應時而盛稟氣弱或有病邪凝滯則脈不能應時而不失其真氣則亦隨陰陽微盛而變化略不同耳非相反也此言人身氣候有一日一應遇天者有一年一應遇

天者。丹溪曰。脈神也。陽也。其行速。猶太陰一日一週。息氣也。陰也。其行遲。猶太陰一月一週是也。○歌云春弦夏洪秋似毛。冬沉如石應天地。阿阿緩若春楊柳。此是脾家居四季。氣候變動或不同。生死總訣在胃氣。

**約哉四脈千古訣**。博之二十七種。約之則為浮沉遲數滑濇緩大八要。又約之則為浮沉遲數。又至約則為浮中沉。蓋浮兼數。沉兼遲。中則浮沉之間。故所集六部脈訣。每以浮沉二字貫之。難曰。浮者陽也。沉者陰也。陰陽辨而脈無餘蘊矣。是知浮沉遲數四脈。真千古要訣也。彭用光曰。浮陽曰金。輕清于上。芤實洪長。在心取象。沉陰曰水。潤滑在下。微弱伏虛。由沉化生。遲寒曰土。三至一息。內藏四肢。濡緩濇結。數熱曰火。一息六至。弦緊彷彿。滑大為異。蓋浮乃輕手取之。而芤實洪長之類。皆輕手而得之也。沉乃重手取之。而微弱伏虛之類。皆重手而得之也。遲者不急。一息三至。而濡緩濇結之類也。數者頻急。一息六七至。而弦緊滑大之類也。學者能以四脈為祖。先看五臟之中。何臟得之。後看三部之中。何部得之。庶乎據脈可以識症。因症亦可以識脈。隨人人之脈與症而立方。庶乎不致誤人也。

**動靜立機太簡明**。脈理繁浩。治法多端。若不憑浮沉遲數。則指下茫然。且脈有單看浮而總看沉者。有總看浮而單看沉者。遲數亦然。要之審決經絡。惟總看可憑。凡脈以得中為靜。太過而為盛之極。不及而為衰之極。俱謂之動。只取其動者治之。則經絡不離。何其簡且明哉。**不問在經并臟腑。有力無力要叮嚀**。四脈不問何部得之。有力則為風積痛熱。無力則為虛氣寒瘡。百病無不包括。**欲識根源無別巧。只要臨時心氣清**。根源即手太陰也。胃氣也。先天之靈。非心清氣定者不能察識。七診法云。一靜其心。存其神也。二忘外意。無私慮也。三勻呼吸。定其氣也。四輕指于皮膚之間。探其腑脈。浮也。五微重指于肌肉之間。取其胃氣。中也。六沉指于筋骨之上。取其臟脈。沉也。七察病人脈息數來也。

## 傷寒脈法

**大浮數滑動陽脈。陰病見陽生可得。沉濇弦微弱屬陰。陽病見陰終死厄。陰陽交互最弦微。浮中沉法卻明白**。陰陽脈皆五者。脈從五行生也。邪在表。則見陽脈。邪在裡。則見陰脈。陰脈見陽脈者生。邪自裡之表。欲汗解也。如厥陰中風。脈微浮為欲愈。不浮為未愈是也。陽病見陰脈者死。邪自表達裡。正氣虧陷。如譫語脈沉是也。活人書謂雜病與傷寒脈不同。其實同也。況傷寒中亦有雜病。雜病中亦有傷寒。雜病脈之陰陽。一而已矣。自百症欲舉其槩。丹溪發其微。然後知脈當從仲景與叔和脈經。不當泥高陽生之脈訣也。

**浮脈察表之虛實**。傷寒。先辨人迎。及傳而變。次別諸經。**尺寸俱浮太陽表。浮而緊濇是傷寒。浮而數者熱不小**。脈尺寸俱浮。有力有神者。

可汗者不可汗脈遲浮而緩者是傷風。宜解脈不可汗浮大有力熱易曉。浮而長大太陽合陽明。浮而弦大少陽了。

中切陽明少陽經。尺寸俱長陽明病。浮長有力兼太陽。無汗宜發汗長大有力為熱甚。當解肌長數有力熱可平。

長滑實大宜通利。尺寸俱弦和少陽。凡脈弦只可和解浮弦兼表汗乃定。弦遲弦小弦微虛。內寒宜溫弦大弦長滑熱盛。熱盛宜解

沉脈察裡虛與實。尺寸沉細屬太陰。沉微少陰微緩厥。陰沉遲無力陰氣深。脈沉微沉細沉遲沉伏無力為無神為陰盛而陽微急宜生脈回陽沉疾有力為熱實。養陰退陽邪不侵。脈沉疾沉滑沉實有力為有神為熱實為陽盛陰微急宜養陰以退陽也大抵沉診之法最為緊關之要以決陰陽冷熱用藥生死在于毫髮之間不可不仔細察之凡脈中有力為有神可治無力為無神難治。抑論傷寒脈非一端陰陽俱緊濇傷寒也若前傷寒餘熱未盡重感于寒則變為溫瘧陽浮陰弱為傷風也若前傷風蘊熱未已重感風則變為風濕陽濡陰急當夏先傷濕而後傷暑乃濕溫脈也陽浮陰濡當春先傷溫氣而後感風乃風溫脈也陽脈洪數陰脈實大溫毒脈也當春夏感熱而又遇溫熱兩熱相合故溫毒發斑陽脈濡弱陰脈弦緊濕溫脈也長夏先傷濕而後傷暑陰陽俱盛溫虛脈也先傷風寒餘熱未盡重感于寒所致若脈陰陽皆沉而症似太陽者乃冬時天暖溫氣所犯或同病異名或同脈異經病皆起于中宮濕土與傷寒相似不可不辨

雜病脈法以所集雜病為次脈訣舉要為主兼采正傳權輿權度補之附溫暑內傷

中風脈浮滑兼痰氣。其或沉滑勿以風治。或浮或沉而微而虛。扶危治痰風未可疎。浮遲者吉。急疾者殂。若風癱瘓脾緩者不治捷徑云風疾脾緩空費力癆疾心數命難存中寒緊濇陰陽俱盛。法當無汗有汗傷命。陽緊寒在上焦作吐陰緊寒在下焦自利陰陽俱緊上下皆受寒也法當無汗反自汗者亡陽不治傷風之脈陽浮陰弱。邪在六經或弦而數。陽浮衛中風也陰弱榮氣弱也邪在六經者俱弦暑傷於氣所以脈虛弦洪芤遲。體狀無餘。脈虛而微弱或浮大而散或隱不見微弱隱伏皆虛類也暑熱病劇陰陽盛極浮之而滑沉之散濇汗後躁

大死期可刻得汗後脈躁大者固死入裏七八日來脈不躁數而濇小者亦死溫脈無名隨見諸經未汗宜強虛緩傷生溫脈隨各臟腑所見而治未汗脈強急者生虛緩者死已汗表症不退脈強急者死或入裏腹痛甚下利者死濕脈濡緩或兼濇小入裏緩沉浮緩在表若緩而弦風濕相攙浮緩在表沉緩在裏或弦緩或浮緩風濕相搏也脈緊而濇或浮而弦或芤而虛是為燥症濇主燥風燥兼浮而弦血燥兼芤而虛虛火數浮實火沉大隨其所見細數為害脈浮洪數無力為虛火脈沉實大有力為實火如洪數見左寸心火右寸肺火左關肝火右關脾火兩尺為腎經命門火內傷勞役豁大不禁若損胃氣隱而難尋內傷飲食滑疾浮沉內傷勞食數大濇侵右關緩緊寒濕相尋右關數緩濕熱兼臨數又微代傷食感淫心脈變見于氣口肝木亦挾心火之勢而來薄肺金故大如急數為無力不禁耳內傷輕者右關沉滑內傷重者氣口浮滑右寸氣口脈急大而數時一代而濇濇者肺之本脈代者元氣不相接續此飲食失節勞役過甚大虛之脈也右關脾脾脈數中顯緩且倍于各臟此則勞役輕而傷飲食濕熱重也數多燥熱緩多濕熱若脾脈大數時微緩一代者飲食不節寒溫失所也下手脈沉便知是氣沉極則伏濇弱難治其或沉滑氣兼痰飲滑者多血少氣濇者少血多氣尺脈濇堅血實氣虛尺脈細微氣血俱虛脈細代者氣衰絕者氣欲絕伏濇難治幾于欲絕也諸症失血皆見芤脈隨其上下以驗所出大凡失血脈實沉細設見浮大後必難治脈得諸濇濡弱為亡血脈浮面白色薄者裏虛亡血脈來輕輕尺中獨浮目睛暈黃者為衄血或沉弦而虛面白短氣目暄小腹滿者因勞衄血太陽脈大而浮者衄吐血如懸鉤搏手或沉弦者衄血肺脈弦急者咳血唾血脈浮弱按之絕者下血煩欬者必吐血腸澼下膿血脈弦絕則死滑大則生血溫身熱者死脈極芤虛為亡血失精偏弦為飲或沉弦滑或結濇伏痰飲中節痰飲脈皆弦而兼微沉滑惟肺飲有喘不弦若雙弦者乃寒飲也或大下後善虛若浮弦大實者膈有稠痰宜吐又得結脈或濇或伏者痰飲膠固于中阻滯節止脈道故也鬱脈皆沉血芤氣濇濕鬱緩沉熱乃數極痰鬱滑弦滑緊因食鬱甚則滯或結代促六鬱脈皆兼沉甚則伏又甚則結促代惟有胃氣可治在上則見于寸在中則見于關在下則見于尺左右亦然平脈弦大勞損而虛大而無力陽衰易扶數而無力陰火難除寸弱上損浮大裡枯尺寸俱微五勞之軀血羸左濡氣怯右推左右微小氣血無餘勞瘵脈數或濇細如潮汗咳血肉脫者殂

凡曰虛損因虛而有傷損也虛勞者因虛而不禁勞因勞而愈虛也癆瘵者勞之極也即五勞六極也瘵者牢也言其病已牢痼而不可解也諸虛脈多寸關弦大而尺微澀有火則尺亦大大者正氣虛而邪盛弦者中寒也若大而無力者陽氣虛也大數無力者陰氣虛也左右微小者必成痼冷癆症骨蒸潮熱盜汗咳嗽見血或泄不泄惟肉脫其脈數細而澀者死古云微數不成病不名勞風寒暑濕氣鬱生涎下虛上實皆頭暈眩風浮寒緊濕細暑虛痰弦而滑瘀芤而澀數大火邪虛大久極先理氣痰次隨症脈頭痛陽弦浮風緊寒熱必洪數濕細而堅氣虛頭痛雖弦帶澀痰厥則滑腎厥堅實六經脈症同傷寒見病機訣云頭痛短澀應須死浮滑風痰皆易除眼本火病心肝數洪右寸關見相火上衝左寸脈洪數心火炎也關弦而洪肝火盛也右寸關俱弦洪肝木挾相火之勢而來侮所以不勝之金而制已所勝之土也耳病腎虛遲濡其脈浮大為風洪動火賊沉澀氣凝數實熱塞此久聾者專於腎責暴病浮洪兩尺相同或兩尺數陰虛火衝若左寸洪數心火炎也兩尺洪數相火炎也其人必夢遺耳鳴或聾右寸洪數鼻衄鼻齄左寸浮緩鼻淵風邪鼻流清涕口舌生瘡脈洪疾速若見脈虛中氣不足經曰左寸洪數心熱右寸浮數肺熱左關弦數而虛膽虛甚洪而實肝熱右關沉實脾胃有實熱兼洪數者口瘡或為木舌重舌脈虛者為中氣不足齒痛腎虛尺濡而大火炎尺洪疎搖齲壞右寸關數或洪而弦此屬腸胃風熱多涎尺洪大而虛者腎虛齒痛動搖疎豁者相火上炎也右寸關洪數或弦而洪者腸胃中有風熱也痛風沉弦肝腎被濕少陰弱浮風血掣急或澀而小酒後風襲寸沉而弦沉則主骨弦則主筋沉則為腎弦則為肝汗出入水因水傷心故歷節痛而黃汗出少陰脈浮而弱弱則血不足浮則為風風血相搏則疼痛如掣或尺澀小短氣自汗出歷節痛不可屈伸此皆飲酒汗出當風所致也風寒濕氣合而為痹浮澀而緊三脈乃備脈浮而緩屬濕為麻痹脈緊而浮屬寒為痛痹脈澀而芤屬死血為木不知痛癢脈浮而濡屬氣虛關前得之麻在上體關後得之麻在下體斑疹沉伏或散或無陽浮而數火見於軀陰實而大熱蒸在膚滑伯仁曰脈者血之波瀾故發斑者血散于皮膚故脈伏火盛于表故陽脈浮數下焦實熱故陰脈實大咳嗽所因浮風緊寒數熱細濕房勞澀難右關微澀飲食傷脾左關弦短肝極勞疲肺脈浮短咳嗽與期五臟之嗽各視本部浮緊虛寒沉數實熱洪滑多痰弦澀

少血。形盛脈細。不足以息。沉小伏匿。皆是危脈。惟有浮大而嗽者生。外症內脈。參考稱停。外症肌瘦肉脫發熱作泄內脈沉急者必死

**霍亂吐瀉**滑而不勻。或微而濇。代伏驚人。熱多洪滑。弦滑食論。右關滑為霍亂吐瀉脈濇結代伏雖因痰食阻滯不可遽斷以死然亦但可作時一見漸滑大為吉故訣云霍亂之候脈微遲氣少不語大難醫脈弦甚者亦死洪滑者熱弦滑者膈有宿食留飲宜吐

**心痛**微急。痛甚伏入。陽微陰弦。或短又數。緊實便難。滑實痰積。心痺引背。脈微而大。寸沉而遲。關緊數銳。陽微虛在上焦所以胸痺痛心痛者脈陰弦故也胸痺之病喘息咳唾胸痺痛短氣寸口脈沉而遲關上小緊而數

**腹痛**關脈緊小急速。或動而弦。甚則沉伏。弦食滑痰。尺緊臍腹。心腹痛脈。沉細是福。浮大弦長。命不可復。脈細小緊急速中腹刺痛尺脈緊實臍及小腹痛者宜利若尺脈伏者小腹痛有瘕疝

**瘧**脈自弦。弦數多熱。弦遲多寒。弦微虛乏。弦遲宜溫。緊小下奪。弦浮吐之。弦緊汗發。亦有死者。脈散且歇。瘧雖病久虛極脈微似乎不弦然必于虛數之中見弦但不搏手耳凡汗吐下脈弦而小緊與肌肉相得久持之至者宜下弦遲者宜溫弦緊者宜發汗針灸浮大者宜吐弦數者風發也以飲食消息止之此汗吐下法推之百病皆然

**痢**脈多滑。按之虛絕。尺微無陰。濇則少血。沉細者生。洪弦死訣。腸澼下痢雖忌身熱亦忌厥冷

**痞滿**滑大。痰火作孽。弦伏中虛。微濇衰劣。胸痞多有痰火故寸滑且大右關弦遲或伏者肝乘脾虛生涎氣鬱不舒微反在上濇反在下者氣血虛也微則氣衰多煩濇則血少多厥

**濕**脈自沉。沉遲寒侵。沉數火熱。沉虛滑脫。暑濕緩弱。多在夏月。微小者生浮弦者死犯五勞症者亦死

**吞酸**脈形。多弦而滑。或沉而遲。胸有寒飲。或數而洪。膈有痰熱。時吐酸水欲成反胃

**五疸**實熱。脈必洪數。其或微濇。症屬虛弱。因陽明經內蓄熱或因渴飲水或自汗浴水或失飢傷飽或醉飽房室發黃者其脈多沉因暴熱浴冷酒後當風其脈多浮大抵酒疸沉弦或細久為黑疸趺陽脈遲食不敢飽或緊數者胃熱消穀挾寒則食罷反飽者名穀疸尺脈浮為腎傷趺陽脈緊為脾傷凡黃候寸口脈近掌無脈口鼻黑色者不治

**水腫**之症。有陰有陽。陰脈沉遲。其色青白。不渴而瀉。小便清濇。脈或沉數。色赤而黃。燥糞赤溺。兼渴為陽。沉細必死。浮大無妨。陽脈必見陽症陰脈必見陰症沉細水愈盛而不可制浮大則心火生土而水可制矣

**脹滿**脈弦。脾制於肝。洪數熱脹。遲弱陰寒。浮為虛

脹緊則中實浮大可生虛小危急以關為主遺精白濁當驗於尺結芤動緊二症之的微濇精傷洪數火逼亦有心虛在寸短小脈遲可生急疾便夭急疾虛浮時時遺精者死腰痛之脈必沉而弦沉為氣滯弦大損腎元或浮而緊風寒所纏濡傷濕細實閃挫然濇為瘀血滑痰火前或引背痛沉滑易痊尺脈沉腰背痛時時失精食少脈沉滑而遲者可治疝脈弦急積聚所釀察其何部肝為本臟心滑肺沉風疝浮蕩關浮而遲風虛之恙陽急為瘕陰急疝狀沉遲浮濇疝瘕寒痛痛甚則伏或細或動牢急者生弱急者喪疝本肝經弦則衛氣不行而惡寒緊急則下欲食弦緊相搏則為寒疝趺陽脈浮而遲浮為風虛遲為寒疝三陽急為瘕三陰急為疝心胃脈滑則病心風疝太陽脈浮則病腎風疝少陽脈浮則病肝風疝脚氣之脈浮弦為風濡濕遲寒熱數且洪緊則因怒散則憂沖細乃悲過結為氣攻兩尺不應醫必無功左尺不應難痊寸口無常不治消渴肝病心滑而微或緊洪數陽盛陰虛血虛濡散勞則浮遲短浮莫治數大難醫浮則衛虛短則榮竭故不治也數大火炎亦不治也但叔和又云消渴脈數大者活虛小命殂須努力何耶蓋初起數大而不堅實者火猶可伏虛小即浮短也會其意亦不相反燥結之脈沉伏勿疑熱結沉數虛結沉遲若是風燥右尺浮肥老人虛人便結脈雀啄者不治兩脇疼痛脈必雙弦緊細弦者多怒氣偏沉濇而急痰瘀之徵雙弦者肝氣有餘肝脈急而脇下有氣支滿引小腹而痛時小便難苦目眩頭痛腰背重足冷婦人月水不來時無時有沉濡濇散其色澤者當病溢飲多飲水而溢入肌膚腸外或兼搏手堅急面色不澤者瘀血也或因墜墮使然淋病之脈細數何妨少陰微者氣閉膀胱女人見之陰中生瘡大實易愈虛濇其亡大而實者生虛細而濇者死小便不通浮弦而濇芤則便紅數則黃赤便難為癃實見左尺小便不利難來者為癃閉乃膀胱熱極故脈實也五積屬陰沉伏附骨肝弦心芤腎沉急滑脾實且長肺浮喘卒六聚結沉痼則浮結又有癥瘕其脈多弦弦急瘕疾弦細癥堅沉重中散食成癖痃左轉沉重氣癥胸前若是肉癥右轉橫旋積聚癥瘕緊則痛纏虛弱者死實強可痊脈沉伏而細在寸積在胸中微出寸

口積在喉中，在關上積在臍旁，上關上積在心下，微下關積在小腸，尺微積在氣衝。脈出在右積在右，脈出在左積在左，脈兩出積在中央，各以其部處之也。肝積脈弦而細，肺積脈浮而毛，腎積脈沉而急，滑心積脈沉而芤，上下無常處，脾積脈實而長，食則多吐。內經論赤脈之至也，喘而堅，有積在中，名心痺，得之思慮。白脈喘而浮，有積在胸，名肺痺，得之醉而使內。喘謂脈至如卒喘狀也。青脈長而左右彈，手有積氣在心下支胠，名肝痺，得之寒濕，與疝同。黃脈大而虛，有積在腹中，名厥疝，女子同法，得之疾使四肢，汗出當風。黑脈上堅而大，有積氣在小腹與陰，名腎痺，得之沐浴清水而臥。脈沉重而中散者，因寒食成積。脈左轉而沉重者，氣癥積在胸中；脈右轉出不至寸口者，內有肉癥也。轉者，橫也，脈轉而橫至腹，有積或在脇下。積聚脈亦大同，故難經曰：結微則積微，結甚則積甚。脈伏結者為積聚，浮結者為痼疾，如積聚脈不結伏，痼疾脈不浮結，為脈不應病，病者死。

**中毒**洪大細微必傾。尺寸數緊釵直吐，仍此患蠱毒急救難停。釵直者，脈直如釵也。

**喘急**脈沉肺脹停水氣逆填胸。脈必伏取，沉而實滑身溫易愈，身冷脈浮尺濇難補。手足溫煖，脈靜滑者生；身冷脈浮濇者死。

**嘈雜噯氣**審右寸關緊滑可治，弦急則難。兩寸弦滑留飲胸間，脈橫在寸有積上膈。右寸關脈緊而滑，常也；右關弦急，欲作反胃者難治。寸脈橫者膈有橫積也。

**嘔吐**無他，寸緊滑數，微數血虛，單浮胃薄，芤則有瘀，最忌濇弱。脈陽緊陰數，其人食已則吐；緊小多寒，滑數痰火，微數血虛，令胸中冷；關浮胃虛，嘔而噯氣，不食恐怖即死；芤滯緊者有瘀；逆脈緊濇小弱，自汗者死。

**飯逆**甚危，浮緩乃宜，弦急必死，結代促微。弦急木尅土也；結代促微，元氣衰也。

**反胃噎膈**寸緊尺濇，緊芤或弦虛寒之厄，關沉有痰，浮濇脾積，弱大氣虛，濇小血弱，若濇而沉，七情所搏。寸緊胸滿不食，尺濇故反胃也；緊芤或遲者，胃寒也；弦者，胃虛也；關脈沉大有痰也；浮濇脾不磨食，故朝食暮吐，暮食朝吐；脈緊濇者難治。

**痓**脈弦直或沉細些，汗後欲解，脈潑如蛇，伏堅尚可，伏弦傷嗟。痓脈來按之築築然而弦，直上直下，或沉細遲，若發汗後脈潑潑然如蛇，暴腹脹大為欲解；如脈反伏弦者，必死。

**顛癇**之脈陽浮陰沉，數熱滑痰，狂發於心，驚風肝癇，弦急可尋，浮病腑淺，沉病臟深。陽症脈必浮長，陰症脈必沉細，虛弦為驚為風癇，沉數為熱，滑疾為痰，脈滑大為病在腑則易治，脈沉濇入臟者難治。叔和云：恍惚之病定顛狂，其脈實牢保安吉，寸關尺部沉細疾，如此未聞人救得。所謂實牢，即滑大也。

**祟**脈無常，乍短乍長，大小促結皆痰為殃。遁尸脈緊與症相妨。邪祟脈長短大小促結無常。凡五尸鬼邪遁疰病症，與脈全不相應也。

**驚悸怔忡**寸動而弱，寸緊胃浮，悸病仍作。

飲食痰火。伏動滑搏。浮微弦濡。憂驚過却。健忘神虧。心虛浮薄。寸口動而弱動為驚弱為悸寸口脈緊趺陽脈浮胃氣虛是以驚悸趺陽脈微而浮浮為胃氣虛微則不能食此恐懼之脈憂迫所致也噎障之脈。兩寸洪溢。上盛下虛。脈忌微伏。尺脈微伏者死實滑者生汗脈浮虛。或濡或澀。自汗在寸。盜汗在尺。男女平人脈虛弱微細者必有盜汗痿因肺燥。脈多浮弱。寸口若沉。發汗則錯。足痛或軟。專審於尺。滑疾洪緩。或沉而弱。脈經曰脈浮弱其人欲咳不得咳咳則出涎而肺乾小便不利寸口脈不出反為發汗多唾唇燥小便反難大便如爛瓜豚膏皆因誤汗傷津液以致肺燥也厥症數端。沉細為寒。沉伏而數為熱。所干脈喘為氣。浮實痰壅。氣弱微甚。大則血壅。寸大沉滑。身冷必難。卒厥尸厥寸口沉大而滑不知人唇青身冷為入臟即死如身溫和汗自汗為入腑而後自愈尺沉而滑。恐是虫傷。緊急莫治。虛小何妨。尺脈沉滑者寸白虫洪大者蛔虫求嗣之脈。專責於尺。右尺偏旺。火動好色。左尺偏旺。陰虛非福。惟沉滑勻。易為生息。微澀精清。兼遲冷極。若見微濡。入房無力。女不好生。亦尺脈澀。沉滑者不可妄藥反燥精血火旺者降火陰虛者補陰兩尺俱微者陰陽兩補精冷宜熱藥溫中壯陽精清宜溫藥補脾補精精射無力入子宮者補氣女人尺脈微澀者絕產老喜反脈。男年八八喜尺旺女年七七喜寸旺常細濡澀。濡氣虛澀血虛細濡澀多壽弦緊洪多病滑大氣痰。甚則帶欲風熱緊逼。

## 婦人脈法

經病前後。脈軟如常。寸關雖調。尺絕痛腸。沉緩下弱。來多要防。微虛不利。間月何妨。浮沉一止。或微遲澀。居經三月。氣血不剛。三月以上。經閉難當。心脾病發。關伏寸浮。心事不足左寸沉結少陽單沉。少陰脈細。經前病水。水分易瘳。寸脈沉數。趺陽浮弦。少陰沉滑。血分可愁。寸浮而弱。潮煩汗出。寸洪數虛。火動癆疾。趺陽浮澀。吞酸氣窒。腹痛腹滿。脈浮且緊。少陰見之。疝瘕內隱。帶下崩中。脈多浮動。虛遲者生。實數者重。少陰滑數。氣淋陰瘡。弦則陰痛。或挺出腸。凡婦人脈比男子更濡弱者常也脈如常雖月經或前或後或多或少或一月未來者亦不成經病惟寸關如常尺絕不至或至亦弱小者小腹腸胃有積痛上搶心月水不利若沉而緩者不虛月經來多反虛微不利不汗出者其經二月必來俗云間月若三部浮沉一止寸關微濇微則胃氣虛濇則津血不足尺微而遲微則無精遲則陰中寒此為居經三月一來雖來或血漸少而後不通曾墮胎及產多者謂之血枯經曰二陽之病發心脾有不得隱曲女子不月原因心事不足以致脾不磨食故肺金失養而氣滯不行腎水不旺而血益日枯初時參前參後淋瀝無時脾胃衰甚變為溏泄身腫失治甚為癥瘕癆瘵少陽脈卑少陰脈細經月不利血化為水痰水閉塞胞門名曰水分先病水而後經斷故病易治寸脈沉而數數為陽實沉為陰結趺陽脈微而弦微則無胃氣弦則不得息少陰脈沉而滑沉為在裡滑則為實沉滑相搏血結胞門經絡不通名曰血分先斷經而後病水故病則難治寸浮而弱浮為氣虛弱為血分有熱故潮熱自汗男子尺脈虛數而寸沉微者為癆女人寸脈遲數而尺沉微者為癆癆者汗出潮咳與男陰虛火動一般趺陽脈浮而濇浮則氣滯濇則有寒令人腹滿呑酸噫噫其氣時下則腹中冷痛浮則腸鳴腹滿緊則腹痛少陰脈見浮緊則為疝瘕腹痛少陰脈浮而動浮則為虛動則為痛或崩帶或陰戶脫下少陰滑數或為氣淋或陰中生瘡痛痒少陰脈弦則陰戶掣痛曰腸挺

**妊孕**初時寸微五至三部平勻久按不替妊孕三月陰搏於陽氣衰血旺脈正相當肝橫肺弱心滑而洪尺滑帶散久按益強或關滑大代止尤忙渴且脈遲其胎必傷四月辨質右女左男或浮或沉疾大實兼左右俱盛胎有二三更審經脈陰陽可參但疾不散五月懷躭太急太緩腫漏為殃六七月來脈喜實長沉遲而濇墮胎當防脈弦寒熱當煖子房八月弦實沉細非良少陰微緊兩胎一傷勞力驚仆胎血難藏冲心悶痛色青必亡足月脈亂反是吉祥妊孕初時脈平而虛寸脈微小呼吸五至浮沉正等按之不絕無他病而不月者孕也必三月而後尺數但寸關調而尺脈絕者經病也素問曰陰搏陽別謂之有子言尺寸少陰動甚別有陽脈搏手心主血脈腎為胞門故也然血為陰氣為陽血旺氣衰亦陰搏陽之義故訣云肝為血分肺為氣血為榮兮氣為衛陰陽配偶不參差兩臟通和皆例類血衰氣旺定無娠血旺氣衰應有體寸微關滑尺帶數流利往來并雀啄小兒之脈已見形數月懷躭猶未覺又云兩手關滑大相應有形亦在通前語叔和既以左肝右肺分氣血衰旺又以尺寸分氣血寸微為氣衰尺數為血旺關滑者滑為血多氣少也然尺脈滑疾帶散帶代如雀啄稍停者乃胎氣盛閉塞故也此時若作渴脈遲欲為水腫復腹痛者必墮或疑與脈訣尺滑有間斷為經病者不相反耶蓋經病尺滑必帶緩弱遲濇胎脈尺滑帶數而實兩關左滑大為男右滑大為女又云關上一動一止者一月二動一止者二月三四動一止者三四月也蓋中冲應足陽明胃主三四月少衝應手太陽小



上海埽葉山房校印

陽主五六月太中應手陽明大腸主七八月凡妊孕四月形質已具左手滑疾實大為男右手滑疾實大為女左右俱滑疾實大者雙胎又諸陽脈為男諸陰脈為女訣云左手太陽浮大男右手太陰沉細女脈經云左手浮大為男右手浮大為女左手沉實為男右手沉細為女尺脈左偏大為男右偏大為女左右俱浮大有力者二男左右俱沉細有力者二女諸陽為浮諸陰為沉凡浮大滑數諸陽脈皆為男也凡沉細諸陰脈皆為女也又諸陽脈在諸陽經為男諸陰脈在諸陰經為女若陰陽混濁則女作男生男作女生訣云左手帶縱兩箇兒右手帶橫一雙女左手脈逆生三男右手脈順還三女寸關尺部皆相應一男一女分形症益左手帶縱者如心沉肝浮腎緩皆夫乘妻脈上下直者往來流利不絕氣血之盛故生兩男右手帶縱者如肺弦脾沉腎細皆妻乘夫脈推之橫看滿指無間氣血之盛故生兩女左手脈逆者如心弦肝滑腎微浮皆子乘母脈自下溢上往來流利氣血盛極故生三男右手脈順者如肺緩脾洪腎弦長滑皆母乘子脈自上流下往來疾速氣血盛極故生三女認真縱即左手太陽浮大男橫即右手太陰沉細女逆即左手沉實男順即右手沉細女五月脈雖喜疾而不散但太急為緊為數者必漏胎太緩為遲者必腹脹而喘為浮者必患水腫六七月脈實太牢强弦緊者生沉細而濇者當防墮胎若丹田氣燒胎動者可救胎冷若水者難治脈弦發熱惡寒其胎踰腹腹痛小腹如扇子臟開也宜熱藥溫之少陰脈微緊血養不遇雙胎一死一存胎動或因倒仆或因驚怨或因勞力或因食熱或因房室輕則漏血重則血下如同月水血乾胎死而氣無血衝上沖心腹悶痛面目唇舌色見青者子母俱死此不獨七八月然也十個月内皆宜慎之七八月脈實大弦强者生沉細者死若是足月身熱脈亂者吉

**臨產**六至脈號離經或沉細滑若無即生浮大難產寒熱又頻此是凶候急於色徵面頰唇舌忌黑與青面赤母活子命必傾若胎在腹子母歸冥　一呼六至或一呼一至曰離經經常也人呼吸一日一夜一萬三千五百息脈行八十一丈周而復始從初起之經再起今因胎墜胃脈已離常絡之處不從所起之經再起故曰離經脈沉細而滑乃腎臟本脈已形或脈沉如無者即產浮大者難產若身重躰熱寒熱頻作此凶症也急看面舌氣色逐胎救母益面乃心之華舌乃心之苗青則肝虛不能藏血破漿早而胎胞乾澁不能轉動黑則腎水剋火是以子母俱死惟面赤舌青者乃心血流通母活子死若胎死不出母命亦危

**產後**緩滑沉細亦宜實大弦牢濇疾皆危　產後胃氣為主緩滑者脾胃和也實大弦牢木剋土也沉細亦宜者產後大虛脈合症也濇疾不調者損血多而心絕也

## 成童脈法

**童卯**脉全浮沉為先浮表沉裡便知其源大小滑濇虛實遲駃各依大人以審症治　小兒一歲六歲曰嬰孩察三關脈七歲八

歲曰齔，九歲十歲曰髫，始可一指探三部脈，而以一息七八至為無病；十一十四歲曰童丱，而以一息五六至為常。浮數乳癇驚，浮虛濡慢驚瘓瘲，緊實者風癇，沉弦者食積，伏結者傷食，軟弱者虫疳，浮沉遲數與大人一同，仍忌促結代散等脈。詳五卷小兒。

## 癰疽脈法

癰疽脈數，浮陽沉陰。浮數不熱，但惡寒侵，若知痛處，急灸或針。洪數病進，將有膿淫。滑實緊促，內消可禁。宜托裏者，脈虛濡遲，或芤濇微，潰後亦宜。長緩易治，短散則危。結促代見，必死無疑。脈浮數帶弦，當發熱，而反惡寒，或胸煩不知痛處，或知痛處，皆發癰瘡，急宜灸或針。浮數發熱而痛者屬陽，易治；不數沉微不痛者屬陰，難治。又浮為在表，沉為在裏，不浮不沉則為在經。諸瘡洪數者，裏亦有膿結也。未潰脈滑實數促者，可以下之。將潰已潰，脈虛濡弱遲濇芤微，宜補益托裏。長緩易治者，胃氣盛也；短散結代者，元氣虛也。大抵未潰宜見諸陽脈，已潰宜見諸陰脈，庶病症相宜也。抑論緊則氣血滯澁，故緊多則痛；芤主亡血，潰後得之則吉；促脈未潰為熱蓄裏，已潰則氣衰也。

## 死脈總訣

萬機四脈既包含，生死何嘗另有玄。浮散沉無遲一點，數來無數病難痊。解索、魚翔、釜沸，浮散也；蝦遊，沉無也；屋漏，遲一點也；雀啄、彈石，數無數也。雀啄連來三五啄，雀啄脈在筋肉間，如雀之啄食，連連湊指，忽然頓絕，良久復來。屋漏半日一滴落。屋漏脈在筋肉間，如殘溜之下，良久一滴，濺起無力。雀啄、屋漏，皆脾胃衰絕之脈。心肺絕也。彈石硬來尋即散。彈石脈在筋肉間，擧按辟辟然，肺絕也。搭指散亂真解索。解索脈如解亂繩之狀，指下散散，無復次第，則是五臟絕也。魚翔似有又似無。魚翔脈在皮膚，其本不動，而末強搖，如魚之在水中，身尾帖然，而尾獨悠颺之狀，則為腎絕也。蝦遊靜中跳一躍。蝦遊脈在皮膚，始則苒苒不動，少焉瞥然而去，久之倏爾復來，脾胃絕也。更有釜沸湧如羹，旦占夕死不須藥。釜沸脈在皮肉，有出無入，湧湧如羹上之肥，皆死脈也。若用藥餌尅代暴見者，急宜參茋歸附救之，多有復生者。此數種脈亦可總看得之。一般鬼賊脈堪推，客勝主脫死尤促。春得金脈肺尅肝，死在庚辛申酉裡。夏得冬脈亦如然。還於壬癸為期耳。嚴冬診得四季脈。戊己辰戌還是危。秋得夏脈亦同前。為緣丙丁相刑尅。季月夏季得春脈。尅在甲乙寅卯病應極。藏氣喜所生而畏所尅。如肝得肺脈，死于秋，庚日篤，辛日死，時則申酉也。心得腎脈，死于冬，壬日篤，癸日死，時則亥子也。腎得脾脈，死于四季，戊日篤，己日死，時則辰戌丑未也。肺得心脈，死于夏，丙日篤，丁日死，時則巳午也。脾得肝脈，死于春，甲日篤，乙日死，時則寅卯也。春得冬脈只是虛。急宜補腎忌泄疏。若得夏脈緣心實。還應瀉子自無虞。夏秋冬脈皆如是。在前為實後為虛。春中若得四季脈。不治多應病自除。抑論訣云：得妻不同一治，生死仍須各推。假令春得肺脈為鬼，得心脈乃是肝兒，腎為其母，脾則為妻。春得脾而莫療，冬見心而不治，夏得肺而難瘥，秋得肝亦何疑。此四時休旺之理，五行生尅之義。但既以春得四季脈為不治自愈，又云春得脾而莫療者何耶？蓋春脈肝弦帶緩者為微邪無疾。若肝弦全無，獨見緩脈者，則土盛生金，反來尅木，故曰得妻不同一治。夏秋冬脈倣此。六脈若失更無憑。可診三脈於其足。太衝太谿衝陽穴。有無生死決之速。太衝穴，肝脈，在兩足大指行間上二寸動脈中。太谿穴，命門脈，在足內踝後跟骨上動脈陷中。凡諸病必診太衝、太谿，應手動者生，止而不動者死。若傷寒必診衝陽穴，在足跗內庭上五寸骨間動脈，乃足陽明胃經。胃經動則為有胃氣，止則為無胃氣。是三脈雖不比手之六脈可通十二經，然手脈既失，亦可診以決斷死生。古人設此者，正欲冀其萬一耳。

## 形色脈相應總訣

形健脈病人不久。形病脈健亦將危。假如健人診得浮緊而澀，似傷寒太陽經病脈，其人雖未頭疼發熱惡寒，此則不久即病，病即死也，謂之行尸。又如十五動一止，一年殂。其人雖未病，期應一年，病即死也。病人脈健者，假如形容羸瘦，精神枯槁，盜汗不食，滑泄不止者，勞損之症，而脈反見決健者，亦死。色脈相生病自已。色脈相勝不須醫。經言見其色而不得其脈，反得相勝之脈者即死；得相生之脈者病即自已。蓋四時之色，仍以從前來者為實邪，從後來者為虛邪，例看。假令色紅，心病，熱疫，火顛狂，斑疹等症，其脈當浮大而散；色青，肝病，脇痛，乾嘔，便血等症，其脈當弦而急；色黃，脾病，濕熱，腫脹，傷食，嘔泄，關格等症，其脈當中緩而大；色白，肺病，氣喘，痰飲，瘻悴，咳嗽等症，其脈當浮濇而短；色黑，腎病，腰脚疝瘕，淋濁，漏精等症，其脈當沉濡而滑。其間多動則為虛，為火；靜則為寒，為實。皆當與脈相應。又五積六聚，尤宜察色與脈症相應。故言赤脈、白脈，合色脈而言之。又五色應五臟，間有綠色，乃是任督陰陽之會也。肥人沉結瘦長浮。矮促長短豈無違肥人肉厚脉宜沉結瘦人肉薄脉宜浮長人形矮則脉宜促短人形長則脉宜疏長相違相反而又不和者皆死非但形體相應雖皮膚滑澁寬緊亦宜與脉相應經言脉數尺之皮膚亦數脉急尺之皮膚亦急脉緩尺之皮膚亦緩脉濇尺之皮膚亦濇脉滑尺之皮膚亦滑是也

脉訣終



上海埽葉山房校印

針灸古謂醫者必通三世之書其一黃帝針灸其二神農本草其三岐伯脉訣脉訣察症本草辨藥針灸祛疾非是三者不足言醫集本草于後者均卷帙也

子午八法針灸多端今以素難為主子者陽也午者陰也不曰陰陽而曰子午者正以見人身任督與天地子午相為流通故地理南針不離于午乃陰陽自然之妙用也八法者奇經八穴為要乃十二經之大會也言子午八法者子午流注兼奇經八法也

神針大要有四曰穴法週身三百六十穴統于手足六十六穴六十六穴又統于八穴故謂之奇經曰開闔燕避戊己蝠伏庚申物性且然況人身一小天地乎故緩病必俟開闔猶瘟病必依運氣急病不拘開闔猶雜病舍天時而從人之病也曰迎隨迎者逆也隨者順也逆則為瀉順則為補迎隨一差氣血錯亂目前或見小効久後必生異症諺云目不針不瞎脚不針不跛曰飛經走氣今世但知飛經走氣為難而不知迎隨明而飛走在其中矣

穴法子午流注流注也注住也脉氣之遊行也十二經脉每經各得五穴以應五行井滎俞經合也經言所出為井井常汲不乏常注不溢言其經常如此也應東方春萬物之所始所流為滎所注為俞所行為經所入為合應北方冬萬物之所藏也夫人身經脉猶水行地中井者若水之源始出也流之尚微者謂之滎水上流下注而流之不息者謂之俞水流過者謂之經經過于此乃入臟腑與眾經會者謂之合素問云六經為川腸胃為海是也井主心下痞滿肝邪治之于井滎主身熱心邪治之于滎俞主體重四肢節痛脾邪治之于俞經主喘咳寒熱肺邪治之于經合主逆氣而泄腎邪治之于合手不過肘足不過膝陽干三十六穴陰干三十穴共成六十六穴其陽干多六穴還原穴合谷腕骨丘墟衝陽京骨陽池是也臟井滎有五腑井滎有六經言膽原丘墟肝原太衝小腸原腕骨心原神門胃原衝陽脾原太白大腸原合谷肺原太淵膀胱原京骨腎原太谿三焦原陽池胞絡原大陵十二經皆以俞為原者三焦陽氣通行諸經腑下腎間動氣者十二經之根本也故曰原五臟六腑皆有病者取其原臟病針俞腑病針合井穴肌肉淺薄多不宜針故經每言滎俞歌曰手大指內太陰肺少商為井滎魚際太淵之穴號俞原行入經渠經尺澤合類盦指陽明曰大腸商陽井二間滎三間俞詳合谷原陽谿經依穴取曲池為合正相當中指厥陰心胞絡中衝井掌中勞宮滎索大陵為俞本是原間使經從

容求曲澤。合 無名指外是三焦。關衝井 孳至液門滎 頭。俞原中渚陽池取。經合支溝天井求。手小指內少陰心。少衝少府井滎尋。神門俞穴為原穴。靈道經 仍須少海合 真。手小指外屬小腸。少澤井 流於前谷滎 內。後谿腕骨是俞原。陽谷為經合小海。足大指內太陰脾。井滎隱白大都推。太白俞原商坵經 穴。陰陵泉合要須知。足大指端厥陰肝。大敦為井滎行間。太衝為俞原都是。經在中封合曲泉。第二指端陽明胃。厲兌井 內庭滎 須要會。陷谷俞 衝陽原 經解谿。三里合 膝下三寸是。足掌心中少陰腎。湧泉井 然谷滎 天然定。大谿為俞又為原。復溜經 陰谷合 能醫病。足第四指少陽經。竅陰為井俠谿滎。俞原臨泣坵墟穴。陽輔經 陽陵泉合 認真。足小指外屬膀胱。至陰通谷井滎當。束骨俞 次尋京骨原 穴。崑崙經合委中央。經曰。左盛則右病。右盛則左病。右痛未已。而左脈先病。左痛未已而右脈先病 如此者。必巨刺之。此五穴臨時變合。刺法之最大者也。巨刺者刺經脈也 竇師曰。公孫衝脈胃心胸。內關陰維下總同。臨泣膽經連帶脈。陽維目銳外關逢。後谿督脈內背頸。申脈陽蹻絡亦通。列缺任脈行肺系。陰蹻照海膈喉嚨。又云。陽蹻陽維并督脈。三脈屬陽 主肩背腰腿在表之病。陰蹻陰維任衝帶。五脈屬陰 去心腹脇肋在病之痾。此奇經主病要也。蘭江賦云。先將八法為定例。流注之中分次第。欲解之病。內關擔臍下公孫用擱法頭部須達尋列缺。痰涎壅塞。反咽乾。噤口喉風針照海。三稜出血刻時安。傷寒在表并頭疼。外關瀉動自然安。眼目之症諸疾苦。更用泣臨使針撩。後谿專治督脈病。顛狂此法治還輕。申脈能除寒與熱。頭風偏正及心驚。耳鳴鼻塞胸中滿。好用金針此穴尋。蓋公孫配內關為子母。合于心胸胃。衝脈臨泣配外關。為妻夫。合于目銳眥耳後頰車肩頸缺盆胸。後谿配申脈為夫妻。合于小腸膀胱內背頸耳肩膊。屬列缺配照海。為母子。合于肺及肺系喉嚨胸膈。此八脈交會也。凡脾經左右四十二穴。統于公孫二穴。一切脾病皆治。餘經倣此。心胞絡內關。膽臨泣。三焦外關。小腸後谿。膀胱申脈。肺列缺。腎照海。配卦。後天乾坎艮震巽離坤兌。以五行生旺為坎。就乾宮起甲順行。則甲膽竅陰配乾。乙肝大敦（附乾）丙小腸。少澤配坎。下心。少衝配艮。戊胃厲兌配震。己脾隱白配巽。庚大腸商陽配離。辛肺。少商配坤。壬膀胱至陰（附坤）癸腎湧泉配兌。三焦寄壬。胞絡寄癸。此論天干然也。地支乾宮起子順行。則子屬乾。午屬巽。卯屬艮。酉屬坤。（即子午卯酉四正也）寅屬坎。申屬離。巳屬震。亥屬兌。（即寅申巳亥四旁也）辰戌丑未寄旺。故不入卦。但在卦則為老陰老陽。少陰少陽。（乾三男震坎艮。坎三女巽離兌）在十二經脈與奇經。則為太陰太陽。少陰少陽。（卦為虛。穴為實。猶地理用穴不用卦。卦向穴中作也）經曰。邪客大絡者。左注右。右注左。上下左右。其氣無常。不入經俞。命曰繆刺。（繆刺者。刺絡脈也。言絡脈與經脈繆處。身有蹺攣疼痛而脈無病。刺其陰陽交貫之道）此八穴配合定位刺法之最奇者也。是故頭病取足。而應之以手。足病取手。而應之以足。左病取右。而應之以左。右病取左。而應之以右。散針亦當如是也。（頭為陽。足為陰。頭病取足者。頭走足也。足病不取頭者。足不走頭也。左右病必互針者。引邪復正故也）散針者。治雜病而散用其穴。因病之所宜而針之。初不拘於流注也。若夫折傷跌撲損。逆走痛。因其病之所在而針之。雖穴亦不顧其得與否也。（指痛針痛。徐氏謂之天應穴）此穴法之大槩也。

附雜病穴法（針家以起風癈癱瘓為主。雖傷寒內傷亦皆視為雜病。靈樞雜症論某病取某經而不言穴者。正欲人隨經取用。大槩上部病多取手陽明經。中部足太陰。下部足厥陰。前膺足陽明。後背足太陽。因各經之病而取各經之穴者。最為要訣。百病一針為率。多則四針。滿身針者可惡）

雜病隨症選雜穴。仍兼原合與八法。經絡原會別論詳。（十二原穴與八會穴。皆經絡氣血交會之處。別即陽別。乃陽交穴也。前論頗詳）臟腑俞募當謹始。（五臟六腑之俞。俱在背二行。肺俞三椎下。心五。肝九。脾十一。腎十四椎下是也。五臟之募俱在腹部。心募巨闕。肝期門。脾章門。肺中府。腎京門。椎三焦。胞絡。膀胱無募。此言臟腑雜病當刺俞募之穴。但素問明言中臟腑者不立死。則為害非小。故禁針穴多。後世每以針四肢者為妙手。初學可不謹哉）根結標本理玄微。（經云。足太陰根于隱白。結于中脘。足少陰根于湧泉。結于廉泉。足厥陰根于大敦。結于玉堂。足太陰根于至陰。結于目也。足陽明根于厲兌。結于鉗耳也。足少陽根于竅陰。結于耳。手太陽根于少澤。結于天窓。支正也。手少陽根于關衝。結于天牖。外關也。手陽明根于商陽。結于扶竅漏懸也。手三陰之經未載，不敢強註。此言能究根結之理，依標本刺之，則疾無不愈。○足太陽之本在足跟上五寸，標在目也。足少陽之本在竅陰，標在耳也。足陽明之本在厲兑，標在人迎頰挾頏顙也。足太陰之本在中封前上四寸，標在胃俞與舌本也。足少陰之本在內踝上三寸中，標在腎俞與舌下兩脈也。足厥陰之本在行間上五寸中，標在肝俞也。手太陽之本在手外踝後，標在命門之上一寸也。手少陽之本在小指次指之間上一寸，標在耳後上角下外眥也。手陽明之本在肘骨中上別陽，標在顏下合鉗上也。手太陰之本在寸口之中，標在腋內動脈也。手少陰之本在兑骨之端，標在心俞也。手厥陰之本在掌後兩筋之間二寸中，標在腋下三寸也。此十二經之標本，有在標而取本者，有在本而取標者，有先治其標者，有先治其本者，無非欲其陰陽相應耳。此內經之至論。

**四關三部識其處。**四關合谷、太衝穴也。十二經原皆出于四關。三部大包為上部，天樞為中部，地機為下部。又百會一穴在頭應天，璇璣一穴在胸應人，湧泉一穴在足應地，是謂三才。已上兼原合八法諸穴，雖不悉針，亦不可不知其處也。

**傷寒一日刺風府，陰陽分經次第取。**傷寒一日太陽風府，二日陽明之榮，三日少陽之俞，四日太陰之井，五日少陰之俞，六日厥陰之經。在表刺三陽經穴，在裡刺三陰經穴。六日過經未汗，刺期門、三里，古法也。惟陰症灸關元穴最為妙。

**汗吐下法非有他，合谷內關陰交杵。**汗針合谷，入針二分，帶補行九九之數，搓數十次，男左搓，女右搓，得汗方行瀉法，汗止身溫，方可出針。如汗不止，針陰市，補合谷。○吐針內關，入針三分，先補六次，瀉三次，行子午搗臼法三次，多提氣上行，又推戰一次，病人多呼幾次，即吐。如吐不止，補九陽數，調勻呼吸三十六度，吐止徐徐出針，急搵其穴。如吐不止，補足三里。○下針三陰交，入針三分，男左女右，以針盤旋右轉，行六陰之數畢，用口鼻閉氣，吞鼓腹中，將瀉插一下，其人即瀉。鼻吸手瀉三十六遍，方開口鼻之氣，插針即瀉。如瀉不止，針合谷，升九陽數。凡汗吐下，仍分陰陽補瀉，就流注穴行之尤妙。

**一切風寒暑濕邪，頭疼發熱外關起。**只此一穴。

**頭面耳目口鼻咽喉病，曲池合谷為之主。**二穴又治肩背肘膊疼痛及癱瘓。

**偏正頭疼左右針，列缺太淵不用補。**左痛針右，右痛針左，左右俱痛，左右俱針。餘仿此。如列缺不應，再瀉太淵。

**頭風目眩項捩強，申脈金門手三里。**頭風連項腫，或引肩者，針此三穴。頭自昏眩者，補申脈、金門，雷頭風亦効。虛痛者，土星一穴。

**赤眼迎香出血奇，臨泣太衝合谷似。**赤眼腫痛，迎香出血立愈。甚者更瀉大衝。眼紅或瞳人腫痛，流淚出血，爛弦風，俱瀉足臨泣，或太衝、合谷。努肉倒睫，俱瀉合谷、足三里。

**耳聾臨泣與金門，合谷針後聽人語。**耳暴聾，補足臨泣。耳鳴或出血作痛，及聤耳，俱瀉申脈、金門、合谷。

**鼻塞鼻痔及鼻淵，合谷太衝隨手努。**鼻塞不聞香臭，針迎香、合谷。鼻痔鼻流濁涕者，瀉太衝、合谷。鼻淵鼻衄虛者，專補土星。

**口噤喎斜流涎多，地倉頰車仍可舉。**頰車針沿皮向下，地倉喎左瀉右，喎右瀉左，針透亦無害。輕者只針合谷、頰車。

**口**



上海埽葉山房校印

舌生瘡舌下竅三稜刺血非粗鹵口唇及舌生瘡針合谷舌腫甚及重舌者更取舌下兩邊紫筋津液所出處以三稜針刺出其血舌裂出血尋內關太
衝陰交走上部舌上生胎合谷當手三里治舌風舞舌風左右舞美不停瀉兩手三里立止驢觜風唇腫閉不得者亦瀉三里牙風面腫頰車
神合谷臨泣瀉不數坐牙風腫連面瀉手三里頰車滿口牙痛牙疼瀉合谷足臨泣下牙痛瀉合谷二陵二蹻與二交頭項手足互相與二陵陰
陵泉陽陵泉二蹻申脈照海二交陽交三陰交此六穴遠相交接于兩手兩足頭項也兩井兩商二三間手上諸風得其所兩井天井肩井兩商商陽少商二間三間此六穴相依相
倚分别于手之兩支手上諸病治之手指連肩相引疼合谷太衝能救苦項連肘痛針少海手三里治肩連臍脊間心後稱中渚久患
傷寒肩背痛但針中渚即愈心脊膂痛者針人中尤妙冷嗽只宜補合谷三陰交瀉即時住霍亂中脘可入深三里內庭瀉幾許甚者補中
脘瀉三里內庭心痛翻胃刺勞宮寒者少澤細手指熱心痛氣痛瀉勞宮寒心痛補少澤心痛手戰少海求若要除根陰市覩太淵
列缺穴相連能祛氣痛刺兩乳賦云氣刺兩乳求太淵未應之時瀉列缺脇痛只須陽陵泉專治脇肋痛滿欲絶及面腫腹痛公孫內關爾
腹痛輕者只針三里瘧疾素問分各經危氏刺指古紅紫足太陽瘧先寒後熱汗出不已刺金門足少陽瘧寒熱心惕汗多刺俠谿足陽明瘧寒甚久乃熱汗出喜見火光刺
衝陽足太陰瘧寒熱善嘔嘔已乃衰刺公孫足少陰瘧嘔吐甚欲閉戶牖刺大鍾足厥陰瘧小腹滿小便不利刺太衝心瘧刺神門肝瘧中封脾瘧商丘肺瘧列缺腎瘧大鍾胃瘧厲兑○危氏只刺十手指出血
及看舌下有紫腫紅筋亦須去血痢疾合谷三里宜甚者必須兼中膂白痢針合谷赤痢針小腸俞赤白針三里中膂俞○凡針背腹兩邊穴分陰陽經補瀉針背上中行
左轉腹上中行右轉女人背中行右轉腹中行左轉為補益男子背陽腹陰女子背陰腹陽故也但用穴背腹甚少而手足多者以寒月及婦人不便故也心腹痞滿陰陵泉針到承
山飲食美胸膈寬能飲食也泄瀉肚腹諸般疾三里內庭功無比一切泄瀉嘔吐吞酸痞癖脹滿諸疾水腫水分與復溜俱瀉水分穴先用小
鍼後用大針以雞翎管透之水出濁者死清者生急服緊皮丸斂之此必鄉村無藥粗人體實者方可用之若清高貴客鮮不為禍自古病機惟水腫禁刺針經則不禁也○取血法先用針補入地部少停瀉出
人部少停復補入地部停少時瀉出針來其瘀血自出虛者只有黃水出若腳上腫大欲放水者仍用此法收復溜穴上取之脹滿中脘三里揣內經針腹以布纏繳針家另有盤法先針入一

寸五分，退出二寸，只留五分在內盤之。如要取上焦胞絡中之病，用針頭迎向上刺入二分，補之，使氣攻上；若臍下有病，用針頭向下退出二分，瀉之。此二句特備古法耳，初學者不可輕用。腰痛環跳委中神。若連背痛崑崙武。輕者委中出血便愈，甚者補環跳，瀉委中；久者俱補。腰連背痛者，針崑崙、委中。腰連腳痛腕骨升。三里降下隨拜跪。補腕骨，瀉足三里。腰連腳痛怎生醫。環跳行間與風市。補環跳，瀉風市、行間、足三里。腳膝諸痛羨行間。三里申脈金門侈。腳膝頭紅腫痛痒，及四時風腳，俱瀉行間、三里、申脈、金門；五足指痛，瀉行間。腳若轉筋眼發花。然谷承山法自古。兩足難移先懸鍾。又名絕骨。條口後針能步履。兩足瘓麻補大谿。僕參內庭盤跟楚。腳盤痛者瀉內庭，腳跟痛者瀉僕參。腳連脇腋痛難當。環跳陽陵泉內杼。冷風濕痺針環跳。陽陵三里燒針尾。痺不知痛痒者，用艾粟米大，于針尾上燒三五炷，知痛即止。七疝大敦與太衝。七疝大衝出血，瀉大敦；竝止膀胱氣，瀉俠谿、然谷；小腸氣，瀉俠谿、三陰交；偏墜，瀉照海、俠谿。五淋血海通男婦。此穴極治婦人血崩、血閉不通，但不便耳。氣淋、血淋最效，兼治偏墜瘡疥。大便虛秘補支溝。瀉足三里效可擬。熱秘氣秘先長強。大敦陽陵堪調護。不針長強，針承山。小便不通陰陵泉。三里瀉下溺如注。小便不通及尿血砂淋，俱宜瀉之；又治遺尿失禁、上吐下閉關格者，瀉四關穴。內傷食積針三里。璇璣相應塊亦消。不針璇璣者，針手足三里，俱能消食積痞塊。脾病氣血先合谷。後刺三陰針用燒。燒針法見前。有塊者，兼針三里。一切內傷內關穴。痰火積塊退煩潮。兼針三里尤妙。吐血尺澤功無比。衄血上星與禾髎。喘急列缺足三里。嘔噎陰交不可饒。惡心嘔吐膈噎，俱瀉足三里、三陰交；虛甚者，補氣海。勞宮能治五般癇。更刺湧泉疾若挑。神門專治心痴呆。人中間使祛顛妖。上星亦好。尸厥百會一穴美。更針隱白效昭昭。外用筆管吹耳。凡脫肛、久痢、衄血不止者，俱宜針此提之，所謂頂門一針是也。不針百會，針上星亦同。婦人通經瀉合谷。三里至陰催孕妊。通經催生，俱宜瀉此三穴；虛者，補合谷，瀉至陰。死胎陰交不可緩。胞衣照海內關尋。死胎不下，瀉三陰交；胞衣不下，瀉照海、內關。小兒驚風少商穴。人中湧泉瀉莫深。小兒急慢驚風皆效。癰疽初起審其穴。只刺陽經不刺陰。凡癰疽須分經絡部分，血氣多少，俞穴遠近。用針從背出者，當從太陽經至陰、通谷、束骨、崑崙、委中五穴選用；從鬢出者，當從少陽經竅陰、俠谿、臨泣、陽輔、陽陵泉五穴。選用從髭出者，當從陽明經厲兑、內庭、陷谷、衝陽、解谿五穴選用；從臨出者，則以絶骨一穴治之。凡癰疽已破，尻神朔望不忌。傷寒流注分手足，太衝內庭可浮沉。二穴總治流注，又能退寒熱。在手針手三里，在足太衝，在背行間，在腹足三里。熟此筌蹄手要活，得後方可度金針。又有一言真秘訣，上補下瀉值千金。此備古法，知流注者不用。開闔經言：春刺十二井者，邪在肝；夏刺十二滎者，邪在心；季夏刺十二俞者，邪在脾；秋刺十二經者，邪在肺；冬刺十二合者，邪在腎。其肝心脾肺腎而繫於春夏秋冬者，何也？然：五臟一病，輒有五也。假令肝病，色青者肝也，臊臭者肝也，喜酸者肝也，喜呼者肝也，喜泣者肝也。其病衆多，不可盡言。針之要妙，在於秋毫者也。以經覷之，甲乙者，日之春也；丙丁者，日之夏也；戊己者，日之四季也；庚申者，日之秋也；壬癸者，日之冬也。寅卯者，時之春也；巳午者，時之夏也；辰戌丑未者，時之四季也；申酉者，時之秋也；亥子者，時之冬也。括其要者，惟明堂二詩。一詩甲膽乙肝丙小腸，一詩肺寅大卯胃辰經，見運氣總論。凡人秉天地王之氣，生膀胱命門，癸生腎，甲生膽，乙生肝，丙生小腸，丁生心，戊生胃，己生脾，庚生大腸，辛生肺，地支亦然。一氣不合，則不生化。故古聖立子午流注之法，以全元生成之數也。先聖推衍其義，法以天干戊上起甲逆行，甲丙戊庚壬為陽井滎俞經合，乙丁己辛癸為陰井滎俞經合。起例：甲己遥加甲，乙庚丙作初，丙辛從戊起，丁壬庚子居，戊癸何方是，壬子是真從。陽則金井水滎木俞火經土合，陰則木井火滎土俞金經水合。每日一身週流六十六穴，每時週流五穴。除六原穴，乃過經之所。相生相合者為開，則刺之；相剋者為闔，則不刺。陽生陰死，陰生陽死。如甲木死于午，生于亥；乙木死于亥，生于午；丙火生于寅，死于酉；丁火生于酉，死于寅；戊土生于寅，死于酉；己土生于酉，死于寅；庚金生于巳，死于子；辛金生于子，死于巳；壬水生于申，死于卯；癸水生于卯，死于申。凡值生我、我生及相合者，乃氣血生旺之時，故可辨虛實刺之。剋我、我剋及闔閉時穴，氣血正值衰絶，非氣行未至，則氣行已過，誤則妄引邪氣，壞亂真氣，實實虛虛，其禍非小。假如甲日膽經行氣，脈弦者，本經自病也，當竅陰為主。乙日肝行間，餘倣此。本經自病者，不中他邪，非因子母虛實，乃本經自生病也，當自取其經，故以竅陰井為主，而配之以井，或心井、胃井，或俞穴為主，亦配以心胃。俞穴、滎、經、合，主應皆然。如虛則補其母。

當刺腎之湧泉井或膀胱之至陰井實則瀉其子可取心之中衝井或小腸之少澤井甲木能制戊土則不宜針。甲日膽木能制戊土乙日肝木能制己土內口小腸火能制庚金丁日心火能制辛金戊日胃土能制壬水己日脾土能制癸水皆不宜針然陰陽相制者豈無變化之機。故甲與己合而化土亦可取脾之隱白。蓋見肝之病。則知肝當傳之脾。故先實其脾無令受肝之邪。所謂上工不治已病治未病是也。實脾者必先于足太陰經補土字一針又補火字一針後于足厥陰經瀉木字一針又瀉火字一針其邪即散其經即平此與後迎隨條有以虛實言者互看推之六甲六乙六丙六丁。六戊六己六庚六辛。六壬六癸。皆然。徐氏有歌云。甲日戌時膽竅陰。丙子時中前谷滎。戊寅陷谷陽明俞。返本坵墟木在寅。庚辰經注陽谿穴。壬午膀胱委中尋。甲申時納三焦水。滎合天干取液門。六甲日甲戌時開穴膽井竅陰或合脾井隱白相生膀胱井至陰腎井通泉小腸井少澤心井中衝相尅肺大腸脾胃井及闔穴乙亥時不錄後仿此○丙子時開穴小腸滎前谷或合肺滎魚際相主膽滎俠谿肝滎行間胃滎內庭脾滎大都○戊寅時開穴胃俞陷谷或合腎俞大谿相生小腸俞後谿心俞神門大腸俞行間肺俞太淵又木原生在寅可取膽原穴坵墟○庚辰時開穴大腸經陽谿或合肝經中封相生胃經解谿脾經商坵膀胱經崑崙腎經復溜○壬午時開穴膀胱命委中或合心合少海相生穴腸合曲池肺合尺澤胃合三里脾合陰陵泉○甲申時乃三焦引氣歸元可取液門滎穴水生木也返本遙元。乙日酉時肝大敦。丁亥時滎少府心。己丑太白太衝穴。辛卯經渠是肺經。癸巳腎宮陰谷合。乙未勞宮火穴滎。六乙日乙酉時開穴肝井大敦或合大腸井商陽相生腎井湧泉膀胱井至陰心井少衝小腸井少澤○丁亥時開穴心滎少府或合膀胱滎通谷相生肝滎行間膽滎俠谿脾滎大都胃滎內庭○己丑時開穴脾俞太白或合膽俞臨泣相生心俞神門小腸俞後谿肺俞太淵大腸俞三間又丑時可刺肝原穴太衝○辛卯時開穴肺經經渠或合小腸經陽谷相生脾經商坵胃經解谿腎經復溜膀胱經崑崙○癸巳時開穴腎合陰谷或合胃合三里相生肺合尺澤大腸合曲池肝合曲泉膽合陽陵泉○乙未時乃胞絡引血歸元可刺勞宮滎穴木能生火也俱以子母相生後皆仿此丙日申時少澤當。戊戌內庭治脹康。庚子時在三間俞。本原腕骨可祛黃。壬寅經水崑崙上。甲辰陽陵泉合長。丙午時受三焦本。中渚之中子細詳。六丙日丙申時開穴小腸井少澤或合肺井少商相生膽井竅陰肝井大敦脾井隱白胃井厲兌○戊戌時開穴胃滎內庭，或合腎滎然谷，相生小腸滎前谷、心滎少府、大腸滎二間、肺滎魚際。〇庚子時開穴大腸俞三間，或合肝俞太衝，相生胃俞陷谷、脾俞太白、膀胱俞束骨、腎俞太谿，又子時刺小腸原穴腕骨。〇壬寅時開穴膀胱經崑崙，或合心經靈道，相生大腸經陽谿、肺經經渠、膽經陽輔、肝經中封。〇甲辰時開穴膽合陽陵泉，或合脾合陰陵泉，相生膀胱合委中、腎合陰谷、小腸合小海、心合少海。〇丙午時三焦引氣歸元，可取中渚俞穴，水生火也。

丁日未時心少衝。己酉大都脾土逢。辛亥太淵神門穴。癸丑復溜腎水通。乙卯肝經曲泉合。丁巳胞絡大陵中。六丁日丁未時開穴心井少衝，或合膀胱井至陰，相生肝井大敦、膽井竅陰、脾井隱白、胃井厲兌。〇己酉時開穴脾滎大都，或合膽滎俠谿，相生心滎少府、小腸滎前谷、肺滎魚際、大腸滎二間。〇辛亥時開穴脾俞太淵，或合小腸俞後谿，相生脾俞太白、胃俞陷谷、腎俞太谿、膀胱俞束骨，又亥時刺心原穴神門。〇癸丑時開穴腎經復溜，或合胃經解谿，相生肺經經渠、大腸經陽谿、肝經中封、膽經陽輔。〇乙卯時開穴肝合曲泉，或合大腸合曲池，相生腎合陰谷、膀胱合委中、心合少海、小腸合小海。〇丁巳時胞絡引血歸元，可取大陵俞穴，火生土也。

戊日午時厲兌先。庚申滎穴二間延。壬戌膀胱尋束骨。衝陽土穴必還原。甲子膽經陽輔是。丙寅小海穴安然。戊辰氣納三焦脈。經火支溝刺必痊。六戊日戊午時開穴胃井厲兌，或合腎井湧泉，相生小腸井少澤、心井少衝、大腸井商陽、肺井少商。〇庚申時開穴大腸滎二間，或合肝滎行間，相生脾滎大都、胃滎內庭、膀胱滎通谷、腎滎然谷。〇壬戌時開穴膀胱俞束骨，或合心俞神門，相生大腸俞三間、肺俞太淵、膽俞臨泣、肝俞太衝，又戌時刺胃原穴衝陽。〇甲子時開穴膽經陽輔，或脾經商丘，相生膀胱經崑崙、腎經復溜、小腸經陽谷、心經靈道。〇丙寅時開穴小腸合小海，或合肺合尺澤，相生膽合陽陵泉、肝合曲泉、胃合三里、脾合陰陵泉。〇戊辰時三焦引氣歸元，可取支溝經穴，火生土也。

己日巳時隱白始。辛未時中魚際取。癸酉太谿太白元。乙亥中封內踝比。丁丑時合少海心。己卯間使胞絡止。六己日己巳時開穴脾井隱白，或合膽井竅陰，相生心井少衝、小腸井少澤、肺井少商、大腸井商陽。〇辛未時開穴肺滎魚際，或合小腸滎前谷，相生脾滎大都、胃滎內庭、腎滎然谷、膀胱滎通谷。〇癸酉時開穴腎俞大谿，或合胃俞陷谷，相生肺俞太淵、大腸俞三間、肝俞太衝、膽俞臨泣，又酉時刺脾原穴太白。〇乙亥時開穴肝經中封，或合大腸經陽谿，相生腎經復溜、膀胱經崑崙、心經靈道、小腸經陽谷。〇丁丑時開穴心合少海，或合膀胱合委中，相生膽合陽陵泉、肝合曲泉、脾合陰陵泉、胃合三里。〇己卯時胞絡引血歸元，可取間使經穴，土生金也。

庚日辰時商陽居。壬午膀胱通谷之。甲申臨泣俞為木。合谷金原返本歸。丙戌小腸陽谷火。戊子時居三里宜。庚寅氣納三焦合。天井之中不用疑。六庚日庚

辰時開穴大腸井商陽或合肝井大敦相生胃井厲兌脾井隱白膀胱井至陰腎井湧泉○壬午時開穴
膀胱滎通谷或合心滎少府相生大腸滎二間肺滎魚際膽滎俠谿肝滎行間○甲申時開穴膽俞臨泣
或合脾俞太白相生膀胱俞束骨腎俞大谿小膽俞後谿心俞神門又申時刺大腸原穴合谷○丙戌時
開穴小腸經陽谷或合肺經經渠相生膽經坵墟肝經中封胃經解谿脾經商坵○戊子時開穴胃合三
里或合腎合陰谷相生小腸合小海心合少海大腸合曲池肺
合尺澤○庚寅時三焦引氣歸元可取天井合穴土生金也
辛日卯時少商本癸巳然谷何須忖乙未
太衝原太淵丁酉心經靈道引己亥脾合陰陵泉辛丑曲澤胞絡準
六辛日辛卯時開穴肺井少商或合
小腸井少澤相生脾井隱白胃井厲
兌膀胱井至陰腎井湧泉○癸巳時開穴腎滎然谷或合胃滎內庭相生肺滎魚際大腸滎二間肝滎行
間膽滎俠谿○乙未時開穴肝俞太衝或合大腸俞三間相生腎俞太谿膀胱俞束骨心俞神門小腸俞
後谿又未時刺肺原穴太淵○丁酉時開穴心經靈道或合膀胱經崑崙相生肝經中封膽經坵墟脾經
商坵胃經解谿○己亥時開穴脾合陰陵泉或合膽合陽陵泉相生心合少海小腸合小海肺合尺澤大
腸合曲池○辛丑時胞絡引血
歸元可取曲澤合穴金生水也
壬日寅時起至陰甲辰膽脈俠谿滎丙午小腸後谿俞返求京骨本原尋
三焦寄有陽池穴返本還元似的親戊申時注解谿胃大腸庚戌曲池真壬子氣納三焦寄井穴關衝一
片金關衝屬金壬屬水子母相生恩義深
六壬日壬寅時開穴膀胱井至陰或合心井少衝相生大腸井
商陽肺井少商膽井竅陰肝井大敦○甲辰時開穴膽滎俠谿
或合脾滎大都相生腎滎然谷膀胱滎通谷心滎少府小腸滎前谷○丙午時開穴小腸俞後谿或合肺
俞太淵相生膽俞臨泣肝俞太衝胃俞陷谷脾俞太白又午時可刺膀胱原穴京骨乃水原在午水入火
鄉故壬丙子午相交也兼刺三焦原穴陽池○戊申時開穴胃經解谿或合腎經復溜相生小腸經陽谷
心經靈道大腸經陽谿肺經經渠○庚辰時開穴大腸合曲池或合肝合曲泉相生胃合三里脾合陰陵
泉膀胱合委中腎合陰谷○壬子時三
焦引氣歸元可取關衝井穴金生水也
癸日亥時井湧泉乙丑行間穴必然丁卯俞穴神門是本尋腎水
大谿原胞絡大陵原井過己巳商坵內踝邊辛未肺經合尺澤癸酉中衝胞絡連子午截時安定穴留傳
後學莫妄言
六癸日癸亥時開穴腎井湧泉或合胃井厲兌相生肺井少商大腸井商陽肝井大敦膽井
竅陰○乙丑時開穴肝滎行間或合大腸滎二間相生腎滎然谷膀胱滎通谷心滎少府小
腸滎前谷○丁卯時開穴心俞神門或合膀胱俞束骨相生肝俞太衝膽俞臨泣脾俞太白胃俞陷谷又
卯時可刺腎原穴大谿及胞絡原穴大陵○己巳時開穴脾經商坵或合膽經陽輔相生心經靈道小腸

經陽谷肺經經渠大腸經陽谿。辛未時開穴肺合尺澤或合小腸合小海相生脾合陰陵泉胃合三里腎合陰谷膀胱合委中。癸酉時胞絡引血歸元可取中衝井穴水生木也大要陽日陽時陽穴陰日陰時陰穴陽以陰為闔陰以陽為闔闔者閉也。閉則以本時天干與某穴相合者針之。故又曰開合。陽日遇陰時陰日遇陽時則前穴已閉取其合穴針之合者甲與己合化土乙與庚合化金丙與辛合化水丁與壬合化木戊與癸合化火也賦云五門十變十干相合為五陰陽之門户十變即十干臨時變用之謂者也其所以然者陽日注腑則氣先至而血後行陰日注臟則血先至而氣後行。順陰陽者所以順氣血也。陽日六腑值日者引氣陰日六臟值日者引血或曰陽日陽時已過陰日陰時已過遇有急疾奈何曰夫妻子母互用。必適其病為貴耳。妻閉則針其夫夫閉則針其妻子閉針其母母閉針其子必穴與病相宜乃可針也噫。用穴則先主而後客用時則棄主而從賓。假如甲日膽經為主他穴為客針必先主而後客其甲戊時乃癸日戊時則不必用只用丙子時起餘仿此愚反覆思玩乃悟徐氏諸書未嘗明言也按日起時循經尋穴時上有穴穴上有時分明實落不必數上衍數此所以寧守子午而舍爾靈龜也。靈龜八法專為奇經八穴而設其法具載徐氏針灸乃竇文真公之妙悟也但子午法自上古其理易明其八穴亦肘膝內穴又皆以陰應陰以陽應陽豈能逃子午之流注哉

迎隨迎者迎其氣之方盛而奪之為瀉隨者隨其氣之方虛而濟之為補素問曰瀉必用方補必用圓又曰呼盡內針候吸引針命曰補吸則內針候呼引針命曰瀉此萬世不易法也。瀉必用方以氣方盛也月方滿也日方溫也身方定也息方吸而內針及復候其方吸而轉針及復候其方呼而徐引出針故曰瀉補必用圓圓者行也行者移也行謂行不宣之氣移謂移未復之脈故刺必中其榮及復候吸而推針至血故圓與方非針也圖註難經云手三陽從手至頭手三陽經穴皆起于手也針芒從外往上為隨針芒從內往下為迎。足三陽從頭至足足三陽經穴皆起于頭也針芒從內往下為隨針芒從外往上為迎。足三陰從足至腹足三陰經穴皆起于足也針芒從外往上為隨針芒從內往下為迎手三陰從胸至手手三陰經穴皆起于胸也針芒從內往下為隨針芒從外往上為迎大要以子午為主。左為陽從子至午左行陽絡為補右為

陰從午至子右行陰絡為陰瀉陽主進陰主退故也手為陽左手為純陽足為陰右手為純陰左手陽經為陽中之陽左手陰經為陽中之陰右手陽經為陰中之陽右手陰經為陽中之陰右足陰經為陰中之陰右足陽經為陰中之陽左足陰經為陽中之陰左足陽經為陰中之陽今細分之病者左手陽經以醫者右手大指進前鹽指退後呼之為隨午後又以大指退後為隨每與午前相反所謂進前即經之從外退後即經之從內退後吸之為迎病者左手陰經以醫者右手大指退後吸之為隨進前呼之為迎病者右手陽經以醫者右手大指退後吸之為隨進前呼之為迎病人右手陰經以醫者右手大指進前呼之為隨退後吸之為迎病者右足陽經以醫者右手大指進前呼之為隨退後吸之為迎病者右足陰經以醫者右手大指退後吸之為隨進前呼之為迎病者左足陽經以醫者右手大指退後吸之為隨進前呼之為迎病者左足陰經以醫者右手大指進前呼之為隨退後吸之為迎男子午前皆然午後與女人反之手上陽進陰退足上陽退陰進合六經起止故也凡針起穴針芒向上氣順行之道凡針止穴針芒向下氣所止之處左外右內令氣上行右外左內令氣下行或

問午前補瀉與午後相反男子補瀉與婦人相反蓋以男子之氣早在上而晚在下女人之氣早在下而晚在上男女上下平腰分之故也至于呼吸男女人我皆同何亦有陰陽之分耶蓋有自然之呼吸有使然之呼吸入針出針使然之呼吸也轉針如待貴客如握虎尾候其自然呼吸若左手足候其呼而先轉則右手足必候其吸而後轉之若右手足候其吸而先轉則左手足必候其呼而後轉之真陰陽一升一降之消息也故男子陽經午後以呼為補吸為瀉陰經以吸為補呼為瀉午後反之女人陽經午前以吸為補呼為瀉陰經以呼為補吸為瀉午後亦反之或者又曰補瀉必資呼吸假令尸厥中風不能使之呼吸者奈何曰候其自然之呼吸而轉針若當吸不轉令人以手掩其口鼻鼓動其氣可也意補瀉提插分男女早晚其理深微原為奇經不向十二經常度故參伍錯縱如是若流注穴但分左右陰陽可也嘗爱雪心歌云如何補瀉有兩般蓋是經從兩邊發古人補瀉左右分今人乃為男女別男女經脈一般生晝夜循環無暫歇此訣出自梓桑君我今授汝心已雪此子午兼八法而後全也然補瀉之法非必呼吸出內針也有以淺深言者病在脈刺脈無傷皮病在皮刺皮無傷肉病在肉刺肉無傷筋病在筋刺筋無傷骨病在骨刺骨無傷髓經言春夏宜淺

秋冬宜深。春夏陽氣在上火氣亦在上故當淺取之然春夏時温初入針五分即沉之至肝腎之部候得氣乃引針而持之至于心肺之分取陰以和陽也則能退熱秋冬陽氣在下火氣亦在下故當深取之然秋冬時寒初入針三分淺而浮之當心肺之部候得氣乃推針而内之至于腎肝之分取陽以和陰也則能止寒有以榮衛言者。經言從衛取氣。從榮置氣。補則從衛取氣宜輕淺而針從其衛氣隨之于後而濟益其虚也瀉則從榮棄置其氣宜重深而刺取其榮氣迎之于前而瀉奪其實氣然補之不可使太實瀉之不可使反虚皆欲以平為期耳又男子輕按其穴而淺刺之以候衛氣之分女子重按其穴而深刺之以候榮氣之分有以虚實言者。經言虚則補其母實則瀉其子。此迎隨之概也。假令心病針手心主俞是瀉其子也針手心主井是補其母也木盛熱則生風則瀉南以補北水盛冷則生氣則補本以抑水如臟實肝虚用針不補其肝而反實其肺是謂實實虚虚補不足而益有餘殺人必矣竇太師云凡針逆而迎奪即瀉其子也如心之熱病必瀉于脾胃之分針順而隨濟即補其母也如心之虚病必補于肝膽之分

飛經走氣亦不外於子午迎隨。凡言九者即子陽也言六者即午陰也但凡六數有多少不同補瀉提插皆然言初九數者即一九也然亦不止于一九便了但行至一九少停又行一九少停又行一九三次共三九二十七數或四九三十六數言少陽數者七七四十九數亦每次七數略停老陽數者九九八十一數每次二十七數少停共行三次言初六數者即一六也然亦不止于一六便了但行至一六少停又行一六少停又行一六三次共三六一十八數言老陰數者六六三十六數每次一十八數少停共行二次言少陰數者八八六十四數每次八數畧停或云子後宜九數補陽午後宜六數補陰陰日刺陽經多用六數補陰陽日刺陰經多用九數補陽此正理也但見熱症即瀉見冷症即補舍天時以從人之病者權也活法也經言知為針者信其左不知為針者信其右當刺之時先將同身寸法比穴以墨點記後令患人飲食端正坐定或偃卧緩病必待天氣温晴則氣易行急病如遇大雷雨亦不敢針夜晚非急病亦不敢針若空心立針必暈側卧必先以左手壓按所針榮俞之處。陽穴以骨側陷處按之痠麻者為真陰穴按之有動脈應手者為真切而散之。切者以手爪掐按其所針之穴上下四旁令氣血攝爪而下之。爪者先以左手大指爪重陷穴上亦令氣血攝然後用右手盐指頂作針尾以中指大指緊執針腰以無名指畧扶針頭却令患人咳嗽一聲隨咳下針刺入皮内撒手停針十息號曰天才少時再進針刺入肉内停針十息號曰人才少時再進針至筋骨之間停針十息號曰地才此為極處再停良久却令患人吸氣一口隨吸退至人部審其氣至未如針下沉重緊滿者為氣已至若患人覺痛則為實覺痠則為虚如針下輕浮虚活者氣猶未至用後彈努循捫引之引之氣猶未至針如插豆腐者死也凡除寒熱病者宜于天部行氣經絡病者宜于人部行氣麻痺疼痛者宜于地部行氣

**彈而努之**。彈者補也以大指與次指爪相交而疊病在上大指爪輕彈病在下次指輕彈向下使氣速行則氣易至也○努者以大指次指撚針連搓三下如手顫之狀謂之飛補者入針飛之令患人閉氣一口着力努之瀉者提針飛之令患人呼之不必着力一法二用氣自至者不必用此彈努。**捫而循之**。捫者摩也如痛處未除即于痛處捫摩使痛散也復以飛針引之除其痛也又起針之時以手按其穴亦曰捫○循者用手于所針部分隨經絡上下循按之使氣往來推之則行引之則至是也。**動而伸之推而按之**。動者轉動也推者推轉也凡轉針太急則痛太慢則不去疾所謂推動即分陰陽左轉右轉之法也伸者提也按者插也如補瀉不覺氣行將針提起空如豆許或再彈二三下以補之緊戰者連用飛法三下如覺針下緊滿其氣易行即用通法若邪盛氣滯却用提插先去病邪而後通其真氣提者自地部提至人部天部插者自天部插至人部地部病輕提插初九數病重者提插三九二十七數或老陽數愈多愈好或問治病全在提插既云急提慢按如冰冷慢提急按火燒身又云男子午前提針為熱插針為寒午後提針為寒插針為熱女子反此其故何耶蓋提插補瀉無非順陰陽也午前順陽性提至天部則熱午後順陰性插至地部則熱奇効良方有詩最明○補瀉提插活法凡補針先淺入而後深入瀉針先深入而後淺凡提插急提慢按如冰冷瀉也慢提急按火燒身補也或先提插而後補瀉或先補瀉而後提插可也或補瀉提插同用亦可也如治久患癱瘓頑麻冷痺遍身走痛及癩風寒瘧一切冷症先淺入針而後漸深入針俱補老陽數氣行針下緊滿其身覺熱帶補慢提急按老陽數或三九二十七數即用通法扳倒針頭令患人吸氣五口使氣上行陽回陰退名曰進氣法又曰燒火山○治風痰壅盛中風喉風顛狂瘧疾單熱一切熱症先深入針而後暫淺退針俱瀉少陰數得氣覺涼帶瀉急提慢按初六數或三六一十八數再瀉再提即用通法徐徐提之病除乃止名曰透天涼○治瘧疾先寒後熱一切上盛下虛等症先淺入針行四九三十六數氣行覺熱深入行三六一十八數如瘧疾先熱後寒一切半虛半實等症先深入針行六陰數氣行覺涼漸退針行九陽數此龍虎交戰法也俾陽中有陰陰中有陽也蓋邪氣常從正氣而行不交戰則邪不退而正不勝其病復起○治痃癖癥瘕氣塊先針入七分行老陽數氣行便深入一寸微伸提之却退至原處又得氣依前法再施名曰留氣法○治水蠱膈氣脹滿落穴之後補瀉調氣均匀針行上下九入六出左右轉之千遭自平名曰子午搗臼○治損逆赤眼癰腫初起先以大指進前撚入左後以大指退後撚入右一左一右三九二十七數得氣向前推轉內入以大指彈其針尾引其陽氣按而提之其氣自行未應再施此龍虎交騰法也雖病單針一穴即于得氣後行之起針之際行之亦可。**通而取之**。通者通其氣也提插之後用之如病人左手陽經以醫者右手大指進前九數却扳倒針頭帶補以大指努力針觜朝向病處或上或下或左或右執住直待病人覺熱方停若氣又不通者以龍虎龜鳳飛經按氣之法驅而運之如病人左手陰經以醫者右手大指退後九數却扳倒針頭帶補以大指努力針觜朝病執住直待病人覺熱方停右手陽經與左手陰經同法右手陰經與左手陽經同法左手陽經與右手陽經同法左手陰經與右手陰



上海埽葉山房校印

經同法右足陽經與左手陽經同法右足陰經與左手陰經同法如退潮每一次先補六而後瀉九不拘次第直待潮退為度止痛同法此痒麻虛補疼痛實瀉此皆先正推行內經通氣之法更有取氣鬬氣接氣之法取者左取右右取左手取足足取頭頭取手足三陽胸腹取手足三陰以不病者為主病者為應如兩手蹉攣則以兩足為應兩足蹉攣則以兩手為應先下主針而後下應針主針氣已行而後針應針左邊左手左足同手法右邊亦然先鬬氣接氣而後取氣手補足瀉足補手瀉如搓索然久患偏枯蹉攣甚者必用此法于提插之後徐氏曰通氣接氣之法已有定息寸數手足三陽上九而下十四過經四寸手足三陰上七而下十二過經五寸在乎出納呼吸同法上下通接立時見功所謂定息寸數者手三陰從胸走手長三尺五寸左右共長二丈一尺手三陽從手走頭長五尺左右共長三丈足三陽從頭走足長八尺左右共長四丈八尺足三陰從足走腹長六尺五寸左右共長三丈九尺陰陽兩蹻從足走目長七尺五寸左右共長一丈五尺督脈長四尺五寸任脈長四尺五寸諸脈共長一十六丈二尺也行血氣通陰陽以榮于身絡脈則傳注而不息也○一曰青龍擺尾以兩指扳倒針頭朝病如扶船舵執之不轉一左一右慢慢發動九數或三九二十七數其氣過體交流○二曰白虎搖頭以兩指扶起針尾以肉內針頭輕轉如下水船中之櫓振搖六數或三六一十八數如欲氣先行按之在後欲氣後行按之在前二法輕病亦可行之擺動氣血蓋龍為氣虎為血陽日先行龍而後虎陰日先行虎而後龍○三曰蒼龜探穴以兩指扳倒針頭一退三進向上鑽剔一下向下鑽剔一下向左鑽剔一下向右鑽剔一下先上而下自左而右如入土之象○四曰赤鳳迎源以兩指扶起針插入地部復提至天部候針自搖復進至人部上下左右四圍飛旋如展翅之象病在上吸而退之病在下呼而進之又將大指爪從針尾刮至針腰此刮法也能移不忍痛可散積年風午後又從針腰刮至針尾又云病在上刮向上病在下刮向下有攣急者頻宜刮病循攝二法須連行三五次氣血各循經絡飛走之妙全在此處病邪從此退矣放針停半時辰久扶起針頭審看針下十分沉緊則瀉九補六如不甚緊則瀉六補九補瀉後針活即搖而出之○攝者用大指甲隨經絡上下切之其氣自得通行搖而出之外引其門以閉其神○搖者退也以兩指拿針尾向上下左右各振搖五七下提二七下能散諸風出針直待微鬆方可出針豆許如病邪吸針正氣未復再須補瀉停待如再難頻加刮切刮後速瀉三下次用捜法不論數橫捜如龍虎交騰一左一右但手更快耳直捜一上一下如撚法而不轉瀉刮同前次用盤法左轉九次右轉六次瀉刮同前次用子午擣臼子後慢提午後略快些緩緩提插插出應針穴出主針補者吸之急出其針便以左手大指按其針穴及穴外之皮令針穴門戶不開神氣內守亦不致出血也瀉者呼之慢出其針勿令氣泄不用按穴凡針起速及針不停久待暮者其病即復○一針暈者神氣虛也不可起針以針補之急用袖掩病人口鼻回氣內與熱湯飲之即甦良久再針甚者針手膊上側筋骨陷中即蝦蟇肉上惺惺穴或三里即甦若起針壞人○一針痛者只是手粗宜以左手扶住針腰右手從容補瀉如又痛者不可起針須令病人吸氣一口隨吸將針撚活伸起一豢即不痛如伸起又痛再伸起又痛須索入針便

生痛、三衝針者再灸原針穴還復下一針補之即出嗟夫神針肇自上古在昔岐伯已嘆失其傳矣況後世乎尚賴竇徐二氏能因遺文以究其意俾來學有所悟而識其梗概括為四段聊為初學開關救危之用尚期四方智者裁之補瀉一段乃廬陵歐陽之後所授與今時師不同且考素問不曰針法而曰針道言針當順氣血往來之道也又曰凡刺者必別陰陽再考難經圖註及徐氏云左與右不同胸與背有異然後知其源流有自蓋左為陽為升為呼為出為提為午前為男子之背右為陰為降為吸為入為插為午後為男子之腹所以女人反此者女屬陰男屬陽女子背陰腹陽男子背陽腹陰天地男女陰陽之妙自然如此

## 禁針灸

腦戶顖會及神庭玉枕絡郄到承靈顱顋角孫承泣穴神道靈臺膻中明水分神闕會陰上橫骨氣衝針莫行箕門承筋手五里三陽絡穴到青靈孕婦不宜針合谷三陰交內亦通稱石門針灸應須忌女子終身孕不成外有雲門并鳩尾缺盆主客深暈生肩井深時亦暈倒急補三里人還平刺中五臟膽皆死衝陽血出投幽冥海泉顴髎乳頭上脊間中髓傴僂形手魚腹陷陰股內膝臏筋會及腎經腋股之下各三寸目眶關節皆通評

## 造針法

昔黃帝制九鍼各不同形一曰鑱針應天長一寸六分頭大末銳以瀉陽氣二曰員針應地長一寸六分鋒如卵形揩磨不傷肌肉以瀉分氣三曰鍉針應人長三寸半鋒如黍粟之狀主脈勿陷以致其氣四曰鋒針應四時長一寸六分刃三隅以發痼疾五曰鈹針應五音長四寸廣二分半末如劍鋒以取大膿六曰員利針應六律長一寸六分大如氂且員且銳中身微大以取暴氣七曰毫針應七星長三寸六分尖

如蚊虻喙靜以徐往微以久留之而痒以取痛痺八曰長針應八風長七寸鋒利身薄可取遠痺九曰大針應九野長四寸其鋒微尖如梃以瀉機關之水九針畢矣此言九針之妙毫針最精能應七星又為三百六十穴之針

## 煮針法

第一次用竹筒一箇去青盛羊腦髓人乳汁磁石水煮一晝夜第二次用硫黃檳榔當歸防風羊腦髓及骨髓乳香沒藥荆芥黑牽牛人乳汁煮一晝夜取出埋土內七日火內煮過第三次用乳香沒藥磁石牙皂硇砂虎骨天麻川烏草烏雄黃防風薄荷人參當歸川芎細辛羊腦髓及骨髓人乳汁拌勻裝入竹筒內緊封筒口用燒酒二斤水八斤煮一晝夜埋土內七日取出用糠擦光後用麻油再擦常帶身邊養熱

## 灸法

藥之不及針之不到必須灸之詳徐氏針灸等書閒有針灸萃英未之見也

或問針有補瀉迎隨之理固可以平虛實之症其灸法不問虛實寒熱悉令灸之其亦有補瀉之功乎丹溪凡灸有補瀉若補火艾滅至肉瀉火不要至肉便掃除之用口吹風主散曰虛者灸之使火氣以助元氣也實者灸之使實邪隨火氣而發散也寒者灸之使其氣之復溫也熱者灸之引鬱熱之氣外發火就燥之義也其針刺雖有補瀉之法予恐但有瀉而無補焉經謂瀉者迎而奪之以針迎其經脈之來氣而出之固可以瀉實也謂補者隨而濟之以針隨其經脈之去氣而留之未必能補虛也不然內經何以曰無刺熇熇之熱無刺渾渾之脈無刺漉漉之汗無刺大勞人無刺大飢人無刺大渴人無刺新飽人無刺大驚人又曰形氣不足病氣不足此陰

陽皆不足也不可刺凡虛損危病久病俱不宜針刺之重竭其氣。老者絕滅。壯者不復矣。若此等語。皆有瀉無補之謂也。學者玩之。

治病要穴針灸穴治大同。但頭面諸陽之會。胸膈二火之地。不宜多灸。背腹陰虛有火者。亦不宜灸。惟四肢穴最妙。凡上體及當骨處。針入淺而灸宜少。凡下體及肉厚處。針可入深。灸多無害。前經絡註。素問未載針灸分寸者。以此推之。

百會主諸中等症。及頭風癲狂。鼻病。脫肛。久病。大腸氣泄。小兒急慢驚風。癇症。夜啼。百病。上星主鼻淵。鼻塞。息肉。及頭風目疾。神庭主風癇羊顛。通天主鼻痔。左臭灸右。右臭灸左。左右臭左右灸。鼻中去一塊如朽骨。臭氣自愈。腦空主頭風目眩。翳風主耳聾及瘰癧。率谷主傷酒嘔吐。痰眩。風池主肺中風。偏正頭風。頰車主落架風。○已上頭面部。詳見經絡。餘倣此。

膻中主哮喘。肺癰。咳嗽。癭氣。巨闕主九種心痛。痰飲。吐水。腹痛。息賁。上脘主心痛。伏梁。奔豚。中脘主傷暑。及內傷脾胃。心肝痛。瘧疾。痰暈。痞滿。翻胃。能引胃中生氣強行。水分主鼓脹。遶臍堅滿不食。分利水道。止泄。神闕主百病及老人虛人泄瀉如神。又治水腫鼓脹。腸鳴卒死。產後腹脹。小便不通。小兒脫肛。氣海多灸能令人生子。主一切氣疾。陰症痼冷。及風寒暑濕。水腫。心腹鼓脹。脇痛。諸虛癥瘕。小兒顖不合。丹溪治痢昏仆。上視。溏泄。汗泄。脈大。得之酒色。灸後服人參膏而愈。關元主諸虛腎積。及虛老人泄瀉。遺精。白濁。令人生子。中極主婦人下元虛冷。虛損。月事不調。赤白帶下。灸三遍令生子。天樞主內傷脾胃。赤白休息痢疾。脾泄及遶臍腹鼓脹。癥瘕。章門主痞塊。多灸左邊。腎積灸兩邊。乳根主膺腫乳癰。小兒龜胸。日月主嘔宿汁吞酸。大赫主遺精。帶脈主疝氣。偏墜水腎。婦人帶下。○已上胸腹部。

大杼主遍身發熱。及痎瘧。咳嗽。神道主背上怯怯乏氣。至陽主五疸。痞滿。命門主老人腎虛腰疼。及諸痔。脫肛。腸風下血。長強主痔漏。風門主易感風寒。咳嗽。痰血。鼻衄。一切鼻病。肺俞主內傷外感咳嗽。吐血。肺癰。肺痿。小兒龜背。膈俞主胸脇心痛。痰瘧。痃癖。一切血疾。肝俞主吐血。目暗。寒疝。膽俞主脇滿。乾嘔。驚怕。睡臥不安。酒疸。目黃。面發赤斑。脾俞主內傷脾胃。吐瀉。瘧痢。喘急。黃疸。食癥。吐血。小兒慢脾風。胃俞主黃疸。食畢頭眩。瘧疾。善飢不能食。三焦俞主脹滿。積塊。瘧疾。腎俞主諸症。令人有子。及耳聾吐血。腰痛。女勞疸。婦人赤白帶下。大腸俞主腰脊痛。大小便難。或瀉痢。小腸俞主便血。下痢。小便黃赤。膀胱俞主腰脊強。便難。譩譆主諸瘧。久瘧。眼暗。頭痛。五臟瘧。灸五臟俞。意舍主脇滿嘔吐。○已上背腰部。肩井主肘臂不舉。及撲傷。肩髃主癱瘓。肩腫。手攣。曲池主中風手攣筋急。痺風。瘧疾。先

醫學入門 卷一 灸

上海埽葉山房校印

寒後熱。手三里主偏風下背疼。合谷主中風破傷風痺風筋急疼痛諸般頭病水腫難產小兒急驚。三間主下牙疼。二間主牙疾眼疾。支正主七情氣鬱肘臂十指皆攣及消渴。陽谷主頭面手膊諸疾及痔痛陰痿。腕骨主頭面臂腕五指諸疾。後谿主瘧疾癲癇。少澤主鼻衄不止婦人乳腫。間使主脾寒之症九種心痛脾疼瘧疾口渴如瘰癧久不愈患左灸右患右灸左自効。內關主氣塊及脇痛勞熱瘧疾心胸痛。大陵主嘔血瘧。勞宮主痰火胸痛小兒口瘡及鵝掌風。中渚主手足麻木戰掉蜷攣肩臂連背疼痛手背癰毒。神門主驚悸怔忡呆痴等疾及卒中鬼邪恍惚振禁小兒驚癇。少衝主心虛膽寒怔忡顛狂。列缺主咳嗽風痰偏正頭風及單蛾風下牙疼。少商主雙蛾風喉痺。○已上手部。環跳主中風濕股膝攣痛腰痛。風市主中風腿膝無力脚氣渾身搔痒麻痺。陽陵泉主冷痺偏風霍亂轉筋。懸鐘主胃熱腹脹脇痛脚氣脚脛濕痺渾身搔痒五足指疼。足三里治中風中濕諸虛耳聾上牙疼痺風水腫心腹鼓脹及鼓脹噎膈哮喘寒濕脚氣上中下部疾無所不治。豐隆主痰暈嘔吐哮喘。內庭治痞滿患右灸左患左灸右覺腹響是効又主婦人食蠱行經頭暈小腹痛。委中治同環跳。承山主痔漏。飛揚主行步如飛。金門主顛癇。崑崙主足腿紅腫牙齒疼痛。申脈主晝發痓足腫牙疼。血海主一切血疾及諸瘡。陰陵泉主脇腹脹滿中下疾皆治。三陰交主痞滿痼冷疝氣脚氣遺精婦人月水不調久不成孕難產赤白帶下淋滴。公孫主痰壅胸膈腸風下血積塊婦人氣蠱。太衝主腫滿行步艱難霍亂手足轉筋。行間主渾身蠱脹單腹蠱脹婦人血蠱。大敦主諸疝陰囊腫臍腹破傷風小兒急慢驚風等症。隱白主心脾痛。築賓主氣疝。照海主發夜痓大便閉消渴。大谿主消渴房勞不稱心意婦人水蠱。然谷主喉痺咳唾血遺精溫瘧疝氣足心熱小兒臍風。湧泉主足心熱疝氣奔豚血淋氣痛。○已上足部。

## 治病奇穴

膏肓主陽氣虧弱諸虛痼冷夢遺上氣欬逆膈噎狂惑忘誤百病。取穴須令患人就床平坐曲膝齊胸，以兩手圍其足膝，使胛骨開離，勿令動搖，以指按四椎微下一分，五椎微上二分，點墨記之，即以墨平畫相去六寸許，四肋三間胛骨之裡肋間空處，容側指許，摩膂肉之表筋骨空處，按之患者覺牽引胸戶中手指痺，即真穴也。灸至百壯千壯。灸後覺氣壅盛，可灸氣海及足三里，瀉火實下。灸後令人陽盛，當消息以

自保養不可縱慾

患門主少年陰陽俱虛面黃體瘦飲食無味咳嗽遺精潮熱盜汗心痛胸背引痛五勞七傷等症初病即依法灸之無有不効取穴先用蠟繩一條以病人男左女右脚版從足大拇指頭齊量起向後隨脚版當心貼肉直上至膝腕大橫紋中截斷（如婦人足小難以準量可取右手肩髃穴貼肉量至中指頭齊亦可不若只取膏肓灸之亦妙次灸四花無有不効）次令病人解髮匀分兩邊平身正立取前繩子從鼻端齊引繩向上循頭縫下腦後貼肉隨脊骨垂下至繩盡處以墨點記（此不是穴）別用稈心令患人合口將稈心按於口上兩頭至吻却鈎起稈心中心至鼻端根如人字樣齊兩吻截斷將此稈展直於先點墨處取中橫量勿令高下於稈心兩頭盡處以墨記之此是灸穴初灸七壯累灸百壯初只宜灸此三穴

崔氏四花治病同患門共成六穴有坎離既濟之象取穴令病人平身正立稍縮臂膊取蠟繩遶項向前平結喉骨後大杼骨俱墨點記向前雙垂與鳩尾穴齊即截斷却番繩向後以繩原點大杼墨放結喉墨放大杼骨上從背脊中雙繩頭貼肉垂下至繩頭盡處以墨點記（此不是穴）別取稈心令病人合口無得動笑橫量齊兩吻截斷還於背上墨記處摺中橫量兩頭盡處點之此是灸穴又將循脊直量上下點之此是灸穴初灸七壯累灸百壯迨瘡愈病未愈依前法復灸故云累灸百壯但當灸脊骨上兩穴切宜少灸凡一次可灸三五壯多灸恐人蹉背灸此六穴亦要灸足三里以瀉火氣為妙

經門四花（即崔氏四花穴不灸脊上二穴各開兩傍共成六穴上二穴共闊二寸下四穴相等俱吊線比之以離卦變作坤卦降心火生脾土之意也然此皆陽虛所宜華佗云風虛冷熱惟有虛者不

宜灸，但方書又云虛損癆瘵，只宜早灸膏肓四花，乃虛損未成之際，如弱瘦兼火，雖灸亦只宜灸內關三里，以散其痰火。早年欲作陰火不見灸論，而未果，今見傷寒提綱

騎竹馬穴 專主癰疽發背，腫毒瘡瘍，瘰癧癘風，諸風，一切無名腫毒，灸之疏瀉心火。先從男左女右臂腕中橫紋起，用薄篾條量至中指齊肉盡處截斷，卻令病人脫去上下衣裳，以大竹杠一條跨定，兩人徐徐扛起，足要離地五寸許，兩旁更以兩人扶定，勿令動搖不穩，卻以前量竹篾貼定竹杠，豎起從尾骶骨貼脊量至篾盡處，以墨點記（此不是穴），卻比病人同身寸篾二寸，平摺，放前點墨上，自中橫量兩旁各開一寸，方是灸穴，可灸三七壯，極效。

精宮 專主夢遺，十四椎下各開三寸，灸七壯效。

鬼眼穴 專祛癆虫，令病人舉手向上，略轉後些，則腰上有兩陷可見，即腰眼也。以墨點記，于六月癸亥夜亥時灸，勿令人知。四花、膏肓、肺俞亦能祛虫。

痞根穴 專治痞塊，十三椎下各開三寸半，多灸左邊，如左右俱有，左右俱灸。○又法，用稈心量患人足大指齊，量至足後跟中住，將此稈從尾骨尖量至稈盡處，兩旁各開一韭葉許，在左灸右，在右灸左，針三分，灸七壯，神效。○又法，于足第二指歧叉處，灸五七壯，右患灸左，左患灸右，灸後一晚夕，覺腹中響動是驗。

肘尖穴 治瘰癧，左患灸右，右患灸左，如初生時男左女右，灸風池尤妙。○又法，用稈心比患人口兩角為則，摺作兩段，于手腕窩中，量之上下左右四處盡頭是穴，灸之亦效。

鬼哭穴 治鬼魅狐惑，恍惚振噤，以患人兩手大指相並縛定，用艾炷于兩甲角及甲後肉四處騎縫着火灸之，則患者哀告我自去為效。

灸疰忤 尸疰客忤中惡等症，乳後三寸，男左女右灸之，或兩大拇指頭。

灸疝痛 偏墜，用稈心一條，量患人口兩角為則，摺為三段，如厶字樣，以一角安臍中心，兩角安臍下兩旁尖盡處是穴，左患灸右，右患灸左，左右俱患，左右俱灸，炷艾如粟米大，灸四十壯，神效。○又法，取足大指次指下中節橫紋當中，男左女右灸之，兼治諸氣心腹痛，外腎吊腫，小腹急痛。

灸番胃 兩[illegible]下一寸，或內踝下三指稍斜向前。

灸腸風諸痔 十四椎下各開一寸，年深者最效。

灸腫滿 兩人手指縫，或足一指上一寸半。

灸卒死 一切急魘暴絕，灸足兩大指內去甲如韭葉。

灸癜風 左右手中指節宛宛中，凡贅瘻諸痣皆效。

禁灸穴

啞門風府天柱擎，承光臨泣頭維平，絲竹攢竹睛明穴，素窌禾窌迎香程。顴窌下關人迎去，天牖天府到周榮，淵腋乳中鳩尾下，腹哀臂後尋肩貞，陽池中衝少商穴，魚際經渠一順行。地五陽關脊中主，隱白漏谷通陰陵，條口犢鼻上陰市，伏兔髀關申脈迎，委中殷門扶承上，白環心俞同一經。灸而勿針針勿灸，針經為此嘗叮嚀，庸醫針灸一齊用，徒施患者炮烙形。

**明堂尺寸法** 針灸同

經云：頭有頭尺寸。前髮際至後髮際，折作一尺二寸。前後髮際不明者，取眉中心上至大杼，共折作一尺八寸取之。**頭部橫寸**。以眼內眥角至外眥角為一寸，並用此法取之。神庭至曲差，曲差至本神，本神至頭維，各去一寸半，自神庭至頭維共四寸半。**背部直寸**。大杼至尾骶共二十一椎，通長折作三尺。上七椎，每椎一寸四分一釐；中七椎，每椎一寸六分一釐，十四椎與臍平，共二尺一寸一分四釐；下七椎，每椎一寸二分六釐。俠脊第二行，各開四寸取之；俠脊第三行，各開七寸取之。**膺部腹部尺寸**。兩乳間橫折作八寸，並用此法取之。天突至膻中，直折作六寸八分，下行一寸六分為中庭。上取岐骨，下至臍中，共折作九寸取之。臍中至橫骨，共折作五寸取之。**手足背横寸**。並川同身寸。以男左女右手中指第二節內度，以稈心比兩頭橫紋尖為一寸取之。

**點穴法**

凡取穴，或平直安定，或屈伸得之，如環跳則伸一足屈一足取之。更量病人老少，身體肥瘦，至正寬俠長短，不可十分拘泥。實師云：取穴必須取五穴而用一穴，則為端的。坐點則坐灸，立點則立灸，坐立皆宜端正，一動則不得真穴。灸則先陽後陰，先上後下，先少後多。艾性根下廣三分，若不三分，火氣不達。惟頭面四肢差小耳，小兒則雀屎大可也。壯數人健病深者可倍，老弱減半。扁鵲灸法累灸至百壯千壯者，惟明堂多云針六分，灸三壯。凡灸頭及胸膈鳩尾，不宜多灸，然皆視病之輕重而增損，不可太泥。故明堂禁穴，亦許灸一壯至三壯，所以心中風者，亦灸心俞，不可執一論也。點艾以火珠火鏡為最，次以清麻油紙撚點之亦可。

**調養法**

凡灸預却熱物，服滋腎藥。及灸選其要穴，不可太多，恐氣血難當。灸氣海煉臍，不可臥灸。素火盛者，雖單灸氣海，亦必灸三里瀉火。灸後未發，不宜熱藥；已發，不宜涼藥，常須調護脾胃，俟其自發，不必外用酒點蔥熨等法。發時或作寒熱如瘧，亦不可妄服藥餌。落靨後，用竹膜紙貼三五日，次用所宜煅藥，以麻油水粉煎膏貼之。膿多者一日一易，膿少者兩日一易，使膿出多而疾除也。務宜撙節飲食，戒

生冷油膩魚蝦筍蕨量食牛肉小雞長肉時方可量用鰍鱔水雞猪肚老鴨之類謹避四氣七情六慾持以歲月必復

## 煉臍法

彭祖固陽固蒂長生延壽丹 旴江吳省齋公錄贈

夫人之臍也受生之初父精母血相受凝結胞胎混沌從太極未分之時一氣分得二穴穴中如產四穴外通二腎內長赤白二脉四穴之中分為表裡在母腹中母呼兒呼母吸兒吸是一身臍蒂如花菓在枝而通蒂也一月一週真氣漸足既產胎衣未脫臍帶且緩斷倘臍門未閉感風傷寒即損嬰兒真氣遂以艾火薰蒸數次則真氣無患矣三七臍門自閉惟覺口深於是陽盛年長泪於五味溺於五音探於五氣外耗精神內傷生冷而真氣不得條暢所以立法蒸臍固蒂如水灌土培草木根本自壯茂也人常依法薰蒸則榮衛調和安魂定魄寒暑不侵身體可健其中有神妙也夫肺為五臟之華蓋聲音所從生者皮毛賴之而滋潤腎水由之而生養腠理不密外感內傷乘之令人咳嗽外感發散內傷滋潤又有鬱結則當解之或傷辛燥之藥或未發散而遂使鬱遏之劑則氣不散而滯於肺中多生粘痰而作喘急咳嗽或傷房勞飲食致使吐血乍寒乍熱耳目昏昏身體倦怠拘急胸滿煩悶飲食少思精神怯弱等疾作矣醫者可急用保真丸化痰丸等劑療之倘用之無効必須依法薰臍今將此方藥料開具于後

麝香五錢引諸藥入五臟六腑過徹百節 丁香三錢入肺補血實脾胃 青塩四錢入腎以實其子使肺母無泄漏如乳補下益其氣脘 夜明砂五錢透肺孔補氣不足散內傷有餘 乳香 木香各二錢 小茴四錢治濕濕之症調達周流升降其氣不致喘嗽如欲斷水先尋此源 沒藥 虎骨 蛇骨 龍骨 硃砂各五錢 雄黃三錢削除病根扶弱助强

白附子五錢循各經絡有推前搜後之功 人參附子胡椒各七錢補元氣行血化痰為津液 五靈脂五錢保肺氣削有餘補不足 槐皮能閉押諸氣之性使無走竄 艾葉取其火勢封病去毒起死回生 右為末另用白麵作條圈於臍上將前藥一料分為三分內取一分先填麝香末五分入臍眼內又將前藥一分入麵圈內按藥令緊中插數孔外用槐花一片蓋於藥上艾火灸之無時損易壯其熱氣或自上而下自下而上一身熱退患人必倦沉如醉灸至五六十壯遍身大汗上至泥丸宮下至湧泉穴如此則骨髓風寒暑濕五勞七傷盡皆拔除苟不汗則病未愈再於三五日後又灸灸至汗出為度學者雖用小心灸至百二十壯則疾必痊灸時要慎風寒戒油膩生冷保養一月以後愈加精神健旺若婦人灸臍去麝加韶腦一錢扁鵲明此二十味浮沉升降君臣佐使其所治勞嗽之疾無不痊愈不惟勞疾凡一年四季各薰一次元氣堅固百病不生及久嗽久喘吐血寒勞遺精白濁陽事不舉下元極弱精神失常痰膈等疾婦人赤白帶下久無生育子宮極冷凡用此灸則百病頓除益氣延年

接命丹

養丹田助兩腎添精補髓返老還童却病延年用大附子一枚重二兩二錢切作薄片夏布包定以甘草甘遂各二兩搥碎用燒酒二斤共浸半日文武火煎酒乾為度取起附子草遂不用加麝香三分搥千餘下分作二丸陰乾內一丸於臍中七日一換一丸放黑鉛盒養之

溫臍種子方

五靈脂白芷青鹽各二錢麝香一分為末另用蕎麥粉水和成條圈放臍上以前藥實於臍中尋常只用炒鹽又治霍亂欲死

及小便不通，如虛冷甚者，加硫黃，入麝香為引。用艾灸之。婦人尤宜。但覺臍中溫煖即止。過數日再灸。太過則生熱也。

溫臍兜肚方

專主痞積遺精白濁，婦人赤白帶下，經脈不調，久不受孕者。惟有孕者忌之。白檀香、羚羊角各一兩、零陵香、馬蹄香即廣沉香、香白芷、馬兜苓、木鼈子、甘松、升麻、血竭各五錢、丁皮七錢、麝香九分。已上十二味為末，分作三分。每用一分，以蘄艾絮線裝白綾兜肚內。初服者，每三日後一解，至第五日又服，一月後常服之。

針灸服藥吉日緊急不拘

丁卯庚午甲戌丙子丁丑壬午甲申丙戌丁亥辛卯壬辰丙申戊戌己亥庚子辛丑甲辰乙巳丙午戊申壬子癸丑乙卯丙辰己未壬戌。及成開執日。忌辛未扁鵲死日。又春甲乙，夏丙丁，四季戊己，秋庚辛，冬壬癸，男喜破日忌除，女喜除日忌破，男女俱宜開日，俱忌滿日，男忌戌，女忌巳。又游禍日不宜服藥：正五九月巳日，二六十月卯日，三七十一月午日，四八十二月申日。

九宮尻神禁忌

坤踝震腨指牙上，巽屬頭兮乳口中，面背目乾手膊兌，項腰艮膝肋離從，坎肘脚肚輪流數，惟有肩尻在中宮。其法一歲從坤，二歲從震，週而復始。針灸犯之，重則喪命，輕殘癃疽。

九部人神禁忌

一臍二心三到肋，四咽五口六在首，七脊八腰九在足，輪流順數忌針灸。其法一歲起臍，二歲到心，週而復始數之。行年犯處忌用針灸。

十二部人神禁忌

一心二喉三到頭四肩五背六腰求七腹八項九足十膝十一陰十二股是一週。其法亦一歲一位，週而復始數之

四季人神禁忌

春秋左右脇冬夏在腰臍。四季人神處，針灸莫施行。

逐月血忌

行針須要明血忌。正丑二寅三之未四申五卯六酉宮。七辰八戌九居巳十亥十一月午當臘子更加逢日閉

逐月血支

血支針灸仍須忌。正丑二寅三卯位四辰五巳六午中。七未八申九酉部。十月在戌十一亥。十二月於子上議

十二支人神所在禁忌

子目丑腰耳寅胸。卯脾鼻辰腰膝中巳手午心未頭手申頭背酉背仍同。戌在頭面亥頭項。十二支人神忌逢。

逐日人神所在禁忌

一足鼻柱小指中。初一足大指十一鼻柱廿一小指二踝髮際外踝同。初二外踝十二髮際廿二外踝三腿牙齒并肝足。初三股腿十三牙齒廿三在肝與足四腰胃脘手陽明初四腰十四胃脘廿四手陽明經五口遍身足陽明初五口十五遍身廿五足陽明經六手在胸又在胸。初六手十六在胸廿六又在胸七內踝氣衝占膝。初七內踝十七氣衝廿七在膝八腕股內占陰中。初八腕十八股內廿八在陰九尻在足并膝脛初九在尻十九足廿九膝脛十腰內踝足趺中。初十腰背二十內踝三十足趺。凡針灸必忌人神尻神血支血忌之類急病一日上忌一時正午以後乃可灸早則恐有昏暈卒病不拘早晚若值丙亦必寧待

編註醫學入門內集卷之一終

醫學入門　卷二　灸　五十　上海埽葉山房校印

本草引 纂提徵 雷公

醫道之傳其來尚矣歷代聖君哲輔靡不留心自古仁人孝子咸知注意人生兩間身緣四大風寒暑濕侵淫喜怒憂思鬱結苦樂榮悴悉損精神饑飽逸勞俱傷氣血有生難免其體皆然禀受盛衰不同必有恒心乃濟非惟醫者貴有恒心雖病者服藥及起居飲食亦必有恒乃能康濟一身草木良毒各異未達其性勿嘗藥無不効用當極靈試嚼烏梅遂齒酸而津溢纔吹皂角立鼻嚏以氣通啖辣芥則泪垂翳花椒而氣閉陰膠知內疸所在陰膠即甑中氣垢點少許於口中即知臟腑所起直達至住處知痛足可醫也硝末救腦痛欲亡硝石末吹鼻中頭痛立止囊皴漩多夜煎萆薢體寒腹大全賴鸕鷀遍尿解喋鼠骨生牙磁石引針琥珀拾芥鸞膠續劍獺膽分杯血投藕而不凝漆得蟹而自散葱液可以熬桂作水蟾膏乃能軟玉如泥略舉數端証驗以明一切殊功每用單行則氣純而愈速或時兼使乃味雜而効遲惟相須佐使配合則併力以收功若相反畏惡交參必爭鬪而播毒疾之劇差休戚所關方之臧否安危是係必合精詳有據豈宜滅裂無稽對症求藥須衷衆善之長隨宜用藥庶獲萬全之効

# 二卷本草目錄

## 治風門

防風　獨活　羌活　荊芥　薄荷　升麻　細辛

白芷（治帶白芷丸）　麻黃　藁本　紫蘇子　秦艽　威靈仙　蒼耳子

天麻　蔓荊子　牡荊實　牛蒡子　南星　白附子　瓜蒂

藜蘆　皂莢（皂子皂刺）　殭蠶　蟬退（蟬花）　蝎　白花蛇　烏蛇

蚺蛇膽　蛇退　虎骨　牛黃　牛膝　何首烏　菊花

蜜蒙花　白蒺藜　青葙子　草決明　木賊　白薇　萎蕤

巴戟　天竺黃　五加皮　桑寄生　豨薟草　水萍　絡石（即石薜荔）

白鮮皮　漏蘆（即飛廉）　辛夷　蓖麻子　蕳茹　茵芋葉　杜若

羊躑躅　莨菪子　南藤　石南葉　蚤休　木蘭　松蘿

雲母　石膽　曾青　空青　菥蓂子　石長生　鹿銜草

馬先蒿　陸英　海桐皮　胡桐淚　鈎藤　草烏　天仙藤

石南藤　魚津草　穀精草　佛耳草　地楊梅　郎耶草　蛞蝓

衣魚　清風藤　礜石　青琅玕　玄精石　金星石　銀星石

硨磲　珊瑚　瑪瑙　蓬砂　古文錢　石燕

## 治熱門

黄芩　梔子　沙參　玄參　丹參　紫參　前胡

白前　桔梗（甜桔梗）　百部　桑白皮　山豆根　青黛　藍實

黄連　胡黄連　連翹（連軺）　葛根　石斛　石羔　香薷茵

茵陳蒿　滑石　大黄　朴硝（單朴硝散）　芒硝　硝石　玄明粉

犀角　羚羊角　羖羊角　黄柏　苦參　防己　茈胡（銀胡）

草龍膽　通草　車前子（單車前飲）　地膚子　石韋　地榆　秦皮

黿甲（肉）　鱉甲（黿肉）　鮀甲（鼉骨散）　牡蠣　文蛤（海蛤魁蛤）　竹葉（淡竹苦竹）　竹茹

大青　草蒿　蘆根　馬蘭花　川楝子　王瓜　地龍

石決明　珍珠　禹餘粮　食鹽（鹽黑丸）　青鹽　鹵鹹（即石鹻）　銀屑

金屑　臘雪（雪露雨水）　人黄　人溺（人中白）　防葵　景天　萹蓄

王不留行　貫衆　白英　爵牀　翹根　屈草　羊桃

洪疏　梓白皮　桐葉（桐油梧桐）　理石　長石　乾苔（陟釐）　屋遊（垣衣井苔）

海金砂　苎根　菰根　甘蕉根　馬勃　孩兒茶　紫背天葵

泉水(新汲水) 井華水 半天河水 漿水 地漿

治濕門

人參 黃芪 甘草 白茯苓(赤茯苓) 茯神 山藥 白朮

蒼朮 半夏(麴) 橘皮(橘核) 青皮 枳殼 枳實 厚朴

射干 旋覆花(旋花) 大腹皮 三稜 莪朮(茂鈴散) 扁豆 薏苡仁(治鉛方)

神麴(紅麴) 麥芽 山查 使君子 阿魏 粟殼(鴉片) 猪苓

澤瀉 瞿麥 紫草 木瓜 赤小豆(萵婢) 百合 葶藶(含膏丸)

牽牛 大戟(澤漆) 甘遂 芫花 商陸 續隨子 海藻

昆布(昆布臛) 楮實 澤蘭 菴䕡子 蓼實 檽白皮(椿白皮) 金櫻子

沒石子 鈎樟 榆皮 琥珀(單琥珀散) 燈心草 綠礬 石龍芮

蕘花 狼毒 海帶 商實 烏臼木(油) 杉材節(菌) 南燭枝

蔓椒 雲實 白蒿 虎掌 姑活 別羇 石龍子

螻蛄(即土狗) 鼠婦(即地雞) 筆頭灰 天漿子 蛇含石

治燥門

天門冬 麥門冬 知母 貝母(三母散) 瓜蔞根 瓜蔞實 地骨皮

牡丹皮　五味子　烏梅白梅　枇杷葉　蘭草　馬兜鈴　款冬花
紫菀　阿膠　訶梨勒　竹瀝　菖蒲　遠志小草　酸棗仁
生地黃　熟地黃　當歸　川芎蘼蕪　白芍藥　赤芍藥　枸杞子
肉蓯蓉瑣陽　鹿茸鹿鹹　鹿角　鹿角膠霜　蒲黃香蒲　柏實側柏葉　槐實
槐花　桃仁實　杏仁實　郁李仁　火麻子麻賁　胡麻巨勝子靜神丸青葉
芝麻麻油　葵子　蜀葵　黃蜀葵花龍葵　蘇木　紅花臙脂　茜根
茅根茅花爛茅　大薊小薊　卷柏　茺蔚子即益母草　劉寄奴　馬鞭草　白頭翁
雞冠花子　乾漆二聖丸　棕櫚子　衛矛即鬼箭羽　虎杖　蜜蠟治雀目方　蠐螬
代赭石　亂髮單髮灰散　乳汁乳粉　秋石丹　天靈蓋爪甲　胞衣即紫河車　紅鉛女經男精
裩襠經衣　玉泉　玉屑　礞石　桃花石　百藥煎　女貞實
雞核　椰子　木槿　萱草　水蘇　雞腸草　鯉腸草
牛角腮　木虻　蜚虻　蜚蠊　䗪虫

治寒門

附子　川烏射罔烏喙烏龍丹三神丸　天雄側子　生姜　桂枝柳桂薄桂　肉桂
官桂桂心　乾姜白乾姜生姜　高良姜　紅豆蔻　白豆蔻　草豆蔻　肉豆蔻

砂仁 益智仁 蓽撥 香附 藿香 丁香 木香南木香

沉香 檀香 胡椒蓽澄茄 蜀椒椒目秦椒 韭菜子單韭 芥菜白芥子 蘿蔔子蕪菁

艾葉治大眼方 檳榔 常山蜀漆 草菓 玄胡索 五靈脂 鬱金

薑黃 巴豆古枳巴丸 兎絲子 補骨脂 茴香八角回香 胡蘆巴 吳茱萸食茱萸

山茱萸 杜仲 續斷 萆薢 烏藥 黄精 蓍實

五芝紫芝 仙茅 石龍芮 骨碎補 淫羊藿 膃肭臍 原蠶蛾蠶砂蠶退蠶紙繭絲

蛤蚧 桑螵蛸 伏翼夜明砂 白石英 紫石英 磁石 陽起石

石鍾乳 殷孽 孔公孽 白堊 鵝管石 鈎吻 女菀

王孫 合歡 白棘 蘗實根 甘松香三柰 紫梢花 樗雞

蜻蜓

又二卷

治瘡門

金銀花 夏枯草 蒲公英 山慈菰 松脂 松子松花松節松黄湯

楓香子大楓 白芨 白歛赤歛 五倍子 無名異 赤石脂 青礞

凝水石 狗脊 蛇床子 伏龍肝 鐺墨百草霜 龍骨齒 海鰾蛸肉


上海埽葉山房校印

蝦蟆（蟾酥） 鯪魚甲 水蛭 蜈蚣 斑猫 蕪荑 雷丸

盧會 硫黄（上硫黄） 雄黄 雌黄 白礬（細礬散） 丹砂 乳香

没藥 血竭（紫礦） 片腦（樟腦） 麝香 水銀 輕粉（銀硃） 砒霜

硇砂 自然銅（赤銅屑 錫銅鏡鼻） 銅青 生鐵（熟鐵 鐵精 銅鐵 秤錘 鐵鎖 匙 故鋸 鐵落 針砂） 鐵粉（鐵漿 鐵鏽）

黑鉛（鉛白霜 烏鬚方） 鉛丹 鉛粉（煎膏藥法） 蜜陀僧 靈砂 花蕊石 石灰

松烟 蘇合 安息 露蜂房 蜂子 雀甕 蜘蛛

牡鼠 蝟皮 石蟹 木鼈 羊躑 天名 柳華

樺木 黄藥 蒴草 莽草 敗醬 酸漿 營實

梁上 東壁 冬灰 白草灰 不灰木 爐甘石 姜石

緑青 白青 扁青 盧青 降真香 薰陸香 雞舌香

茅香 鼠李 鹿藿 牛扁 鵝毛 韮烏 蜀羊泉

白兎藿 鴨跖草 鼠尾草 蛇含草 金星草 千金藤 預知子

牙子 鬼臼 女青 紫葛 欒草 盡草 積雪草

坐拏草 薺苨 黄環 雚菌 徐長卿 石下長卿 被子

頭垢 海馬 蝸牛 地膽 貝子 紫貝 螢火

馬陸 石蠶 仙遺粮

米穀部

粳米 陳倉米 糯米 黍米 稷米 穬麥大麥 小麥浮麥麥奴

麪麥麩麯蕎麥 大豆黄豆白豆豆腐 大豆黄卷 菉豆豆粉 淡豆豉 粟米 粱米

罌 酒甜糟紅酒 醋 醬 飴糖 甘蔗諸糖 蜂蜜

葱白 大蒜山蒜 小蒜山蒜 薤 菘菜 莧實 馬齒莧子

萵苣白苣 苦蕒單苦蕒飲 蘩 胡盧 茄茄蒂苦茄 冬瓜子 胡荽鵝不食草

水芹 芸薹 竹筍地筍蒲筍 蕈菌木耳蘑菇 芋野芋 蕨薇 甜瓜子野甜瓜

胡瓜 西瓜 絲瓜 豆角 胡蘿蔔 蓴菜 菠菜

莙薘 同蒿 苦菜 薺菜 蕹菜 苜蓿 鹿角菜

石花菜 茶茗 大棗生棗 胡桃 荔枝荔核 龍眼 栗栗楔鈎栗苦櫧

橄欖核仁 葡萄酒山葡萄 覆盆子蓬蘽 芡實 蓮子石蓮子花 藕藕節荷葉 菱角

梨 石榴殼 紅柿柿蒂 柿乾椑 橙 橘肉柑 櫻桃

楊梅魯般方 李子根皮 榛子 榧實 銀杏 柰子 林檎

茨菰 葧臍 猪肉 野猪豪猪猪江猪 牛肉正胃散 羊肉羖羊山羊 馬肉騾肉驢肉



上海埽葉山房校印

牛乳 羊乳酥酪 醍醐乳腐 狗肉 陰莖 山狗 象肉 牙膽 虎肉 豹肉 熊掌 熊膽 麂肉 麋肉

麞肉 麂肉 兎肉 狸肉 貓肉 狐肉 陰莖 獺肉 肝膽 駱駝 豺

狼 狽 獼猴 諸血 六畜毛 蹄甲 敗鼓皮 丹雄雞 冠血 烏雄雞 膍胵

烏雌雞 白雄雞 白雌 黃雌雞 雞子 卵白 皮 白鵝 蒼鵝 肉卵 白鴨 野鴨 刀鴨 雁肪

雉肉 鷓鴣 斑鳩 鴿屎 丸 白鴿 雀肉 卵白 丁香 烏鴉 慈鴉 白鴉 喜鵲

鴝鵒 孔雀 鸂鶒 鴛鴦 白鷴 錦雞 天鵝

白鶴 鶖鷺 鸛鶴 鷹 屎白 鷗 鸕鷀 鸊鷉

竹雞 山鷓 燕屎 窠中土 鶻嘲 翠鳥 啄木 練鵲

百舌鳥 布谷鳥 鴂鳥 杜鵑 鯉魚 鯗魚 鯽魚 青魚 膽

白魚 鰻鱺魚 鱓魚 鰍魚 鼉 風蛤 田螺 白殼 螃蟹 石首魚

淡菜 海粉 海石 蛤蜊 蚌蛤 蚌粉 蚶 即瓦壟子 蜆 殼 馬刀

鰕 水母 河豚 海豘魚 鮫魚 膽 時魚 鶻魚 鮓子

鰉魚 鮓 鱸魚 鮎魚 鮠魚 鱅魚 銀條魚 少陽魚

比目魚 黃魚 魴魚 鱠魚 鯮魚 鮰魚 江鰾 蟶

魚鱠 魚鮓 已上共九百三十味 帶根苗子葉 千有餘味

食治方

蒼耳子粥　葱粥　烏頭粥　牛蒡餺飥　烏雞臛　黄牛腦子酒

鵝酒　菖蒲酒　菊花酒　大豆酒　槐花酒　薜荔酒　乾姜粥

茱萸粥　川椒茶　肉桂酒　菉豆粥　麩粥　蒜酒　桂漿

薏苡仁粥　麻子粥　郁李仁粥　蒼术酒　桑白皮飲　赤小豆方　鯉魚臛

鯉魚湯　水牛肉方　生地黄粥　蘇麻粥　脊肉粥　天門冬酒　四汁膏

青豆飲　消渴方　地黄粥　薄荷茶　黄連酒　黄柏酒　菉豆酒

人參粥　麥門冬粥　粟米酒　理脾糕　參苓造化糕　蘇蜜煎

姜橘湯　脾瀉飯匙丸　太和羹　蓮肉糕　豆麥粉　糯米糊

雌雞餛飩　赤石餺飥　白米飲　醉鄉寶屑　助元散　助胃膏　米湯

杏仁粥　桃仁粥　蘿蔔子粥　子蘇子粥　麻子仁粥　蓽撥粥　猪腰粥

猪肪粥　猪胰酒　玄胰散　平鯽丸　翻雞湯　阿膠粥　桑耳粥

蘿蔔菜　槐茶　柏茶　醍醐酒　猪胰片　猪肝片　韭汁

馬齒莧方　鷄子煎　鴨子煎　茯苓粥　茯苓麩　謝傳飯後丸

桂花餅　蒸梨法　煨梨法　蘇子酒　麻子湯　牛車肉　梔子粥

甘蔗粥　冬瓜羹　梔子茶　黄連茶　瓜蔞穰茶　小麥湯　甘豆湯

藕蜜膏　枸杞粥　芡實粥　猪肝羹　鰻鱺臛　兎絲子酒　羊肉羹

桂花酒　戊戌酒　胡桃粥　參歸腰子　煨腎丸　猪腎酒　猪腎羹

腰子湯　猪肚方　益氣牛乳方　山藥酒　生栗方　水芝丸

糯米糕　服硫雞　胡桃酒　服椒法　八仙茶

# 編註醫學入門内集卷之二

## 本草總括

本草經肇炎皇醫之祖也伊尹用本經爲湯液仲景廣湯液爲方法從之陶唐李悚本草雖多不能及也日久黑白未免無混得經意者惟東垣丹溪會經要者惟古菴節齋是以總法象於前分五品於後其先輩歌括多有修改之者非好勞也不敢少違經旨耳指南云不讀本草焉知藥性專泥藥性決不識病假饒識病未必得法能覺素問病受何氣便知用藥當擇何味

天有陰陽彰六氣。風寒暑濕燥火三陰六陽上奉之溫涼寒熱四時行。春夏溫熱者天之陽也秋冬涼寒者天之陰也陽則升陰則降地有陰陽化五味。金木水火土生長化收藏下應之酸苦辛甘鹹淡成。辛甘淡者地之陽也酸苦鹹者地之陰也陽則浮陰則沉酸生於東方木應春氣溫入肝苦生於南方火應夏氣熱入心甘生於中央土應四季氣兼溫涼寒熱味兼辛鹹酸苦其本氣平其本味甘入脾胃辛生於西方金應秋氣燥入肺鹹生於北方水應冬氣寒入腎淡爲五味之本故本草不言淡然有生必有化木味化甘火味化辛土味化鹹金味化酸水味化苦其應臟腑則相同也經曰天食人以五氣地食人以五味五氣入鼻藏於心肺五味入口藏於腸胃辛散酸收淡滲泄。鹹軟苦瀉甘緩平。藥本五味入五臟而爲補瀉辛散謂散其表裏怫鬱也酸收謂收其耗散之氣也淡滲謂滲其內虛利小便也鹹軟謂軟其大便燥結之大熱也苦瀉謂瀉其上升之火也甘緩謂緩其大熱大寒也酸苦涌泄陰爲味。辛甘發散氣陽輕。又鹹味涌泄爲陰淡味滲泄爲陽有一藥兩味者或三味者或一氣者或兩氣者輕清重濁之分氣味厚薄之異輕清成象親乎上。味薄氣之類清陽出上竅本乎天者親上也親下重濁陰成形。味厚大黃之類濁陰出下竅本乎地者親下也陽化氣陰成形萬物皆然清之清者發腠理。陽中陽味厚之至。附子氣厚陽中陽也故發熱清之濁者實四肢。陽中之陰薄氣使。茯苓淡爲在天之陽也陽當上行何爲利水而泄下經云氣之薄者乃陽中之陰所以茯苓利水而下行然而泄下亦不離乎陽之體故入手太陽濁之濁者走五臟。陰中之陰乃厚味。大黃味厚陰中陰也故泄下濁之清者歸六腑。陰中之陽薄味爾。麻黃苦爲在地之陰也陰當下行何爲發汗而升上經云味之薄者乃陰中之陽所以麻黃發汗而上升然而升上亦不離乎陰之體故入手太陰六淫外感如何治。風以辛涼熱鹹寒。火淫同熱濕苦熱分寒甘熱。苦溫燥勝佐辛酸。風制法肝春木酸生之道也失常則病風淫于內治以辛涼佐以甘辛以甘緩之以辛散之熱制法心夏火苦長之道也失常則病熱淫於內治以鹹寒佐以甘苦以酸收之以苦發之濕制法脾土甘中央化成之道也失常則病濕淫於內治以苦熱佐以鹹熱以苦燥之以淡泄之燥制法肺秋金辛收之道也失常則病燥淫於內治以苦溫佐以甘辛以辛潤之以苦下之寒制法腎冬水鹹藏之道也失常則病寒淫於內治以甘熱佐以苦辛以辛散之以苦堅之蓋五味酸苦甘辛鹹為五臟之本也四時五行化生各順其道違則病生古聖設法以制處如風淫於內乃肝木失常火隨而滅治以辛涼是為辛金剋其木涼水沃其火餘皆倣此但內經既曰風淫於內又曰風淫所勝蓋自在泉而言則曰淫於內自司天而言則曰所勝六淫皆然其治則一也或客勝主則瀉客補主或主勝客則瀉主補客隨其緩急以治之

## 內傷苦欲分虛實

肝苦急急食甘以緩之甘草肝欲散急食辛以散之川芎以辛補之細辛以酸瀉之白芍心苦緩急食酸以收之五味子心欲軟急食鹹以軟之芒硝以鹹補之澤瀉以甘瀉之參芪甘草脾苦濕急食苦以燥之白朮脾欲緩急食甘以緩之甘草以甘補之人參以苦瀉之黃連肺苦氣上逆急食苦以瀉之黃芩肺欲收急食酸以收之白芍以酸補之五味子以辛瀉之桑白皮腎苦燥急食辛以潤之知母黃柏註云開腠理致津液通氣以腎欲堅急食苦以堅之知母以苦補之黃柏以鹹瀉之澤瀉○五臟虛實補瀉肝虛以陳皮生姜之類補之經曰虛則補其母水能生木腎乃肝之母腎水也若補其腎熟地黃是也如無他症惟不足腎氣丸主之實則白芍瀉之如無他症瀉青丸主之實則瀉其子心乃肝之子以甘草瀉心湯心虛以炒鹽補之虛則補其母木能生火肝乃心之母肝木也心火也以生姜補之如無他症硃砂安神丸是也實則甘草瀉之如無他症重則單黃連湯輕則導赤散脾虛以甘草大棗之類補之實則以枳實瀉之如無他症虛則以益黃散實則瀉黃散心乃脾之母以炒鹽補心肺乃脾之子以桑白皮瀉肺肺虛以五味子補之實則桑白皮瀉之如無他症實則用瀉白散虛則用阿膠散虛則以甘草補脾土補其母也實則以澤瀉瀉腎水瀉其子也腎虛以熟地黃柏補之瀉以澤瀉之鹹腎有補無瀉腎氣丸主之肺乃腎之母金生水故也以五味子補肺而已

## 升降浮沉法一般

肝主春於時自子至午為陰中之陽風藥瀉之如防風羌活升麻葛根之類自地而升天味之薄者是也味辛補酸瀉氣溫補涼瀉心主夏於時自卯至午為陽中之陽熱藥瀉之如附子烏頭姜桂紅豆之類正東火之氣味火之厚浮散下氣之厚者是也味鹹補甘瀉氣熱補寒瀉肺主秋於時自午至酉為陽中之陰燥藥瀉之如茯苓豬苓澤瀉木通之類自天收而降地氣之薄者是也味酸補辛瀉氣涼補溫瀉腎主冬於時自酉至子為陰中之陰寒藥瀉之如大黃芩連黃柏防己之類正東水之氣味水之厚化浮沉味之厚者是也味苦補鹹泄氣寒補熱瀉脾主長夏濕化味甘補苦瀉氣寒熱溫涼各從其宜詳後分類註經曰補瀉在味隨時換氣凡言補補以辛甘溫熱之劑皆助春夏之升浮在人身乃肝心也凡言瀉瀉以酸苦寒涼及淡滲之劑皆助秋冬之降沉在人身乃肺腎也從時春溫宜涼夏熱宜寒秋涼宜溫冬寒宜熱晝則從升夜則從降晴則從熱陰則從寒然病與時逆夏反用熱冬反用寒如發表不遠熱攻裏不遠寒以其不住於中也又如傷冷雖夏月可用辛熱傷酒及素有熱雖寒月可用苦寒然皆暫用

也以人病言之病在上則宜升病在下則宜降病在外則宜浮病在內則宜沉病寒則治以熱病熱則治以寒變化至不一也故升降浮沉則順之所謂無伐天和也寒熱溫涼則逆之所謂調其氣使之平也豈可執一而論之哉身腰下病梢能除身半上病根宜攬藥根在上中者中半已上氣脈上行以生苗者為根中半已下氣脈下行以入土者為梢病在中焦用身上焦用根下焦用梢經云根升梢降橫行手膊惟辛散五味酸止而收斂鹹上而軟堅苦直行而泄黃柏大黃之類是也辛橫行而散桂枝之類是也甘上行而發甘草之類是也分經報使又何難經曰小腸膀胱屬太陽藁本羌活是本鄉三焦膽與肝胞絡少陽厥陰柴胡強大腸陽明并足胃葛根白芷升麻當太陰肺脈中焦起白芷升麻蔥白鄉脾經少與肺部異升麻兼之白芷詳少陰心經獨活主腎經獨活加桂良通經用此藥為使豈能有病到膏肓哉此皆外感雜症引藥若內傷虛損須於前五臟虛實補瀉藥內求之君臣和合無反畏上品藥一百二十種為君主養命以應天無毒多服久服輕身延年中品藥一百二十種為臣主養性以應人無毒有毒過病補虛斟酌其宜下品藥一百二十種為佐使主治病以應地多毒除寒熱破積聚不可久服神農本經三百六十五種法周天三百六十五度後陶隱居又加三百六十五種合七百三十種此以無毒有毒論君臣也若制方之法主治病邪者為君輔君分治者為臣應臣向導者為佐使假如治風以防風為君治上熱以黃芩為君中熱以黃連為君治濕以防己為君治寒以附子為君兼見何症以症佐分治或體薄不敢純用苦寒則以辛熱為向導而監制之大槩養命養性之藥一君二臣三佐使治病之藥一君二臣九佐使務要君臣配合如父子兄弟和氣主療同而氣味似舊方小反小畏亦不甚拘若大反大畏間有同劑者必追蟲去積仍有監制乃不殺人非初學可及也○用藥凡例凡解利傷風以防風為君甘草白朮為佐風宜辛散也凡解利傷寒以甘草為君防風白朮為佐寒宜甘發也凡眼暴發赤腫以防風黃芩瀉火為君黃連歸尾和血為佐兼以各經藥用之凡眼久病昏暗以熟地當歸為君防風羌活為臣甘草菊花之類為佐凡痢疾腹痛以芍藥甘草為君當歸白朮為佐見血先後以三焦熱論凡水瀉以白朮茯苓為君芍藥甘草為佐凡諸風以防風為君隨治病為佐凡嗽以五味子為君有痰者半夏為佐有喘者阿膠為佐有熱無熱者黃芩為佐但分兩多少不同耳凡小便不利以黃柏知母為君茯苓澤瀉為佐凡下焦有濕以草龍膽防己為君甘草黃柏為佐凡痔漏以蒼朮防風為君甘草芍藥為佐凡諸瘡以黃連當歸為君甘草黃芩為佐凡瘧疾以柴胡為君隨所發時屬經分用引經藥佐之○相反藥只十八味逐一從頭說與君人參芍藥與沙參細辛玄參及紫參苦參丹參并前藥一見藜蘆便殺人白及白蘞并半夏瓜蔞貝母五般真莫見烏頭與烏喙逢之一反疾如神大戟芫花并海藻甘遂已上反甘草若還吐蠱與翻腸尋常用之都不好蜜蠟莫與蔥相覩石決明休見雲母藜蘆莫使酒來浸人若犯之都是苦○又硫黃原是火之精朴硝一見便相爭水銀莫與砒相見狼毒最怕蜜陀僧巴豆性烈最為上偏與牽牛不順情丁香莫與鬱金見牙硝難合京三稜川烏草烏不順犀人參又忌五靈脂官桂善能調冷氣若



上海埽葉山房校印

逢石脂便相欺大凡修合看順逆泡爁炙煉莫相同

七方十劑有機關。

七方大方君一臣二佐凡病有兼症者用之或病在肝腎之下而遠者分兩多而頓服之亦大方也小方君一臣二病無兼症者用之或病在心肺之上而近者分兩少而頓服之亦小方也緩方有五有甘以緩之之緩方如糖蜜大棗甘草取其甘能變隔也有丸以緩之之緩方氣行遲也有無毒治水之緩方功自緩也有品性羣衆之緩方或表裏藥同劑或升降藥同劑更相拘制各逞其能而不得肆其毒也有補上治上之緩方心肺病不厭頻而少是也急方有主有急病急攻之急方如中風牙關緊急用續命是也有藥性急烈之急方如洩便閉塞借用備急丸是也有湯散滌之急方下因易散故也有藥性有毒治標之急方汗吐下劑是也有補下治下之急方肝腎之病不厭頻而多是也奇方有二有單方之奇方用一物是也有數合陽數之奇方一三五七九皆陽數也故奇方宜下不宜汗凡入陽之分亦謂之奇偶方有二有古之複方之偶方二四六八十皆陰數也故偶方宜汗不宜下凡入陰之分亦謂之偶複方有二有二方三方之複方如調胃承氣湯加連翹黃芩山梔薄荷為涼膈散如防風荊芥石羔滑石桔梗川芎麻黃當歸芍藥白朮為防風通聖散有分兩均齊之複方胃風湯是也○十劑宣劑可以去壅薑橘之屬鬱而不散者用之通劑可以去滯通草防己之屬留而不行者用之補劑可以去弱人參羊肉之屬氣弱血弱者用之泄劑可以去閉葶藶大黃之屬閉而有餘者用之輕劑可以去實麻黃葛根之屬氣實腠理閉密者用之重劑可以去怯磁石鐵粉之屬氣浮神志不定者用之滑劑可以去着冬葵榆皮之屬氣著經澁二便澁者用之澁劑可以去脫牡蠣龍骨之屬氣脫遺溺遺糞遺精亡血者用之燥劑可以去濕桑白皮赤小豆之屬分上中下表裏用之濕劑可以去枯紫石英白石英之屬氣枯血枯者用之又寒劑可以去熱硝黃之屬熱劑可以去寒桂附之屬是也

湯散丸丹斟等分。

藥有宜膏煎者宜水者酒漬者宜丸宜散者亦有一物兼宜者但古人以口咬細令如麻豆大為粗末煎之使藥水清汁飲於腸中循行經絡易升易散今人以刀剉如麻豆大亦㕮咀法也若一槩為細末不分清濁矣如治至高之病加酒煎去濕加姜煎補元氣加棗煎發散風寒加葱煎去膈上病加蜜煎散者細末也不循經絡止去膈上病及臟腑之病氣味厚者白粥調服氣味薄者水煎和查服丸者治下部之疾其丸極大而光且圓治中焦者次之治上焦者極小糊麵丸者取其遲化直至下焦或酒或醋丸者取其收散之意也犯半夏南星或去濕者以生姜汁煮糊為丸制其毒也稀糊丸者取其易化也水浸炊餅為丸及滴水為丸者皆取其易化也煉蜜為丸者取其遲化而氣循經絡也蠟丸者取其難化而旋旋取效也大抵湯者蕩也去久病者用之散者散也去急病者用之丸者緩也不能速去其病從緩而治丹即丸之大者凡藥宜預修合若臨病旋製藥多不備其能効矣○凡言等分分兩均等無異養性補虛緩方皆然若治病急方必分君臣大槩君藥用十分臣藥用七八分佐藥用五六分使藥用三四分外有加減數同佐使病最重者雖君臣分兩變絕無疑譬之烟火硝黃轉移過味可不小心斟酌之哉

真偽新陳仔細看。

藥多有假者誤服反致害人必詢問經歷久而後能辨認○藥宜陳者惟麻黃荊芥香薷陳皮半夏枳實枳殼吳萸

狼毒其臉味濇之藥俱用近新有力若陳腐經黴者皆不可用炮炙製度毋違巧詩曰芫花本利水無醋不能通菉豆本解毒帶殼不見功草菓消形効連殼反脹胸黑豆生利水遠志苗毒逢蒲黃生通血熟補血運通地榆醫血藥以梢不住紅陳皮專理氣連白補胃中附子救陰藥生用走皮風草烏解風痺生用使人蒙人言燒過用諸石火煅紅入醋能為末製度必須工川芎炒去油生用氣痺痛凡藥入肺蜜製入脾姜製入腎用鹽入肝用醋入心用童便凡藥用火炮湯泡煨炒者製其毒也醋浸姜製酥炙者行經活血也且如知母桑白皮天麥門冬生熟地黃何首烏忌鐵器用竹刀銅刀切之犯鐵必患三消遠志巴戟門冬蓮子烏藥之類如不去心令人煩燥猪苓茯苓厚朴桑白皮之類如不去皮耗人元氣柏子火麻益智草菓之類如不去皮令人心痞當歸地黃蓯蓉酒洗去土生精活血無令滿悶桃仁杏仁雙仁有毒傷人用去皮尖不生疔癤蒼朮半夏陳皮用湯泡洗去其燥性麻黃泡去頭沫庶不煩心人參桔梗常山去苗蘆庶不嘔當知水飛火煅醋淬酒浸易研等項必遵古法毋違新奇熟生升降古方升凡病在頭面及手梢皮膚者須用酒炒欲其上騰也病在咽下臍上須用酒浸洗病在下者生用欲升降兼行者半生半熟如大黃知柏必用酒製者恐傷寒胃也要知體厚者生用體薄者炒用然炒製必出火毒收貯用之隨炒隨用否則助火及時煎服知禁避大藥煎者多用砂罐洗淨擇人煎之如補湯慢火煎如汗下及治寒濕藥緊火煎服如劑大水少則藥味不出然若水多則煎耗大過無力煎以濕紙封罐口熟則用紙濾過或紗綢亦好去渣取清汁服之則行經絡而去病若澳濁則藥力不行反帶為害活人云補湯須用熟利藥不嫌生補藥用水二盞煎至八分或三盞煎至一盞利藥一盞半煎至一盞或一盞煎至八分又主病藥宜先煎如發汗則以麻黃為主須先煎麻黃一二沸然後入餘藥同煎餘倣此止汗先煎桂枝和解先煎柴胡下藥先煎枳實吐藥先煎山梔溢藥先煎乾姜行血先煎桃仁利水先煎猪苓止瀉先煎白朮消渴先煎天花粉止痛先煎芍藥染黃先煎茵陳發斑先煎青黛發狂先煎石羔嘔吐先煎半夏勞力感寒先煎黃芪感冒傷寒先煎羌活暑症先煎香茹風病先煎防風腹如雷鳴先煎煨生姜濕症先煎蒼朮○凡服藥病在上者食後徐徐服病在中者食遠服病在下者宜空心頓服之以達下也病在四肢血脉者宜饑食而在晝病在骨髓者宜飽食而在夜若嘔吐難納藥者必徐徐一匙而進不可大急也又少服則滋榮於上多服則峻補於下凡服藥後須三時久方可食飯亦不可即服令藥氣行也○五禁鹹走血血病毋多食鹹苦走骨骨病毋多食苦辛走氣氣病毋多食辛酸走筋筋病毋多食酸甘走肉肉病毋多食甘○服藥禁忌有朮勿食桃李及雀肉胡荽大蒜青魚鮓等物有藜蘆勿食狸肉有巴豆勿食蘆笋羹及野猪肉有黃連桔梗勿食猪肉有地黃勿食蕪荑有半夏菖蒲勿食飴糖及羊肉有細辛勿食生菜有甘草勿食菘菜及海藻有牡丹勿食生胡荽有商陸勿食犬肉有常山勿食生葱生菜有空青硃砂勿食生血物有茯苓勿食醋物有鱉甲勿食莧菜有天門冬勿食鯉魚服藥不可多食胡生荽及蒜雜生菜又不可食諸滑物果實等又不可多食肥猪犬肉油膩肥羹魚膾腥臊等物服藥通忌見死尸及產婦淹穢事○妊娠禁服蚖斑水蛭及虻虫烏頭附子配天

雄野葛水銀并巴豆牛膝薏苡與蜈蚣三稜芫花代赭麝大戟蛇蛻黃雌雄芽硝芒硝牡丹桂用當一七
槐花牽牛皂角同半夏南星與通草瞿麥乾姜桃仁通硇砂乾漆蟹爪甲地膽茅根都不中
是仙方

隨症用藥心法○外感四氣頭痛須用川芎如不愈加各引經藥太陽川芎陽明白芷少陽柴胡太陰蒼朮少陰細辛厥陰吳萸○巔頂痛須用藁本去川芎○肢節痛須用羌活去風濕亦用○腹痛須用芍藥惡寒而痛加桂惡熱而痛加黃柏○小腹痛須用青皮○脇痛往來潮熱日晡潮熱須用柴胡○胃脘痛須用草豆蔻○腹脹須用厚朴白芍○腹中窄狹須用蒼朮○肌熱及去痰須用黃芩○胸中煩熱須用山梔○腹中實熱大便閉須用大黃芒硝○小便黃須用黃柏數澁者加澤瀉○上焦熱須用黃芩瀉肺火○中焦濕熱及痛須用黃連瀉心火○下焦濕腫及痛須用酒洗防己草龍膽黃柏知母瀉膀胱火○口渴須用葛根茯苓禁半夏○內傷脾胃肌熱及虛汗須用黃芪○脾胃受濕沉困無力嗜臥及去痰須用白朮○宿食不消及心下痞須用黃連枳實○飲水多致傷脾胃須用白朮茯苓猪苓○水泄須用白朮茯苓芍藥○內傷氣分補氣須用人參○氣虛驚悸恍惚須用茯神○破滯氣須用枳殼利肺多服損胸中至高之氣○氣刺痛須用枳殼看在何部分引經藥導之○去滯氣須用青皮瀉肝多服損真氣○治氣之標須用木香行中下焦氣香附快滯氣陳皮泄逆氣紫蘇散表氣厚朴泄衛氣檳榔泄至高之氣藿香上行胃氣沉香升降真氣腦麝散真氣慎用○治氣之本氣鬱上升須用川芎香附山梔芩連陰火衝上須用知母黃柏佐以木香蓋氣鬱上升皆屬火也○內傷血分補血不足須用甘草或益母草夏枯草龜板牛膝枸杞子○血寒須用姜桂○血熱須用生地苦參○和血須用當歸如血刺痛分上下根梢用之○破瘀血須用桃仁紅花血竭牡丹皮○血崩須用蒲黃阿膠地榆百草霜棕櫚灰○血痛須用乳沒五靈脂○內傷痰嗽須用五味子喘者用阿膠○去痰須用半夏熱痰加黃芩風痰加南星胸中寒痰痞用陳皮白朮○瘡痛不可忍須用黃柏黃芩詳上下根梢及引經藥○眼痛不可忍須用黃連當歸以酒浸洗○凡純陽純熱藥中須用甘草以緩其力寒熱相雜者用之以和其性如陰虛中痛須用生甘草梢此其大畧觸類通於各門可也

## 本草分類

依古菴而增以通用各藥製法見圖外其程氏釋藥出大觀註爾雅博物志多從之

### 治風門

即湯液風升生也古菴云風屬陽善行數變自外而入以鬱正氣故治風多行氣開表藥又風入久變熱熱能生痰宜用祛風化痰藥又熱極生風風能燥液宜用清熱潤燥藥

**防風** 氣溫味甘辛通療諸風痛滿身頭目脇痛并胸滿除濕止汗住崩津 凡藥必先識其立名之義而後審其治療防風者預防風疾也

無毒浮而升陽也治脾胃二經及太陽經乃卒伍卑賤之職隨所引而至者也上部風邪在表[illegible]風過身節痛四肢拘攣一切風邪頭眩目盲流泪脇痛諸瘡瀉上焦風邪之仙藥也又[illegible]泄肺實[illegible]解胸膈煩

滿通五臟開胸中閉劑誤服滿人上焦元氣兼理勞損盜汗女人崩帶除經絡間留濕風能勝濕故
也諸風藥皆然○堅潤者佳去蘆及叉頭叉毛者惡乾姜畏蠡白蘞芫花畏草薢殺附子毒得澤瀉藁
本治賊風得當歸芍藥陽
起石治婦人子臟風

獨活甘辛平苦溫。諸風痺痛無久新。頭項齒頰皆能療。金瘡疝瘕及奔豚。一莖直上得風不搖無毒沉而
升陰中陽也足少陰行經藥主
諸風掉眩百節痛攣肌皮苦痒風寒濕痺兩足不能動湯液云獨活氣細而低治足少陰伏風而不治
太陽故足痺尤驗一切風邪不論久新頭眩目暈齒痛頰腫頸項難伸金瘡奔豚癇痓女子疝瘕○蠡
實為使得細辛
治少陰頭痛

羌活苦溫散表風。利節痛排巨陽邪。更除新舊風寒濕。手足太陽表裏通。活生也出羌胡無毒浮而升陽
也散肌表八方風邪利周身百
節疼痛排巨陽肉腐之疽散時疫新舊風濕乃手足太陽足厥陰少陰表裏引經之藥撥亂反正之主
也兼治赤眼及賊風失音多痒血癩手足不遂口眼喎斜及婦人產後中風腹痛子腸脫出餘與獨活
同本經原不分羌獨二活後人始分紫色節密者為羌活黃色作塊者
為獨活羌活氣雄獨活氣細○去皮及腐朽者得川芎治足太陽頭疼

荊芥辛溫療諸瘡。景傷寒症發汗良。除痺破氣專涼血。血風血暈是仙方。俗名荊芥本名假蘇氣味似紫
蘇也無毒浮而升陽也主諸瘡
癩瘡風疹瘰癧暴傷寒頭疼目眩手足拘急氣壅寒熱等症發汗即散惟有渴者不宜除濕痺將氣筋
骨煩疼破結氣下瘀血通血脉涼血止血婦人血氣要藥產後血暈為末童便調熱服產後中風身強
酒調服神効又為末和醋封風毒
疔腫○取花實成穗者日乾用

薄荷辛涼最發汗。清頭目解及風癢。止驚風熱劫勞蒸。消食下氣除霍亂。至輕清而蘄荷乃花葉總名無
毒浮而升陽也入手太陰厥陰
經主賊風傷寒發汗通利關節清利頭目咽喉一切在上及皮膚風熱又治小兒風涎驚風壯熱大小
骨蒸勞熱消宿食下氣癰心腹脹滿霍亂兼能破血止痢除癩瘡瘰陰陽毒能引諸藥入榮衛大病後
勿食令人出虛
汗不止○去梗

升麻甘苦氣寒平。解毒除瘟治腹疼。傷寒初症并衄血。瘡腫咽牙熱自清。能升陽氣其葉如麻無毒浮而
升陽也主解百毒辟瘟疫瘴氣

蠱毒中惡腹痛傷寒時氣頭疼寒熱初症及瘀血入裏吐衄肺痿肺癰咳唾膿血小兒風癇豆瘡斑疹一切風癬腫毒咽痛口瘡牙疼瘡家之聖藥也但陽氣下陷者宜用下虛氣不足者禁用○細削如雞骨色青綠者佳發散生用補中酒炒止咳汗者蜜炒得葱白白芷石羔之類本治手足陽明風邪得參朮芍藥之類兼治手足太陰肌肉間熱

細辛溫辣治傷寒。下氣消痰通節關頭面諸風不可缺調經治癇又益肝。形細味辛小毒浮而升陽中陰也足少陰本藥手少陰引經東垣云止少陰合病之首痛殺三陽數變之風邪最能溫腎散水寒內冷故仲景用治邪在裏之表也土欬逆上氣破痰止嗽開胸中滯利九竅通百節治頭痛眼風泪下鼻齆止痛口鼻喉痺一切頭面風痛不可缺也又治風癇痰風濕痺踡攣消死肌瘡肉及婦人乳結汗不出經血不行益肝膽氣如單服半錢則氣塞不通而死○水洗去土及蘆葉頭節獨活為使惡狼毒山茱萸黃芪畏硝石滑石反藜蘆忌生菜得當歸芍藥川芎白芷牡丹皮藁本甘草共療婦人得決明鯉魚膽青羊肝共療目痛

白芷辛溫療風邪主頭面疾佐瘡家婦人崩帶通經用血滯心腹痛又嘉。離騷謂之葯言以芳潔白約而為止極無毒升也陽也手陽明本藥足陽明手太陰解利風寒劑也主頭面皮膚搔痒痺痛風邪頭風眩痛目痒泪出作面脂去黯瘢與辛夷細辛同用治鼻塞諸瘡用以為佐最能排膿長肌止痛婦人血崩赤白帶下經閉陰腫痳血亡腹刺痛腸痛嘔吐乃去舊生新之劑也○當歸為使惡旋覆花○治帶白芷丸治腸有膿帶下腥穢不已白芷一兩紅葵根二兩枯礬白芍各五錢為末蠟丸梧子大每十丸空心米飲下俟膿盡乃以他藥補之

麻黃甘苦性微溫主中風邪治不仁傷寒表症及嗽喘理瘡解瘧消斑痕。叢生如麻色黃也無毒浮而升陽也手太陰之藥入足太陽手少陰陽明經瀉衛實去榮中寒之藥也主中風表症及風毒痿痺不仁傷寒初症頭疼寒熱咳嗽喘逆上氣理嵐瘴及溫瘧消赤黑斑毒風疹皆發汗而散也丹溪嘗以人參佐用表實無汗者一服即効多則令人虛或衄血亡陽惟傷風有汗及陰虛傷食者禁用諸風藥大同兼破堅瘕積聚黃疸及小兒瘡瘡倒靨○發汗用身去節水煮三沸去沫止汗用根厚朴為使惡辛夷石韋

藁本辛溫治嚲風頂面皮膚一樣功專辟霧露兼通血疝瘕腹痛陰腫同。根上苗下似枯藁無毒升也陽也太陽本經藥主風邪嚲曳疼痛癇風金瘡大寒犯腦巔頂痛或引齒痛一切頭面皮膚風疾及酒齄粉刺中霧露清邪必用之既治風又治濕也兼通婦人血瘀疝瘕腹急痛陰中寒腫長肌悅顏可作面脂○去蘆出宕州者佳惡閭茹

紫蘇辛溫能解表，下氣寬胸痰自少。開胃通腸除蟹毒，子定喘咳須微炒。紫色蘇首也，形氣土首也。無毒。紫色者佳，能出汗，發散風寒在表。下氣下食，開胃寬胸膈，通大小腸最捷。遇蟹毒，煮汁飲之。○莖去節，治風寒濕痺及筋骨疼痛脚氣。○子略炒搗碎，主肺氣喘急，痰嗽嘔吐，番胃五膈，破癥，利大小便。丹溪云：蘇性輕浮而氣味辛溫，本草言下氣者，散氣也，子尤甚。脾胃氣虛常泄者禁用。

秦艽辛苦氣溫平，風痺肢節口牙疼。時行寒熱并勞熱，治疸消浮令便清。生秦地而形相交也。可升可降，陰中微陽，手陽明藥。主風寒濕痺，肢節疼痛，通身攣急，善能養血榮筋，故腸風下血亦用之。一切頭風口瘡下牙痛，無間久新。時行邪氣，傳尸骨蒸，小兒疳熱，療五種黃疸，消水腫，利小便。○羅紋者佳，水洗去土，菖蒲為使。

威靈仙苦溫無毒，能治諸風痛痒膚。腰疼脚腫不履地，腹冷胃痰痃癖除。昔人患痿不瘥，忽遇此藥，數日能行，因神而名之。可升可降，陽也。治中風口眼喎斜，諸風濕冷，歷節痛風，上下腰膝脚冷痛不能履地，去大腸風及皮膚風痒，白癜毒瘡，折傷。通十二經脈，乃治痛要藥也。去腹內冷滯，心膈痰水，久積癥瘕，痃癖氣塊，膀胱宿膿惡水，宣通五臟而不大泄，朝服暮効。但多服疏人真氣，虛者禁用。○酒洗，忌茗及麪。○單方：骨鯁咽喉嚨，為末，酒調服。

蒼耳子味溫甘苦，周痺拘攣人骨髓。瘰癧疥癬膚痒頑，頭鼻目齒風皆愈。色蒼，實如鼠耳，詩謂卷耳，俗名羊帶歸。小毒。主風濕周痺，四肢拘攣，毒在骨髓，瘰癧疥癬瘙痒，疔瘡五痔腫痛，惡肉死肌，及時疫風寒頭痛，鼻淵不止，涼肝明目，治齒痛且動。久服益氣，耳目聰明，强志填髓，煖腰脚。○入藥去刺略炒，常服用黃精汁蒸三時，忌猪肉。○葉微寒，治同。蛇毒，搗酒內服外敷。

天麻辛苦治麻痺，利膝舒筋仍益氣。治兒驚癇通女血，除疝消癰闢蠱邪。味大辛而麻辣，無毒，降也，陽也。主諸風濕疾，頭目昏眩，四肢麻痺拘攣，利腰膝，强筋力，久服益氣。小兒風癇驚悸發搐，女人用之通血脈，兼治寒疝熱毒癰腫，主諸瘡惡氣，鬼疰蠱毒，有自內達外之理。○苗名赤箭，似箭幹而色赤，治性亦同，有自表入裏之功。但與御風草相似，誤服令人有結腸之患。○堅實者佳。凡使多用，更以他藥佐之乃効。

蔓荊子味苦甘辛。主筋骨痺熱寒攻。明目堅齒腦鳴痛。長鬚利竅殺白虫。出秦地，六月開花，九月結實，故名蔓。無毒。陽中陰也。太陽經藥。主筋骨寒熱濕痺拘攣，除目睛內痛赤腫，泪出，齒痛頭痛，頭昏腦鳴，凉諸經血故也。兼能長鬚髮，利關節，通竅，殺白虫。胃虛者禁用。○酒蒸一時，晒乾搗碎。惡烏頭、石膏。

牡荊實苦溫通胃。除骨寒熱下逆氣。燒瀝清心開熱痰。出音止眩兒癇悸。不蔓生，故曰牡，即荅杖黃荊也。無毒。主通利胃氣，除骨間寒熱，止欬逆下氣。○莖燒瀝飲之，去心煩熱，潰潰欲吐，清頭旋目眩，卒失音，小兒心熱驚癇，並解暑氣，止消渴，除痰唾。氣實痰盛人宜服之。丹溪云：虛痰用竹瀝，實痰用荊瀝，二味開經絡，行氣血，但用姜汁助送。○葉擣酒敷乳腫。○八月採子，陰乾，青色者佳。防風為使，惡石羔。

牛蒡子辛踈風壅。頭面目齒咽喉腫。皮膚瘡瘍筋骨攣。補中止渴消痰壅。牛好食其根，一名惡實，俗名鼠粘子。無毒。療諸風遍身毒腫，頭面目赤腫，齒牙疼痛，咽膈不利，除皮膚瘡疹，利腰膝筋骨拘攣，通十二經。吞一粒可出癰疽頭，兼能補中止消渴，寬胸痰，解豆毒。○微炒擂碎用。○根莖蒸熟，療傷寒寒熱汗出，中風面腫，熱中逐水。○葉入鹽少許，封疔腫，敷金瘡。夏月浴皮膚習習如虫行風。○已上行氣開表藥。

南星苦辛利風痰。破傷驚搐緊牙涎。麻痺瘡腫寒咳嗽。消瘀破積蛇虫含。生南方，形圓色白如星。有毒。可升可降，陰中陽也。利中風痰壅胸膈，不省人事，及破傷風，小兒驚搐，身強如尸，口禁牙關緊閉，頭口眩，體麻痺疥癬，惡瘡癰腫，金瘡撲損瘀血，又破堅積，墮胎，蛇傷虫咬。丹溪云：欲其下行，以黃柏引之。○臘月置水中凍去燥性，入灰火中炮製去皮，治驚癇取為末，用牛膽汁拌勻，再入膽中，陰乾為末用。或用姜汁白礬煮至中心無白點亦好。畏附子、乾姜、生姜。

白附子甘辛行藥勢。上治風瘡頭面痕。中心腹痛外血痺。下濕陰囊及腿豚。色白，苗似黑附子，性走，行藥勢，亦近之。氣溫，小毒。治諸風癬瘡頭面痕，面上游風，百病冷氣，心痛血痺，皮膚不仁，陰囊下濕，腿豚無力。兼治中風失音，女子帶下。○冷熱灰炮裂用。

瓜蒂苦寒能吐痰。風癇喉痺不須探。巢積蠱毒心腹脹。欬逆浮疸鼻瘜拈。凡蔓生者為瓜，此甜瓜蒂也。有毒。善吐風痰，暴塞胸膈，頭眩喉風風癇，風疹欬逆上氣，及諸巢積蠱毒，病在胸中，皆吐下之。○治黃疸及暴水腫，以赤小豆、丁香為末，吹鼻中，少時黃水自出，亦可服方寸匕。○治鼻中瘜肉，為末，羊脂調少許敷之。○青綠者佳，水煮去

皮麩炒黄色。花主心痛欬逆

藜蘆苦寒亦毒吐，風癇蠱毒與喉痺。諸瘡癬禿鼻瘜肉，止痢治疸除逆噦。藜黑色，蘆盧也，莖中虛如葱管，故俗名鹿葱，有毒，大吐上膈風痰。中風不語，暗風癇病，喉痺及蠱毒，濃煎防風湯浴過，焙乾微炒，為末，温水下五分，以吐為度。兼治諸瘡疥癬，馬刀，鼻中瘜肉，頭瘡及久痢脹癖，黄疸欬逆，噦逆，殺諸虫。○去蘆頭，以米泔浸一宿，微炒，不入湯藥。黄連為使，反細辛、芍藥、五參，惡大黄。○單方：牙疼為末，納牙孔中，勿咽。又燒灰煎膏，點黑痣。

皂莢辛鹹利竅關，卒中風痺頭痛寬，消痰止嗽除脹滿，祛癆貼腫墮胞難。皂，黑色，兩相夾合而中藏子也。莢氣温，小毒，入厥陰經，搐鼻可開關竅，内服可通關格不利。中風中氣，中惡痰厥，鬼魘卒死，卒頭痛甚，並宜為末吹鼻。久風患痺，死肌疥癬，及痰喘咳逆，坐不得眠，為末蜜丸服之。兼療腹脹滿，穀食不消，殺癆虫，破癥瘕，腹痛牙疼，咽腫，婦人難産及胞衣不下。又和酒煎膏，貼一切腫毒止痛。○長莢者疎風氣，如猪牙者治齒取積，俱要肥膩不蛀，去皮子，酥炙或蜜炙、燒灰。柏實為使，惡麥門冬，畏空青、人參、苦參。○皂子疎通五臟風熱。○皂刺，凡癰疽未破者能開竅，已破者能引藥達瘡所，乃諸惡瘡癬及癘風要藥也。昔有患眼昏眉落鼻崩，服刺灰，濃煎大黄湯下，七旬愈。又和米醋煎膏，敷瘡癬奇効。

殭蠶辛鹹散痰結，中風喉痺瘡瘢滅，陰易崩帶産餘痛，兒驚夜啼口噤撮。人家養蠶，有合箔自殭直死，小白色，似有鹽度者，即晒乾，勿令中濕，濕則有毒。氣平無毒，浮而升，陽也。主散風痰。丹溪云：能助金清化之氣，治相火結滯之痰，故曰華子以治風及勞瘦也。治中風失音，半身不遂，并一切風疾，頭風口瘡，面黚，喉痺欲死，滅諸瘡瘢痕，及遍身癮疹，瘰癧發背，痔瘡痔腫，火丹金瘡，皮膚風動如虫行，男子傷寒後陰易病，女子崩中帶下，産後餘痛，乳汁不通，小兒驚風夜啼，口噤撮口，兼去三虫，能發汗。○頭番乾久者佳，糯米泔浸，去涎觜，火焙或姜汁炒。○治面上瘡瘢，殭蠶、衣魚、鷹屎白等分，為末塗之。

蟬退甘鹹氣清涼，治頭目眩皮風癢，婦乳産難胞不下，主驚癲夜啼郎。此即作蟬所脫殼也。蟬者，廉也，飲風露而廉潔清高，氣寒無毒。主風邪頭眩，目昏翳膜，皮膚瘙癢疥癩，婦人乳難，産難，胞衣不下，小兒驚癇夜啼，癲病，渾身壯熱，殺疳虫，止渴，豆瘡不出，皆驗。○去翅足，水洗去土，蒸過。○蟬花乃殼中化出，殼頭上有一角，如花冠狀，專主小兒天弔驚風。俗云：五日不鳴，嬰兒多定。良有以也。

**蝎**味甘辛去風涎。卒中喎僻癱半邊。癮疹耳聾真可療。小兒驚搐最當先。蝎，蠆也。毒能螫人也。氣平，有毒。治中風口眼喎斜，半身不遂，語澁，手足抽掣，諸風癮疹，小兒驚風，不可缺也。又治腎虛耳聾，蝎四十九枚，生姜如蝎大四十九片，同炒至姜乾為度，為末，作一服，二更盡溫酒調下，盡量至醉，次日耳中如笙簧即效，十年者二服愈。緊小者佳。有用全者，有用梢者，梢力尤勁。水洗，炒去毒。

**白花蛇**味甘鹹溫。疥癩諸風痺不仁。口眼喎斜筋脉急。半身不遂復能伸。諸蛇鼻向下，獨此蛇鼻向上，背有方勝白花文。主大風癩瘡痒，中風濕痺，骨節疼痛，脚弱不能久立。兼治肺風鼻塞。雷公云：蛇性竄，能引藥至有風處耳。出蘄州，眼如活，不合，尾上有佛指甲，腹上有念珠迹者真。有大毒，宜去頭尾各一尺，取中段酒浸三日，去酒炙乾，去皮骨。

**烏蛇**無毒味甘平。諸風頑痺用之靈。皮膚癮疹疥癬毒。脫落鬚眉還可生。性善，不嗜物，背有三稜，色黑如漆，尾細尖長，眼下陷者為真。製同白花蛇。

**蚺蛇**肉膏治大風。兼主產餘痛腹中。膽治䘌瘡幷䘌痛。目腫兒疳血痢同。蚺，髯也，頷有鬚也。蛇，迤也，形迤長也。肉甘，膏平，小毒。釀酒治大風及諸瘡瘰癧，瘡癬，婦人產後腹痛，忌醋。○膽苦甘，氣寒，小毒。主心腹䘌痛，下部䘌瘡，目痛齒痛，小兒五疳熱，丹口瘡，久痢。其膽以刀切開，內細如粟米，着水中浮走者真，沉散者非也。

**蛇退**甘鹹治蛇癎。喉風目瞖諸瘡蟲。腸痔蠱毒催難產。百種驚風救兒童。蛇退，皮也。無毒。主蛇癎，搖頭弄舌，顛疾瘈瘲，寒熱，諸䘌惡瘡，似癩癜風白駮，煎汁塗之；瘡有膿者，燒敷之；腸痔蠱毒；婦人難產；小兒百二十種驚風，兼辟惡，止嘔。取石上白如銀色完全者，埋土中一宿，醋浸炙乾，惡磁石及酒。瘧疾用塞兩耳內，服鹽湯引吐即止。

**虎骨**辛溫祛毒風。強筋骨治惡瘡癰。外感寒濕內傷勞。尸疰痔痢脫肛亦有功。虎，武也。爪牙雄武也。無毒。主白虎痛風，筋骨攣脛，腰膝毒風攣急疼痛，及惡瘡鼠瘻，殺鬼疰毒，卒魘，兼治溫瘧，滑痢，升上辟惡。頭骨補下堅筋。脛骨、脊骨，雄而色黃者佳。酒或酥炙。藥箭射中者不用。○牙，主男子陰瘡疽瘻，乳汁治犬咬。○膏，塗頭禿犬咬。○爪，辟惡鬼。○膽，主小兒疳痢，驚癇客忤，研水服。○睛，主顛癇，羊血中浸一宿，取出微焙乾，為末。○鼻，主惡瘡。○鬚，主齒痛，燒灰用。

牛黃小毒苦平凉。風癇失音及顛狂。辟邪治疫催難產。兒驚百病儘相當。牛口吐出生黃為上，其次有角黃、心黃、肝黃、膽黃，殺而得之。陰乾，無令見日。主中風失音及癇痓顛狂，除邪逐鬼，天行時疫，健忘虛乏，又墮胎催產難，小兒驚癇夜啼疾熱百病。○取摩手甲上黃透爪甲，輕鬆微香者真。另研。人參為使，惡龍骨、龍膽、地黃、常山，畏牛膝、乾漆。得牡丹、菖蒲利耳目。

牛膝苦酸氣亦平。痠痺拘攣瘡疹靈。男子精虛腦齒痛。女人經閉結瘕癥。莖有節，似牛之膝。無毒。沉也，陰也。主寒濕痿痺，四肢拘攣，皮痛不可屈伸，凡腰腿之疾必用，引下。治惡瘡風疹，口舌生瘡，傷熱火爛，又竹木刺入肉，嚼爛罨之即出。皮膚疾亦用之。男子腎虛陰消，失溺多渴，腰膝痛，髮白早，齒常痛，服之填精益髓自愈。婦人經閉，惡血結為癥瘕，產後心腹痛，血暈，又治男婦小便不利，莖中痛，活血生血劑也。兼主老瘧久痢。○長大柔潤者佳，酒洗用。惡龜甲、白前，忌牛肉。

何首烏溫味苦澀。主治諸瘡頭面風。益精氣血令有子。產後帶疾酒調濃。即夜交藤，因姓何人服之生子，久則鬚髮黑也。無毒，升也。通十二經，主諸癰腫疥癬瘰癧，頭面風瘡，遍身瘙痒，及五痔腸風，骨軟風，益精髓氣血，令人有子，黑鬚髮，強腰膝。凡男子積年勞嗽疾癖，風虛冷氣，臟腑宿疾久痢，皆宜。兼治婦人產後帶下，面黃，心腹痛，瘀血諸疾，為末酒調服。○有雌雄二種，雄者紫紅，雌者黑白。凡修合須雌雄二種相合，米泔浸經宿，晒乾，搗碎，加作丸，用黑豆拌九蒸九晒，去豆。茯苓使，忌諸血、蘿蔔、鐵氣、無鱗魚。得牛膝則下行。○以上祛風化痰之藥。

菊花味甘氣平寒。諸風濕痺皮膚頑。頭眩目淚胸煩痛。久服滋陰腸胃安。菊，鞠也。爾雅云：鞠如聚金，不落花萼也。後凡言花者倣此。無毒。可升可降，陰中陽也。主諸風濕痺，腰痛去來，四肢游風，皮膚死肌。治頭風眩痛，兩目欲脫，淚出，去翳，養血明目要劑也。又寬胸膈煩熱，止心痛。丹溪云：能補陰氣，治頭目胸熱諸症者，補其本而清氣升，風火自降也。久服安腸胃，黑髮延年。兼治疔腫，取根葉絞汁內服外傅。○白菊潤肺，黑鬚髮，和巨勝子蜜丸服。○正月採葉，五月採莖，九月採花，陰乾。味甘單葉黃花應候開者入藥。野菊味苦，大傷胃氣，不用。桑白皮為使。

密蒙花味甘平寒。專去眼中風翳漫。赤眼青盲皆可用。兒疳痘眼熱侵肝。味甜如蜜，花一朵數十房，蒙蒙然細碎也。無毒。去一切風氣，膚

翳多泪小兒麩痘及疳氣攻眼。○出益州酒浸一宿候乾加白蜜拌勻蒸之晒乾

白蒺藜苦辛氣微凉。諸風瘡毒腫且痒。頭痛目昏咽牙痛。破血消瘕肺欬傷。蒺惡也藜刺也好生道上人疾惡其刺足也無毒主諸風瘡瘍癰腫遍身瘙痒癜風小兒頭瘡治頭痛目久失明鼻久塞咽喉卒痛齒痛齒落破瘀血癥瘕奔豚欬逆肺痿胸滿吐膿兼治遺精溺血婦人乳難帶下并催生墮胎○有黑白二種黑者不入藥風家丸散並炒去刺補腎用沙苑蒺藜去殼取子微炒烏頭為使○單方陰癀用有刺者為末傳之効

青葙子苦治皮風。惡瘡疥痔殺三虫。益腦髓能去目翳。風寒濕痺亦堪攻。葙囊筴也藥雖賤而治眼功大青囊葙中不可缺也黑色似莧實而扁即野雞冠花子舊以子名草决明者誤也無毒主皮膚中風熱瘙痒殺三虫諸瘡風痔蝕下部𧏾瘡益腦髓去目翳蓋翳膜皆腦脂下流而成故也一切肝風熱毒衝眼青盲赤障皆驗又堅筋骨去風寒濕痺。微炒搗碎。

草决明鹹甘苦平。治肝風熱衝眼睛。唇青頭痛兼止衄。消痰省睡益陰精。治眼决然而明也言草者別於石决明也無毒主肝風熱毒衝眼青盲赤障腫痛泪出膚翳治唇口青色用塗太陽穴止頭痛貼腦心止鼻衄兼消痰止渴久服益精令人不睡○如菉豆大而銳微炒著實為使惡大麻子

木賊苦甘善發汗。益肝明目除翳纏。腸風痔痢消積塊。女人崩帶經不斷。作木器者用之磨光能去木屑故名賊也無毒輕浮發汗至易近水而生得陰氣多故益肝膽明目退翳膜止流泪療腸風久痢痔血味澁苦能消積塊治婦人崩中帶下月水不斷然亦必他藥佐之乃効本草云得牛角腮麝香治休息痢得禹餘粮當歸川芎療崩中赤白得槐角桑耳療腸風下血又與槐子枳殼相宜主痔疾出血單用炒為末服治小腸膀胱氣○去節以水潤濕火上烘用

白微鹹苦大寒平。中風忽忽睡多驚。止瘧能祛魅邪惑。益陰精止淋露癩。色白而形微細無毒主暴中風身熱皮滿忽忽睡不知人止溫瘧治百邪鬼魅狂惑寒熱痠疼益陰精療傷中淋露不斷及女子帶下兼下水氣○出陝西米泔浸去鬚惡黃芪大黃大戟乾姜乾漆山茱萸大棗

萎蕤甘平治風熱。四體拘攣跌筋結。風溫表裏是靈丹。濕毒腰疼渴且泄。萎委美貌蕤實也女人用去好䵟美顏色故又名女萎根葉

似黄精入藥多用根無毒主中風暴熱四肢拘攣不能動搖跌筋結肉一切瘡瘍斑剝時行及溫頭疼目痛昏爛淚出寒熱心腹結氣濕毒霍亂泄瀉煩渴腰膝痛莖中寒兼治虛勞客熱潤心肺補中益氣稍細有胸中黑汁每酒浸苔根之得熱水洗竹刀刮去皮以蜜水蒸焙乾畏鹵鹹

巴戟辛甘氣本溫大風血癩面多痕。小腸陰痛相牽引一切虛勞可復元。生巴郡根有棘刺無毒主大風邪氣血癩頭面游風小腹及陰中相引痛補五勞陰痿不起益精堅筋骨止夢泄男子陽虛者最宜兼治水腫○內紫微白如粉者佳鹽水煮去心覆盆子為使惡雷丸丹參

天竺黃寒性和緩。去諸風熱滋養五臟。鎮心明目療金瘡。兒驚天弔痰壅上。生天竺國竹內如黃土成片無毒涼心去熱小兒藥最宜和緩故也

五加皮苦辛溫寒。風痹蹵急步履難疽瘡瘀血肌皮滯。心腹疝痛陰不乾。上應五車星精而生故葉生五出者佳無毒主風痹四肢攣急腰脊兩腳疼痛緩弱小兒三五歲不能行尤驗治疽瘡陰蝕及多年瘀血在皮肌心腹疝氣痛男子陰痿囊下濕婦人陰痒釀酒久服補中益精堅筋骨強志意延年不老仙經藥也○遠志為使惡蛇退玄參

桑寄生平甘苦味。主腰背強袪風痿癰腫金瘡皆可療。下乳止崩安胎墜。近海地暖不蚕桑木氣厚枝葉上自然生出非因鳥食物子落而生也無毒主背腰腿腳遍身骨節疼痛袪風痹頑麻癱疾癰腫金瘡皆療又治婦人崩中不止胎前漏血產後乳難小兒背強○實明目輕身通神○深黃色拄斷中有汁稠粘者真忌火忌鐵誤服他木寄生殺人○已上清熱潤燥藥

豨薟草苦寒能補麻痹偏風有涎吐。治肝腎行大腸氣。䘌瘡煩滿汁少許。豨豬也薟臭也氣如豬薟氣經蒸暴則散小毒主肝腎風氣四肢麻痹骨間疼痛腰膝無力偏風口喎時時吐涎及跌墜失音亦能行大腸氣治三十六般風久服明目烏鬚髮健骨衰老風疾婦人久食尤宜又治熱䘌煩滿不能食生搗汁服三四合多則令人吐○蒸法為丸見六卷十九頁

水萍辛酸治諸風，癱瘓瘙痒惡瘡癰。利水勝酒長鬚髮，時行發汗有奇功。浮生水面，與水相平。氣寒，無毒。歌云：不在山兮不在岸，採我之時七月半。遂甚癱風與緩風，些小微風都不算。黑豆淋酒下三丸，鐵幞頭上也出汗。一切惡瘡癰腫，煎湯洗之。發背癰疽初起及面生細疱，湯火瘡，和雞子清貼之。治水腫及水中毒，小便不利者，日乾為末，服方寸匕，或擣汁飲之。時行熱病發汗，速於麻黃，兼能勝酒，長鬚髮，止消渴。孫真人云：五月採浮萍，陰乾燒烟去蚊。○葉圓寸許，紫背者佳。

絡石味苦性微寒，風熱死肌口舌乾。背癰咽腫漿難入，堅筋利竅主腰髖。根鬚布絡石上而生，葉細圓者良，絡木者不用。又名石薜荔。無毒。主風熱死肌，惡瘡疥癬，白癜，癧瘍，口乾舌焦，咽腫，水漿不入。古方治喉痺，單用水煎，細細呷之。治背癰，和蜜服之。去蛇毒心悶，刀傷內服外封。此物感陰濕而生，凌冬不凋，故解熱毒如是。本草云：治大驚入腹，除邪氣，養腎，主腰髖痛，亦以其能堅筋骨，利關節，破瘀血耳。○龐布挫去莖葉上毛，甘草水浸，洒乾。杜仲、牡丹為使，畏貝母、菖蒲，忌鐵。

白鮮皮味苦鹹寒，風痺濕痺屈伸難。治諸疥癬清頭目，欬逆淋疸尤能安。白色，羶氣似羊羶，俗呼白羊鮮。無毒。主風痺手足不舉，筋骨弱乏，濕痺死肌，不可屈伸。一切熱毒惡瘡，風瘡眉髮脫落。又治時行頭風目痛，腹熱飲水欲狂，欬逆。日華云：通小腸水氣，故淋瀝黃疸用之。兼療女子陰中腫痛，小兒驚癇。昔葛洪治鼠瘻已有口膿血出者，煮服一升，吐鼠子而愈。○水洗去粗皮。惡螵蛸、桔梗、茯苓。

漏蘆大寒鹹且苦，皮膚風熱筋骨傷。腸風尿血及遺精，通經脈又能行乳。漏，流動而長也；蘆，虛也。無毒。主皮膚風熱，惡瘡瘙痒，凡痔漏瘰癧，乳癰發背，服之排膿止痛。癮疹如麻痘者，可作浴湯。又治濕痺不仁，及跌撲續筋骨，傳金瘡，斷血長肉，止腸風尿血，泄精，逆經脈，下乳汁。兼治赤眼及小兒無辜疳瀉痢，冷熱不調，殺虫。○出黃帝塋所喬山及單州者佳。味苦酸者偽。去蘆，細剉，甘草拌炒，去甘草。南人用苗，北人用根。一云即飛廉。

辛夷辛溫治腦風，眩冒如在船車中。面腫齒痛并鼻塞，解肌利竅殺諸虫。辛，辛香也；夷，滅也，言滅面䵟以功言也。無毒。主頭風痛，面腫引齒痛，眩冒身兀兀如在舟車上。通鼻塞涕出。又解飢，去五臟身體寒熱，利九竅，去白虫。○去皮心及外毛，毛射入肺，令人咳。水洗，微炙。川芎為使，惡五石脂，畏菖蒲、蒲黃、黃連、石羔。

萆麻子辛甘辛味，偏風腫痛服且熨。疥癩水癥單用之，下胎兼辟疰惡氣。子如牛蜱虫，葉似麻，屬陰，能出有形滯物。有毒。主偏風口噤，一切腫痛，內服外敷。癘風手指攣曲，鼻塌，瘰癧丹瘤瘡疥，剌骨，榨油塗之。或服二五粒，惟水服水磨可研二十粒服之，吐惡沫，加至三十枚，三日一服，瘥則止。難産及胞衣不下，取七粒研膏塗脚心，下即洗去。兼辟尸疰惡氣。又研膏和蛤粉等分，治湯泡，用油調；治火燒，用水調傅之。○鹽水煮半日，去皮取子。○葉主脚氣腫痛不仁，搗蒸薄裹，三次効。

蕳茹寒小毒辛酸味，主大風熱惡瘡疽，殺虫消瘀排膿毒，善忘不樂亦懽娛。形如菴蕳，可茹，小毒。惡肉敗瘡死肌要藥。○陰乾，黑頭者良。甘草使，惡麥門冬。

茵芋葉苦溫有毒，諸風濕痺筋踡縮，寒熱如瘧肌體羸，邪氣入裏疼心腹。局方罕用，古人以三建等藥佐之，浸酒治偏風。

杜若微溫氣味辛，風腦頭疼涕淚頻，溫中下氣平胸脇，益精明目更輕身。杜，土也，處處土產，若細辛芳香，故又名土細辛。無毒。○去皮，蜜水浸晒乾用。

羊躑躅辛溫大毒，皮膚痛痒賊風酷，疰瘧安然痢痺消，善除蠱毒兼諸毒。羊誤食則躑躅而死。凡用不可近眼。惡諸石及麪。治風諸酒方用之，不入湯藥。

莨菪子苦甘寒有毒，專能截風治癇搐，殺虫齒痛定顛狂，多服放蕩無拘束。即天仙子。多服久服善走。○先用醋煮，次牛乳浸，黑者真。晒乾生用，瀉火。

南藤氣溫味辛烈，除痺排風和氣血，逐冷氣，治血風。滋補衰老能興陽，強腰膝兮變白髮。生依南樹，莖如馬鞭，有節，紫褐色，無毒。八月採，日乾，或浸酒服。

石南葉辛苦却平，筋骨皮毛風最靈，養腎強陰療脚弱，痺風蠱毒子堪憑。生終南石上，如枇杷葉，無毛，有毒。女人久服思男。○初夏採，猪脂炒，五加皮使。

蚤休味苦氣微寒。驚搐顛癇弄舌端。瘡癰瘰癧皆堪用。殺虫解毒大等閑。即紫河車，又名重樓金綫，初夏早採根日乾為末。有毒，主驚癇搖頭弄舌，胎風手足抽搐，熱氣在腹，顛疾，殺三虫，解百毒，能吐瀉人，墮胎。古方治癰毒蛇毒，醋磨外傅，酒磨內服。

木蘭寒苦採皮乾。皮風癰癩面滿丹。赤鼻酒皶陰濕痒。又消水腫治傷寒。木香如蘭，狀如厚朴，桂皮無毒，主風熱在皮膚中，面上皯䵟及癰疽癩風等疾。

松蘿甘苦平無毒。主治頭風破癭瘤。解怒消痰止虛汗。吐瘧利水也堪求。即松樹上寄生，五月採陰乾，兼治女子陰寒腫痛，令人得眠。

雲母甘平治中風。皮膚死肌惡瘡癰。補虛益精堅筋骨。止痢兼治帶白紅。抱朴子云：服十年，雲氣常覆其上，蓋服其母以至其子，仙經藥也。無毒，主中風寒熱，如在舟車上，身皮死肌，一切惡瘡風疹遍身，百計不瘥，煅粉清水調服，補腎虛冷少氣，益精堅筋續骨，止痢及女子帶下赤白，飽食後跌撲，以致胸熱發狂，足不能履地，久服輕身耐寒暑。○出廬山中，有五色，白者佳，黑者不用，火煅紅醋淬七次，水飛，晒乾另研，凡石部藥皆然。澤瀉為使，畏鮀甲及流水。

石膽辛酸苦氣寒。主吐風痰瘡諸癇。惡瘡鼠瘻蟲甲痛。鼻息陰蝕崩淋安。石中有汁，如膽，即膽礬也，有毒，治初中風癱瘓，諸癇痙，醋湯調一字吐痰立瘥，一切惡瘡鼠瘻虫牙，落盡鼻中瘜肉，口瘡甲疽，燒烟盡為末傅之，女子陰蝕，蝕痛崩中下血，石淋，令人有子，兼散諸毒癥積，欬逆上氣，能化鐵為銅成金銀。○出有銅處，煎煉而成，清亮者佳。水英為使，畏桂、姜花、辛夷、白歛。

曾青無毒小酸寒。頭風目泪痒痛安。止渴破癥神氣爽。利竅通關益膽肝。曾，層也，層層如中包含，而色青也。其形小，纍纍連珠相綴，與空青同山，不空者為曾青，甚難得，主頭風，腦中寒，目痛泪出，風痺，止煩渴，破癥積，補陰爽神氣，利關節，通九竅，養肝膽。畏兔絲子。

空青酸寒利竅關。能治頭風眼不看。開聾破積通血脉。強志養神最益肝。石殼中空，有汁青色，無毒，利關節九竅，故治頭風耳聾目盲赤腫翳泪，瞳人破者，可使復明，兼破堅積，通血利水，下乳汁，強志養精益肝。○點眼用汁[illegible]畏兔絲子。○已上治風通用。

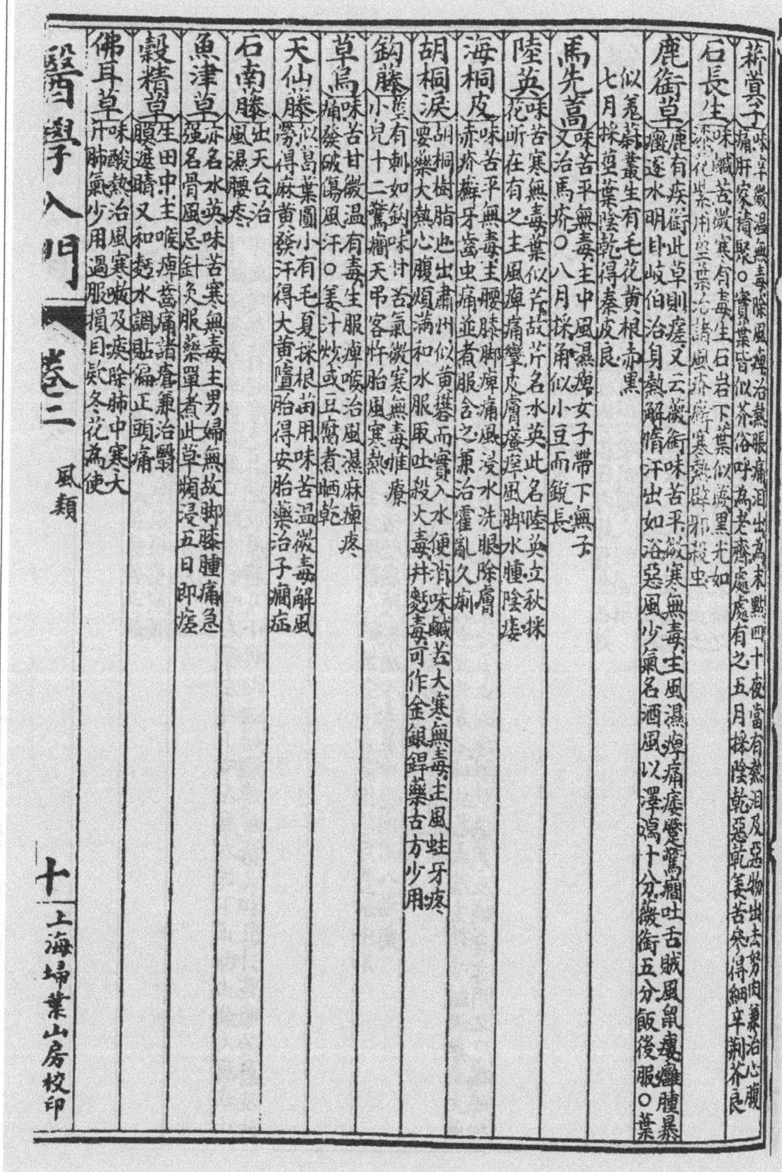



菥蓂子　味辛微温無毒除風痺治熱脹痛泪出為末點四十夜當有熱泪及惡物出去努肉兼治心腹痛肝家積聚○實葉皆似芥俗呼為老薺處處有之五月採陰乾惡乾薑苦參得細辛荊芥良

石長生　味鹹苦微寒有毒生石岩下葉似蕨黑光如漆花紫用莖葉治諸風疥癬寒熱辟邪殺虫

鹿銜草　鹿有疾銜此草則瘥又云薇銜味苦平微寒無毒主風濕痺痛痿蹷驚癇吐舌賊風鼠瘻癰腫暴癥逐水明目岐伯治身熱解惰汗出如浴惡風少氣名酒風以澤瀉十分薇銜五分飯後服○葉似蒐蔚叢生有毛花黃根赤黑七月採莖葉陰乾得秦皮良

馬先蒿　味苦平無毒主中風濕痺女子帶下無子又治馬疥○八月採角似小豆而銳長

陸英　味苦寒無毒葉似芹故芹名水英此名陸英立秋採花所在有之主風痺痛攣皮膚瘙痒風腳水腫陰痿

海桐皮　味苦平無毒主腰膝腳痺痛風浸水洗眼除膚赤疥癬牙齒虫痛並煮服含之兼治霍亂久痢

胡桐淚　胡桐樹脂也出肅州似黃礬而實入水便消味鹹苦大寒無毒主風蛀牙疼要藥大熱心腹煩滿和水服取吐殺火毒并麪毒可作金銀銲藥古方少用

鉤藤　莖有刺如鉤味甘苦氣微寒無毒惟療小兒十二驚癇天弔客忤胎風寒熱

草烏　味苦甘微溫有毒生服痺喉治風濕麻痺疼痛發破傷風汗○薑汁炒或豆腐煮晒乾

天仙藤　似葛葉圓小有毛夏採根苗用味苦溫微毒解風勞得麻黃發汗得大黃墮胎得安胎藥治子癇症

石南藤　出天台治風濕腰疼

魚津草　亦名水英味苦寒無毒主男婦無故腳膝腫痛急強名骨風忌針灸服藥單煮此草頻浸五日即瘥

穀精草　生田中主喉痺齒痛諸瘡兼治翳膜遮睛又和麪水調貼偏正頭痛

佛耳草　味酸熱治風寒嗽及痰除肺中寒大升肺氣少用過服損目款冬花為使

地楊梅　四五月有子似楊梅苗如蓑草味辛平無毒治赤白痢取莖子煎服

郎耶草　生山澤高三四尺葉作鴈齒如鬼針苗味苦平無毒主赤白久痢小兒疳滿丹毒寒熱取根莖煎服

蛞蝓　味鹹寒無毒主賊風喎僻驚癇攣縮生研水服止渴燒灰猪脂調傅脫肛和蛤粉傅發背石灰淹治牙虫

衣魚　即書內蠹魚味鹹溫無毒卒患偏風口眼喎斜喎右摩左耳下喎左摩右耳下正即止婦人瘕疝小便不利小兒中風項強背起摩之淋閉取摩臍及小腹即通研爛傅瘢瘡又和乳汁點眼治翳及沙

石草落目中

清風藤　生天台山其苗蔓延木上四時常有彼土人採其葉入藥治風有効

礜石　礜毒石也與砒同火煆百日服一刀圭生用殺人鸛巢中得者最佳冬月置水中不冰味辛甘大熱主風痺死肌鼠瘻蝕瘡破堅癥積聚痼冷去鼻中息肉不入湯藥

青瑯玕　瑯玕琉璃之類火成之物即玻瓈也有五色唯青者入藥味辛平無毒主皮膚風痒死肌疥瘑火瘡癰傷磨目翳起陰氣殺錫毒畏雞骨得水銀良

玄精石　玄黑色精靈也言石色黑而有靈也形如龜背玄武北方之神故名太陰玄精味鹹溫無毒主風冷邪氣濕痺益精氣婦人痼冷漏下心腹積聚冷氣止頭疼解肌傷寒及補藥亦用之○搗碎細研水飛日乾

金星石　寒無毒主大風疾治皮肺癰毒及肺損吐血嗽血下熱涎解眾毒

銀星石　體性似金星石但金星石於倉石內外有金色麩片銀星石有銀色麩片俱出濠州須火煆過用

硨磲　生西國玉石類形似蚌蛤有文理大寒無毒主安神鎮宅解諸毒藥及虫螫細琢瑠等以人乳磨服極効

珊瑚　生波斯國似玉紅潤味甘平無毒主風癇消宿血去目翳鼻衄為末吹鼻中小兒眼有膚翳單為末點之

瑪瑙　生西國玉石間色紅白似瑪瑙有紋如纏絲研木不熱者為上味辛寒無毒主辟惡熨目赤爛

蓬砂蓬蒿也砂淋鹵結成砂也又名硼砂味苦辛溫無毒主消痰熱止嗽破癥結喉痺不入湯藥色褐者味和效速色白者味雜效緩

古文錢平有毒治翳障赤眼腫痛鹽湯浸點或刮生姜汁點婦人橫產心腹痛月隔五淋燒以酒淬飲之

石燕生山洞中因雷雨飛出墮於沙上化為石氣凉無毒偏治久年腸風痔瘻煮汁飲之諸淋有效婦人難產兩手各把一枚立愈○火煅醋淬七次另研○已上治風雜用

## 主治各經風藥

肝川芎 心細辛 脾升麻 肺防風 腎獨活 胃升麻 大腸白芷 小腸藁本

三焦黃芪 膀胱羌活

已上諸藥發散風寒。升散鬱火兼治表濕之劑。此古菴正藥也

## 治熱門

即湯液寒沉藏也古菴云治熱以寒寒藥屬陰故治熱多陰藥又鬱火宜發散宜用風門藥火鬱即散之升陽散火也夫熱燥皆屬陽宜與治燥門通看

黃芩苦味枯飄者瀉肺除風熱在肌。堅者大腸除熱用。膀胱得助化源宜。芩金也黃色應秋金也氣寒無毒可升可降陰也入手太陰經

中空而爛者名腐腸瀉肺受火邪氣逆消膈止痰熱及胃中濕熱黃疸中破而飄者名宿芩瀉肺痰火利氣除時行風濕熱邪在表寒熱往來諸瘡乳癰背發疔腫火瘍用之排膿一切上部積熱痰熱積血假此降散細實直而堅者名條芩瀉大腸水逐水消穀止熱瀉下痢腸血腹痛後重養陰退陽細實圓而堅者名子芩去膀胱熱滋化源利小腸治五淋小腹絞痛及女子血閉下血又安胎者由其能降上中二焦之火使之下行也故曰得厚朴黃連止腹痛得五味子牡蒙牡蠣令人有子得黃芪白斂赤小豆療鼠瘻得川芎調平心血心平而熱自退血不妄行矣○酒炒上行便炒下行尋常生用山茱萸龍骨為使惡葱實畏丹砂牡丹藜蘆

梔子苦寒瀉肺火。更除胃熱心煩懊。目赤鼻衄身發黃止痢通淋消癩顆。形似酒梔味薄無毒陰中陽也入手太陰經易老云輕浮而象肺色赤而象火故瀉肺中之火又除胃熱嘔噦發黃及亡血亡津中乾內熱仲景治傷寒心下懊憹顛狂不得眠用此吐之因邪盛拒而不納吐則邪得以出其實梔子非吐藥惟治心中煩悶耳兼治風痰

頭眩目赤面赤鼻衄鼻皶止痢通淋白癩赤癩諸瘡瘍亦瀉肺心火耳本經謂解大小腸熱肺清而氣自順化治發黃者亦除胃濕熱耳近有治陰火用童便炒黑謂其能益少陰經血得故紙能滋陰降火清上固下一雖寒而帶補行義曰屈曲下行降火開鬱能治塊中之火東垣云治臍下血滯結而不得小便又曰凉心腎是藥乃上中下美劑要之皆瀉肺火調肺氣滋肺源耳○緊小七稜者良用仁去心胸熱用皮去肌表熱毒常生用虛火童便炒七次至黑色

沙參性寒苦甘味。能除表熱與胃痺。卒疝惡瘡身浮痒。散血積兮補陰氣。生砂地葉似枸杞根如葵筋大外赤黃內白一名白參出華州者良無毒主肌表間熱頭痛寒熱胃痺心腹痛結熱卒得疝氣下墜絞痛一切惡瘡疥癬浮風身痒散血分積養肝之功居多常欲眠而多驚煩者最宜故曰瘀陰本藥也兼瀉肺熱能補五臟之陰亦隨各臟引至易老常以此代人參取其甘也○米泔浸晒惡防己反藜蘆

玄參鹹苦氣微寒。清神氣瀉無根火。風寒身熱瘧昏狂。腎傷腹塊頸核瘰。黑參也無毒易老云樞機之劑常領諸氣上下肅清而不濁治空中氤氳之氣三焦無根之火腎傷必用之本經君藥也治暴中風寒身熱支滿狂邪忽忽不知人溫瘧洒洒胸中多氣煩渴水腫者皆濁氣為之也補內傷腎氣明目强陰益精及傳尸頸上有核腹中有塊骨蒸驚悸健忘一切癰腫瘰癧頭風喉痺熱毒游風皆痰火聚為之也又治婦人產後餘疾血癥血瘕名曰聖藥宜哉○水洗蒲葉隔蒸或酒蒸亦好惡乾姜黃芪大棗山茱萸反藜蘆極忌銅鐵

丹參苦寒治熱狂。主癥癖結水鳴腸。頭目腰脚諸瘡毒。胎經崩帶益婦娘。赤參也無毒治風邪留熱狂悶及冷熱勞熱主破癥瘕心腹痼疾邪氣入腸鳴如走水頭痛目赤骨節痛腰脊强四肢不遂風脚軟痛者單用浸酒服之可逐奔馬故又名奔馬草惡瘡癭瘤腫毒排膿止痛生肌安生胎落死胎止血崩帶下調經脈不勻益氣養血通利關脉去舊生新之劑也○莖方稜青色葉相對似薄荷有毛一苗數根根赤大如指長尺餘處處有之十月採根酒洗晒乾畏鹹水反藜蘆

紫參味苦辛氣寒。除大熱伏腸胃間。治痢通經諸血疾。破積消癰利竅關。葉似羊蹄紫花青穗皮紫黑肉紅白肉淺皮深實黑大如豆所在有之一名牡蒙無毒主腸胃大熱唾血衄血腸中聚血仲景以甘草佐之而治痢局方用以通婦人經脉本經云主心腹積聚寒熱邪氣癰腫諸瘡皆以其通九竅利大小便也○三月採根火炙令紫色畏辛夷

前胡無毒，亦苦寒。主治時行內外熱，下氣消痰，清頭目，安胎，治疳，破癥結。苗似柴胡。先生主傷寒時氣內外俱熱，半表裏症，痰滿胸脇中痞，心腹結氣，頭目昏痛，骨節煩疼，咳喘逼吐，寒熱。日華又謂能安胎及小兒疳氣，破癥結，開胃進食者，總皆消痰下氣推陳致新也。○水洗，刮去黑皮并蘆，或用竹瀝浸潤，晒乾。半夏為使，惡皂莢，畏藜蘆。

白前氣味甘辛平，善保肺氣，嗽有情，胸脇煩悶，氣衝上，不眠，喉作水雞聲。色白，苗類前胡，根似白薇、細辛。保肺清肺氣，嗽久嗽多，用以溫藥相佐，尤佳。主胸脇煩悶，氣逆上衝，呼吸欲絕，不得眠，喉中常作水雞聲。日華用治奔豚上氣煩悶。○甘草水浸，去頭鬚，焙乾。

桔梗苦辛，提氣血，頭目鼻咽，皆肺熱；胸脇腹腸多有痰，又定驚癇，排瘡節。桔，結也；梗，綆也。其文縮結如綆也。氣微溫，小毒，浮而升，陰中陽也。手太陰引經藥，行義謂其開提氣血，凡血氣藥中宜用，載諸藥不致下沉，為舟楫之劑。主肺熱氣促嗽逆，膿血，寒熱，肺痿肺癰，及頭目不清，鼻塞鼻衄，口瘡牙風，喉痺咽腫，胸脇痛如刀刺，腹滿積塊，腸鳴下痢，中冷食不消，霍亂轉筋，皆氣凝血滯痰壅也。兼定大人驚恐風痺，小兒客忤驚癇，一切瘡癤癰疽在表實症，假此引藥行上行表。抑論本草云補氣血，又曰養血補內漏，許旌陽謂其能升水降火，愚亦謂其有桔槔之義，故仲景用治少陰咽痛咽乾。然則行義所謂能開散氣血凝滯而痰亦疏通，能升提行上行表而升中有降，故丹溪曰惟下虛及怒氣上升者不宜。○去頭及兩畔附枝，米泔浸一宿，焙乾。節皮為使，畏白芨、龍眼、龍膽，與牡蠣、遠志同用療恚怒，與石膏、葱白同用能升氣於至陰之下，與硝黃同用能引至胸中至高之分，利五臟腸胃。○又有一種甜桔梗，即薺苨，根足以亂人參，見後卷。

百部微溫，味苦甘。主除肺熱氣上炎，暴嗽久嗽，單煎蜜，殺虫伐瘵，又治疳。言其根多部隊成百，然無毒，主肺熱咳嗽上氣，能潤肺，去肺中虫，一切暴嗽久嗽，癆嗽，俱宜搗汁與蜜等分煎膏含嚥，故東垣曰治肺熱而咳嗽立止是也。又治疳蚘，傳尸骨蒸，癆虫，殺寸白虫、蟯虫，亦去虱，煮湯洗牛犬虱即去，并治一切樹木蛀虫，燼之亦殺蠅蠓。○去心，酒洗，炒，或晒乾。

桑白皮甘澁寒無毒，瀉肺客熱，嗽痰紅，去肺邪水，消浮滿，益肺元氣，主傷中。桑字從叒從木，衆手採取之形，葉可食蚕，根皮入藥。入手太陰經，瀉肺客熱有餘，喘嗽煩渴，痰中見紅，去肺中邪水，浮腫腹滿，利水道，益肺元氣不足，內傷羸瘦，崩中脉絕，兼去寸白虫。作綫可縫金瘡，更以熱雞血塗之。○採土內東行嫩根，去骨，銅刀刮去薄皮，勿令皮上涎落，利水生用，咳嗽蜜蒸或炒。出土者殺人。續斷、桂心、麻子為使，忌鐵與鉛。○桑皮中白汁主小兒口瘡及鵞口，舌上生瘡，傅之神效。又塗刀傷燥痛，須臾血止，更剝白皮裹之，令汁入瘡中。良蛇咬蜈蚣蜘蛛毒傅之効○桑葉主除寒熱風痛霍亂腹痛鹽搗傅治蛇虫蜈蚣咬遍身汗出乘露採葉焙為末空心米飲下二錢○桑枝平細剉炒香水煎濃汁服之療偏體風痒乾燥脚氣風氣拘攣肺嗽口乾利小便久服輕身聰明耳目令人光澤暑月遇渴即飲一學士常病兩臂痛諸藥不効服此尋愈凡服一月見効○桑耳味甘有毒黒者主女子漏下赤白血病癥瘕陰痛無子黄熟陳白者止久泄益氣金色者治癖飲積聚瘕痛金瘡○桑椹晒乾搗末蜜丸服止消渴治金石發熱

**山豆根**甘寒解毒。急黄熱嗽宜用先。咽喉腫痛含津嚥。五痔頭瘡和水研。生於山其實如豆川產者佳解諸藥毒蠱毒寸白虫治五般急黄發熱咳嗽空心水調二錢服喉痺口含一片嚥津五痔磨水研服頭上禿瘡白屑以水研傅或油調末塗兼治齒痛赤白痢腹脹喘悶或蜜為丸或水煎服蜘蛛犬蛇咬並水研傅

**青黛**甘鹹性氣寒。收五臟火尤瀉肝。消食解毒消瘡腫。能治兒疳病百般。青色古用以畫眉故曰黛即靛花也無毒能收五臟鬱火尤瀉肝火消食積解諸藥毒摩傅熱瘡惡腫金瘡下血蛇犬等咬小兒驚癇發熱毛焦鼻乾皮枯而黄敗瘦腹脹瀉痢百般疳症効

**藍實**甘寒苦殺鬾。解毒解結最相宜。葉主熱狂并吐血。解毒殺虫更出奇。藍字從監月令仲夏無刈藍以傷生長之氣實子也無毒主小兒鬾病鬼疰解經絡中結氣及敗血○葉汁主天行熱狂煩燥吐血衂血赤眼及小兒壯熱疳熱丹熱游風熱腫疔腫頭禿一切熱毒解諸藥毒箭毒金瘡血悶產後血暈殺蟞蝦虫蛇傷蜘蛛蜂螫毒搗汁一甌入雄黄麝香少許點咬處或細服之又治噎病不下食有虫者單服其汁虫化為水○真青布燒灰傅惡瘡經年不瘥吳瘡出血令不中風○已上治上焦熱藥

**黄連**苦寒清心胃。目赤口瘡胸痞滯。熱嘔熱痢熱毒瘡。婦陰腫痛兒疳氣。黄光也象日光色也連珠而生上草也無毒味厚氣薄陰中陽也入手少陰經火就燥也然瀉心實瀉脾胃子令母實心火因脾濕熱而盛故目為中焦使藥酒浸炒則上行頭目口舌姜汁炒辛散衝熱有功消心下痞滿伏梁積熱鬱中焦欲吐不吐惡心嘈雜吞酸驚悸健忘或卒心痛熱嘔熱瀉熱痢一切濕熱形瘦氣急一切時行熱毒暑毒諸般惡毒蠱毒諸瘡瘍毒俱以姜和其寒而少變其性不使熱有抵牾也生用治實火斑狂煩渴吳茱水炒調胃厚腸治冷熱不調久痢久瀉腹辟腹痛下血益膽鎮肝止血行滯黄土炒治食積安蛔虫小兒疳病有虫好食泥土鹽水炒治下焦伏火婦人陰中腫痛心痠療下焦虛堅腎日華云治五勞七傷皆瀉南補北之謂也丹溪謂黄連治病清心胃也腸胃有寒及傷寒下早陰虛下血及損脾而血不歸元者皆不可用○黄芩龍骨為使惡菊花芫花玄參畏款冬花勝烏頭解巴豆毒忌猪肉冷水○單方治小兒鼻下兩道赤名曰

醫鼻府以水浸洗，用黄連末傳之。

**胡黄連苦性亦平，傷寒咳嗽瘧骨蒸。補肝明目理腰腎，主兒疳痢鎮癇驚。**出胡地。無毒。主傷寒發熱咳嗽，勞復身熱，大小便赤如血，溫瘧骨蒸内傷，五心煩熱，補肝膽，明目，理腰腎，去陰汗，小兒久痢成疳，驚癇寒熱，兼治婦人胎蒸虚驚。○外黄内黑，折之塵出如烟者真。惡菊花、玄參，忌猪肉。

**連翹苦寒散心火，脾經濕熱特輕可。排膿消腫用作君，治血通淋為之左。**片片連合如鳥尾。無毒。浮而升，陽也。手足少陽、陽明經藥。入手少陰經。散心經火鬱客熱，除脾胃濕熱，專能排膿消腫，療癰瘻、瘰癧、癭瘤、惡瘡不可缺也。治血症實者，與黄連同為中焦佐使，防風為上焦使，地榆為下焦使也。兼利月經，通五淋，消蠱毒諸症，皆心火疑滯而成。此藥氣味俱輕，而能散火解鬱。虚者慎用。小兒諸瘡客熱，最宜。○去穰。○根名連軺，苦寒，本經不見註，惟仲景傷寒用治身熱發黄。

**葛根甘平善解肌，陽明頭額痛乃宜。嘔渴瘧痢酒毒解，痺風腸痛亦能醫。**葛草也。藤皮可為絺綌也。無毒。浮而微降，陽中陰也。足陽明經藥。善解肌發汗，目痛鼻乾，身前大熱，煩悶欲狂，頭額痛者，陽明症也，可及時用之。若太陽穴痛而用此，是引邪傳入陽明也。止嘔吐，胃乾嘔不息，生津止渴者，能升胃氣，除胃熱故也。虚者少用。治熱毒而利，溫瘧往來，解酒毒、諸菜毒、諸藥毒、野葛巴豆毒，諸風痓痺，風腸痛，用之胃陽升而邪自散也。兼通小便，排膿破血止血，故金瘡家亦用之。罨箭毒、衛蛇虫咬亦効。○五月採，入土深者，去皮曬乾用。○生根汁大寒，治天行時病，壯熱煩渴，熱毒吐血，及妊娠熱病心悶，小兒胎熱。○葉主金瘡止血。○葛穀主下痢十歲已上。○花主消酒，并小豆花乾末，服方寸匕，飲酒不知醉。○葛粉甘寒，主壓丹石，解鳩毒，水調三合，去煩熱，利大小便，止渴。取粉以冬月採生葛，於水中揉出粉，澄成片，擘塊下沸湯中，以蜜生拌食，酒客渴妙。○又一種野葛，不可緝者，有毒，墮胎殺人。

**石斛甘平平胃氣，皮間熱痛多生痺。定驚長肉益精神，內絕虛羸脚膝痺。**生石上樹，有斗子，故名斛。無毒。平胃中虛熱，逐皮間邪熱痺痛，除驚定志，長肌肉，倍氣力，强陰益精，補腎内絕不足，五臟虛勞羸瘦，除脚膝冷痺軟痛。○酒洗蒸。惡凝水石、巴豆，畏姜蚕、雷丸。

**石膏甘辛瀉胃熱，止渴解肌頭痛烈。更清肺火與三焦，散風寒邪及中暍。**昔黄帝用封九鼎，膏粘太甚，命之曰石膏。氣寒，無毒。沉而降，陰中陽也。入手太陰、少陽，足陽明經。瀉胃火痰火，食積或不食，或善食，口乾舌焦，齒痛咽腫。以味甘能緩脾生津止渴，以味辛能解肌熱出汗，上行至頭，以氣寒能清肺潤肺，制火除三焦大熱。凡傷風傷寒，時行頭目昏眩寒熱氣逆喘急頭痛及中暍壯熱煩燥日晡潮盛小便卒數如淋惟胃虛寒人禁服。搗粉甘草水飛曬乾或火煅紅凡使勿用方解石方解石大者方尺小者如拳皮上有土及水苔色破皆作稜性燥能去風熱耳石羔大如碁子白瑩細理光澤者良黃者令人淋子為使惡莽草巴豆畏鐵

香薷味辛性微溫。清肺火邪解暑煩消腫下氣兼止血。霍亂調中第一論。薷音柔香辛而柔細也俗名香茹言可作菜茹也無毒丹溪曰屬金與水而有徹上徹下之功上清肺氣治暑除煩熱使火不得爍金也又治肺鬱濁氣上升於胃而作口臭止鼻衄舌上忽出血者單服之亦可下利小便消水腫寬腸消食下氣霍亂腹痛轉筋要藥。去梗姜汁炒。又有一種石香菜生石上香甚治霍亂尤捷。

茵陳蒿苦辛微寒。主濕熱黃利便難。傷寒癉瘧頭目痛。伏瘕痰滯亦能寬。因隔歲陳莖而生蒿草之高者無毒陰中微陽入足太陽經主風濕寒熱邪氣熱結通身發黃小便不利以此為君隨症寒熱用他藥為佐治傷寒大熱頭熱頭痛目痛瘴瘧去癥瘕伏結化痰利膈行滯氣源消遍身瘡疥。去根土細剉焙乾勿令犯火。

滑石甘寒治濕熱。利便兼通臟腑結。行積逐痰下乳難。膈熱身熱多煩渴。石乃土之精石滑而細膩也無毒性沉重而降陰也入足陽明經燥脾濕降胃火主小便癃閉淋瀝通九竅六腑津液泄上氣令下行蕩胃中積聚食毒痰血而泄澼自止除膈上煩熱身熱燥渴兼滑女子難產下乳汁妊娠小便轉脬。白色者佳餘色有毒研粉或以牡丹水煮飛過曬乾凡用必以甘草和之石韋為使惡曾青。

大黃大寒苦善泄。不問痰瘀癥積熱。陽明燥結脹難禁。上走胸頂假舟楫。色黃大塊錦紋者佳無毒味極厚性走不守陰中之陰降也入手足陽明經主除痰實下瘀血血閉寒熱破癥瘕積聚宿食厚味一切積熱傷寒熱入裏深壯鬱大便燥結肚腹脹滿脹之推陳致新安和五臟如戡禍亂以致太平故有將軍之號丹溪曰生用則通腸胃壅熱熱用則解諸瘡毒瀉[illegible]又云仲景治心氣不足吐衄用大黃黃芩黃連名黃連瀉心湯衍義謂邪熱因心氣不足而客之故吐衄以苦泄其熱以苦補其心兩全之然心之陰氣不足而陽火亢甚肝肺各受其火而病作故芩連瀉[illegible]肺大黃瀉亢火而血自歸經非既瀉心而又補之謂也故云酒浸入太陽酒洗入陽明餘經不用酒蓋酒浸良久稍薄其味而藉酒上升巔頂至高之分太陽經也酒洗亦不至峻下故承氣湯俱用酒浸惟[illegible]承氣生用是酒亦大黃之舟楫不獨桔梗能載而浮至胸中大濕熱結熱也古有生用者熱去而[illegible]眼河間謂其所用大黃未經酒製而上熱不去也雖用量人虛實或

生或麩包煨熟，或酒浸蒸熟。黄芩為使，無所畏，得芍藥、黄芩、牡蠣、細辛、茯苓，療驚恚怒、心下悸氣；得硝石、紫石英、桃仁，療女子血閉。

**朴硝**大寒辛苦鹹，能除大熱與停痰。食鞕積瘀排瘡毒，點眼入礶挂屋檐。朴者，本體未化之義，其諸硝英、芒皆從此出。無毒。沉而降，陰也。力堅性緊，可熱生牛馬皮，及治金銀有偽。主百病寒熱邪氣，傷寒女勞復症，膀胱急，小腹脹滿，身黄額黑，足熱便黑；雜病喉痺，口瘡，腹脹，大小便秘，停痰痞滿，食物鞕胸不利，及積聚結固留癖，胃中熱結，破瘀血血閉，消瘡腫，排膿軟堅。葛洪治風熱脹，用新礶先入熱水，次以朴硝投之，礶化挂屋簷下，候硝出掃之，以人乳調一字，點眼效。○凡入湯藥，先安盞內，候藥熟乘熱攪服。清白者佳，黄赤者傷人。此即隆冬掃地霜淋汁，一煎而成者。本草云：能寒，能熱，能滑，能澁，能辛，能苦，能鹹，能酸，入地千年不變。色畏麥句薑。○單朴硝散，取末二錢，茴香煎湯調服，治小便不通，膀胱濕熱。○風化硝，即朴硝以沸湯浸化，用絹濾，於瓦盆內懸井中，經宿結成牙子，瑩白如水晶可用，否則再化再濾，直代瑩白為度。却取硝為末，置竹箕內，單紗掩之，置通風處，兩月乃化。治一切痰火。

**芒硝**即朴再煎成，潤燥軟堅一樣情。傷寒積熱方多用，下瀝通淋破月經。即朴硝取汁煉之，減半投於盆中，經宿有稜如麥，故謂之芒硝。又謂之盆硝。有四五稜，白瑩如白石英者，又謂之英硝，又謂之馬牙硝。辛能潤燥，鹹能軟堅，除五臟積聚久熱，停痰痞血，與朴硝一樣，但此經火性稍緩，故古方多用此以代朴硝。下瘰癧、黄疸，通月經，破五淋，推陳致新之劑也。○石韋為之使，畏麥句薑。

**硝石**即芒下凝者，治同芒朴亦善瀉。通十二經療五淋，頭痛惡瘡真難舍。即芒硝下凝結如石狀，如釵股長五分者佳。能化諸石為水，故名硝石。燒之成燄，能發烟火，故又曰焰硝。三硝本一物，主治相同，但朴硝性緊，芒硝次之，硝石更緩。本草云：療五臟十二經脈中百二十疾，五種淋疾，諸藥不効者，服之立愈。頭痛欲死，鼻內吹硝末即効。療蝕瘡，發背瘡腫，癮疹初起，及服丹石發熱發瘡，並宜用之。○惡苦參、苦菜，畏女菀。

**玄明粉**味甘辛寒，膈上虛煩熱燥寬。破積開痰除腸垢，謾說虛勞効百般。釋藥云：玄門中多用之，以明瑩者為上，太陰之精華，水之主也，陰中有陽之藥也。法以冬月取朴硝和蘿蔔各一斤同煮，蘿蔔熟為度，取出以紙濾過，露一宿，結成青白塊子。善退膈上虛熱，心中煩燥，頭昏目眩，口苦咽乾，背膊拘急，腸風痔漏，淋瀝，傷寒疫痢，腹脹便閉，一切痰火熱毒，風毒風瘡腫痛，并五臟宿食滯痰，癥結中酒中膽。丹溪云：諸硝善驅逐，以之治病致用，病退即止。若云煉服輕身延年，補五勞七傷，豈理也哉？惟老弱虛人挾熱及傷寒妊娠，用此以代諸硝



上海埽葉山房校印

更妥或曰硝性墮胎然仲景治傷寒妊娠可下者用大黄為引子母俱安内經云有故無殞是也

**犀角**苦酸鹹氣涼大治傷寒熱衄狂中風驚癇殺百毒化膿為水治諸瘡。犀明也陰物受月之精積於角尖晦明之久光出赫然如炬主傷寒溫疫頭痛煩悶大熱發狂吐血衄血及上焦蓄血發黃又治中風失音小兒風熱驚癇殺百毒蠱疰邪鬼魘寐解山溪瘴毒鉤吻鴆鳥蛇毒又治發背癰疽瘡腫化膿為水散痘疹餘毒丹溪曰犀性走散痘無餘毒而血虛發燥熱者禁用兼明目消痰止痢乃清心鎮肝之劑也○出武陵交州寧州近海山中牛首豬腹脚有三蹄似象力敵千牛有殺而得者有自退者無水陸二種惟特犀角長文理斑白有重七八斤者可作器皿耳入藥用牯犀烏黑色肌麄皺裂光潤辟塵試毒露之不濡者真通天犀照百物駭雞驚鳥破水尤為難得凡修治取生角尖未經藥水煮者剉末以紙裹懷中一宿令受人氣易研故曰人氣粉尋常湯藥磨水刮服多用令人煩以麝香一字水調解之松脂為使惡雚菌雷丸凡治一切角忌鹽○抑論古方治血多以升麻代犀角惟血出於胃則用升麻為君代之可也若出他臟但可為佐不然犀性走而降升麻發而升其性味亦不甚和合也

**羚羊角**味苦鹹寒主傷寒熱清肺肝痛風毒痢皆能止又消食噎辟邪干。羚聆也耳邊聽之有聲然他角亦有聲但取角節蹙圓繞攣中深銳緊小有挂痕者真無毒入足厥陰經主傷寒時氣寒熱熱在肌膚清肺能止熱毒下痢血痢清肝能治風毒伏骨疼痛踡攣古法為末酒調服之催產難燒灰服之治產後血衝心煩又治食噎不通雷公云角有神能辟蠱毒夢魘驚狂小兒驚癇山嵐瘴氣故又曰靈羊言有神靈也○入藥勿令單用須要不折原封以繩縛定剉為末勿令犯風研極細入藥免刮人腸

**羖羊角**鹹苦微寒退心肝熱治驚癇止血止泄清頭目解蠱又令產後安。牡羊角也牛羊之字以形舉也無毒退心熱治驚悸小兒驚癇退肝熱止吐血止滯療百節中諸風頭痛青盲明目又解蠱毒瘴毒燒之辟邪魅虎狼與蛇又婦人產後餘血煩悶腹中餘痛燒灰酒調服之○青羖者佳取無時勿使中濕濕即有毒兎絲子為使○已上

治中焦
熱藥

**黄蘗**苦解五臟熱疸痢痔崩諸瘡癬安蚘除痿小腹疼無非大瀉水不越。蘗巨也木大而皮厚實鮮黄者佳俗名黄栢氣寒無毒沉而降陰也足少陰手厥陰本藥足太陽引經藥瀉五臟腸胃中結熱黄疸腸中痔止泄痢女子崩中帶下赤白[illegible]為末治口瘡佐以細辛尤神又蜜炙入青黛龍腦

一字治頰舌瘡吐涎而兜眼赤鼻皷喉痺及癰疽發背乳癰臍瘡亦用東垣云瀉下焦隱伏之龍火安上出虛羸之蚘虫單製而能補腎不足生用而能補陰痿厥凡下體有濕癱瘓腫痛及膀胱有火小便黃小腹虛痛者必用之兼治外感肌熱內傷骨蒸失血遺精陰痿柳考黃連入心梔芩入肺黃柏入腎腎苦燥停濕柏味微辛而能潤燥性利下而能除濕故為腎經主藥然本經謂其主五臟熱者蓋相火狂越上衝腸胃乾涸五臟皆火已上諸症皆火之所為濕亦火之鬱而成也用以瀉火則腎水自固而無狂越漏洩之患所謂補腎者亦此意也丹溪謂腎家無火而兩尺脈微或左尺獨旺者皆不宜用惟兩尺脉俱旺者最宜。銅刀削去粗皮生蜜水浸半日取出炙乾再塗蜜慢火炙之每兩炙盡生蜜六錢為度入下部鹽酒炒火盛者童便浸蒸惡乾漆

苦參氣寒吐大熱。平胃能除心腹結。逐水利疸破癥瘕。大風惡瘡虫疥殺。味至苦入口即吐無毒沉也純陰入足少陽經主時氣惡病大熱伏熱結胸用此為末醋調吐之平胃氣補中養肝膽氣安五臟定志益精利九竅治疸逐水除心腹結氣癥瘕積聚及八風赤癩眉脫遍身胸脛臍腹近陰處生風熱細疥痒痛殺疥瘡虫下部䘌又能明目止泪治卒心痛腸澼熱利熱毒風皮膚煩燥止渴醒酒狂邪發惡飲食中毒丹溪云苦參屬水而有火能峻補陰氣有用揩齒而致腰重者以其氣降而不升非傷腎之謂也胃弱者慎用。糯米泔浸一宿蒸二時久晒乾少入湯藥多作丸服治瘡浸酒治腸風炒至烟起為末玄參為使惡貝母兎絲子及藜蘆

防己苦辛氣亦平。善治腰脚腫且疼。風濕熱寒邪可利。瘧喘瘡癰用亦靈。已止也防止足疾也無毒沉也陽中之陰也太陽本經藥通行一十二經主腰以下至足血分濕熱腫疼脚氣中風手足攣急諸癇傷寒寒熱邪氣通腠理利九竅膀胱有熱二便不利者最宜風濕頭汗身重便難者必用之又治風寒濕瘧及水腫風腫肺氣喘嗽膈間支滿肺痿咯血多痰殺癰腫疥癬虫瘡。出漢中文如車輻黃實而香者勝出華州青白虛軟者名木防己次之但漢主水氣木主風氣古方亦通用之酒洗去皮治肺生用雷公以車前根同蒸去車前用殷孽為使惡細辛畏萆薢女菀鹵鹹殺雄黃毒

茈胡苦寒瀉三焦。在肌行經臟血調。傷寒溫瘧胎產主。升清且退內傷潮。茈木也胡絲也以木代絲相承也無毒升也陰中之陽也瀉三焦火邪所以能除手足少陽寒熱瀉肝火也東垣云在肌主氣行經在臟主血調經凡外感內傷及溫瘧往來寒熱胸脇滿疼諸痰熱咳腸胃結氣五臟游氣皆在經而未入於臟也宜此行經和中解肌佐以人參適宜凡婦人經脉不調用小柴胡湯合四物湯加秦艽牡丹皮輩調之若有血積更加三稜莪朮之類又經行適外感熱入血室夜夜譫語及胎前產後感冒時行寒熱不可汗吐下者仲景用小柴

合四物、四君子和之。經云推陳致新，除大腸停水，作脹發黄，飲食積聚，骨節煩疼，肩背強急，濕痺拘攣，皆在臟而為血分疾也，宜此宣暢血脉，佐以黄芩尤妙。象云除虛勞，去早晨潮熱，惟内傷勞役，元氣下陷者，佐參芪升氣而祛邪則可；若元氣下絶及陰火多汗者，誤服必死。○ 抑論傷寒大小柴胡湯，以功言也，非柴胡有大小二種。其南柴胡最粗，不用。俱用關陝江湖近道間所産莖長軟皮赤黄者佳。外感生用，内傷升氣酒炒三遍，有咳汗者蜜水炒。半夏為使，畏皂莢，女菀、藜蘆，忌銅鐵。○ 又有一種出銀州白色者，治癆蒸用之，以其色白入肺，質稍實不輕，歲本草惟言銀州者勝，未嘗分言也。

**草龍膽**寒，味苦澁。益肝膽，治下熱濕，止痢，消疸，去腸虫，蒸骨，兒疳癰腫急。○ 葉似龍葵，味苦如膽，無毒。沉而降，純陰。主益肝膽，止驚癇，健忘，邪氣。酒浸則上行，療兩目赤腫，睛脹，瞖膜，瘀肉高起，疼痛不可忍，眼疾必用之藥。治胃中伏熱，時氣溫熱，黄疸，除下焦濕腫，熱泄下利，下血，去腸中小虫，骨間寒熱，小兒客忤，疳氣，癰腫瘡疥，口瘡。又治卒心痛，虫攻心痛，四肢疼痛，止煩，益智，殺蠱毒。若空腹餌之，令人溺不禁。○ 銅刀刮去鬚，甘草水浸一宿，晒乾，入酒炒黑。貫衆為使，惡防葵、地黄。

**通草**辛甘。瀉小腸，利便，故除脾疸黄，止煩噦，疏九孔竅，散癰，破血，下乳房。○ 即木通。心中有瓣，輕白可愛，女工取以飾物。無毒。瀉也。賦云瀉小腸火積不散，無他藥可比。利小便，熱閉不通，與琥珀同功。惟其利便開關格，故療脾疸及黄腫，多脾胃熱，反胃嘔噦，一切脾胃寒熱不通，小腹虛滿，耳聾，鼻塞，聲音不出，及婦人血閉，血塊，月水不匀，難産，胞衣不下，乳汁不通。珍云甘平，以緩陰血是也。惟其瀉火，故治心煩燥悶，止肺熱渴，散癰腫惡瘡，金瘡，鼠瘻踒折，一切瘡瘍癭瘤，排膿止痛，俱効。兼殺惡蟲三虫。要之瀉火則便溺自利，利便則火邪自降，通行一十二經，故因名為通草。其花上粉，主惡瘡痔漏，取粉摻瘡中。○ 去皮節，生用。

**車前子**味苦鹹，寒。止瀉，通淋，治産難，除濕，祛風，明赤眼。○ 葉消瘀衄刀傷殘。○ 喜生駕車牛跡中。無毒。止暴泄者，利水道，分清濁也。雖利水而不走氣，與茯苓同功。主五淋閉痛，催難産，横生，除濕痺，去肝中風熱，衝目赤痛，瞖瘴腫痛，淚出，療肝養肺，強陰益精，令人有子。○ 葉及根主鼻衄，瘀血，下血，尿血，血瘕，金瘡，止血，又能止煩，下氣，除小虫熱痢。用根葉搗汁一盞，入蜜少許，煎服。血淋用根葉水煎多飲，名單車前飲。○ 取子葉根完全者，力全。用葉，瓦上爐乾；用子，略炒，搗碎用。葉勿用子。

**地膚子**苦。利膀胱，治瘕疝兮又興陽。皮風目痛皆堪洗。葉主淋痢及瘡瘍。○ 苗弱不舉，布地而生，堪為掃帚。氣寒，無毒。主膀胱熱，利小便，療疝瘕，補中，強陰益精。本草云與陽起石同用，治丈夫陰痿及陰卵癀疾。煎湯洗皮膚中風熱，令人潤澤。洗目，去熱暗，雀盲，澁痛。○ 葉主大腸泄瀉，止赤白痢，和氣，澁腸，解惡瘡毒，客熱丹腫及妊娠患淋，小便熱痛手足煩疼。○形如蒿莖赤葉青大如荊芥，十月採實，陰乾入補丸。

石韋苦甘平無毒。主治勞熱通淋瀝，止煩下血祛惡風。背發炒末酒調服。蔓延石上，葉生斑點如皮，處處有之。主勞熱邪氣，補五勞，安五臟，治脬囊結熱，五淋癃閉，利水道，止遺溺，益精氣，止煩下氣，祛惡風。又炒為末，冷酒調服，治發背效。○三月採山谷中，不聞水聲及人聲者，陰乾。丸用去黃毛，微炙，毛射人肺，令嗽不可療。杏仁為使，得菖蒲良。有生瓦上者，名瓦韋，亦治淋。

地榆甘苦酸微寒。治下熱痢血諸般，婦人崩帶乳硬痛。止渴諸瘡膿可排。葉似榆而初生布地，味厚無毒，沉也，陽中微陰。東垣云：主下部積熱之血痢，止下焦不禁之月經，一切吐血衄血，腸風便血，婦人血崩帶下，十二病，胎前產後諸般血疾，及婦人乳痓硬痛，消酒止渴，補絕傷，治諸瘻惡瘡熱瘡，除惡肉，排膿止痛，熬膏敷金瘡，煎湯浸代指逆腫者，濃汁飲治小兒府熱瀉痢，釀酒服治風痺。惟虛寒冷痢禁用，熱痢初起亦不可用，恐澀早故也。○去蘆，惡麥門冬，得髮良。

秦皮苦寒解熱痢，清肝主風寒濕痺。補精止帶洗驚癇，點赤眼腫除翳淚。生秦地陝西州郡，取皮漬水書紙碧色不脫者真。無毒。液云：主熱痢下重，以苦堅之，黃柏、白頭翁、秦皮是也。治肝中久熱，兩目赤腫疼痛，風寒濕痺，洗洗寒氣，男子少精，髮白，女人帶下亦宜。作湯浴小兒驚癇身熱，水煎澄清洗赤眼，或冷水浸點眼，除青翳白膜，風淚不止。如草間花黃蜘蛛螫人，似癩，煮汁飲一斗即瘥。○去骨，大戟為使，惡吳茱萸、苦瓠、防葵。

龜甲鹹甘治勞蒸，補陰自能去瘀癥。崩痔瘧痢血分痺，小兒合顖頭瘡靈。龜，收藏義也；甲，堅也。氣平無毒。主內傷陰虛，骨蒸寒熱及勞倦骨痿，傷寒勞復，肌體寒熱欲死，力猛，能去瘀血，破癥瘕痎瘧，五痔，血分濕痺，四肢重弱，不能久立，婦人漏下赤白，陰瘡難產，及產前後痢，又治驚恚氣，心腹痛，腰背疼，兼治小兒顖不合，頭瘡不燥，燒灰傅之。久服益氣資智，且能食。丹溪云：龜乃陰中至陰之物，稟北方之氣而生，故能補陰血不足，陰足而血氣調和，則瘀血自去，癥瘕崩痔瘧痢痺疾自消，筋骨自健，故曰大有補陰之功。以其靈於物，故用以補心甚驗，令人有靈。○入湯作丸，故江湖中水龜生脫，水中濕者良，其次卜師鑽過者，名敗龜板，大者亦佳。酥炙或豬脂酒皆可。惡沙參、蜚蠊，畏狗膽。○肉，釀酒服，主大風攣急，或癱瘓不收，作羹食，主久咳嗽，大補而有神靈，不可輕殺，十二月食龜肉殺人。○血，治脫肛。○帶骨入山，令人不迷路。○尿，主久嗽，斷瘧。○又有一種秦地所產山龜，極大而壽，今四方亦有之，味苦無毒，主除濕痺身重，四肢關節不可搖動。

**鱉甲**鹹平，治勞熱，止瘧，破癥，下氣血，更消陰蝕與痔瘡，墮胎，止崩，寬兒脇。肉味雖甘補中氣，陰虛之人乃可啜。其䰍以眼，故稱守神。甲，介虫之甲也。無毒。主尸疰勞瘦，骨熱，療溫瘧勞瘧，老瘧，心腹癥瘕堅積寒熱，止上氣急滿，消惡血，并撲損瘀血，去鼻中瘜肉，陰蝕痔惡肉，消瘡腫腸癰，婦人漏下五色，羸瘦，催生墮胎，女子經閉，小兒脇下堅，癧疾，又治卒腰痛及石淋，杵末酒下。多忘，善誤，丙午日取甲着衣帶上。丈夫陰癩，醫不能治，取鱉頭燒灰，雞子白調傅之。歷年脫肛及產後陰脫，取灰乾摻托上。○用九肋多裙重七兩者，生剔去肉，取甲釅醋炙黃色，去勞熱，用小便煑一日夜，惡礬石。○肉主補中益氣，峻補陰，去血熱及濕痹，但不可久食，則損人，以其性冷耳。有獨目者，腹下有如王字者，頭足不縮者，三足獨足者，目門陷者，皆不可食。胸前有軟骨謂之醜，食之令人水腫。若誤中其毒，令人昏塞，以黃芪、吳藍煎湯服之立解。又合莧菜食之生虫，生鱉瘕；合雞子食之殺人。○又江中有濶一二丈者，名黿，肉補，以鹽淹可食，主濕氣諸邪氣，血熱，殺蠱毒。消百藥毒，療諸惡瘡瘰癧，功同鱉甲。

**鮀**鼉同**魚甲**酸性微溫，主心腹積有熱，煩，腸風崩痔引陰痛，涕泣驚，腰獨可飡。性嗜睡，恒閉目，形如龍，長一二丈，能吐氣致雨，力猛能攻江岸。有毒。主心腹癥瘕伏堅積聚，寒熱，女子崩中下血五色，小腹陰中相引痛，瘡疥死肌，五邪涕泣時驚，腰中重痛，小兒氣癃，皆漬用之，當炙。蜀漆為使，畏狗膽、芫花、甘遂。○肉至補益，主小氣吸吸足不立地，能發痼疾。皮可貫鼓，膏摩惡瘡。○鼉骨散用皮及骨燒灰，入紅雞冠花、白礬灰為末，空心米飲調服，治腸風痔疾甚效。

**牡蠣**鹹寒，除寒熱，止渴止嗽，寬胸脇，定驚，收汗澁血精，更療癰腫及疽甲。牡，毋也。鹹水結成，又云百歲鵰化成。無毒。入足少陰經。主傷寒寒熱溫瘧洒洒，除留熱在關節及榮胃虛熱去來不定，止煩渴，療咳嗽，除心痛氣結，脇下痞熱，定驚恚怒氣，止盜汗，瀉水氣，除老血，澁大小腸，男子虛勞之損，遺精夢泄，補腎正氣。病人瘧而多熱者，加而用之。女子崩中赤白帶下，療一切癰腫，鼠瘻瘰癧，喉痹，甲疽，臟血疼痛，小兒驚癇。久服強骨節，除拘緩，殺鬼延年。本草云：鹹為軟堅之劑，以柴胡引之，故能去脇下硬；以茶引之，能消結核；以大黃引之，能除股間腫；以麻黃根、蛇床子、乾姜為佐，能去陰汗；以地黃為使，能益精收澁，止小便，本腎經藥也。○取殼以頂向北，腹向南，視之口斜向東者為左顧，尖頭大者勝。先用鹽水煑一時，後入火煅紅，研粉用。貝母為使，惡麻黃、吳茱萸、辛夷，得甘草、牛膝、遠志、蛇床子良。○肉主虛損，調中，解丹毒，美顏色。於火上炙令沸，去殼食，或姜醋淹生食之。海族中最美且貴者，海牡蠣，丈夫食之無鬚。

**文蛤**海蛤味皆鹹，治胸脇腰痛，因疾能降痰氣，澁崩帶，瘻瘰痔惡瘡，仍兼。出東海，表有合而生。說文云：千歲燕化為海蛤，伏翼化為魁蛤。

須食海蛤從糞中出大如巨勝有紫文彩未爛者為文蛤無文彩已爛者為海蛤二蛤同類主治大同惟分新久。文蛤無毒主欬逆胸痺腰痛脇急墜痰軟堅止渴燥濕收澁固濟之劑也止大孔出血崩中漏下惡瘡鼠瘻五痔等症又治疳瘡能消能軟能燥同香附末姜汁調服療急疳蝕口鼻盡欲死燒灰臘猪脂和塗之凡修事一兩用漿水煮一時後以地骨皮柏葉各二兩又煮一時取出東流水淘三遍拭乾火煅研粉用不入湯藥蜀漆為使惡狗膽甘遂芫花。○海蛤無毒主欬逆上氣喘息煩滿胸痛寒熱療陰痿利大小腸液云蛤粉鹹能走腎可以勝水故治十二水氣浮腫治頸下瘻瘤餘同文蛤。○魁蛤形圓長似檳榔兩頭有孔外有縱橫文理味甘平無毒主痿痺洩痢便膿血食療云潤五臟止消渴開關節服丹石人食之免有熱毒瘡腫。○已上治下焦熱藥。

**竹葉**氣寒味辛甘。主虛煩熱清心痰。除喘欬渴與嘔血。痓痺喉風腫症堪。篁竹淡竹為上苦竹次之餘不入藥。○篁竹堅而節促體圓而質勁皮白如霜即水白竹也味辛平無毒可升可降陽中之陰也主除虛煩清心經胸中痰熱欬逆上氣止消渴嘔吐吐血熱毒風痰筋急風痓喉痺壓丹石毒利小便通淋閉消惡瘍腫毒殺小虫。○根作湯益氣止渴補虛下氣消毒汁主風痓。○實生於竹林茂盛蒙密之中大如雞子竹葉層層包裹味甘主通神明益氣輕身令人心膈清涼鳳凰所食也。○淡竹肉薄節間有粉味甘平無毒治同篁竹葉。○根大下心肺五臟熱毒氣消痰治熱狂煩悶。○苦竹有白有紫味苦平無毒心云除虛煩緩皮而益氣治不睡療口瘡眼痛瘖瘂利九竅解酒毒作瀝功同。

**竹茹**微寒治虛煩。清肺痿衄與血崩。更治嘔噦通噎膈。傷寒勞復益陰筋。即刮去竹青皮也淡篁竹皆好味甘無毒主下熱壅虛煩不眠溫氣寒熱止肺痿唾血鼻衄吐血崩中嘔噦噎膈傷寒勞復陰筋腫縮腹痛兼治五痔及姙娠因驚心痛小兒癇口噤體熱。

**大青**無毒大苦寒。主療天行口渴乾。大熱頭疼腰脊強。解金石毒風疹丹。花浸水晝夜色甚青翠故名主天行瘟疫熱毒寒熱口乾作渴頭痛心煩身強腰脊痛時疾藥多用又治金石藥毒及小兒身熱風疹丹毒。○春生青紫莖花似馬蓼花四月採莖葉陰乾。

**草蒿**寒苦祛勞熱。能止痢泄與汗血。開胃補中和心腹。金瘡惡疥痛可刼。蒿高也至秋而高即青蒿可雜香菜食之無毒主骨蒸勞熱冷熱久痢泄瀉盜汗最妙開胃明目補中益氣駐顏色黑毛髮止心痛熱黃及鬼氣尸疰伏連婦人血氣腹內滿療惡瘡疥癬風疹殺虫生擣傅金瘡止血生肉止痛燒灰淋汁和石灰煎膏去惡肉。○根莖子葉並入藥四者慎勿同用若同成痼疾春夏採苗秋冬採子以童便浸七日夜取出晒乾用。

盧根甘寒清胃熱。時行熱疫大煩渴。止霍亂及小便多。孕婦心煩更可活。蘆菰也條長而節疎也在處有之生下濕坡中狀似竹無枝葉抱莖而生花白作穗即蘆茅也無毒主清胃中客熱及寒熱時疾煩悶大熱消渴五噎膈氣乾嘔霍亂吐逆不下食止小便利及孕婦心熱煩悶又治食狗肉不消心下堅或腹脹發熱妄語及食馬肉魚蟹中毒並水煮服之。二八月採逆流水肥厚根去節鬚并土日乾用

馬蘭花甘氣亦平。除胃中熱咽喉疼。風寒濕痺并疝痛。帶下崩中血妄行。一名蠡實生河東山谷葉似薤而長厚開紫碧花結實如麻赤色有稜根可為刷具葉纔出土便硬故牛馬不食無毒主喉痺腫痛喘息不通去白虫傳鼻衄賦云治疝有益多服令人溏泄入藥醋炒。實主皮膚寒熱胃中熱氣心煩滿除風寒濕痺堅筋骨長肌膚令人嗜食治婦人血氣煩悶產後血暈并經脉不止崩中帶下止鼻洪吐血通小腸利大小二便解酒毒消一切瘡癤腫毒金瘡治黃病傳虫咬殺蕈毒並葉功同。根治中蠱毒下血如雞肝欲死者取為末水下寸匕隨吐效。三月採花五月採實陰乾

川楝子苦寒微毒。傷寒大熱痛心腹。利疝氣又補血精。皮洗游風根殺蠱。子可浣衣練絹即金鈴子陰中之陽也入心經主溫疾傷寒大熱煩狂利水道止上下部腹痛心暴痛非此不除治腎臟氣傷膀胱連小腸氣痛東垣云治疝氣而補精血是也又治臟毒下血殺三虫疥瘍酒浸濕蒸軟去皮核取肉晒乾。皮葉治游風疹瘡疥癩小兒壯熱煎湯浸洗。根殺諸虫利大腸以醋磨汁塗疥甚良。俗名苦楝樹令人端午佩葉以辟惡處處有之川產者佳入藥當用結子雌樹凡雌樹根皮一兩入糯米五十粒煎煮殺毒瀉多以冷粥止不瀉以熱葱粥發其不結子雄樹能吐瀉殺人

王瓜寒苦除邪熱。愈聾止渴清諸血。利疸腫兮消癰毒。帶溺不禁尤堪嚙。王犬也獨生於諸瓜之前月令四月王瓜生即此也一名土瓜根處處有之生田野及人家垣墻間緣蔓葉圓無缺有刺如毛鬭人謂之毛桃五月開黃花花下結子如彈丸如瓜蔞小如梔子無稜色黃根如葛細而多粘三月採根陰乾無毒主諸邪風熱結及天行熱疾愈耳聾益氣止消渴內痺瘀血月閉寒熱痠疼破癥癖落胎逐四肢骨節中水散癰腫留血鼠瘻瘰馬骨刺入瘡婦人帶下及小便遺溺不禁又治黃疸變黑疸生擣汁頓服當有黃水隨小便出汁和酒服吐蠱毒為末酒下下乳汁。子潤心肺治黃病生用肺痿吐血腸風下血赤白痢疾炒用

地龍鹹寒治熱狂，蠱毒蛇瘕服之良。更醫腎氣注腳腫，糞治痢丹及犬傷。即蚯蚓，無毒。丹溪云：屬土而有水與木，性寒，大解諸熱毒，行濕病及傷寒伏熱狂謬，大腹黃疸，殺伏尸鬼疰，蠱毒蛇瘕，去三虫長虫，治腎臟風下注腳風，不可缺也，仍須鹽湯為使。又治中風癇疾喉痺，小便不通，及交接勞復陰縮，並絞汁服之。中蠱吐下血若豬肝欲死者，取十枚以苦酒漬汁飲之。一方將地龍入葱葉中，緊捏兩頭，頻搖動即化成水，塗蜘蛛咬，點耳中治耳聾及蜒蚰入耳。○糞主赤白熱痢，取無砂者炒令烟盡，水沃濾汁服之。治熱瘡丹毒蛇犬傷，並鹽擣傅之。入藥炒用。○取白頸自死者，去土，鹽水洗，微炙。雷公糯米汁泔浸一宿，取出，又用酒浸一日，取出焙乾。凡製二兩，入川椒、糯米各一分同熬，令糯米熟，去椒米用。若人被其毒，以鹽湯飲之，並洗傷處即解。

石决明鹹寒又平，去皮鹽水瓦瓶烹。善除肝肺經風熱，更治青光內障盲。出南海，附石而生，形似蛤，大如掌，小如指，明耀五色，內亦含珠。生七孔九孔者良。凡用先磨去麤皮，用鹽水入瓦罐中煮一伏時，取出為末如粉。無毒。主肝肺風熱，骨蒸勞極，及青盲目障翳痛，水飛點之。五淋水調服，服後永不得喫山桃，服之令人喪明。

珍珠氣寒除煩渴，鎮心墜痰細作末。點翳膜兮催死胎，小兒驚風亦可活。珍，珍重也；珠，圓明也。生南海，採老蚌剖珠充貢。無毒。主手足皮膚逆臚，鎮心墜痰止渴，為粉點目中，主膚翳障膜。用綿裹塞耳主聾，傅面令潤澤好顏色。合知母療煩熱消渴；合左纏根治小兒麩瘡入眼；為末酒下，治難產下胞衣及子死腹中。小兒驚熱藥中多用之。取新完未經鑽綴者，研極細末，可餌服，不爾傷人臟腑。

禹餘粮殼味甘寒，大熱煩滿不自安。欬逆癥瘕并痞痢，崩帶赤白鎮之安。大禹遠行乏食，採以充粮而棄其餘。無毒。主大熱邪氣，欬逆寒熱，煩滿血閉，癥瘕，傷寒下痢不止，心下痞硬，利在下焦，及婦人崩中帶下赤白。本經云：重可以去怯，禹餘粮之重，為鎮固之劑也。又治小腹痛結，及骨節煩疼，四肢不仁，痔瘻等疾。久服益脾安五臟，奈寒暑，輕身延年。○形如鵝卵，外有殼重疊，輕敲則碎，中有黃細末如蒲黃者佳；如卵內有子一塊者不堪用，令人腸乾。火煅醋淬七次，研末水飛用。牡丹為使，畏貝母、菖蒲、鐵落。○又有一種石中黃，即禹餘粮殼中未成粮黃濁水也，功同上，去殼研用。

食鹽入腎味鹹寒，能除寒熱吐痰頑。止心腹痛殺蠱疰，暈瘡蓋血亦能乾。即所食之鹽。鹽，淹也，淹物久留不壞。無毒。能引藥入腎。主傷寒寒熱，坐胸中痰癖，止心腹卒痛，殺鬼邪蠱疰毒，及下部䘌瘡，堅齒，止齒縫出血。又炒鹽青布裹熨婦人陰痛，及火灼瘡，化湯洗蚯蚓毒，小兒卒不尿，鹽炙臍中，空心鹽揩齒吐水洗眼，夜見小字。陶隱君云：五味惟鹽不可缺，然淡為五味之本。北方人食不欲鹹，而顏完少病，古有終身不服鹽，而壽高鬚髮不白者。蓋鹽能傷肺走血損筋，令人膚黑，病嗽及水腫者全禁。○炒赤或水飛過，不可多用，漏蘆為使。○鹽黑丸：食鹽一升，研末，入瓦瓶內，築實，黃泥封固，火煅令透，候冷取出，入豆豉一升，熬焦；桃仁一兩，麩熬令熟；巴霜二兩，各研末和勻，蜜丸梧子大，每三丸，平旦時服，未吐利，更服二丸。天行時氣，豉汁及茶下；服後多喫茶汁，以行藥力。心痛酒下，血痢飲下，鬼瘧茶飲下，骨熱白蜜湯下，忌冷漿水。凡服藥後吐利勿怪，服藥二日，忌口二日，吐利若多，煎黃連汁服之。其藥宜冬月修合，磁盒收貯，勿令泄氣，惟小兒女子不可服多。

青鹽鹹寒，去痰熱，明目，固齒，烏鬚髮，除諸血疾，腹心疼，滋腎，鎮心，塗瘡癬。○即戎鹽，出北方西羌，一名胡鹽。四海皆有鹽，北青南赤，食鹽以河東解州精白者為勝，入藥以北海青黑色，形塊方稜明瑩者佳。無毒，主煩熱痰滿，治目痛瘀赤昏澀，牙疼，固齒烏鬚，止吐血溺血，齒舌出血，去蠱毒，心腹痛，除五臟癥結積聚，補下元，助水臟，益精氣，堅筋骨，益氣鎮心，傅癰腫瘰癧疥癬瘡癬。○水飛過用。

鹵鹽苦鹹寒無毒，主大煩熱，渴欲狂，消痰磨積，滌腸垢，去濕熱喘滿相當。○鹵水也，可煎鹽者，即石礦，主大熱消渴狂煩，消痰磨積塊，滌五臟腸胃留熱結氣，去濕熱，消心下堅，食已嘔逆喘滿，除邪氣，下蠱毒，柔肌膚，明目，治目痛，暈盛實用之，過服損人。

銀屑辛平，除邪熱驚悸，顛狂，腰痛折，能安五臟，定心神，丹毒，磨水忌諸血。○銀，限也，天地所產有限，稟氣西方辛陰之神，服之則傷肝。生者仍有毒，主邪熱顛狂，驚悸發癇，恍惚譫語，夜卧不安，除邪氣鬼祟，明目定志，安五臟，鎮心神，治婦孕卒腰背痛如折，水煎飲之；小兒諸熱丹毒，並冷水磨服。○入藥多用銀器或銀薄，畏磁石，鎮，忌一切血。外科用末，當以紋銀剉末，用水銀研令消也；或用銀薄以水銀消之，入硝石及鹽研為粉，燒出水銀，淘去鹽石，為粉極細，用之乃佳。

金屑辛平，除風熱，善止驚癇，鎮心神，止咳血渴，退蒸勞，堅髓，利臟，生殺人。○金，禁也，剛嚴而禁制也。屑，砂中生末也。金生於土，故從土，稟氣中央陰己之魂，生者殺人，熟者服之亦傷肌。雷公云：凡金銀銅鐵器，借氣以生藥力而已，入藥用則消人臟。有毒，主風熱顛癇，除邪毒氣，鎮心神，安魂魄，吐上氣，咳嗽傷寒，肺損吐血，作渴，骨蒸勞，堅骨髓，利五臟，調和血脈，及主小兒驚傷五臟，風癇失志。入藥多用金器水煎取汁，或金箔。畏水銀，惡錫。誤中生金毒者，惟鷓鴣肉可解。

**臘雪**甘寒解諸毒，善祛天行大熱疫，酒後暴熱或發黃，小兒狂癇可溫服。雨下遇寒氣凝而為雪，春雪不堪收，十二月者佳。無毒。主解一切毒，治天行時氣瘟疫熱疾，及丹石發動，酒後暴熱黃疸，小兒熱癇狂啼，仍小溫服之。藏淹一切菓實良。○冬霜無毒，主解酒後諸熱，傷寒鼻塞，治暑月汗漬腋下赤腫，及痱瘡，和蛤粉傅之立愈。凡用瓦木上霜，以雞翎掃取，收磁瓶中，時久不壞。○秋露水味甘美，無毒，在百花上者止消渴，愈百疾，調五臟，潤肌膚；在柏葉上者主明目。俱於朝露未晞時拂取之。○正月雨水，夫妻各飲一杯，還房當獲時有子，神效。若煎服之，令人陽氣上升。○夏冰味甘大寒，無毒，主去熱煩熱，熨人乳石發熱腫。暑夏盛熱，與時候相反，當時暫快，久皆成疾。

**人黃**寒諸毒散，時行大熱顛狂亂，破開疔腫醋和敷，中毒惡瘡清汁灌。即人屎。味苦，無毒。解諸毒，時行大熱，心躁狂亂奔走，狀似顛癇，言語不定，及骨蒸勞熱，溫病勞後食服。宜用乾陳者入罐內，以泥固濟，火煅半日，取出去火毒，研末，新汲水或沸湯調服三錢，未効再服。又善破疔腫，開以新者封之，一日根爛。發背欲死，燒灰醋調傅腫處良。○糞清汁冷，亦主天行熱狂熱疾，中毒并惡瘡，蕈毒、菌毒，取汁服。取法：臘月截淡竹一段，去青，留底二節，上節發竅，以夫甘草納竹筒內，以木塞上竅，以留節一頭插於糞缸內，浸一月，取出，晒乾待用。○廁溺坑中青泥，療喉痺，消癰腫，若已有膿即潰。

**人溺**寒能降火，鼻洪吐血血攻心，勞嗽肺痿胎難產，撲杖蛇傷患處淋。即人尿。味鹹，無毒。療寒熱頭疼溫氣，童男者尤良。丹溪云：降火最速，熱勞方中多用之。主吐血衄血，卒血攻心，和姜汁煎二三沸，乘熱服，差。止勞嗽失音，肺痿，破癥積，明目益氣，潤肌膚，利大腸，推陳致新之藥。胃虛及氣血虛無熱者不可用。又治難產及胞衣不下，和姜葱煎三沸，熱服即下。產後飲一盃，壓下敗血惡物，吐血暈之疾，傷胎血結心腹痛，并撲打瘀血攻心，單煎服之効。被蛇犬等咬，以熱尿淋患處。○人中白，即尿桶中澄底結白者，須置風露下經二三年者可用。又名秋白霜。丹溪云：能瀉肝火，降陰火，故治傳尸熱勞，肺痿，心膈熱，鼻衄吐血，羸瘦渴疾。又傅湯火炮瘡，及緊唇瘡。凡用須刮在新瓦上，用火逼乾研末。○已上治熱通用。

**防葵**出興州。根似防風，葉似葵，每莖三葉，一本十莖，中發一幹，花如葱花，與狼毒相似，但置水不沉耳。世亦稀有。味苦辛，氣平寒，無毒。主膀胱熱結，溲溺不下，疝瘕腸泄，療五臟虛氣，小腹支滿臚張，止癲癇驚邪狂走，欬逆濕瘖，鬼瘧，消氣血瘤，殺百邪。久服益氣強志，堅筋骨，除腎邪。中火者不可服。○去虫末，甘草水浸一宿，晒乾。

景天　葉似馬齒莧而大作層上莖極脆開紅紫花今人以盆養於屋上以辟火故又名愼火草味苦酸氣平無毒主大熱身熱煩邪惡氣諸蠱毒痂疵寒熱諸不足治火瘡風疹惡痒游風瘡毒小兒丹毒赤腫生搗敷之其花主女人漏下赤白。七月採陰乾

萹蓄　在處有之苗似瞿麥葉細綠如竹莖赤如釵股有節花青黃色可食味苦氣平無毒主熱黃五痔及丹石毒發衝眼腫痛並搗汁頓服霍亂吐利不止以五味調和煮羹食之又主浸淫疥瘙熱腫惡瘡痒痛並搗敷之女子陰蝕小兒蛲虫攻心心痛面青口中沫出欲死者空心服之其虫自下。五月採苗陰乾用之

王不留行　在處有之高七八寸葉尖如小匙頭實如赤子四月開花黃紫色本名剪金花因蜀主素好此花後因降宋遷汗人言此花曰王不留行味苦甘氣平無毒陽中之陰也止心煩鼻衄除諸風症風痺內寒金瘡主血逐痛出刺癰疽惡瘡瘻乳發背游風風疹通血脉調月經催難產下乳汁。三月取苗五月收子蒸兩時入漿水浸一宿取出焙乾用

貫衆　生山谷陰處苗赤葉綠如葉莖幹三稜似雉尾根大如瓜紫黑色有毛凌冬不死又謂之貫節味苦微寒有毒主腹中邪熱氣諸毒除頭風破癥瘕止鼻血金瘡殺三虫去寸白。二八月採根陰乾去毛皮赤小豆使

白英　生山谷似葛葉有毛實如龍葵子一名白草春採葉夏採莖秋採花冬採根用味甘寒無毒主寒熱入疸消渴補中益氣故作羹飲甚療勞夏月煮粥食極解熱毒又主煩熱風疹丹毒瘧瘴寒熱小兒結熱煮汁飲之

爵牀　生田野似香薷葉長而大今人謂之香蘇味鹹寒無毒主腰脊痛不得著床俛仰艱難除熱可作浴湯

翹根　味甘鹹平小毒主下熱氣益陰精久服悅顏明目耐老以作蒸飲酒病人

屈草　味苦微寒無毒主胸脇下痛邪氣腸間寒熱陰痺久服益氣輕身耐老

羊桃　山野甚多似家桃又作山桃葉莖花赤實如棗核味苦寒有毒主熛熱身暴赤色風水積聚除小兒熱去五臟五水大腹利小便益氣可作浴湯洗風痒惡瘍諸瘡腫毒。二月採陰乾

溲疏　與枸杞相似但有刺味辛苦氣寒無毒主皮膚中熱除邪氣止遺溺通水道除胃中熱下氣漏蘆為使

**梓白皮** 即梓樹之皮處處有之似桐而葉小花紫色即秋之疏理白色而生子者味苦寒無毒主熱去三虫療目中疾及吐逆反胃小兒熱瘡身頭熱煩蝕瘡湯浴之○葉擣傳手腳火爛瘡飼豬肥三倍

一法立秋日太陽未升時採葉煎膏傳瘰瘡瘻癧昔有人患發背腸胃可窺百方不瘥一醫者用此膏傳其外用雲母膏作小丸服盡四兩止不累日雲母丸透出膚外與膏藥相著其瘡遂瘥○凡使勿誤用椅樹皮椅皮梓實相反

**桐葉** 處處有之用白桐二月開淡紅花結子可作油者○葉味苦寒無毒主惡蝕瘡著陰皮主五痔殺三虫療賁豚氣病○皮主五淋浴髮去頭風生髮滋潤及癰瘡疽痔瘻惡瘡小兒丹煎膏傳之其花飼豬肥大三倍○油冷微毒主消水腫傳惡瘡疥及鼠咬○一種梧桐四月開淡黃小花如棗花五六月結子此即月令桐始花者其子多食之動風氣白皮主腸中生痔肛門邊有核者又可傳瘡井酒服之

**理石** 生兩石間皮黃赤肉白作斜理文不似石氣味辛甘大寒無毒主身熱利胃解煩除榮衛中去來大熱結熱解煩毒止消渴及中風痿痺破積聚去三虫益精明目滑石為之使惡麻黃

**長石** 生長子縣文如馬齒方而潤澤似石氣但厚大縱理而長為別味辛苦寒無毒主身熱胃中結氣止消渴下氣除脇肋肺間邪氣及四肢寒厥利小便通血脈明目去翳眇下三虫殺蠱毒

**乾苔** 生石上者名乾苔味鹹氣寒主心腹煩悶冷水研飲療痔殺虫及霍亂嘔吐不止煮汁服之又發諸瘡疥下一切丹石殺諸藥毒不可多食令人痿黃少血色○生水中者名陟釐南人取為紙名苔紙色青黃體澁味甘大溫主心腹大寒溫中消穀強胃氣止泄痢斷下藥用之

**屋游** 即古瓦屋上北陰青苔衣也八月採去泥陰乾味甘寒無毒主浮熱在皮膚往來寒熱利小腸膀胱氣及小兒癇熱時氣煩渴○生古牆側北陰青苔衣名垣衣三月採陰乾味酸無毒主黃疸心煩欬逆血氣暴熱在腸胃中金瘡內塞久服補中益氣長肌悅顏○生牆上者名土馬騣歲多雨則茂盛北垣衣更長治骨熱煩毒壅鼻衂○井中苔味苦寒無毒主熱瘡漆瘡水腫殺野葛巴豆諸毒療湯火瘡

**海金砂** 味甘平無毒主通利小便得梔子馬牙硝共療傷寒熱狂○收全料紙襯曬乾以杖擊之其砂自落

**苧根** 即今績布苧麻根也味甘滑冷無毒主天行熱疾大渴大狂服金石藥人心膈熱善能安胎小兒赤丹共漬苧汁療渴甚驗丹溪云苧屬土而有土與金大補肺金而行滯血故能破血止血暈及產後腹痛又治五種淋疾水煎濃汁服之即通治諸癰疽發背乳癰初起熱丹毒腫毒箭蛇虫咬並擣根傳上日夜數易腫消則瘥

**菰根** 生水中葉如蒲葦刈以秣馬甚肥春亦生筭堪啖歲久者中心生白薹如小兒臂謂之菰手南人呼為茭草味甘大寒無毒主腸胃痼熱煩渴止小便利去胸中浮熱風利五臟邪氣酒皶面赤白癩瘻

瘍火瘡除目黄止熱痢雜鯽魚為羹開胃口解酒毒壓丹石發熱多食動冷氣滋牙齒傷腸道令下焦冷發痼疾不食為妙

**甘焦根** 即巴焦也嶺南者有花有實味極甘美北地者但有花而無實他處雖有而作花者亦少主天行熱狂煩悶消渴黄疸患癰毒并金石發熱悶口乾並絞汁服熱腫游風風疹並擣傅之○汁無毒治暗風痛並暈悶欲狂者飲之得吐便瘥又塗髭鬚髮令黑不落及湯火瘡取法用竹筒插皮中如取漆法

**馬勃** 即馬屁菌也生濕地及腐木上虛軟如紫絮彈之粉出主喉閉咽痛去膜蜜水調服傅諸惡瘡馬疥甚良

**孩兒茶** 味苦甘氣寒無毒消血治一切瘡毒○古方兒茶薄荷葉細茶為末蜜丸飯後含化三五粒消痰

**紫背天葵** 俗名葉下紅葉似胡荽根如香附子三月採陰乾治乳癰擣酒內服外傅治喉痺腫痛擣汁嚥立消凡煮雲母石鍾乳粉曾青用此草與甘草同製極妙

**泉水** 味甘平無毒主消渴反胃熱痢熱淋小便赤澀兼洗漆瘡癰腫久服却溫調中下熱氣○新汲水治心腹冷病又解合口椒毒又主魚骨鯁令合口向水張口取水氣鯁當自下凡飲諸水療病皆取新汲水泉不用停污濁暖非惟無力固亦損人又陰地流泉飲之發瘧軟脚

**井華水** 即井中平旦第一汲者味甘平無毒主洗目膚翳及酒後熱痢又治大驚九竅出血以水噀面勿令知之平旦含口去口臭和硃砂服好顏色又堪鍊諸藥石投酒醋令不腐

**半天河水** 即竹籬頭及高樹間天澤水也微寒無毒主鬼疰狂邪氣殺蠱毒鬼精恍惚妄語與飲勿令知之諸風惡瘡瘙癢取水溫洗之○抑考半天河水天澤水也故治心病狂邪惡毒臘雪寒也故解一切熱毒井水澄澈也故通九竅後世又用東流水者取其快順疾速也倒流水者取其回旋留止上而不下者也

**漿水** 味甘酸性涼善走無毒主調中引氣宣和強力通關開胃止消渴霍亂洩痢消宿食化滯物宜作粥薄暮啜之解煩去睡調理臟腑粟米新熟白花者佳煎合醋止嘔噦白膚體唯冰漿至冷孕婦食之動胎或令兒骨瘦不成人漿水不可同李實食令人吐利

**地漿** 即掘地坑以水沃之攪令濁俄頃取之氣寒無毒主熱渴煩悶解中諸毒諸菌毒及食生肉中毒○已上治熱雜用

主治各經熱藥

肝氣柴胡血黃芩　心氣麥門冬血黃連　脾氣白芍血大黃　肺氣石膏血山梔　腎氣玄參血黃柏　膽氣連翹血柴胡　胃氣葛根血大黃

三焦氣連翹血地皮　膀胱氣滑石血黃柏　大腸氣連翹血大黃　小腸氣赤茯血木通　胞絡氣麥門冬血牡丹皮

主治骨肉分勞瘵發熱藥

肝氣當歸血柴胡　心氣生地血黃連　脾氣芍藥血木瓜　肺氣石膏血桑皮　腎氣知母血生地　膽氣柴胡血瓜蔞　胃氣石膏血芒硝

三焦氣石膏血竹葉　膀胱氣滑石血澤瀉　大腸氣芒硝血大黃　小腸氣赤茯血木通

己上諸藥。治中下三焦內熱。兼治濕熱之劑。

## 治濕門

即湯液濕化成也。古菴云：氣虛不能運化水穀而生濕，宜補氣除濕藥；又宜調中消導藥、行濕利二便藥。外濕宜汗散，宜用風門藥，風能勝濕也。夫濕寒皆屬陰，宜與治寒門通看。

人參甘溫補五臟。止渴調中利濕痰。明目開心通血脈。安魂定魄解虛煩。參，參也。久服補元氣，有參贊之功。五參皆然。無毒。浮而升，陽也。主補五臟，隨本臟藥為使。以升麻引，則瀉肺脾中火邪，以補上升之氣；以茯苓引，則瀉腎中火邪，以補下焦元氣。一切勞傷肺脾，陽氣不足，喘促短氣，少氣最妙。惟陰虛火嗽吐血者慎用，故曰肺寒可用，肺熱則傷肺。而寒者脈滯濡行遲，假參之力，通經活血，則元氣亦自是發生而盛矣。肺熱者氣血激行，再加通迅，以助其激速，而脾氣耗甚矣。止渴者，生津也。調中，安脾助胃，去腸胃中冷、心痛、腸滿、霍亂、反胃，消濕痰，定喘，消積，明目，開心。入手太陰而能補陰火，乃氣中之血藥也。故生脈散及表藥、瘡瘍藥中多用者，亦取其通經而走表也。善能安魂定魄，辟邪止驚，除中虛煩熱。與黃芪同用，則助其補表；與白朮同用，則助其補中；與熟地同用而佐以茯苓，則佐補下焦而補腎。或泥於作飽而不敢用，蓋不知少服則濕壅，多服則宣通意也。○形如人形，大如雞腿者，去蘆，不令人吐。和細辛蜜封，千年不壞。反藜蘆，惡鹵鹹。

黃芪甘溫性無毒。補益三焦呼羊肉。內托癰疽外斂汗。生津退熱效尤速。黃色，耆，老也。服之延年，又名芪者，底也。補下元也。可升可降，陰中之陽也。入手少陽、手足太陰經。東垣云：溫肉分而實腠理，益元氣而補三焦。蓋補肺，皮毛自實，治上焦虛喘短氣者，瀉肺中火也；中焦脾胃虛弱，脈結，血脈不行，羸瘦腹痛；下焦久瀉痢，腸風崩帶，月事不匀胎前產後諸虛疾，小兒百病，補三焦，腎命門不足，呼為羊肉。又云內托陰症之瘡瘍，外固表虛之盜汗。治癰疽久敗，排膿止痛，生肌收口，逐五臟惡血，大風癩疾，五痔，鼠瘻，肺癰已潰者，用此從裏托出。有汗則止，無汗則發，表虛有邪，發汗不出者，服此則汗；兼止渴生津，生血補中，瀉陰火，退虛熱之聖藥也。惟蒼黑氣盛者禁用；表邪旺者，亦不可用，用之反助邪氣。陰虛者，亦宜少用，用之以升氣於表，則內反虛耗矣。○皮微黃，肉白柔軟，出綿上者，服之長肉，瘡瘍生用，肺虛蜜炙，下虛鹽水炒。惡龜甲、白蘚皮，畏防風。防風能制芪，得防風其功愈大，蓋相畏而相使者也。

**甘草** 甘平，生瀉火，炙之健胃，可和中，解毒養血，堅筋骨，下氣通經，消腫紅。甘，甜草也。性緩，能解諸急，熱藥用之緩其熱，寒藥用之緩其寒，善和諸藥，解百毒，故又名國老。無毒，可升可降，陰中之陽也。入足三陰經。生則分身稍瀉火，稍子生用性寒，能瀉胃火，解熱毒，除胸中積熱，去莖中痛。節生用，消腫導毒，治咽痛；炙則性溫，能健脾胃，和中。身大者補三焦元氣，止渴止嗽，及肺痿吐膿，腹中急痛，赤白痢疾。又養血補血，堅筋骨，長肌肉，培下元氣，除煩滿，逆氣，通經脉，消諸癰疽瘡瘍紅腫，與黃芪同功。若未潰者，宜生；已潰與不紅腫者，宜炙。大抵脾胃氣有餘，如心下滿及腫脹、嘔吐、痢疾初作，皆不可用；下焦藥亦少用，恐緩不能達。凡藥宜少用，多用則泥膈而不思食，抑恐緩藥力而少効。○白术、苦參為使，惡遠志，反大戟、芫花、甘遂、海藻。忌松菜、豬肉。

**白茯苓** 甘平滲濕，消痰潤肺，伐腎邪，養心神，又調脾臟，益氣助血補虛家。赤者須知破氣血，利瘦入丙功尤驗。茯伏也，苓靈也。松脂伏於地中而生，治病有靈驗也。味甘淡，氣平，無毒，浮而升，陽也。入手太陰、足太陽、少陽經。東垣曰：白茯苓補虛勞，多在心脾之有準。又云白者入壬癸，是三焦通行藥也。滲濕者，利小便，消浮腫，暴病行水之聖藥也。消痰潤肺者，主胸脇逆氣，煩滿欬逆，口焦舌乾，消渴津少，一切痰壅，痰欬肺痿，肺火不可缺也。腎邪者，淋瀝，淋結，白濁，腰腔腫痛無力等症，皆腎經停蓄邪水之所為也。惟此藥能伐去邪水，以安真水。養心神者，治憂恚驚邪，恐悸，健忘，好睡，心下結痛，保神養神，安魂之主藥也。調脾胃臟氣者，小便澁而能利，小便多而能止，大便結而能通，大便多而能止，一切脾胃不和，水穀不分，寒熱無定，嘔逆不止，須用之。補虛者，本經云長陰益氣力，日華云補五勞七傷，安胎，煖腰膝，丹溪云：凡藥氣重者主氣，味重者助血。茯苓雖曰淡滲，而味甘且重，不走真氣，佐以人參等補劑，下行亦能補虛固腎。陰虛者少用無害。養生家每取白者，蒸暴三次為末，以牛乳汁和膏服之，或蜜浸，或酒浸封固，百日後常服，不饑延年，陽化為筋，通神致靈。要知虛而上有痰火，下有濕熱者，最宜。若勞役陽虛，小便多，汗多者，禁用。○赤茯苓味淡，入足太陰、手少陽、少陰經。東垣云：赤者入丙丁，主破結血結氣，瀉小腸火，利小便，分水穀。陰虛者切忌。蓋白補而赤瀉也。○出雲南，似人形龜鳥，味甘者佳。去麄皮，杵末，水飛，浮去赤膜，晒乾，免致損目。有生山之陰，味苦者，須熱湯淋去苦味。馬刀為使，惡白歛，畏牡蒙、地榆、雄黃、秦艽、龜甲，忌醋及酸物。得甘草、防風、芍藥、紫石英、麥門冬，共療五臟。

茯神能療風虛眩恚怒驚悸善忘健虛補勞之辟不祥心下堅滿亦可羨。假松之氣潛盛發泄於外者結為茯苓津氣不甚盛者抱根而生名為茯神言專能斂伏神氣也味甘氣平無毒陽也治風眩風虛心虛之要藥止恚怒驚悸善忘開心益智定魂魄養精神療五勞口乾補虛之辟不祥又治心下急痛堅滿人虛而小便不利者加而用之。去皮及根

畏惡同茯苓

薯蕷甘溫氣最平。能補榮衛治濕凝。腰痛夢失虛羸熱。又止頭風眼睛眩。薯署也色明也蕷形如芋也俗名山藥無毒手太陰經藥也涼而能補凡脾胃中氣不足久泄者必用之補心氣開達心孔安魂多記補肺津潤皮毛乾燥除煩熱或寒熱邪氣下逆氣補腎陽氣強陰澁夢泄止腰疼東垣云山藥而腰濕能醫丹溪云生者消腫硬蓋補氣血則留滯自不容不行也補肝能堅筋骨及頭面游風頭風眼眩久服益顏色長肌肉病人虛羸加而用之懷慶者佳熱則滯氣濕則滑惟乾實者入藥二門冬紫芝為使惡甘遂

白朮甘溫健胃脾。寒濕熱濕盡相宜。痰痞嘔泄腫汗渴。兼補氣血安胎兒。朮濁也色白而形濁也味甘而辛苦不烈無毒可升可降陽也入手太陽少陰足陽明太陰經補脾胃虛弱不思飲食去諸經濕又退胃熱除寒熱消虛痰痞氣宿滯止霍亂嘔逆泄瀉腹中冷痛利小便消水腫脹滿又有汗則能止無汗則能發緩脾生津除濕渴利腰臍間血上而皮毛中而心胃下而腰臍在氣主氣在血主血故補虛藥多用之兼安胎產產後中風口禁及大風痿痹足脛毒瘡皆効丹溪云與二陳同用則健胃消食化痰除濕與芍藥當歸枳實生地之類同用則補脾而清脾家濕熱再加乾薑去脾家寒濕東垣云佐黃芩有安胎之能君枳實有消痞之妙惟傷寒動氣不宜用。米泔浸半日去蘆瀉胃火生用補胃虛土炒防風地榆為使忌桃李雀鴿肉

。已上補氣除濕藥

蒼朮辛烈苦甘溫。主風寒濕痺疸屯。腫滿痰積瘧皆散。止嘔瀉治頭目昏。蒼以色言無毒浮而升陽也入足陽明太陰經主風寒濕痺死肌痙疸逐皮間風水結腫心下滿悶腹中脹痛窄狹消痰飲痃癖氣塊袪瘧除瘟疫山嵐瘴氣止霍亂吐瀉不止治大風在身面風眩頭痛目淚出青盲雀目內外翳障久服烏鬚駐顏壯筋骨明耳目潤肌膚是驗然此皆為陽虛者言也丹溪云辛散雄壯發汗甚速以黃柏牛膝石膏下行之藥引之則治下焦濕疾入平胃散能去中焦濕疾而平胃中有餘之氣入葱白麻子之類則能散肉分至皮表之邪惟血虛怯弱及七情氣悶者慎用誤服耗氣血燥津液虛火動而痞悶愈甚。米泔浸七日夜去粗皮炒黃色或童便浸防風地榆為使忌桃李雀鴿肉。柳考神農經云若欲長生須服山精言朮結陰陽之

精末嘗分蒼白也自陶隱居分用而後貴白而賤蒼善乎東垣云補中除濕力不及白寬中發汗功過於白

**半夏**味辛氣亦平。去濕痰健胃脾。經傷寒嘔欬咽喉腫。胸滿頭痛盡忌生。夏至第三候生葉亦半生天然妙也有毒沉而降陰中陽也入足陽明太陰少陽經性燥勝水善去脾經濕痰痰去而脾胃主氣自健飲食自進寒痰風痰亦用者辛溫故也主傷寒寒熱溫瘧嘔吐欬逆上氣及形寒飲冷傷肺而咳治咽喉腫痛心下堅脹腸鳴胸中痰氣痞塞及痰厥頭痛頭眩非此不除兼消癰腫癭瘤氣虛而面色痿黃有痰氣者加而用之凡用生令人吐熟令人下故局方多用熟者但本草云生微寒熟溫宜生者姜佐熟煎可也凡諸血症及自汗渴春禁用丹溪云燥而耗津雖少陽病渴者亦忌惟氣症因動火上盛用半夏調其氣而動火伏而渴自止。臘月熱水泡洗置露天水過又泡共七次留久極妙如虛症及孕婦惡阻用麴免致損血墮胎射干柴胡為使惡皂莢畏雄黃生乾姜秦皮龜甲反烏頭忌海藻羊肉羊血飴糖。造麴法先將半夏湯泡九次晒乾為末隨病用藥或煎膏或絞汁調末為丸如彈子大用楮葉或紙包裹以稻草上下盦七日生毛取出懸風烟之上愈久愈良如治諸痰用生姜自然汁風痰用牙皂煎膏甚者少加麝香寒痰青濕痰白用老姜煎濃汁加白礬三分之一火痰黑老痰膠用竹瀝用荊瀝少入姜汁皮裏膜外痰核用白芥子竹瀝虛勞熱痰用麻油浸三五日炒為末麩糊為麴治顛癇一切健忘舌強等似風癱症用臘月黃牛膽汁略入熟蜜小兒驚風加南星等分用甘草煎膏脾虛慢驚及鬱痰用香附蒼朮川芎等分煎膏治中風卒厥傷寒幷諸瘡瘍內結不便一切宜下之病用皮硝白粉霜十分之三共用河水煮透為末以大黃煎膏痰積沉痼取二兩入海粉一兩雄黃五錢為末蜜丸一切沉痼痰疾用黃牛肉煮成膏造麴日乾

**橘皮**辛溫利膀胱。主除痰氣逆胸堂。消導脾胃止嘔瀉。發表寒濕佐生姜。橘色如瑙上有丈無毒味厚可升可降陽中之陰也除膀胱留熱停水五淋利小便主胸中痰熱逆氣客氣消痰止氣嗽潤肺和胃健脾輕則水穀不化衝胸作嘔或下泄或氣痢或霍亂重則癥瘕積滯皆能消導兼去白虫解酒毒治下焦冷氣臟間虛冷氣脚氣衝心久服去臭下氣通神丹溪云與白朮半夏同用則滲濕而健脾胃與甘草白朮同用少用則補脾胃無甘草白朮而多用獨用則瀉脾胃與蒼朮厚朴同用去中脘以上至胸膈之邪再加生姜葱白麻黃之類則能散肉分至皮表有餘之邪。陳久者良隔年者亦可用留白略炒健脾胃和中去白曰橘紅消痰瀉肺發表入下焦用鹽水浸肺燥者童便浸晒自檀為使又有一種曰柚比橘差大不堪入藥。青橘葉導胸脇逆氣行肝氣乳腫痛及脇癰藥中用之以行經。

○橘核治腎注腰痛膀胱疝痛腎冷炒去殼為末酒調服

青皮苦寒破滯氣。入肝膽又利脾胃。膈脇小腹痛且膨。疝積愈依愈能治。與橘皮一種，大而色紅已成熟者曰橘皮，小而色青未成熟者曰青皮，無毒，沉而降，陰中陽也。入手少陽經，厥陰引經藥。主破滯氣，利脾胃，消飲食，除積結膈氣，止小腹脹痛，須用之。又瀉肝氣，治脇痛、疝氣及伏膽家動火驚症。用二三分可也。橘皮治高，青皮治低，故東垣云：破滯氣，愈低而愈效；削堅積，愈下而愈良。氣虛弱者少用，蓋有滯氣則破滯氣，無滯氣則損真氣。氣短者全禁。○去穰用，消積定痛醋炒。

枳殼微寒味苦酸。逐水消痰胸膈寬。止嘔瀉痢攻堅積。散痔祛風利竅關。枳即橘屬，去穰用殼，無毒，浮升而微降，陰中陽也。逐心下停水，去胃中濕，消脹滿，瀉肺疾氣，勞氣咳嗽，背膊悶倦，胸膈痞結，脹脇滿痛。東垣云：消心下痞塞之痰，泄腹中滯塞之氣是也。止嘔逆反胃，霍亂及五膈氣，瀉痢，消宿食，破癥瘕痰癖，老積腸風，下血痔腫。本草所謂安胃是也。治遍身風疹痒麻，痺痛。藥性論云：主皮毛之病是也。兼通關節，利大小腸，瘦胎催生。氣血虛弱者禁用。○水浸軟，去穰麩炒香熟。

枳實比殼性更酷。主治大同下脇腹。更消脾癖破堅癥。溏泄陰痿莫誤服。與枳殼一種，大而色黃紫多穰曰殼，小而色毒中實小穰曰實，無毒，浮而降，純陰。逐停水，消痰飲，寬胸脇，安胃氣，止喘逆，破積聚，利五臟，除寒熱結。功同枳殼，但枳殼性詳而緩，枳實性酷而速。更能去脾間痰血，痰血去而痞自消，去日久稠痰，消年深堅積。丹溪云：脾胃濕熱生痰，有積者，入白朮中四分之一。脾用枳實，有推墻倒壁之功，故治下，主血，在心腹之分。胃用枳殼，損至高之氣，故治高，主氣，在胸膈之分。皆疏通決瀉，滑竅破結實之劑。本草云：止溏泄，益氣明目，亦謂積去而脾健，神清也。藥性論云：腎內傷冷，陰痿而有氣，加而用之，借以達下耳。要之，實症可用，虛而久病，慎不可誤服。海藏云：益氣，佐以參、朮、乾姜；破氣，佐以牽牛、硝、黃。其善用枳殼者乎。又與黃芪等分糊丸服，治腸風下血。單用蜜丸服，治五痔。為末飲調服，治胸痺氣壅，心膈不利，及小兒久痢，淋瀝，水穀不調，炒熱熨婦人陰腫痛。○實、殼俱宜商州陳久者，水浸軟，去穰麩炒。

厚朴苦溫除濕痰。最散心腹脹痛急。霍亂積痢并頭痛。治痺消瘀通經翕。皮厚實朴，味苦辛，無毒，可升可降，陰中陽也。消痰下氣，除胃濕，逐結水，瀉膀胱，泄五臟一切氣，治心腹煩痛脹滿，散結之神藥也。療霍亂轉筋，胃中冷逆，胸中吐不止，或嘔酸水，消宿食，厚腸胃，走積年冷氣，腹內腸鳴，止瀉止痢，及治中風傷寒頭痛，寒熱氣血痺死肌，調關節，破宿血，通婦人月經，及產前後腹臟不安，兼定驚悸，下淋露，去三蟲。本經云：與枳實、大黃同用，則能泄實滿而解熱脹，是消痰下氣也。與橘皮、蒼朮同用，則能除濕滿而平胃氣，是溫中益氣也。與解利藥同用，則治傷寒頭痛。與泄利藥同用，則厚腸胃。大抵用苦則泄，用溫則補。胃弱氣虛者，終不敢用。以其味苦而辛，能散人元氣也。此丹溪謂平胃散用之，不使胃土太過，而復其平，以至於和而已，非溫補之謂也吁竹瀝山藥涼而能補橘皮厚朴熱而能泄用者悟之○肉厚色紫者佳去粗皮入湯藥用生姜汁炒入丸藥用醋炙或酥炙乾姜為使惡澤瀉寒水石硝石忌豆

**射干** 苦寒消食熱○寬膨下氣○逐老血○破癖通經○治兒疝○便毒喉風瘰核結○形如射鳥之竿有小毒開胃下食除飲食大熱散胸中熱氣腹中邪逆胸腹脹滿肺氣喘嗽咳逆上氣療老血在心脾間欬唾言語氣臭破癥結疫癖痰血通女人月閉治小兒疝氣發時腫痛如刺散結氣消腫毒去胃癰治便毒足厥陰濕氣因疲勞而發取三寸同生姜煎服利兩三行即効又治咽痛水漿難入不得消息嚥汁立瘥丹溪云屬金而有木與水火行太陰厥陰之積痰使結核自消甚捷久服令人虛○即烏扇根紫花者是紅花者非三月採米泔浸一宿日乾

**旋覆花** 鹹甘冷利○逐水消痰止嘔噫○寬胸脇清頭目風○治脾又治腸臟結○花如菊淡黃綠繁茂圓而覆下俗名金沸草有小毒治心脇痰水及膀胱留飲寒熱水腫消胸上痰結唾如膠漆開胃止嘔逆不下食治傷寒汗吐下後心下痞堅噫氣不止及結氣脇下滿去頭面風目中眵䁾風氣濕痹皮間死肌利大腸去五臟間寒熱結氣兼通血脉除驚補中下氣衍義云走散之藥稍涉虛者禁用○去梗葉蒸熟晒乾入煎藥用絹濾過免傷人肺○葉治金瘡止血搗傅之○根治破斫斷筋急取搗汁滴瘡中仍用查封瘡上過半月斷筋自續○又有一種旋花性治大同今少識者故不錄入

**大腹皮** 辛溫無毒○消腫寬膨定喘促○止霍亂通大小腸○痰膈醋心氣攻腹○腹大而平者名大腹尖者名檳榔大腹皮消腫寬脹定喘止霍亂通大小腸治冷熱氣攻心腹大腸毒壅痰膈醋心並以姜鹽同煎入疏氣藥良下一切氣調中開脾健胃丹溪云性溫疎通脾胃有餘之氣虛者不可用○鴆鳥多棲此樹宜先以酒洗後以大豆汁洗火焙赤

**京三稜** 苦辛平澁○消積散癥功可立○又治心腹脹且痛破血通經下乳汁○京當作荊楚地所出也葉似茭蒲莖皆三稜無毒陰中陽也治老癖癥瘕積塊快氣寬胸氣脹鼓滿最宜婦人血脉不調心腹刺痛通月經產後腹痛血暈宿血及氣滯乳汁不行兼治小兒癇熱無辜痃癖撲損瘀血亦用色白屬氣破血中之氣真氣虛者勿用○生細根屈如爪者名雞爪三稜又名草三稜不生細根形如烏梅者名黑三稜根黃白色形如鈙股者名石三稜色黃體重狀若鯽魚而小者名京三稜為上其實一物但力有剛柔耳入藥醋煮熟剉焙乾或火

用

**蓬莪茂**苦辛能逐水。治心脾病破氣痞。定霍亂又止奔豚。消瘀調經益婦女。蓬蓬然茂盛，即莪术。氣溫無毒。消水行氣破積為最。主心腹痛中惡疰忤鬼氣疰癖冷氣霍亂吐酸飲食不消。開胃化食治一切氣。丈夫奔豚婦人血氣心痛通月經消瘀血。婦人藥中多用。兼止撲損下血及內損惡血。解諸毒。色黑屬血。破氣中之血。入氣藥能發諸香。雖為泄劑。亦能益氣。故用和治氣短不能接續及滑泄小便數。莪术、金鈴肉各一兩，硼沙一錢為末。空心鹽湯下二錢。名茂鈴散。○陳醋煮熟剉焙乾，或火炮醋炒，得酒醋良。

**扁豆**甘平助胃脾。和中下氣霍亂宜。清暑更能解諸毒。女人帶下花尤奇。形扁不圓者，有黑白二種，黑者小冷，藥用白者。味甘微溫無毒。補脾胃五臟，和中下氣，止霍亂吐瀉，清暑氣，行風氣，解一切草木酒毒，殺河豚毒。凡使去皮，姜汁炒。○花主女子赤白帶下，乾末米飲調服。○葉主霍亂及吐利後轉筋，生搗以少醋浸汁服。亦傳蛇咬。醋煮食治瘧。惟患寒熱人勿食。○嫩莢蒸食甚美。患冷氣人勿食。

**薏苡仁**甘寒除風濕。筋攣骨痛難伸屈。消腫利腸除肺痿。令人能食性不急。薏，意；苡，實也。無毒。主風濕痺，筋攣骨痛不仁，難以屈伸，及乾濕脚氣。消水腫，利腸胃。治肺痿肺癰，吐膿血，咳嗽涕唾，上氣，心胸甲錯。久服益氣，令人能食。性緩不妒。凡用須倍於他藥。○咬之粘牙者真。水洗晒炒，或和糯米炒熟去米。○治妒方：薏苡、天門冬、赤黍米等分，蜜丸。男婦服之皆不妒忌。

**神麴**甘溫破堅癖。消心膈痰進飲食。調中止泄止霍亂。更醫痢痔及勞復。神，按六神而造；麴，朽也，蘗之使生衣朽敗也。無毒。純陽。入足陽明經。破滯結，小腹堅大如盤。消心膈氣痰逆，胸滿腸胃中塞，飲食不下，宜此開胃健脾，消化水穀。止霍亂泄瀉，痢下赤白。消食痔瘺，傷寒飲食勞復。兼治臟腑中風氣。補虛去冷氣。落胎下鬼胎。治卒胎動不安，或腰痛胎轉搶心，下血不止。小兒癇疾。又六畜食米脹欲死者，煮汁灌之立消。○麩皮麩性涼，入大腸，亦消食積。○紅麴活血消食。○造神麴法：六月六日或三伏上寅日，採蓼草三兩，青蒿、蒼耳草各六兩，俱搗自然汁；杏仁末一兩，帶麩白麪二升，赤小豆一盞煮軟熟去皮研。然後取前汁共一處拌勻，踏實成麴。一如造酒藥法。出白愈久愈好。入藥炒令香。

**麥蘖**甘溫破冷積。善止霍亂寬胸膈。更利上焦瘀與痰。下氣寬腸救產厄。大麥用水漬之，不以理生芽為蘖。無毒。破癥瘕冷氣，止霍亂，治宿食停滯胸膈脹滿行上焦滯血腹中雷鳴消痰下氣寬腸開胃補脾溫中之快藥也胃氣虛人宜服以代戊己腐熟水穀但多食久食消腎所以婦人催生墮胎產後秘結鼓脹不通亦用之。炒黃杵去皮豆蔻砂仁木瓜五味子為使

**棠毬子**化食開結氣。消痰積瘀健脾胃。更治痢疾與腰疼。產餘腹痛有滋味。即山查查者粗也非美果棠毬即山查未熟而酸澁者無毒消食積化宿滯行結氣消積塊痰塊血塊治腹痞脹發熱健脾開膈之美藥也又治痢疾腰疼兼催瘡痛消滯血丹溪治產婦惡露不盡腹痛或兒枕作痛以山查百枚水煎入砂糖少許空心服效。陳久者良水洗蒸軟去核晒乾。生而成熟者俗名茅查又名山裡紅果性同小兒瘡之良

**使君子**甘性溫平。孩子五疳用最靈。殺虫止瀉又止痢。小便混濁也能清。因郭使君用療小兒故名無毒主小兒五疳明目殺積虫止瀉痢及小便白濁。去殼用仁或兼用殼

**阿魏**辛溫消肉積。殺虫破癖祛瘟疫。治霍亂止心腹疼。食瘧傳尸與蠱毒。阿曰呢魏曰畏西番語也無毒消肉積化宿食殺諸虫破癥癖冷氣去臭氣下惡氣辟瘟疫止霍亂心腹冷痛祛瘧疾除傳尸邪鬼蠱毒兼治小兒疳積殺一切蕈菜毒。狀如桃膠黃散極臭而能止臭取半銖安熟銅器中一宿至明粘處白如銀者真凡使先于淨鉢中研粉了於熱酒器上裹過用

**罌粟殼**酸澁亦溫。久瀉痢嗽劫其根。收氣入腎治骨痛。鴉片性急須少飧。即罌粟殼也治脾瀉久痢澁腸及虛勞久嗽又收固氣入腎治骨病雖有劫病之功然暴嗽瀉者用之殺人如劍。水洗去筋膜蜜炒黃色。鴉片又名阿芙蓉即罌粟花開時用竹針刺十數孔其津自出次日以竹刀刮在銀器內待積取多了以紙封固晒二七日即成片矣治同上性急不可多用。以上論中消導藥

**猪苓**淡苦氣亦平。行水消浮煩渴寧。傷寒暑病瘧疫用。更止濕熱暴遺精。形如猪糞與茯苓義同無毒汗而發散降陽中陰也入足太陽少陰經除濕利水道治腫脹滿急痛從脚上至小腹腫小便不利及婦人子淋子腫治中暑消渴解傷寒瘟疫大熱發汗主痎瘧解毒蠱疰不祥勿聽子云止泄精脾經濕熱流入腎經用以滲泄中病即止泄

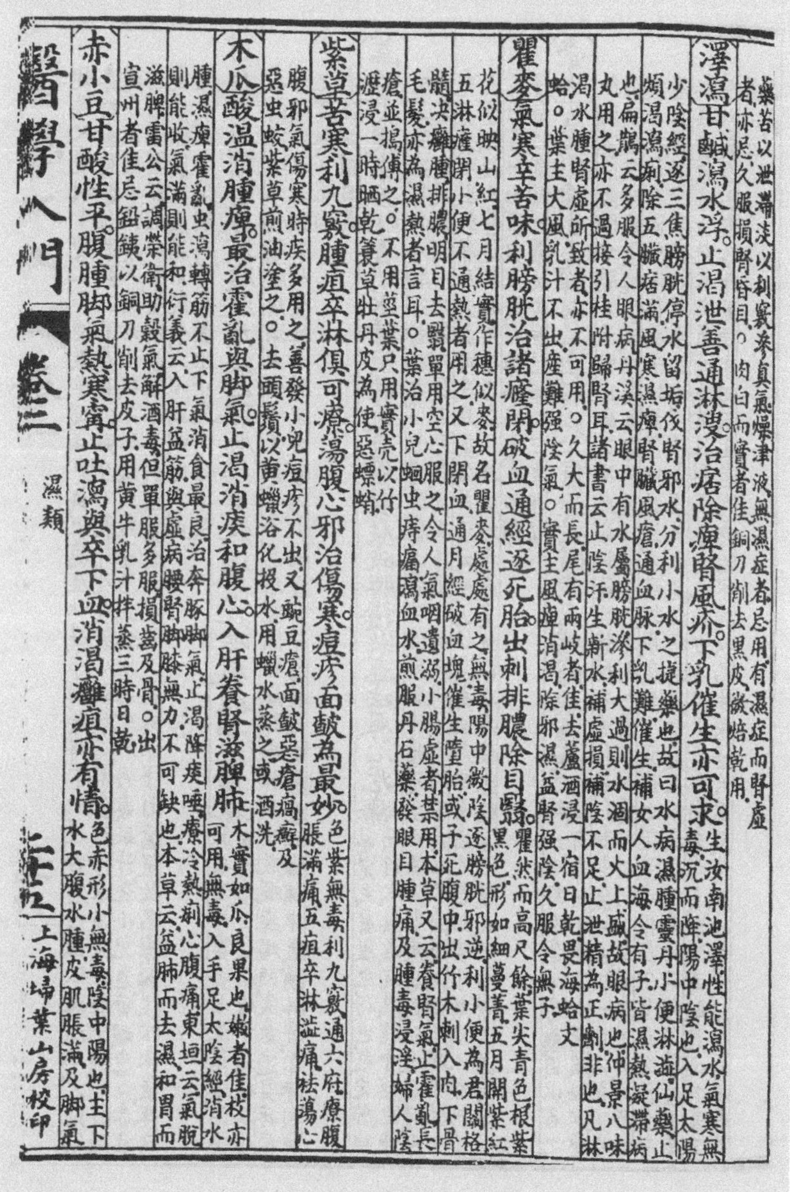

藥苦以泄滯，淡以利竅，耗真氣，燥津液，無濕症者忌用，有濕症而腎虛者亦忌。久服損腎昏目。○肉白而實者佳，銅刀削去黑皮，微焙乾用。

澤瀉甘鹹瀉水浮。止渴泄，善通淋瀝。治痞除痺腎風疥，下乳催生亦可求。生汝南池澤。性能瀉水，氣寒無毒。沉而降，陽中陰也。入足太陽少陰經。逐三焦膀胱停水留垢，伐腎邪水，分利小水之捷藥也。故曰水病濕腫靈丹，小便淋澁仙藥。止煩渴瀉痢，除五臟痞滿，風寒濕痺，腎臟風瘡，通血脉，下乳難催生，補女人血海令有子，皆濕熱凝滯病也。扁鵲云多服令人眼病。丹溪云：眼中有水屬膀胱，滲利太過則水涸而火上盛，故眼病也。仲景八味丸用之，亦不過接引桂附歸腎耳。諸書云止陰汗，生新水，補虛損，補陰不足，止泄精，為正劑，非也。凡淋渴水腫腎虛所致者，亦不可用。○久大而長尾有兩岐者佳，去蘆，酒浸一宿，日乾。畏海蛤、文蛤。○葉主大風，乳汁不出，產難，強陰氣。○實主風痺消渴，除邪濕，益腎強陰，久服令無子。

瞿麥氣寒辛苦味。利膀胱治諸癃閉。破血通經逐死胎，出刺排膿除目翳。瞿然而高尺餘，葉尖青色，根紫黑色，形如細蔓菁。五月開紫紅花，似映山紅。七月結實作穗，似麥，故名瞿麥。處處有之。無毒。陽中微陰。逐膀胱邪逆，利小便，為君。關格五淋癃閉，小便不通，熱者用之。又下閉血，通月經，破血塊，催生墮胎，或子死腹中。出竹木刺入肉，下骨骾，決癰腫，排膿，明目去翳。單用空心服之，令人氣咽遺溺。小腸虛者禁用。本草又云養腎氣，止霍亂，長毛髮，亦為濕熱者言耳。○葉治小兒蛔虫，痔瘺，瀉血，水煎服。丹石藥發，眼目腫痛，及腫毒浸淫，婦人陰瘡，並搗傅之。○不用莖葉，只用實殼，以竹瀝浸一時，曬乾。蘘草、牡丹皮為使，惡螵蛸。

紫草苦寒利九竅。腫疸卒淋俱可療。湯腹心邪治傷寒，痘疹面皶為最妙。色紫，無毒。利九竅，通六府。療腹脹滿痛，五疸，卒淋澁痛，祛湯心腹邪氣，傷寒時疾多用之。善發小兒痘疹不出。又皶豆瘡、面皶、惡瘡、瘑癬及惡虫蛟，紫草煎油塗之。○去頭鬚，以黃蠟溶化，投水用。蠟水蒸之，或酒洗。

木瓜酸溫消腫痺。最治霍亂與脚氣。止渴消痰和腹心。入肝養腎滋脾肺。木實如瓜，良果也。皺者佳，枝亦可用。無毒。入手足太陰經。消水腫濕痺，霍亂虫瀉，轉筋不止，下氣消食，最良。治奔豚脚氣，止渴降痰，嘔噦冷熱痢，心腹痛。東垣云：氣脫則能收，氣滿則能和。衍義云：入肝益筋與血。病腰腎脚膝無力，不可缺也。本草云益肺而去濕，和胃而滋脾。雷公云：調榮衛，助穀氣，解酒毒。但單服多服損齒及骨。○出宣州者佳。忌鉛鐵，以銅刀削去皮子，用黃牛乳汁拌蒸三時，日乾。

赤小豆甘酸性平。腹腫脚氣熱寒寧。止吐瀉與卒下血，消渴癰疽亦有情。色赤，形小，無毒。陰中陽也。主下水，大腹水腫，皮肌脹滿，及脚氣



上海埽葉山房校印

腫滿入腹利小便止小便數除煩滿寒熱止瀉及吐逆卒澼腸痔下血及舌忽出血不止消渴犬能解毒排癰腫膿血散惡血不盡兼催難產下乳汁及產後心悶煩滿不食乃行水通氣健脾之劑久服燥津令人虛且黑瘦入藥炒用搗末醋調或雞子清調傅瘡腫乳腫丹毒取汁洗小兒急黃爛瘡。赤豆粉治煩解熱補血脉堅筋骨解小麥熱毒葉食之明目。花味辛平有腐氣故名腐婢主下水氣痎瘧寒熱邪氣散氣滿不能食止瀉痢明眼目起陰氣止消渴酒病頭痛兼治小兒丹毒熱腫

百合甘平醫百合。消腹脹痞痛心脇肺痿寒熱遍身疼喉風顛涕瘡癰疽。其根百片累合而生無毒治傷寒壞症百合病腹中滿痛及陰毒傷寒消浮腫臚脹痞滿大小便不利心下急痛腸滿肺痿肺癰肺熱咳嗽喉痺煩悶寒熱遍身疼痛治顛邪涕泣狂叫及驚悸心膽不寧兼治乳癰發背諸瘡腫殺毒蠱養五臟補中氣通耳竅亦滲利中之美藥。花白者佳採根日乾

葶藶大寒辛苦味善消水腫瀉肺氣更醫腎癉破脾積。解毒袪風治疙痲。葶定也藶瀝也行也能定肺喘而行水無毒沉也陰中陰也東垣云除遍身之浮腫逐膀胱之留熱定肺癰上氣喘促療胸中積壅痰嗽兼治腎癉唇乾破癥瘕積聚結氣飲食寒熱解一切毒入腹不可療及馬汗用一兩炒研浸水利下惡血又煎湯洗頭風搗末傅白禿身暴中風熱痱痒者亦可洗且塗之。丹溪云屬火性急走泄為功苦者尤甚甜者少緩病人稍涉虛者遠之殺人甚捷不必久服乃虛。隔紙炒香或蒸熟榆皮為使惡乾姜石龍芮。含膏丸葶藶知母貝母各一兩棗肉五錢白糖一兩半丸如彈子每以新綿一裹丸含嚥治嗽喘三丸即効

牽牛苦寒利腫膨。走脾腎治脚腰疼。下氣除嗽破痃癖。墮胎瀉蠱性不平。出田野人牽牛易藥因以名之有毒利小便及大腸風秘熱壅結澀善消鼓脹水腫又治腰疼脚滿及風毒脚氣脛腫捏之沒指者行脾腎氣故也下一切濕熱氣壅消痰嗽破痃癖氣塊墮胎泄蠱毒海藏云以氣藥引之則入氣以大黃引之則入血羅謙甫云味辛辣瀉人元氣非濕勝不得施泄以致便閉腫滿不可輕用虛者尤宜慎之況濕病根在下焦血分飲食勞倦亦皆血分受病如用辛辣瀉上焦太陰之氣是血病瀉氣俾氣血俱病也。黑白二種白屬金黑屬水其實感南方熱火之氣而生故性烈而善走也局方多用黑者水淘去浮者取沉者晒乾酒拌蒸三時炒熟舂去皮每斤取頭末四兩生者尤急治水腫以為牛尿浸治風氣積滯以童便浸得青木香乾姜山茱萸良

大戟苦甘寒有毒，消十二腫寬胸腹，破癖逐瘀通經孕，祛風散腫辟瘟疫。枝莖似戟，處處有之。春生紅芽，葉似初生楊柳，根似細苦參。秋冬採根。大寒，陰中微陽。主利大小腸，消十二水腫，胸腹脹滿急痛，破癥結，辟塊下惡血，通月水，墮胎孕。治中風皮膚癮疹，痰痛吐逆，頸腋癰腫，及天行黃病溫瘧，蠱毒，頭疼，便秘。此藥能汗且下之。珍云：瀉肺損真氣，與甘遂同為驅逐劑耳。○細剉，蒸或微炒。赤小豆為使，惡山藥，畏蘆草、鼠屎，反芫花、海藻。毒用菖蒲解之。○澤漆即大戟苗，生川澤。採時葉有白汁如漆，味苦辛，微寒，無毒。主皮膚熱，大腹水氣，四肢面目浮腫，利大小腸，止瘧，止咳，消痰，殺蠱毒。端午日採，日乾。赤小豆為使，惡山藥。

甘遂苦寒善攻決，消水腫滿開胸結，化痰飲與食宿留，又破癥堅及痞熱。甘者土之味，遂者田溝行水之道。純陽有毒。此藥專能行水攻決，下五水，散膀胱留熱，面目肌膚遍身浮腫，心腹堅滿，傷寒水結胸症，非此不除，以其氣能直透達所結處也。化痰飲宿食留飲，破癥堅積聚，大腹症瘕痞熱，氣腫滿，虛者慎用。○皮赤肉白，作連珠實重者麪炒。雷公用甘草湯薺苨汁同浸三日，東流水洗淨，焙乾。益欲其相激而力尤勝也。瓜蒂為使，惡遠志，反甘草。

芫花苦寒消水腫，欬逆喉鳴痰氣壅，心腹腰脚脹且疼，破積殺虫拔毛孔。芫，元也，始也。元氣始動而花開。處處有之，生陂澗傍。二月開紫花作穗，有毒。主利五水在五臟皮膚，腫脹欬逆上氣，喉鳴或腫喘嗽，消胸中痰水，喜唾。治心腹及腰脚脹作痛，破積聚風塊，症瘕，殺虫魚肉毒，一切惡瘡癰腫風痺，踡攣，皆能通利血脈而愈。又治金瘡疥癬，生肌止血，宜燒灰用。兼治蠱毒鬼瘧，內搜腸胃，外達毛孔。提徑云：須知此物力如山，體實者久服則虛，虛者禁用。○醋炒，不可近眼。決明為使，反甘草。○根主瘰疬瘡，可毒魚。一方取入土根，洗淨，搗汁入銀器內煎膏，以絲綫於膏內度過，如痔瘻有頭者，將此綫繫之，候落時，以紙撚入膏藥於竅內，除根。未落不得使水，繫瘤亦效。

商陸酸辛氣亦平，直疏五水有神靈，兼療胸邪身瘻痺，症瘕癰腫鬼物精。陸，路也，多生路旁，故又名當陸，俗名樟柳根。如人形者有神。有毒。降也，陽中之陰。利大小腸，直疏五臟水氣，療胸中邪火，腹脹痿痺，脚軟，症瘕癰腫如石，瘰癧惡瘡，殺鬼精物。又瀉蠱毒，墮胎。為末外傅喉痺效。○銅刀刮去皮，薄切，東流水浸三日，取出，和菉豆同蒸半日，去豆，晒乾或焙。有赤白二種，白者入藥，赤者但可貼腫，服之傷人，忌犬肉，得大蒜良。

續隨子辛溫有毒，利水寬膨功最速，消痰破積逐瘀凝，通經解蠱利腸腹。初生一莖，莖端生葉，葉中復出，相續隨生實也。一名千金子。治肺氣水氣下水最速又治心腹痛冷氣脹滿除痰飲嘔逆不下食破積聚痃癖癥瘕下一切惡物宿滯逐痰血通婦人月閉血結殺蠱毒惡疰利大小腸及腹內諸疾但多服損人瀉不止者以漿水薄醋煮粥止之兼治一切惡瘡疥癬蛇咬螫中白汁刺人面皮去黯黷白癜甚効○川產者良去殼研以紙包用物壓去油研粉

**海藻**鹹寒利小便消水下氣破癥疝癭瘤頸核單服之化痰通血尤堪美 海中之草色黑如亂髮葉類水藻而大無毒沉也陰中陰也利小便閉結下十二水腫及氣疾急滿脚氣奔豚氣腹中上下鳴癥瘕堅氣疝氣痰痛核腫破結氣癰腫癭瘤氣頸下核如梅李或卒結囊單用酒漬數日稍稍飲之又消宿食化五膈痰壅通婦人血結月閉石妝孟詵云起男子陰氣可常食之惟北人不宜○洗去鹹味用黑豆紫背天葵同蒸一時曬乾反甘草

**昆布**鹹酸性冷寒能消水腫利漩難癭瘤結硬真良劑陰㿉煮汁嚥之安 昆大也形如布無毒主十二水腫利水道散癭瘤聚結氣瘡瘻堅硬者最妙鹹能軟堅故也項下結囊和海藻等分蜜丸含嚥攤如腫者單煮汁嚥之久服令人腹痛發氣吐沫以熱醋少飲解之凡海菜寒中有小螺者尤損人胃虛者慎服○東流水煮半日去鹹味焙乾○昆布曬取一斤以米泔浸一宿切細煮爛入葱鹽椒豉橘皮和粳米飯食極下氣治膀胱急妨海藻亦依此法○已上行濕利大小便藥

**楮實**甘寒治腫水明目補氣壯陰痿皮汁生塗疥癬瘡葉並風疹可煎洗 楮楮也其實赤色皮班者名楮皮白者名穀無毒主除水腫明目益氣補虛勞助陽氣壯陰痿健腰膝充肌膚益顏色但單服多服令人骨軟入藥水沉去浮者去皮酒浸蒸半日焙乾○樹皮主逐水利小便又可造紙其紙燒灰酒調服能止血暈血崩金瘡出血○皮間白汁療疥癬敷蛇虫蜂犬咬○葉主惡瘡生肉又鼻衄不止擣汁飲之痢疾焙為末烏梅煎湯下小兒身熱食不生肌可作浴湯○枝莖主癮疹風痒煎湯洗浴

**澤蘭**甘苦辛微溫皮膚骨節水難存逐舊生新和血脈婦人百病可尋源 生池澤其葉似蘭無毒入手少陽經利身面四肢脹腹浮腫及骨節中水通九竅利關脈利新血破宿血消癥瘕產後腹痛衄血中風餘疾胎產血氣衰冷成勞羸瘦頭風月痛血瀝腰疼百病審因皆効婦人急用藥也兼治丈夫鼻衄吐紅面黃金瘡癰腫排膿生肌長肉撲損瘀血○有二種葉圓根青黃者能生血調氣葉上斑根鬚尖者能破血通久積四五月採細剉絹袋盛風乾

**菴䕡子**苦治陽水腫消瘀成癰及食冗目昏身痺也能醫婦人經閉何須忌 形似艾蒿處處有之菴舍屋閭中多種之以辟蛇性微寒

無毒主腹中水氣臚脹留熱及五臟瘀血變成癥毒消食明目除心下堅膈中寒熱風寒濕氣周痺遍身骨節煩疼腰脚重痛膀胱疼及婦人月閉不通治折傷破血治血劑也。十月採實陰乾或生搗汁服荊實薏苡為使。

蓼實辛溫能下水明目溫中去寒暑霍亂轉筋腹內疼。破癖消癰及瘡瘰葉洗脚腫傳蛇傷腸蛭馬蓼獨可取。蓼蓼也至秋柯枝高大家家然莖赤葉大上有黑點生水澤中衍義云即水蓼之實也無毒下水氣而目浮腫明目溫中治風寒及夏月中暍心悶欲死霍亂轉筋心腹疼痛並水煮服之又治痃癖癰瘡瘰癧久服則劫劫則已小兒頭瘡傳之良除大小腸邪氣通五臟壅多食令人吐水損腎腸氣二月食之發心痛寒熱合魚鱠食令人陰冷疼氣欲絕入藥微炒研碎。葉煮湯洗脚消氣腫及脚痛成瘡生絞汁服治蛇毒入內心悶仍搗傅傷處。馬蓼去腸中蛭虫。柳考蓼有七種香蓼可作菜食治腰脚青蓼可釀酒主風冷紅蓼可作醫木蓼一名大蓼即水紅蓼主惡瘡去痺氣諸蓼葉俱狹小惟馬水二種濶大花皆黃白子皆青黑

樗白皮寒苦燥濕久瀉久痢皆能澁男精女帶兒疳虫腸痔尸疰蠱毒戢一種香椿性頗同洗風瘡疥煎取汁。樗木疎有花有莢而氣臭椿木實小而無花葉香可啖發於春首木之長也。樗根白皮小毒性燥而澁善止滑瀉赤白久痢男子遺精小便不禁女人崩帶小兒疳痢疳虫蛔虫又治痔疾腸風下血不止鬼疰傳尸蠱毒但合猪肉熱麪頻食則中滿蓋壅經脉也入藥蜜炙用。椿白皮味苦溫有毒動風薰十二經脉五臟六腑多食令人神昏血氣微治男子白痢臟毒女子血崩赤帶産後血不止小兒疳𧏾葉洗瘡疥風疽性與樗木大同但不澁耳故雷公云入藥用東行根皮以生葱同蒸半日去葱陰乾用偏利溺澁也

金櫻子酸澁性平燥脾益腎止遺精和血調臟治痢瀉久服耐老身亦輕。色如金形如罌無毒療脾瀉下痢止小便利澁精氣久服養精益腎調和五臟活血駐顏耐老輕身丹溪云屬土而有金水經絡遂道以通暢為和平味者反取澁性為快中寒有痞者禁服凡採須十月半熟時不爾復令人利煎膏法見六卷四十七葉。花平止冷熱痢殺寸白。赤皮止瀉血及崩帶

無食子又名沒石溫苦止瀉痢白赤養血生精安氣神烏鬚長肉治疳𧏾。出西戎波斯國其樹似桃二月開花子如彈初青熟乃黃白虫

蝕成孔者入藥。土人每食以代果。番胡呼為無食渴石。雷公云墨石子者是也。無毒。主腸虛赤白冷痢，腸滑泄瀉神效。益血生精，和氣安神，烏髭鬚，長肌肉，治陰毒陰痿陰汗瘡燒。庾先用溫水浴了，卻以帛微裹，後傅庾囊上，甚良。○凡使勿犯銅鐵，井被火驚者。顆小文細者佳。炒用細研。

鈞樟辛烈溫無毒。消水下氣安心腹。破積止吐止霍亂。中惡金瘡辟時疫。葉尖長如鈞鉤，文似樟木也。消水腫，下奔豚腳氣，水煎服。治腹脹宿食不消，常吐酸水，鬼疰霍亂，中惡心腹絞痛，並酒煎服。又為末，療金瘡斷血。煎湯洗瘡痍風痒疥癬。懸門辟天行時疫。○八九月採根皮，日乾，畧炒用。

榆皮滑利性甘平。利水通便產易生。心痛頭瘡當採實。小兒癇熱用花清。榆，合也。三月生莢相合。無毒。利水道，消腫滿，通大小便，治五淋，除腸胃邪熱氣，治不眠，療齁，通經，治子死腹中，滑胎方多用之。兼治暴患赤腫，婦人妬乳，小兒白秃，和醋查封之。五丹火瘡頭瘡消調塗。○實味微辛，能助肺氣，殺諸虫，下氣，令人能食，消心腹間惡氣，卒冷心痛，療小兒頭瘡疕，及諸瘡癬。○花主小兒癇，傷熱小便不利。○莢和牛肉作羹食，治婦人帶下。○嫩葉作羹食，消水腫，壓丹石，利關節。○二月採樹皮，去赤皮，晒乾。八月採實，並勿令中濕，濕即傷人。

琥珀甘平脂化成。利水通淋破堅癥。安心清肺燥脾土。明目治顛逐瘀凝。琥，玉也；珀，白也。有安魂定魄之功。乃松脂入地千年化成。無毒。利小水，通五淋，破結癥，安心神，止心痛，定魂魄，清肺氣，運化下降，燥脾土，明目磨翳，治顛邪，殺鬼魅百邪。本草云主安五臟者是也。逐瘀血，產後血暈悶絕，兒枕痛者最妙。兼解蠱毒，金瘡止血生肌。但血少而小便不利者服之，反致燥急之苦。别說云：茯苓琥珀皆自松出，然茯苓生成於陰，琥珀生於陽而成於陰，故皆治榮而安心利水也。○如血色，以布摩熱拾得芥者真。凡用，先以水調柏子仁末，安磁碟內，次入琥珀於末中，煮半日久，別有異光，另擣如粉，重篩用。

單琥珀散為末，燈心薄荷煎湯調服三錢，治小便尿血神効。

燈心草甘寒無毒。清心利水通淋縮。燒吹喉痺止兒啼。破傷嚼涎敷一掬。叢生江南澤地，莖圓細長直，樸可燃燈。根苗生煮，清心退熱，利水道，通五淋。丹溪云：燈心屬土。火燒灰存性，取少許吹喉痺甚捷。塗母乳上與兒喫，治夜啼。和睡嚼爛敷破傷。

綠礬酸寒消腫疸。疳積腸風亦可散。喉痺蛀牙瘡癬虫。甲疽傷腫火上煅。又名青礬。無毒。消水腫黃疸，小兒疳積，乃抑肝助脾之劑也。腸風下血，釀鯽魚燒灰為丸服之。治喉痺，蛀牙口瘡，及惡瘡疥癬有虫，甲疽腫痛出水。○火煅醋淬三過，研末多用米炒。惡腸胃，刀也。又一製法見五卷九十六葉。○已上治濕通用。

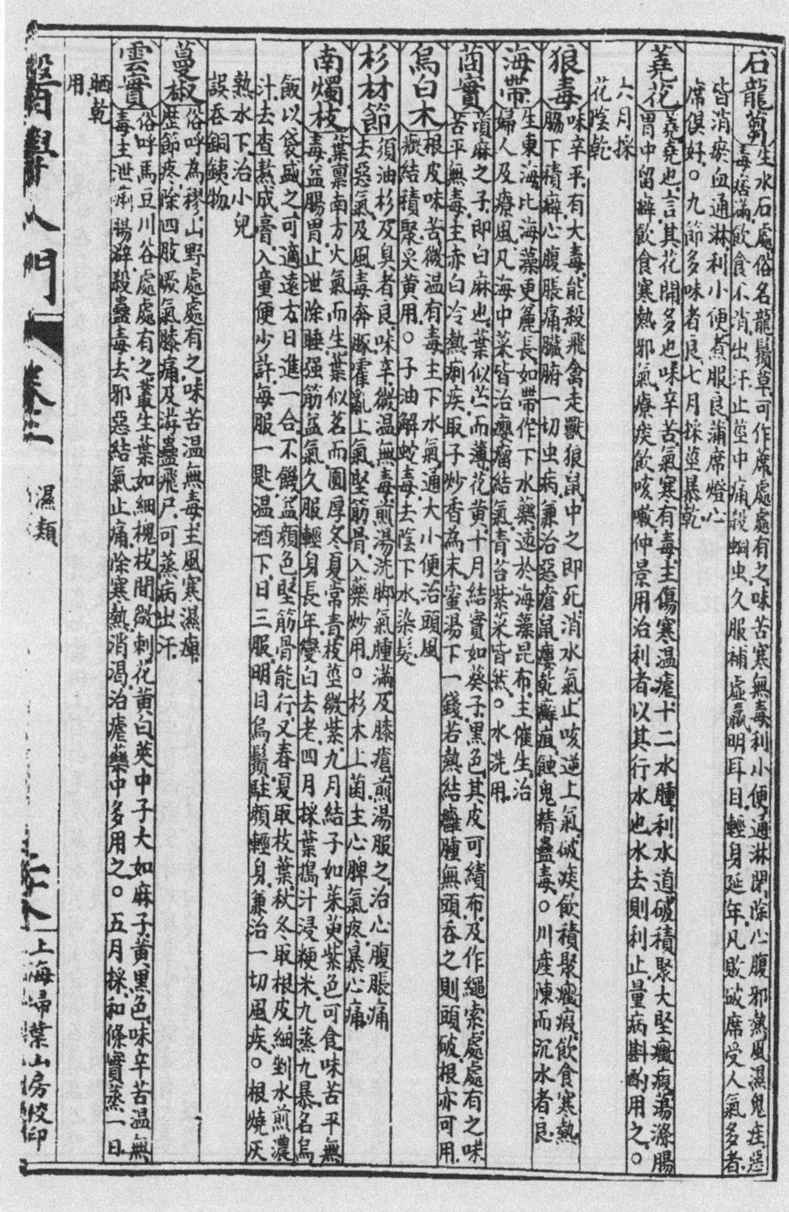

**石龍芻** 生水石處，俗名龍鬚草，可作席，處處有之。味苦寒無毒。利小便，通淋閉，除心腹邪熱風濕，鬼疰惡毒痞滿，飲食不消，出汗，止莖中痛，殺蛔虫，久服補虛羸，明耳目，輕身延年。凡敗破席受人氣多者，皆消瘀血，通淋，利小便，煮服良。蒲席、燈心席俱好。○九節多味者良。七月採莖，暴乾。

**芫花** 芫，堯也，言其花開多也。味辛苦，氣寒，有毒。主傷寒溫瘧，十二水腫，利水道，破積聚大堅癥瘕，蕩滌腸胃中留癖飲食寒熱邪氣，療痰飲咳嗽。仲景用治利者，以其行水也，水去則利止。量病斟酌用之。○六月採花，陰乾。

**狼毒** 味辛平，有大毒。能殺飛禽走獸，狼鼠中之即死。消水氣，止咳逆上氣，破痰飲積聚癥瘕，飲食寒熱，腸下積癖，心腹脹痛，臟腑一切虫病，兼治惡瘡鼠瘻，乾癬疽蝕，鬼精蠱毒。○川產陳而沉水者良。

**海帶** 生東海，比海藻更麁長，如帶。作下水藥，遠於海藻、昆布。主催生，治婦人及療風。凡海中菜皆治癭瘤結氣，青苔、紫菜皆然。○水洗用。

**苘實** 頃麻之子，即白麻也。葉似苧而薄，花黃。十月結實如葵子，黑色。其皮可績布及作繩索，處處有之。味苦平無毒。主赤白冷熱痢疾，取子炒香為末，蜜湯下一錢。若熱結癰腫無頭，吞之則頭破。根亦可用。

**烏臼木** 根皮味苦微溫有毒。主下水氣，通大小便，治頭風，癥結積聚，炙黃用。○子油解蛇毒，去陰下水，染髮。

**杉材節** 須油杉及臭者良。味辛微溫無毒。煎湯洗脚氣腫滿及膝瘡，煎湯服之，治心腹脹痛，去惡氣及風毒奔豚，霍亂上氣，堅筋骨，入藥炒用。○杉木上菌主心脾氣疼，暴心痛。

**南燭枝** 葉稟南方火氣而生，葉似茗而圓厚，冬夏常青，枝莖微紫。九月結子如茱萸，紫色可食。味苦平無毒。益腸胃，止泄，除睡，強筋益氣，久服輕身長年，變白去老。四月採葉，搗汁浸粳米，九蒸九暴，名烏飯，以瓷盛之，可適遠方。日進一合，不饑，益顏色，堅筋骨，能行。又春夏取枝葉，秋冬取根皮，細剉，水煎濃汁，去渣熬成膏，入童便少許，每服一匙，溫酒下，日三服，明目烏鬚，駐顏輕身，兼治一切風疾。○根燒灰，熱水下，治小兒誤吞銅鐵物。

**蔓椒** 俗呼為豨椒，山野處處有之。味苦溫無毒。主風寒濕痺，歷節疼，除四肢厥氣，膝痛，及海蠱飛尸，可蒸病出汗。

**雲實** 俗呼馬豆，川谷處處有之。叢生，葉如細槐，枝間微刺，花黃白，莢中子大如麻子，黃黑色。味辛苦溫無毒。主泄痢腸澼，殺蟲蠱毒，去邪惡結氣，止痛，除寒熱，消渴，治瘧藥中多用之。○五月採，和條實蒸一日，晒乾用。

白蒿生川澤所在有之春初最先諸草而生似青蒿而葉相上有白毛及秋香美可生食俗名蓬蒿也味甘平無毒主五臟邪氣風寒濕痹補中益氣長毛髮令黑療心懸少食常饑久服耳目聰明輕身不老

虎掌山谷近道有之其苗一莖莖頭一葉五六出如爪根似大半夏四圍生芽如虎掌味苦微寒有大毒主利水道除陰下濕風眩目蠱心腹寒熱結氣疝瘕腸痛積聚伏梁筋痿拘緩○湯泡七次火煨蜀漆為使畏莽草

姑活生河東味甘溫無毒主大風邪氣濕痹寒痛久服輕身耐老

別羇生藍田川谷味苦溫無毒主風寒濕痹身重四肢疼痠寒歷節痛

石龍子生石澗中形似龍而小衍義云能至風雨故利水道通五癃邪結氣破石淋下血○有四種在草澤者名蠑螈蜥蜴在壁者名蝘蜓守宮以五色具者為雄而良色不具者為雌乃劣耳入藥當用草澤中者五月採去腹中物火乾用之惡硫黃斑貓蕪荑

螻蛄即月令螻蟈鳴俗呼土狗味鹹寒無毒主十種水病腫滿喘促不得臥通石淋主難產潰癰腫除惡瘡下哽噎解毒其腰以前主澀大小便腰以後主利大小便若箭鏃在咽喉胸膈及針刺在肉不得出者用土狗腦搗汁滴上三五度箭刺自出○夏至採夜行者日乾入藥炒用

鼠婦即地雞多足五一如蚓背有橫紋蹙起生氣底下濕處及土坎中常負鼠背上故名味酸微寒無毒主利水道氣癃不得小便婦人月閉血瘕癇痓寒熱遺胎仲景用治久瘧者以其主寒熱也端午採日乾微炒

筆頭灰是年久使之兔毫筆頭微寒主小便不通小便數難陰腫中惡脫肛淋瀝燒灰水調服之治難產用生藕汁下若產母虛弱素有冷疾煖過服之効

天漿子即雀甕虫六月取入布袋置長流水中三日夜晒乾為末專化穀食肉食故小兒疳積用之

蛇含石蛇冬蟄時含土至春發蟄吐之而去一名蛇黃味甘性冷無毒主心痛疰疳石淋産難小兒驚癇○火煅醋淬三四次水飛研細用之○已上治濕雜用

主治各經燥藥

肝白朮一云川芎　心黃連一云赤茯　脾白朮　肺桑白皮　腎澤瀉　胃白朮　小腸車前

三焦陳皮　膀胱茵陳　大腸秦艽　胞絡茗

已上諸藥。治上中下三焦內燥。兼調氣補氣之劑。

治燥門 即湯液燥降收也古菴云燥因血虛而然蓋血虛生熱熱生燥是也宜用解熱生津藥及滋血潤燥藥夫燥熱皆屬陽宜與治熱門通看

天門冬苦寒。潤肺瀉火消痰定喘氣。肺痿肺癰多渴衄。通腎補虛及偏痺。天顛也一名顛棘爾雅名門冬冬月作實也無毒升也陰也入手太陰足少陰經東垣云保肺氣不被熱擾定喘促陡得安寧又云潤肺肝日華云潤五臟其實保與定皆潤也肺潤而五臟自潤乃潤肺之美藥也瀉肺熱肺火消痰止嗽定喘肺痿肺癰吐膿血血熱吐衄消渴煩熱又治肺經津燥結為癥瘕積聚通腎氣補五勞七傷及諸暴風濕偏痺熱毒遊風性雖冷能補精枯血冷益氣填髓養肌膚利小便殺三虫去伏尸久服顏色潔白耐寒暑身輕不饑延年令人多子但專泄而不收中寒腸滑者禁用。浸湯去皮心焙熱節當風涼之如此二三次自乾不損藥力地黃貝母為使畏曾青鯉魚外用澣衣洗面最潔

麥門冬甘氣微寒。清肺火令心神安。養陰通脈。醫痿蹷。清穀調中治嘔乾。形如穬麥無毒降也陽中之陰入手太陰經瀉肺火生肺金治咳嗽煩渴血熱妄行及肺痿吐膿安心神清心熱及心下支滿夫伏火去則金清自能生水而陰精日長日固心神安則血有所統而客熱自散又脉大及痿蹷必用者心肺潤而血脉自通也大抵後人治心肺多古人治脾胃多經云消穀調中止嘔吐主心腹結氣傷中傷飽胃絡脉絕羸瘦短氣身重目黃口乾久服安五臟美顏色令人肥健可子。去心用不令人煩行經酒浸地黃車前為使惡款冬花畏

苦參

知母苦寒。潤心肺。補腎瀉火更清胃。勞蒸渴嗽止瘧斑。兼利小腸消腫潰。補陰藥用之以其能知血之母也無毒沉而降陰中陰也入足陽明手太陰足少陰本藥潤心肺滋化源止驚悸下氣消痰瀉腎火胃火之聖藥內傷虛勞陽盛有汗骨蒸熱勞往來傳尸疰病消渴口乾咳嗽傷寒久瘧煩熱發斑皆治兼通小腸除邪氣肢體浮腫及腦

膈中惡風汗內疽妊娠腹腫産後蓐勞辟射工溪毒經云多服令人洩凡肺中寒嗽腎氣虛脫無火症而尺脉微弱者禁用。去皮補藥鹽水或蜜水蒸或炒上行酒炒忌鐵器

貝母苦辛平散鬱降火消痰清肺疾煩熱咳渴咽項風淋疽疝瘕心腸實。形如聚貝子無毒丹溪云貝母治諸痰者辛能散結苦能降火氣血調暢而痰自愈收斂瘡口亦此意也消痰止嗽潤肺清心利中氣安五臟乃去症之要藥也又主傷寒洗洗惡風寒目眩項直煩熱咳嗽作渴無汗喉痺淋瀝時氣黃疸疝瘕腹中結實心脇滿逆兼治婦人難産胞衣不下乳難乳癰去目中膚翳項下癭瘤痰咳金瘡風痙人面惡瘡。姜汁泡去心雷公用灰火炮黃去心和糯米炒黃熱去米用其中有根顆不作兩片無皺者名丹龍精損人筋脉厚朴白薇為使惡桃花畏秦艽礬石莽草反烏頭。二母散知母貝母牡蠣為末豬懸蹄湯調服善下乳汁。又單貝母為末砂糖丸含化止嗽

括樓根苦寒益津能消痼熱煩備身退疽續傷通月水解毒排膿逐瘀陳。括括囊也樓蔞斂也言包其子於內如括囊也根名天花粉內有花丈天然而成也雷公云括圓黃皮厚蒂小括樓長赤皮蒂粗陰人服。天花粉無毒沉也陰也生津液止消渴除腸胃痼熱時疾滿身煩燥大熱發狂退八疸身面黃唇乾口燥續絕傷通月水下乳汁利小腸諸癰腫發背痔漏瘡癤乳癰排膿消腫解毒生肌長肉兼逐撲損瘀血本草云補虛安中者熱去津復而中自和與天門冬冷補之意同。二八月採入地深者去皮日乾生鹵地者有毒

括樓實苦甘潤肺消痰治嗽寬胸痺止血止痢補虛勞伸手面皺通經閉葉並清暑解熱中。穰入茶煎降痰氣。俗名爪蔞仁無毒丹溪云屬土而有水本草言治胸痺者以其味苦甘性潤治痰嗽利胸膈甘能補肺潤能降氣胸有痰者以肺受火逼失降下之令今得甘緩潤下之助則痰自降宜為止嗽之要劑又洗滌胸膈中垢膩鬱熱治消渴之神藥日華云治吐血腸風下血赤白痢疾補虛勞療手面皺生津液通月經下乳汁。莖葉療中熱傷暑最効。穰乾者煎茶化痰降氣又濕者和葛粉拌炒熱為末沸湯下治肺燥熱渴大便秘。十月採黃花實取子炒去殼去油用枸杞為使惡乾薑畏牛膝乾漆反烏頭

地骨皮苦寒無毒入腎瀉火退晡潮有汗骨蒸惟此妙表風肌痺亦堪調。即枸杞根大寒升也陰也入足少陰手少陽經海藏曰地為陰骨為裏皮為表性屬陰也故瀉血中之火陰分日晡潮熱性主在裏故治傳尸有汗骨蒸獨此與知母最妙凡肌熱在外皆能治之性走表也故治在表無定風邪風濕痺痛能堅筋骨益精止渴利腸涼血止血凡癰疽出血膿不止刮粗皮煎湯洗令血淨以中心白穰貼之立愈有癇疾人勿用。全州者佳去骨水洗刮去粗皮曬乾忌鐵

牡丹皮寒瀉火伏，養真血氣破結蓄。專主無汗之骨蒸。又補神志之不足。牡丹乃天地之精，群芝之首。葉為陽，發生；花為陰，成實；丹為赤，即火，故能瀉陰中之火。味辛苦，無毒。陰中微陽。入足少陰、手厥陰經。主吐血、衄血、瘀血留腸胃不散，消打撲瘀血，續筋骨。女子經脈不通，血瀝腰痛，破堅癥，下胎，下胞，產後一切冷熱血氣，療癰瘡癰，排膿止痛。及下部生瘡成痼，皆養真血而破瘀血、蓄血之功也。又治冷氣，散諸痛結，及中風瘈瘲，痙，驚癇，邪氣，除時氣頭痛，客熱，五勞勞氣，頭腰痛，風噤癲疾，皆固真氣而行結氣、鬱氣之力也。易老云：治神志不足。神屬心，志屬腎，故八味丸用之，以補心腎也。又曰：牡丹皮入足少陰及手厥陰，治無汗之骨蒸；地骨皮入足少陰及手少陽，治有汗之骨蒸。○有二種，白者補，赤者利。出合州、和州、宣州山中。單葉紅花者佳。二八月採根，如筆管大者，以銅刀劈去骨，陰乾，酒拌蒸二時，日乾用。畏兔絲子。忌蒜。今人家移枝接者，名千葉牡丹，不用。

五味子溫滋腎陰，除煩止渴補虛任。斂肺通脈定喘咳。和中消積水腫淫。肺火盛者用南味。辛甘且散風邪侵。北五味色黑，皮肉酸甘，核苦辛鹹，無毒。可升可降，陰也。入手太陰、足少陰經。滋腎水，煖腎臟，除煩熱，生津止渴，補虛勞羸瘦，強陰益精，壯筋骨，收肺氣耗散，火熱嗽必用之。主肺寒欬逆上氣，喘嗽，通血生脈，補氣兼和中，氣霍亂轉筋，番胃，解酒毒，消食積，瘧瘕，奔豚，冷氣，水濕氣，淫腹腫脹大。是知在下補腎，在上滋肺，在中和脾。孫真人云：夏月常服五味，以補五臟氣，是不特金水二臟藥也。但多食收補太驟，反致虛熱，又酸甚吊痰引嗽。如肺火盛者，莫如用南五味。色黃味辛甘，稍重而能散痰火去風邪。○蓯蓉為使，惡萎蕤，勝烏頭。

烏梅酸平能斂肺，止渴除煩下痰氣，調胃和中斷瘧痢，虛勞蒸熱及偏痺。白梅雖煖仍化痰，搗傅癰瘡點黑痣。五月採黃色梅實，用早稻稈燒灰，和米飲拌之，火薰乾為烏梅。無毒。可升可降，陰也。收肺氣者，生津止渴，除煩熱煩滿，下氣止嗽，消痰及痰厥頭痛，調胃者，治瘴瘧久痢，便血，久瀉，澁腸，解煩毒，消酒毒，定霍亂吐衄，心腹脹痛，短氣欲死。東垣云：凡酸味收補元氣。諸虛勞骨蒸，羸瘦，久嗽少睡，必用之。又療肢體偏痛，皮膚麻痺等症。古方和細茶、乾薑為丸，治休息痢，燒灰傅一切惡瘡胬肉，立驗。入藥溫酒或水洗，蒸去核用。○白梅以鹽水暴乾，藏蜜器中，臨用去核，性緩，無毒，亦入除痰藥中。又搗爛傅刀箭傷，止血，及刺入肉中，乳癰腫毒，亦和藥點青黑痣，蝕惡肉。○生梅暖，止渴，多噉傷骨，蝕脾胃，令人膈上熱，發虛熱，服黃精人尤不相宜。衍義云：食梅則津液泄，水生水也。津液泄，故傷齒，腎屬水，外為齒，故也。○根療風痺，出土者殺人。○葉煮濃汁服，治休息痢并霍亂，洗葛衣，冷潔淨，經夏不脆。梅核仁亦可。單用除煩熱，如手指忽腫痛，以烏梅仁和苦酒搗膏，以指漬之立愈。

枇杷葉苦平無毒。清肺止渴止咳促。埽肺風生胸面瘡。卒嘔下氣効尤速。葉如枇杷故名治肺熱咳嗽氣逆消渴及久嗽身熱肌瘦將成勞者又治肺風瘡胸面上瘡及卒嘔噦不止下氣。四月採每葉重一兩者以粗布拭去毛淨甘草湯洗一遍拭乾酥炙其毛射人肺令咳不可療。實甘寒無毒治肺氣潤五臟下氣止嘔逆并渴疾多食動痰熱和炙肉熱麵食之令人患熱毒黃病。

蘭草芳平辛更甘。止渴止津去癖痰。利水散鬱消諸痺。久服可與神明參。葉似馬欄故名蘭草即今人栽植座右花開時滿室清香者無毒善止消渴除胸中痰癖丹溪云散久積陳鬱之氣甚有力利水道經云消諸痺治之以蘭是也兼殺蠱毒辟不祥和油煎膏澤頭長髮久服益氣潤肌輕身不老可通神明蓋稟金水清氣而似有火方藥俗人並不識用惟東垣常用之。五六月採陰乾入藥煎膏

馬兜鈴子寒而苦。肺熱咳嗽痰無數。欬逆連連坐臥難。薰痔更醫五腫蠱。根即名為清木香。利膈止痛無不愈。實如馬頸之鈴作四五瓣無毒陰中微陽主肺熱咳嗽痰結喘促氣上逆連連不可坐臥又治血痔瘻瘡以藥於瓶中燒烟薰病處五腫蠱毒水煎頓服吐之立化蠱出惟蛇蠱加麝少許入藥劈開取向裏子去革膜微炒。根名上清木香治氣下膈止刺痛八月採用

款冬花溫味辛甘。止勞嗽喘唾稠粘。肺痿煩渴心驚悸。洗肝明目咽如攙。款至也至凍時開花故又名顆凍純陽無毒主咳逆上氣善喘息呼吸連連不絕涕唾稠粘消痰止嗽治肺痿肺癰吐膿血消渴煩熱寒熱潤心肺益五臟補勞劣古今治嗽之最要者也有人病久嗽用款冬花於無風處燒以筆管吸其滿口則嚥數日効兼治心虛驚悸癲癇洗肝明目治咽喉腫痛如攙。花半開者良去枝土甘草水浸一宿陰乾杏仁為使惡皂莢消石玄參畏貝母辛夷麻黃黃芪黃芩黃連青葙子得紫菀良

紫菀苦溫能調肺。消痰嗽血定喘悸。寒熱胸結氣能消。補虛治蹷并勞疰。菀軟也色紫而體軟潤者佳又有白菀性亦頗同無毒益肺安五臟消痰止渴止久嗽及肺癰咳唾膿血喘悸欬逆上氣胸膈寒熱結氣補虛勞不足潤肌添髓兼治喉痺痿蹷尸疰勞氣百邪婦人卒不得小便小兒驚癇。去皮蜜水浸一宿焙乾款冬花為使惡天雄瞿麥雷丸遠志畏茵陳。治久嗽不瘥紫菀款冬花各一兩百部五錢為末生薑烏梅煎湯下三錢甚効

**阿膠**甘溫保肺氣。勞喘損嗽及久痢。補虛治痿立亦難。養肝安胎腰腹墜。取烏驢皮以東阿井水煎者佳益濟水性清趨下故治濁痰逆上無毒降也陽也入手太陰足少陰厥陰經益肺氣定喘虛損咳唾膿血非此不除止赤白久痢得黃連黃蠟為佐最妙補虛羸陰氣不足心腹內崩勞極洒洒如瘧狀腰腹痛小腹痛甚四肢痠痛腳痠不能久立一切癱緩不遂養肝血凡血虛而胎動不安腰腹重墜下血血痢或卒尿血丹溪云久嗽久痢虛勞失血者宜用若邪勝初發者用之強閉其邪而生他症。阿膠真者難得寧用黃明牛膠但牛皮膠製不如法自製者為妙凡煎時必用鹿角一片不爾則不成也凡使先於豬脂內浸一宿取出剉碎以蚌粉炒成珠山藥為使畏大黃得火退良

**訶梨勒**溫通肺津。瀉逆消痰斂咳嗽。開胃澀腸消食脹。腎積胎漏崩帶神。梵語云訶梨勒俗名訶子味苦微酸無毒沉而降陰也苦多酸少能瀉肺斂肺而不能補故但通利津液瀉氣上逆胸膈結滿消痰除煩治久咳火傷肺鬱脹滿喘嗽開胃調中澀腸臟止水道久痢氣痢久瀉肛痛霍亂消食下氣除冷氣心腹脹滿又治奔豚腎氣胎漏胎動氣喘脹悶產後陰痛和蠟燒熏及煎湯熏洗一切崩中帶下腸風瀉血並治蓋有取澀降火之功也氣實者最効氣虛及暴嗽初瀉不可輕用。六稜黑色肉厚者良水泡麪包煨熟去核或酒浸蒸去核焙乾。子未熟時風飄墮者謂之隨風子暴乾收之治痰嗽咽喉不利含三數枚殊勝

**竹瀝**甘寒最滋陰。止渴止汗除煩心。口瘡目痛救胎產。中風痰壅失聲音。取竹瀝法見六卷六十五葉丹溪云無毒性緩能除陰虛大熱大寒治消渴久渴自汗尿多胸中煩熱狂悶驚悸及口瘡目瘡頭風頭痛中風失音風痺一切痰火氣血虛而少食者宜用又云痰在四肢非此不開婦人胎前子煩頭旋倒地胎動不安產後強直口噤小兒驚癇天鈎夜語兼治金瘡口噤欲死時行瘟疫迷悶大抵寒而能補不必疑其寒也

**菖蒲**氣溫味辛苦。除煩下血出音語。明目聰耳定頭風。伸痺通心五臟補。菖昌盛之貌葉叢生如蒲無毒除煩悶治欬逆上氣中惡鬼氣心腹冷痛出聲音明目治耳聾耳鳴耳痛頭風利四肢風寒濕痺不得屈伸通九竅開心孔補五臟虛久服延年高志兼治癰腫瘡疥殺諸虫止小便丈夫水臟婦人血海久冷安胎治產後下血不止局方補心藥中多用然辛芳太甚年壯心孔昏塞者用之得宜若心勞神耗者禁用。生石澗一寸九節不露根者佳五月臘月採陰乾去毛秦艽為使惡麻黃忌飴糖羊肉鐵器

**遠志**苦溫益腎精。補中高志定心驚。利膈通竅除欬逆。茵感陰生止夢縈。性能令人志識高遠苗名小草其形細也無毒沉而降陰也主

益精壯陽補中虛定心氣驚悸健忘夢邪遺精去心下膈氣除欬逆利九竅明耳目。小草四月感陰而生故益精補陰氣止虛損夢泄治心孔昏塞。先用甘草黑豆水煮去骨後用姜汁炒畏珍珠藜蘆蠐螬殺雄附毒得茯苓葵子良

酸棗仁平止煩渴引血歸脾安睡歇補中止泄及臍痛寧心益膽除脾遲。出酸棗縣者真味酸無毒除骨蒸煩熱及心虛驚悸不眠丹溪云血不歸脾而睡卧不寧者宜用此大補心脾則血歸脾而五臟安和則睡卧自寧又補中益氣治心腹寒熱邪結氣聚臍上下痛滿血轉久泄寧心志斂虛汗益膽氣又治四肢痠痛濕痺筋骨風久服助陰氣安五臟令人肥健輕身延年。睡多生用不得睡炒熟再蒸半日去皮尖研碎用惡防己。已上解熱生津藥

生地黃寒甘苦味滋腎涼心清肺胃調脾養肝潤二腸婦人崩漏胎產治水試浮者為天黃半沉者為人黃俱不用沉重者為地黃最勝無毒沉而降陰也入手太陽少陰足少陰本藥也滋腎水真氣不足勞瘦骨蒸日晡寒熱唾血耳鳴涼心火血熱五心潮煩驚悸清肺熱咳嗽鼻衄瀉脾胃濕熱吐血牙痛欲脫丹溪云生地較之熟地更宜通不滯勞倦傷脾者以實脾藥中用二三分以固脾氣使脾家永不受邪蓋濕熱去而脾胃自固所以本草曰除寒熱積聚去胃中宿食養肝血益膽氣主折傷絕筋傷中逐血痺明眼目利大小二腸治便血溺血老人津枯便燥者必用之女子崩中血不止胎動胎漏產後血上迫心悶絕大抵補五臟通血脈益氣力虛而多熱加而用之多用恐倒脾胃中虛寒者禁用。生採者大寒日乾者微寒火乾者微溫脈洪實熱者生採搗汁服之脈虛血熱者用姜汁拌炒免致泥膈痰得門冬清酒良惡貝母畏蕪荑忌犯銅鐵器令消腎白髮男傷榮女損衛又合蘿蔔食則能耗諸血

熟地黃甘苦溫平補血填髓滋腎精療傷寒後脛股痛除新產臍腹痛無毒沉而降陰也入足手少陰厥陰經東垣云熟地黃補血且療虛損又曰活血氣填骨髓滋腎水補真陰治傷寒後血衰脛股疲痛除新產後血虛臍痛難禁丹溪云下元血衰者須用之尺脈微者佐以桂附則填精補髓尺脈旺者佐以知柏則滋陰降火獨用則泥膈故中滿痰盛者慎用餘治與生地畧同蓋本經只言乾生二種後世改用熟者生寒熟滯中寒有痞易泄者全禁。懷慶者佳水洗用生地搗汁九蒸九晒或酒或姜汁俱好畏忌同生地

當歸甘辛頭止血破血用尾和用身隨所引用上頭角中理胸腹下榮筋兼治風瘡及氣逆金瘡胎產更稱神氣血昏亂服之各有所歸故名出當州者長大溫無毒可升可降陽也入手少陰足太陰厥陰經以心生血肝藏血脾裹血也頭止血而上行身養血而中守尾破血而下流全活血而不走又頭硬者

亦破血大抵去舊生新之劑全用引以細辛川芎之類則治血虛頭痛眼痛齒痛合諸血藥入薏苡牛膝則下行而治血不榮筋腰痛足痿合諸血藥入人參川烏烏藥薏苡則能榮表以治一身筋寒濕毒在參芪則補氣血虛勞而止汗長肌在芎朮地黃則養血滋陰而補腎合芍藥木香則能和肝而止痛治痢合鱉甲柴胡則定寒熱而除溫瘧合陳皮半夏則能止嘔合遠志酸棗則能養心定悸在桂附則熱而溫中散冷在硝黃則寒而通腸潤燥在莪稜牽牛則破惡血而消癥瘕足皆隨所引藥為用蓋味辛甘而氣疏暢無定故也兼治客血內塞中風痙汗不出濕熱中風客氣金瘡跌撲諸惡瘡瘍及風癖在皮膚中經云本血藥而又治胸中欬逆上氣主婦人漏下絕子臍腹急痛癥瘕治動下血心腹腫痛逆產死胎產後惡血上衝別說云于補虛最速於產後備急又有言曰補女子諸不足說盡當歸之用患大虛冷加而用之○肥潤不枯燥者佳治上酒浸治外酒洗血病酒蒸痰用薑汁炒畏菖蒲海藻惡牡蒙藺茹熱麪一云川產者力剛可攻秦產者力柔可補

**川芎辛溫行血氣○止頭痛破血海瘀○更散心鬱治癰疽○風寒濕痺亦能去○葉名蘼蕪治老風○又主欬逆及蠱疰**芎藭也至高之位性主頭病故名無毒浮而升陽也入手足厥陰少陽本經藥主血虛中風入腦冷痛面上游風去來目淚出多涕唾東垣所謂上行頭角助清陽之氣而止痛是也主婦人經閉無子或崩中不止或胎動不安子死腹中或胎衣不下或產後血暈破瘀血養新血一切衄血溺血皆治東垣所謂下行血海養新生之血而調經是也丹溪云川芎味辛但能升散而不能下守血貴寧靜而不貴躁動四物湯用之以行血藥之滯耳豈有辛散而能養下元之血哉愚謂東垣丹溪原不相悖蓋行滯破瘀而後新生之血可養丹溪又曰癰疽諸瘡腫痛藥中多用之者以其入心而能散火邪耳又開鬱行氣止脇痛心腹堅痛諸寒冷氣疝氣亦以川芎入心助行氣血而邪自散也古人所謂血中氣藥信哉一切風寒濕痺氣痺血痺腰脚軟弱半身不遂皆治日華云治一切血一切氣一切風一切勞損但單服多服久服則走泄真氣多致暴亡○川產形塊重實色白者良水洗略炒或蒸生用療皮風白芷為使得細辛療金瘡止痛得牡蠣療頭風吐逆○蘼蕪辛溫無毒主身中老風頭中久風風眩又治欬逆定驚氣辟邪惡除蠱毒鬼疰四五月採苗陰乾

**白芍酸寒補津液○治血虛痛破堅積○止瀉痢因濕熱○消生血損肝遂受益○**芍灼也灼灼其花根能治病故名有小毒可升可降陰中陽也入手足太陰經通肺燥滋腎陰補津停濕令小便自行非通利之藥也血虛腹痛非此不除以其酸能收歛肝之陰氣而補中焦脾胃故也質重味厚能破堅積疝瘕水瀉下痢刺痛後重必用之者以能收歛濕熱邪毒而脾之正氣自舒兼治諸淋諸血風毒骨痛歛汗退熱治婦人產前諸疾赤白帶下能入血海乃收降之妙劑也昔人皆謂瀉肝補脾東垣又謂損其肝者緩其中緩中即調血也謂芍藥能調

血者何哉蓋當肝火陰邪犯脾酸能收泄陰氣而止痛健脾非瀉肝之正氣也若肝損血虛則能調榮衛而生新血惟産後氣血大虛東方生發真氣亦微初産亦無邪火誤用伐傷生氣必變他症大抵赤隨所佐用而為寒熱佐以柴胡牡丹山梔則瀉火而除熱燥佐以生姜肉桂乾姜則溫經而散寒濕惡寒腹痛則加桂惡熱腹痛則加芩與參朮同用則補中氣與歸地同用則補陰血惟血虛冷而中虛寒者禁用冬月宜服者赤芍半○出杭越茅山者佳酒浸炒或煨雷丸為使惡石斛畏硝石鱉甲小薊反藜蘆

**赤芍**專能消瘀血利水下氣祛煩熱大除腹痛通月經療眼消癰肝火泄○赤芍藥性亦大同但色白在西方則補而斂澁色赤在南方則瀉而澁散東垣云赤芍藥破瘀血而療腹痛煩熱亦解仲景方中多用之者以其能走寒熱利小便也宣通臟腑利膀胱大小腸故月經閉者用之瀉肝火赤眼暴腫努肉及諸瘡腸風痔瘻○生氣偏降酒浸稍能升發

**枸杞子**寒滋腎精補氣養血眼自明退熱寬胸潤腸胃瘡毒風痺脚腰疼○枸狗也爾雅云其根久如狗形服之大有靈異杞即杞柳之杞多刺又名枸棘味苦甘微寒無毒古諺云去家千里勿食枸杞言其滋益精氣強盛陰道也內傷大勞噓吸少氣肝風血虛眼赤痛痒昏翳除煩止虛勞寒熱下胸脇氣治五內邪氣熱中消渴利大小腸散諸瘡毒去皮膚骨節間風周痺風濕腰脚腫痛兼治客熱頭痛齒痛滿口出血煎膏炙服輕身不老堅筋骨耐寒暑其葉甘春初可作菜食、甘州者佳去蒂晒乾

**肉蓯蓉**補右腎精陰痿非此不能興止莖中痛強筋髓婦人崩帶與瘕癥○馬精落地所生初生似肉味甘酸鹹微溫其性從容和緩無毒補右命門相火不足男子絕陽不興泄精尿血遺溺下痢止莖中寒熱痛膀胱邪氣強筋髓煖腰膝止腰痛又治婦人血崩帶下癥瘕陰痛絕陰不産丹溪云峻補精血驟用反致動火便滑○酒浸一宿刷去浮甲及心中白膜如竹絲草樣不爾令人上氣不散酒蒸或酥塗炙、根名瑣陽味甘鹹氣溫無毒閉精補陰氣虛而大便燥結者煮粥食之不燥者勿用入藥炙

**牛膝**本滋精血潤燥藥也因何首烏連編風顛

**鹿茸**甘溫生精血專治崩漏與遺泄虛勞如瘧脚腰疼石淋癰腫骨中熱○鹿火也為律律主鹿六月初生肉角其毛茸茸味甘鹹無毒補虛羸生精血益氣強志女人崩中漏血赤白帶下男子泄精溺血小便利虛勞洒洒如瘧羸瘦四肢酸痛腰脊冷痛脚膝無力散石淋癰腫骨中熱疽痒又能破留血在腹堅筋骨安胎下氣治寒熱驚癇殺

鬼精生焉，不老，乃血家去舊生新劑也。○不損破出血，形小如紫茄者佳，或長四五寸，分岐如馬鞍形，茸端如瑪瑙者亦好。用酥塗勻，火焰中急燎去毛盡，微炙用。有小虫，不可鼻臭。麻勃為使。按月令冬至一陽生，麋解角，夏至一陰生，鹿角解，故麋茸補陽，鹿茸補陰。○鹿峻乃牝牡相感之精，其法用初生牡鹿三五隻，范圓剛養，每日以人參煎湯同一切料草任其飲食，久之以硫黃細末和入，從少至多，燥則漸減，過而復始，大約三年之內，一旦毛脫筋露，氣盛陽極，別以牝鹿隔苑誘之，欲交不得，或泄精于外，或令其一交，即設法取其精，置磁器內，香粘如餳，隨人所宜補藥，如補陰丸、固本丸之類，以此峻加煉蜜三分之一，同和為丸，或利鹿角霜為丸，空心鹽湯下。起虛羸瘵病危症甚捷。

鹿角鹹溫仍秘精，止尿水與小腹疼，逐瘀強筋祛邪惡，瘡腫磨傅可復平。鹿者仙獸，常自能樂性，雲泉至六十年，必壞，蹟于角下，角有班痕紫黑，蓋鹿戴玉而角斑，無毒。東垣云：鹿角秘精髓，而腰脊之痛除，止尿血，留血在陰中，除小腹血急痛，治折傷惡血，強筋骨，補絕傷，除邪惡氣，治婦人夢與鬼交及胎中餘血不盡欲死，諸惡瘡癰腫熱毒，醋磨傅之。○或醋煮剉碎為末，或磨水，或燒灰，或炙黃色。杜仲為使。

鹿角膠甘溫而平，虛羸失血四肢疼，女崩無子安胎孕，淋露折傷用最靈。霜味鹹能補腎氣，壯陽專主夢遺精。即白膠，無毒。主傷中虛羸，勞絕氣衰，多汗咳嗽，吐血咯血，嗽血尿血，下血，四肢痠疼，腰痛，女人崩中不止，血閉無子。服之令有子，安胎止痛，淋露折跌傷損，久服益髓長肌，悅顏色，令人肥健輕身延年。凡腫已潰無潰者，以白膠一片漬軟貼之，頭上開孔，有膿即出，無膿自消。○鹿角霜味鹹溫，無毒。治五勞七傷，羸瘦，補腎益氣，固精壯陽，強骨髓，止夢遺。○煎膠霜法：取解角鋸半寸長，置長流水中浸三日，刮去黑皮，入砂鍋內，以清水浸過，不露角，桑柴火煮，從子至戌時止，旋旋添水，勿令火歇，如是者三日，角軟取出，晒乾成霜。另用無灰酒入罐內，再煎成膠，陰乾，或炒成珠，或酒化服，或入補藥為丸服。功同麋角，得火良，畏大黃。有入藥及黃蠟同煎者，非古法也。

蒲黃無毒味甘平，止血用熟行用生，心腹膀胱寒熱去，墜腸止瀉又止精。產于香蒲之上，而色黃，即花中蕊屑也。隔紙炒黃，蒸半日，焙乾。熟用補血止血，治女子崩中帶下不止，止痢血、衄血、尿血、腸風下血、墮胎血暈、產後諸血病，兼治脫肛墜腸，止瀉止遺精。生用破血消腫，去心腹膀胱熱，利小水，通經脈，破瘀血，婦人月候不勻，血氣心腹痛，血癥兒枕急痛。又治打撲血悶，排膿瘡癤，遊風腫毒，傅重舌、舌上生瘡及陰下濕痒，產後妒乳癰腫。又用蜜調作餅，食之解心臟虛熱，甚益小兒，多食令自利虛人。○香蒲即蒲黃苗，主五臟心下邪氣，口中

爛臭堅齒明目聰耳輕身

柏實甘辛平潤心滋腎興陽腰痛深利膀胱中冷膿水安臟除風濕痺侵葉苦澀溫止諸血益脾斂肺補真陰萬木向陽惟柏西向故字從白稟金之正氣木之最堅者也無毒主養心神潤心血止汗定驚又滋腎水興陽道療虛損歷節腰中重痛腰腎中冷膿宿水兼安五臟益氣血除風濕痺去頭風治百邪鬼魅小兒驚癇久服令人肌潤聰明不饑延年乾州者佳去殼取仁微炒去油牡蠣玉桂為使畏菊花羊蹄諸石麪麯○側柏葉無毒主吐血衄血血痢崩中赤白尿血及七情嘔血胸中疼痛冷風歷節疼痛大風微髮脫落久服去濕痺耐寒暑止饑益氣輕身丹溪云性善守多燥大益脾主澀肺補陰之要藥也又止小兒泄痢殺五臟虫為末和油塗須生髮炙熱罯凍瘡與瘻腫核凡採葉隨月建方以取得月令之氣也去梗糯米泔浸七日炒墳墓上者不可用○柏白皮主中熱油及火灼爛瘡長毛髮為末豬脂煎塗○柏枝節煮以釀酒治風痺歷節風燒汁塗瘑疥癩瘡

槐實苦酸鹹氣寒濕熱腸風痔痢寬疏五內邪清頭目疝痛陰瘡胎產難皮主牙疳根喉痺枝治風瘙崩帶安槐本虛星之精葉大而黑晝合夜開故從鬼又名守宮實即莢中子大如豆堅而色紫俗名槐角無毒主濕熱腸風下痢五痔疏導五內邪氣風熱煩悶兼明目除熱淚頭腦風眩心頭吐涎如醉瀁瀁如立舟車上者又治疝痛及男婦陰瘡濕痒婦人乳瘕子臟急痛墮胎催生吞七粒即効本草云補絕傷益氣亦治中帶補之劑也微炒用○槐白皮味苦主口齒風疳䘌血漿水煎含之陰疝卵腫氣癰及痔有虫或下膿血煎湯淋洗○槐根皮平主喉痺寒熱中風強直皮膚不仁煎湯洗五痔并一切惡瘡婦人產門痒痛及湯火瘡煎膏消癰腫止痛長肉○槐枝煮汁釀酒療大風痿痺甚効崩中帶下赤白燒灰酒調服九種心痛水煎服又煎湯洗瘡及陰囊下濕痒燬灰揩齒去虫燒瀝塗癬和麻油磨濃點赤眼○槐葉平煎湯治小兒驚癇壯熱疥癬疔腫鼻氣窒塞

槐花苦平清肺腸腸風痔痢最為良心痛眼赤俱炒用殺腹虫治皮膚瘡膠化風涎治口噤四肢頑痺與破傷槐花又名槐鵞無毒陰也潤肺臟涼大腸治腸風下血五痔便血血痢甚佳不可過劑又治心痛眼赤殺腹臟虫治皮膚風熱微炒用○槐膠主一切風化涎治肝臟風筋脉抽掣及急風口噤或四肢不收頑痺或毒風周身如虫行或破傷風口眼偏斜腰背強硬任作湯散丸煎雜諸藥用之亦可水煮和藥為丸○槐樹上菌又名槐耳無毒主五痔脫肛下血心痛婦人陰中瘡痛

桃仁無毒苦甘平破血通腸利月經兼除欬逆心胸滿疝瘕腰痛殺虫精花悅顏色醫淋腫奴散氣血肺

心濇。桃者逃也，能令鬼邪逃遁，五木之精也。無毒，沉而降，陰也。入手足厥陰經。主瘀血血閉，血結血熱，血瘕血癥，及卒暴擊血心痛，骨蒸偏風，半身不遂，潤大腸，通月水，兼主上氣咳嗽，喘急胸膈痞滿，止疝痛腰疼，殺虫及尸疰邪祟。又小兒𤺋卵，婦人陰痒，搗泥敷之。心云：苦以瀉滯血，甘以生新血。血結實者可用，血燥虛者慎之。凡使湯泡去皮尖，炒赤研如泥用。○桃花除百病，悅顏色，治水腫石淋，利大小便。三月採，陰乾，千葉者不用。○桃奴即乾實着樹上經冬不落者，微溫，治伏梁氣在心下結聚不散，燒灰存性，治肺氣吐血，諸血不止，及胎下血不止。正月採，酒拌蒸飲，銅刀切取肉，焙乾用。○莖白皮除中惡腹痛，去胃中熱。○桃枝戊子日取作枕，補心虛健忘，耳目聰明，煎膏塗口瘡及下部䘌瘡，煎湯洗天行疫癘。○桃葉出瘡中虫，治霍亂腹痛，大小腸不通，小兒寒熱客忤，多用作湯導藥。○桃實味酸無毒，多食令人發熱，有味辛者，肺病宜食，食桃訖入水浴成淋。○桃膠主保中不饑，忍風寒，下石淋，破血，愈百病，桑灰汁煮三次，陰乾用。○桃寄生主小兒中蠱毒，令腹內堅痛，面目青黄，淋露骨立，病變無常。○花葉枝莖等俱能辟不祥，殺邪魅，療中惡蠱疰。今人用桃作符着門上者，亦取其厭符也。

杏仁有毒苦甘溫，潤肺止嗽及奔豚，消食治腫通氣閉，祛風發汗出聲音。杏丈從木從甘，實大而甘也。沉而降，陰也。入手太陰經。潤肺燥熱在胸膈間，急滿喘促，咳嗽上氣，喉鳴，及奔豚氣逆，消宿食，殺狗肉積毒，治浮腫腹痛，大腸氣閉不通。又解肌發汗，散肺風寒咳嗽，頭面風邪，眼門鼻塞，冷泪喉痹，生瘡，時行頭痛，風氣來去，中風半身不遂，失音卒瘂，兼治脚氣驚癇，產乳金瘡，五痔下血不止，撲損瘀血，卒不得小便。蓋杏仁雖下氣，少用亦能活血，多服令人血溢，出血不止，或瀉或臍中出物。古今有單服杏仁而得効者，必壯實痰氣壅滯及盤不亮目不明者乃宜。東垣云：杏仁治氣，桃仁治血，俱治年高大便秘燥，當以氣血分用，佐以陳皮，此正論也。凡使湯泡去皮尖，麩炒黄色，去油。有火有汗者，童便浸三日。又燒令烟未盡，研如泥，綿裹納女子陰中，治虫蛆。惡黄芩、黄芪、葛根，畏蘘草，解錫、胡粉毒，得火良。雙仁者殺人，可毒狗。○杏花味苦無毒，主補不足，女子傷中，寒熱痺厥逆。○杏實味酸熱有毒，食多傷筋骨，損神氣，令人目盲，小兒尤不可食，多致癰瘡及上膈熱。

郁李仁味苦酸平，破血潤燥二便行，消腫攻癖通關格，根主牙風腫且疼。郁盛貌，即詩所謂棠棣之花斗木之子也。無毒，陰中陽也。破血潤燥，滑大腸，利小便水道，泄五臟膀胱急痛，宣腰跨冷膿，主大腹水腫，面目四肢浮腫，消宿食，下氣，破癖氣，治卒心痛，及腸中結氣，關格不通。凡使湯浸去皮尖，生蜜浸一宿，研如膏用。○根涼，主風虫牙齲齒齒斷腫痛，去白虫，濃煎含之。

**火麻子甘無毒平。潤腸能破積血凝。治痺寬膨止消渴。催產下乳救脉停。花性大同却有毒。食久令人見鬼精。**又名麻子仁。四稜處處有之皮可為布及屨東海者大如蓮實北地者大如豆南地者子小入足太陰手陽明經主大腸風熱結燥小便淋閉破積血治皮膚頑痺風癲骨髓疼痛風水腹大臍腰重痛止消渴治妊娠心痛腹疼逆生倒產產後惡露不盡腹脹古方脉代用之者以其能復血脉而益中氣也兼治小兒赤白痢長肌肉益毛髮但多食反損血脉滑精痿陽發帶病凡使以布包沸湯中浸湯冷取出垂井中一夜勿令着水次日晒乾新瓦上煅去殼用。○花名麻黄又名麻勃即麻花上勃勃者主利五臟下血破積止痺散膿久食令人見鬼狂走

**胡麻甘平潤五臟。治癩風落髮無量。巨勝子專補髓精。調肺鎮心虛家尚。**即胡地黑脂麻又名壁風胡麻無毒調肺氣潤五臟暴食利大小腸久食即痞去陳留新逐風濕氣游風頭風合蒼耳子治風癩長毛髮治溫瘧大吐後虛羸催生墮胎金瘡止血。○巨勝子即胡麻中七稜兩頭尖色赤味酸澀者入穀中最為大勝主傷中虛羸補五內益氣力填髓腦堅筋益精補肺氣止心驚久服輕身耐饑渴寒暑有益于男子者也凡使湯淘去浮者酒蒸半日晒乾舂去粗皮微炒服食家九蒸九晒蜜丸服名靜神丸除一切痼疾。○油微寒主天行熱秘腸內結熱利大小腸下胞衣生者殺虫摩瘡腫生禿髮。○苗名青蘘味甘寒無毒主五臟邪氣風寒濕痺益氣血補腦髓堅筋骨作湯沐潤毛髮滑皮膚

**油麻甘寒炒則熱。通血行氣腸胃滑。去浮風疾潤肌膚。油能解毒療瘡癬。**子可榨油生則寒炒則熱通血脉行風氣去頭浮風滑腸胃潤肌膚久食抽人肌肉。○麻油又名香油殺五黄下三焦熱毒通大小腸治咽心痛敷一切瘡癬疥癬煎膏生肌止痛消癰腫補皮裂治飲食物須逐日熬熟用經宿即動氣有牙齒并脾胃冷疾消渴精滑者切不可喫况煎煉服之與火無異人家積油百石則生火油麻亦有二種白者潤肺黑者潤腎

**葵子甘寒滑小腸。催生下乳穿瘡瘍。根主瘡淋解椒毒。葉堪作菜莫多嘗。**葵揆也左傳能衛其足者知也惟知所以能揆此即常食葵菜霜葵經冬至春作子故謂之冬葵子無毒性滑利宣導熱壅利小腸通癃閉及卒關格二便不通支滿欲死妊娠患淋或卒下血倒產難產子死腹中或乳難內閉乳汁不通並微炒搗碎煮濃汁服之一切瘡腫癤毒未出膿者水吞三四粒即作竅出膿。○根主惡瘡淋閉利小便止消渴解蜀椒丹石毒小兒吞錢煮汁飲之立出。○葉為百菜主其心傷人小兒發斑惡腫絞汁飲之性冷利不可多食又霜葵多食吐水動五臟四季月食生葵令飲食不消發宿疾動風氣天行病後食之喪明合鯉魚黍米害人又無蒜勿食黄芩為使

蜀葵甘寒鈍人性，解熱利便根莖勝。葉消熱痢制石丹，子除水腫風疥病。花有五色能潤燥，赤白帶下偏相應。種出巴蜀，似葵，花有五色，如槿花。無毒。陰中陽也。久食鈍人性靈。根莖主客熱，利小便，散膿血惡汁。○葉主熱毒下痢，及丹石發熱結，煮食或搗汁服之。又燒灰敷金瘡，搗爛敷火瘡。○子主水腫淋澁，催生落胎，治一切瘡疥瘢疵玉靨面，小兒風疹。○花赤者治血燥，白者治氣燥，赤治赤帶，白治白帶，空心酒下。又白者治痎瘧，並陰乾用。

黃蜀葵花治便淋，用子催生待產臨。瘡家要藥惟敷傳，能消膿水久侵淫。近道處處有之，另是一種，非蜀葵中黃者。葉尖狹，多刻缺，夏末開花淡黃色，葉心下有紫檀色，六七月採，陰乾。或曰乾治小便淋，難產催生，取子四十九粒，搗為末，溫水下。根煮濃汁冷服亦好。衍義云：瘡家要藥，諸惡瘡膿水久不瘥者，作末敷之即愈。○又有一種龍葵，苦寒無毒，北人謂之苦葵。葉圓花白，子若牛李子，生青熟黑，食之解勞少睡，去虛熱腫。其子療疔腫。其根為末，入麝少許，敷發背癰疽甚瘥。

蘇木甘鹹平去瘀，風噤血癖氣凝聚。通經產後是靈丹，瘡損下痢與嘔吐。出蘇方國，故名。即今用染色者。無毒。可升可降，陽中陰也。去瘀血，和新血之劑。主男婦中風口噤不語，虛勞血癖氣滯，婦人氣血心腹痛，月候不調，或經閉不通，產後惡露衝心，腹中絞痛，脹悶欲死，及蓐勞失音，血噤血暈，消腫毒，排膿止痛，一切金瘡撲損並用。故東垣曰：除產後必須有此，立驗。破瘡瘍死血，非此無功。兼治赤白痢後重急痛，霍亂嘔逆，及常嘔吐，並用水煎。破血酒煮，去風佐以防風為妙。○去皮節，細剉，和梅枝蒸半日，陰乾用。

紅藍花辛溫散血，胎死產暈口噤結。兼治諸風及痺喉，少用補血東垣訣。若作臙脂功又奇，小兒聤耳不可缺。色紅，葉如藍，即今染紅及作臙脂者，俗名紅花。無毒。陰中陽也。衍義云：辛溫則血調和，故少用則能入心養血；過於辛溫則血走散，故多用則能破血。治胎死腹中，及產後血暈，口噤，腹內惡血不盡，絞痛，紅悶，腹內血氣刺痛，並酒煮服。兼治三十六種風，及產後中風，血熱煩渴，喉痺壅塞不通，一切腫毒及蠱毒下血，生絞汁或煎服之。東垣謂補血虛者，佐補血藥而少用也。搗碎用。○苗生搗碎，敷游腫。○子吞數粒，主天行痘子不出。○臙脂主小兒聤耳，滴耳中。已上滋血潤燥藥。

茜根苦寒清心肺，逐瘀止血及崩帶。退黃治痺排膿瘡，中蠱作吐稱為最。茜，鮮也，可以染絳，西地最多。無毒。陰中微陽。主六極損傷心肺，停瘀吐血，衄血，下血，尿血，崩中帶下，月經不止，產後血暈。又治黃疸，風寒濕痺，排膿，治瘡癤痔瘻，跌折撲損瘀血皆驗。中蠱吐如爛肝者，稱為最要。兼補中及膀胱不足，止遺泄，亦美藥也。○銅刀剉炒，勿犯

鑢鉛畏
鼠姑。

茅根無毒性甘平。逐瘀止血治淋難。消除客熱治煩渴灸瘡血出用花安。針巻刀箭穿瘡孔爛茅止血傅瘡班。茅冒也毛也冒淡而生為地之毛也處處有之春生苗布地如針夏開白花六月採其根潔白甘美至秋則枯主除瘀血血閉寒熱止諸血吐衄及婦人崩中漏下月經不勻利小便下五淋除客熱在腸胃止渴堅筋通血脉勞傷中氣虛羸者亦可服之。○花性溫治吐血衄血及灸瘡出血不止。○茅針一名茅笋性凉可噉甚益小兒通小腸止鼻衄及暴下血溺血巻刀箭金瘡止血止痛凡癰毒軟節未潰不作頭膿酒煮服之一針一孔二針二孔。○爛茅即茅屋上四角經霜久者性平止吐衄酒煮服之班瘡蚕咬和川汁研敷茅屋滴溜水解雲母毒

薊根小大甘平論。破血還能養血元。大者兼能補下氣治帶安胎消腫燃。小者專主九竅血。只寬胸膈退熱煩。出北地薊門者勝薊冀也熱則冀凉冷則冀和弱則冀強亂則冀治大薊大有所冀也小薊小有所冀也二薊無毒俱治吐嘔衄血暴下血血崩及九竅出血金瘡流血不止乃破瘀血生新血之劑故經云養精保血。○大薊治血之外兼能補養下氣治女子赤白沃帶胎毒下血療癰惡瘡古有陰冷囊腫疼痛欲死不眠煮汁服之立瘥葉治腸癰腹藏瘀血血暈撲損生擣酒并小便任服。○小薊力微治血之外只能開胃寬胸膈退熱煩及衄鼻塞不通而已。○大薊高三四尺葉皺小薊高一尺許葉不皺為異亦可為蔬四月採苗九月採根洗淨陰乾微焙亦可生擣汁服。

巻柏無毒辛甘平。止血用灸破血生。血閉瘕淋陰內痛欬逆風痿脫肛寘。生石上處處有之巻屈如雞足青黃色葉似柏生用破血灸用止血主婦人經閉無子癥瘕淋結陰中寒熱痛兼治欬逆頭中風眩痿蹶脫肛尸疰五臟邪氣強陰益精和顏色。○七月採去近石沙土處陰乾用之。

茺蔚子味甘辛溫。行血養血解心煩。逐水去風血損痛女藥稱仙號返魂。並可洗瘡花治帶葉傅諸瘡可無痕。茺充實也蔚盛貌無毒善行瘀血養新血治血逆心煩益心力逐水氣浮腫去風熱瘡毒治折傷内損有瘀天陰則痛兼能明目養精除大熱頭痛一名益母者善救胎前因熱病子死腹中難産産後血脹血暈産前諸疾求嗣調經無所不効故曰婦人仙藥單用煎膏號曰返魂丹詳七巻卜一葉○莖煎湯洗瘾疹瘙痒若初生小兒浴之不生瘡疥。○花治婦人赤白帶下每末二錢空心溫湯下。○葉治小兒疳痢垂死大人痔瘡煮粥或取汁飲之疔腫乳癰丹毒諸惡瘡蛇蝮毒已破未破擣汁内服外敷面上皯黯為末用醋湯調燒灰塗之亦制硫黃子苗入洗面藥令光澤小兒聤耳取汁滴之治馬

咬和醋炒為末封之，初春亦可取作菜食治病，花莖子葉同功。

劉寄奴溫苦味真，破瘀血治產餘屯，通經寬脹愈腹痛，湯火金瘡効若神。無毒。主破瘀血，治產后餘疾，下血止痛極効，更通婦人經脈癥結，下氣消水腫，止水泄心腹疼痛，又治湯火瘡至妙，先用糯米飲刷患處，後用此為末摻之，不痛無痕。凡湯着處先用鹽末摻之，護肉不爛，然後傅藥。所以名劉寄奴，宋高祖裕之小名也。俗用此止金瘡出血如神，但多服令人利。○又江南苗莖似艾，味有四稜，高二三尺，葉青似柳，四月開小黄花，七月結實，似黍而細，一莖上有數穗互生，根葉六七月採苗花子通用。雷公云：去莖葉只用實，以布拭去上薄殼，皮酒拌蒸，日乾用。

馬鞭草涼味苦辛，活血行血利女人，通經破癖消膨脹，男子陰囊腫可伸。苗類益母而莖圓，抽穗如馬鞭稍，故名。無毒。活血行血，治婦人月經不通，氣血腹脹，月候不勻，破惡血癥瘕痞塊，肋脹欲死，並煎膏酒下。男子陰腫核痛，搗爛塗之。兼治水腫久瘧喉痺，躁攮逆煩，及食鱠魚生肉什腸結成癥瘕，並搗汁飲之。

白頭翁苦溫無毒，鼻洪痢赤當先服，更止瘧狂消瘕疝，項下瘿瘤頭上禿。處處有之，葉似芍藥而大，有風則靜，無風則搖，近根處有白茸，狀似人白頭，故名。可升可降，陰中陽也。治鼻衄血，赤毒痢，蠱痢，腹痛極効。又治溫瘧狂徉寒熱，陰疝痛，癥瘕癥積聚，瘿瘤瘰癧，頭禿膻腥，兼止金瘡血出及痛，一切風氣百骨節痛，乃逐瘀解毒之劑也。○七月採根，陰乾，得酒良，莖葉功同。

雞冠花子涼無毒，瀉肝熱治腸臟風，更主血膿紅白痢，婦人帶下及崩中。花形似雞冠子，入藥微炒。

乾漆辛溫毒而益，破久瘀血年深積，治痺止咳及心痛，利疝祛虫通經脈。木汁如水滴下，可以漆物，陰乾如蜂房孔孔隔者佳，有毒，降也，陽中陰也。東垣云：破日久閉結之瘀血，削年深堅固之沉積，兼治五緩六急，風寒濕痺，止咳嗽及九種心痛，腹肋積滯氣，小腸膀胱疝痛，去蚘虫，通經脈。丹溪云：屬金而有水與火，性急能飛補，用之中節，積去後補性內行，故經曰補中續筋填髓。日華云：治傳尸，生者去長虫。○凡使乾者，須搗碎炒，烟出，不爾損人腸胃。濕者煎乾。柰畏漆者忌服，或毒發，飲鐵漿及甘豆湯，幷蟹解之。半夏為使，畏雞子，忌油膩。驗漆以物蘸起，細而不斷，斷而急收，又塗乾竹上蔭之，速乾者真。○二聖丸：乾漆末一兩，濕漆一兩，熬食飯久，和丸如梧子大，每一丸酒下，無時。治婦人不曾生長，氣血臟腑痛甚，男子疝痛，牙緊灌下即安。

椶櫚子苦平無毒。止血養血須炒熟。瀉滑痢久可澀腸。皮又破癥燒灰服。椶形如馬騣閭閻多植此為用子如魚子初生黃色者可淹為果成熟黑色者入藥炒用上止鼻洪止血下止崩帶腸風便血兼澀腸止瀉及赤白痢。皮入藥燒灰存性破癥止血與子同。

衛矛氣寒苦且澀。通經止崩下乳汁。破癥結除心腹疼。殺虫祛風邪難入。處處有之莖長四五尺許其幹上三面如鋒刃箭羽故又名鬼箭羽人家多燔之以衛祟無毒主通月經止血崩帶下能墮胎下乳汁及產後血絞腹痛破陳血癥結蠱疰中惡腰腹心胸脹滿去白虫消皮膚風毒令陰中解殺百邪鬼魅。○八月採陰乾只用箭頭拭去赤毛酥炒用

虎杖甘平破瘀血。通經能散暴癥結。止痛排膿利小便。暑渴煎令水冷徹。處處有之莖如竹笋狀上有赤班點如虎班文初生便分枝子根皮黑色破開即黃赤有高丈餘者無毒主破留血月候不通產後惡血不下心腹脹滿血暈暴結癥瘕撲損腸痔瘡癤癰毒惡瘡排膿止痛治大熱煩燥止渴利小便壓一切熱毒夏月和甘草同煎為飲如琥珀色令冷徹如水服之極解暑毒兼破風毒結氣及風在骨節間孕婦禁用。○八月採根和葉裹一宿取出晒乾或浸酒服之効尤速。

蜜蠟甘溫煉去黃。止血益氣續絕傷。下痢胎漏金瘡妙。長肉生肌厚胃腸。蠟獵也蜂獵百花釀蜜查為蠟物極香軟經酒醋煮煉便黃赤再煎煉水中洋十數過即白無毒主下痢膿血後重妊孕胎動漏血不絕欲死金瘡出血皆能止之兼補中益氣續絕傷小兒尤宜久服耐老不飢惡芫花丈蛤。○治雀目方黃蠟溶化入蛤粉相和得所每二錢以猪肝二兩批開糝藥在內扎定煮熟取出乘熱熏眼至溫冷并肝食之以平為度

蠐螬鹹溫在桑枯。瘀閉脇堅不可無。汁點眼翳開喉痺。木刺癰瘡碎搗敷。蠐齊也無頭尾之分螬曹也曹踊動貌無毒主破惡瘀在胸腹不去吐血通月經血閉下乳汁破骨踒折血在脇下堅滿疼痛汁點目中淫膚青翳白膜點喉痺止痛消腫竹木刺入肉搗碎敷之立出癰疽痔瘻赤白游風丹疹取汁塗之。○生桑柳樹中內外潔白者佳生積糞中者皮黃色點止可敷瘡疽冬月或臨時採陰乾糯米同炒米焦黑取出去口畔并身上肉毛黑塵作三四截研粉用蜚蠊為使。○治禾芒入目以新布覆目上持蠐螬從布上摩之其芒自出

代赭石寒甘且苦。養氣血精又善止鎮肝健脾治驚癇。辟賊風邪及疰蠱。出代郡赭紅黑之間色也無毒入手少陰足厥陰經養氣血除

五臟血脉中熱血崩血痰止吐血鼻衄腸風痔瘻番胃瀉痢尿血遺溺脫精女子赤沃漏下帶下月經不止產難胞衣不出墮胎大人小兒驚氣入腹陰痿不起經云怯則氣浮重以鎮之怯者驚也肝氣浮也小兒驚癇疳疾服之健脾兼治賊風癘疥痒疾鬼疰蠱毒○赤紅青色如雞冠有澤上丈頭有如浮漚丁者謂之丁頭代赭最勝火煅醋淬七次研粉水飛用乾姜為使畏附子天雄無真者以壯蠣代之

亂髮苦溫極補陰。止血止咳通閉淋。利水治風醫霍亂。產難驚熱斂瘡淫。髮拔也拔擢而出無毒丹溪云髮補陰之功甚捷止鼻衄汗血大小便下血血崩血悶血暈止咳嗽轉脬五淋關絡不通利水消黃疸女勞疸治中痓破傷風及沐髮後中風定霍亂煩燥催生及胎衣不下小兒驚熱癇症煎膏長肉消瘀治癰腫骨疽金瘡雜瘡○不拘新剪舊落或自己髮或無病人髮或童男胎髮並好用皂角水洗淨入罐內燒存性止血或吹鼻或酒下或入補藥丸○單髮灰散燒為末溫水或酒下二錢治血淋甚效○又合雞子黃煎之消為水服治小兒熱痰療百病如胎熱生瘡蔓延遍身啼號不乳者用此塗上隨以苦參粉粉即愈○又和蜂房蛇退燒灰酒下一錢治瘡口不合效○人髮傳癰疽立愈

乳汁甘寒潤髮膚。填補五臟點睛珠。老病口瘡女經閉。惟有臟寒不可哺。婦人血下為月經上為乳汁無毒治疽悴悅皮膚潤毛髮補五臟點眼止淚消赤腫痛老人虛熱口瘡不食婦人血枯經閉昔張蒼常服身肥白年享百歲有餘但性屬陰臟寒人食之則瀉○服乳法取甘香者入銀器內加梨汁一半鍋內頓滾五更熱服消痰潤肺補虛生血無梨汁亦可但服須吸入氣脘乃佳又和豉汁飲之解豬肝牛肉毒極效○晒乳粉法遇有乳汁若干即下銀鍋內煎成膏用大磁盤盛于日下晒之以水浸于盤下乃未濟之妙也不然其乳久晒不乾

秋石丹霜體若金。陽煉壯陽陰補陰。洞髓還元無不治。點肉調湯味更深。味鹹無毒治色慾過度羸弱久嗽眼昏頭眩腹脹喘滿腰膝疼疼遺精白濁洞入骨髓無所不治真還元衛生之寶也只一小鍋可煉體若金石永不暴潤○陽煉法童便不拘多少入銅鍋內熬乾如鐵堅硬鍋內亦拔火燒去臭氣乘熱取出打碎為末再入鍋內清水煮化用綿紙七重濾過復入鍋內熬乾如此淋熬三次白如霜雪乃入砂罐內鹽泥固濟火煅一日夜只取飛上鐵燈盞者為末棗肉丸如菉豆大每服五丸至十丸空心酒下久服壯陽起痿臍下如火諸般冷疾久年虛損勞瘵甚者服之皆驗○陰煉法童便不拘多少入濃皂角汁少許以殺其穢以井水一半相和旋攪百匝令澄去清水只留濁腳再換新水如此澄攪數次以白色無臭氣為度晒乾棗肉為丸每服十丸空心酒下或以為乳汁和晒尤妙此法去鹹味不傷脾大能滋陰降火○陰陽煉即陰煉濁腳不晒用火熬乾忌入罐內火煅治陰陽俱虛○已上治燥通用


上海埽葉山房校印

天靈蓋 乃天生蓋押一身之骨未合即未有只有顖門頂骨中一片如三指濶十字解者是味鹹平無毒主傳尸尸疰鬼氣伏連久瘴勞瘧寒熱無時及肺痿乏力羸瘦骨蒸盗汗兼治犬咬○凡使須運門斬賊得之方可不然惡疾病死諸毒取頂服之反害不如以虎頭骨及黃犬頭骨代之近時方士好用此入補藥以為勝於滋陰壯陽之劑不知屍氣損神且犯天條罪禍莫測其骨男者色白女者色赤陽人使陰陰人使陽採得後用溏灰火罨一伏時待腥氣盡以檀香煎湯洗過酥炙黃或燒黑研用○爪甲催生取細末點目中去翳障搐鼻中止衂血燒灰水調服治轉胞淋閉尿血凡用孕婦及自己者効

人胞衣 又名紫河車乃男精女血構成味甘溫無毒主氣血羸瘦婦人勞損面䵟皮黑腹內諸病漸瘦者○男用男胎女用女胎須首生者佳如無壯盛婦人亦可用米泔洗四五次不動筋膜去草屑以竹器盛長流水中浸一刻以取生氣用瓦瓮盛放木甑內或鍋內亦可自卯至酉蒸爛如糊取出于石臼內同諸藥搗丸一法洗淨用酒半盞花椒少許同入砂鍋內口上用紙糊慢火烘乾重一兩半者佳為末入藥此藥不宜久留恐服之令腹內生虫也○產後胞衣埋地中七八年化為清水者味辛無毒主小兒丹毒天行熱病寒熱不歇妄語狂言頭上無辜髮立虛瘡等疾

紅鉛 即無病室女初行月水味鹹有毒治男婦氣血衰弱痰火上升虛損左癱右瘓中風不語肢體疼痛飲食少進女子經閉等症服之神効取法以黑鉛打一貝形如黃冠子俟月信動時以此貝直陰戶上接取二三鍾傾磁器內待沉底紅如硃砂者此為母氣真元也黃色浮皮者用紙撚去却取澄過茯苓入紅鉛內和勻作薄餅子陰乾為末以麻黃煎膏為丸辰砂為衣銀器收貯服之○婦人月經并浣禈汁解箭并女勞服又馬血入瘡中并剝馬被骨刺破毒死者以月經塗之効近有奇術能令刀斫不入惟以月經塗之便死此是污穢壞神氣也故人合藥所以忌之○男子精塗金瘡出血不止和鷹屎去面上䵟瘢及湯火灼瘡

裩襠 即裩之當陰處方圓六寸是也主男婦陰陽易病男病用女女病用男裩襠燒灰水調服○經衣即拭經水布也燒灰為末敷虎狼傷酒下主箭鏃入腹陰陽易病○已上以人補人今俗所尚但秋石遂元降火可也河車經餘不過從天癸滓乳汁古人以之乳子猶恐饑人之子而況煎熬成丸變其純陰之質化為燥烈之性固未必能補亦且可惜偶病相宜作服對酒或入藥服之亦可亦嘗証諸本草別說云神農人部惟髮髲一物外餘皆出於後世醫家或禁流之術奇怪之論殊非仁人之用心世稱孫思邈有大功于世以殺命治命尚有陰責況于是也近數見醫家用天靈蓋以治傳尸病未有一効者信本經不用未為害也殘忍傷神又不急于取効苟有可易仁者宜盡心焉若不以是說為然決為庸人惑亂噫以是為訓邇來方士猶有教人服死胎全體者童男女交接水者聞見紀訓戴服此者盡

皆惡死且遺奇
禍戒之戒之

**玉泉** 玉乃石之精天地重寶泉者玉之泉液一云玉消為水故名玉泉味甘平無毒主五臟百病柔筋強骨長肉益氣利血脈安魂魄明耳目耐寒暑久服輕身不老兼治婦人帶下十二病除氣癃血塊等症畏款冬花

**玉屑** 玉屑也溫厚光潤如肉也屑碎也削之碎碎也以苦酒浸之令消如泥潤心肺滋毛髮明眼目助聲喉久服輕身長年兼除胃中熱喘息煩滿止渴屑如麻豆大服之精潤臟腑查當完出若為粉服之使人淋畏鹿角

**礪石** 礪粗硬也可作磨刀石無毒主破宿血下石淋除瘕結伏鬼惡氣燒赤投酒中飲之磨汁滴目除障翳

**桃花石** 形似赤石脂色如桃花光潤體重舐之不著舌者佳味甘溫無毒主大腸中冷膿血痢令肌熱能食

**百藥煎** 味酸無毒潤肺治嗽化痰止渴療腸風下血為末摻諸瘡乾水斂口○造法用五倍子十斤烏梅白礬各一斤酒麯四兩右將水紅蓼三斤煎水去渣入烏梅煎不可多水要得其所却入五倍粗末幷礬麯和勻如作酒麯樣入磁器內遮不見風候生白取出晒乾聽用染鬚者加綠礬一斤

**女貞實** 又名冬青子味苦甘平無毒主補中安五臟養精神除百病久服肥健輕身不老浸酒服去風補血立冬日採晒乾用○皮涼去血補益肌膚○葉燒灰塗面治癉兼滅瘢疵亦堪染緋

**蕤核** 仁味甘微寒無毒主心腹邪結氣及心下結痰痞氣益氣明目治目腫眥爛風痒赤痛淚出鼻衄鼻齆凡使去殼取仁湯泡去皮尖每四兩用芒硝一兩木通七兩同煮一伏時取仁研膏任加減入藥極治風熱如風虛者去皮尖後用紙壓去油淨以花椒煎濃汁調成膏塗磁盌底上用蘄艾燒烟薰七次然後取盌于火上煅之若油起即以竹紙拭去直待抽盡色黑即取盌覆地上以去火毒隨宜入片腦等點眼甚效○治眼風痒或生翳或眥赤一切眼疾並主之蕤仁研膏入黃連末等分和勻取乾棗三枚劈頭少許去核以前末填滿以棗頭合定用薄綿裹之以水半盌于銀器中文武火煎取雞子殼以來以綿濾過待冷點眼神效神效

**椰子** 即海棕實也味苦無毒黑髮止血療鼻衄吐逆霍亂煮汁服之○殼可為酒器如酒中有毒則酒沸起殼中肉益氣殼中漿飲之得醉主吐血消渴水腫去風熱塗頭令髮黑丹溪云屬土而有水生海

外極熱之地土人賴此以解暑月暍渴多食動風。

**木槿** 平無毒。止腸風瀉血。赤血痢。痢後熱渴。作飲服之。令人得睡。入藥炒用。○花凉。治同。作湯代茶吃。又治風。

**萱草** 俗名鹿葱。味甘凉無毒。治少淋。小便赤澁。身體煩熱。下水氣。退酒疸。取根絞汁服。破傷風。酒煎服。又和羔汁服。治大熱吐血。主安五臟。利心志。令人歡樂無憂。輕身明目。取嫩苗及花作俎食。甚利胸膈。

丹溪云。萱草屬木。性下走陰分。花名宜男。寧無微意存焉。○五月採花。八月採根用。

**水蘇** 一名雞蘇。處處有之。多生水傍。苗似旋覆。兩葉相當。氣香馥。味辛微温無毒。主肺痿吐血。衄血。血痢。崩中帶下。產後中風。及血不止。頭風目眩。諸風疾。脚腫。下氣消穀。除飲食。辟口臭。去惡毒氣。久服通神耐老。可作菜。

**雞腸草** 生田野下濕地。莖梗細而中空。有似雞腸。斷之有絲縷。故又名蘩蔞。味酸平無毒。主破血。產後血塊。炒熱和童便飲之。惡血盡出。燒灰揩齒。止宣露。水煎服。止淋。止小便利。又積年惡瘡毒腫不愈。搗汁敷之神效。

**鯉腸草** 一名旱蓮草。味甘酸平無毒。主血痢及針灸瘡血出不止。傅之立已。汁塗鬚髮令黑而繁。煎膏點鼻中添膸。又排膿止血。通小腸。敷一切瘡并蠶瘟。○二八月採陰乾。

**牛角腮** 即黃牛角尖。燒存性用。味苦温。性澁無毒。主下閉血瘀血疼痛。止婦人血崩。赤白帶下。及腸風下血。冷痢瀉血。鼠乳瘡疾。

**木虻** 味苦平有毒。生木葉中。初出如白蛆。漸大羽化。色綠如蠅蟬。求噉牛馬等血。故治瘀血血閉。寒熱無子。及目赤痛。眥傷淚出。又能墮胎。如蚊蟲入九竅出血。取三七枚燒服之効。○五月採。去翅足炒黃。

**蜚虻** 即今噉牛血者。方家呼為虻虫。味苦寒有毒。主逐瘀血。破血積堅痞癥瘕。寒熱。通血脉。利九竅。女子月水不通。除賊血在胸腹五臟。治喉痺。消積膿。墮胎。○去翅足炒。惡麻黃。

**蜚蠊** 形似蚕蛾。腹下赤。多在林樹間。百十為聚。八九月知寒。多飛入人家。作姜氣者是。味鹹寒有毒。主破瘀血。堅癥寒熱。積聚。內寒無子。通血脉。治喉痺。○去翅足炒黃色。

**䗪虫** 生沙中及人家墻壁下土中濕處。似鼠婦而大。形扁如鱉。故名土鱉。俗名簸箕虫。味鹹寒有毒。主破腹脹熱洗洗。破血積癥瘕。通月水血閉。下乳汁。婦人藥中多用。十月採日乾炒。畏皁莢菖蒲屋游。○

已上治燥通用

主治各經燥藥

肝當歸 心麥門冬 脾麻仁 肺杏仁 腎柏實 大腸硝石 小腸茴香

三焦山藥 膀胱茴香 胞絡桃仁

已上諸藥。治上中下三焦內燥。兼補血和血之劑。

治寒門 即湯液熱淫長也古菴云治寒以熱熱藥屬陽故治寒多陽藥外寒宜汗散宜用風門藥寒從汗解也夫寒濕皆屬陰宜與治濕門通用

附子辛甘鹹熱毒。虛寒風濕行經逐欬逆厥冷腹心疼霍亂嘔痢筋踡縮。附子烏頭烏喙天雄側子五物同出異名似烏鳥頭者為烏頭俗名川烏兩岐相合如烏之嘴者為烏喙細長至三四寸者為天雄附根而生者為附子小者為側子補虛多用附子風家多用天雄川烏東垣云附子有大毒陽中陽也其性浮而不沉其用走而不守本手少陽三焦命門藥也能治六腑沉寒五臟痼冷主中寒及傷寒陰症陰毒四肢厥冷心腹疼痛煩燥迷悶不省風寒欬逆邪氣霍亂轉筋下痢赤白脾胃虛冷腫脹翻胃嘔逆久瀉不止頭痛頭風堅筋骨治偏風半身不遂及寒濕痿躄拘攣腰脊膝痛脚疼冷弱不能行步諸痺癱瘓痰涎得白朮治腎寒濕得乾薑補中回陽為百藥之長通行諸經引用取於最速丹溪云八味丸用為少陰向導其補自是地黃終世因以為補謬哉孕婦誤服墮胎○取端平圓大重二兩以上者力全用黑豆煎水浸五日夜去皮尖并臍以作兩片以薑查包夾外又用麪包灰火中炮熟如外黃內白劣性尚存須薄切炒令表裏皆黃有用童便煮而浸之以助下行俗方每用附子皆須甘草人參生薑相配者正制其毒故也惟古薑附湯生用之地膽為使惡蜈蚣畏防風黑豆甘草人參黃芪烏韭

川烏破積除寒熱。心腹臍間冷氣結。肩脾諸痺目中疼。消胸痰滯三虫殺。烏喙專主陰囊痒。能消癥腫醫歷節。行經逐寒治風濕邪與附子大同主破諸積聚寒熱心腹間痰冷痛肩胛痛不可俛仰一切風痺血痺半身不遂皆驗目中痛不可久視消胸中痰冷食不下墮胎殺三虫長而有尖者佳製同附子遠志為使反半夏瓜蔞貝母白蘞白芨惡藜蘆豉汁○其汁煎之名射罔味苦殺禽獸療尸疰堅癥頭風痺痛又主瘻瘡瘡根結核瘰癧毒腫及蛇咬先取藥塗四畔漸漸近瘡習習逐病至骨瘡有熱膿黃水出塗之若無膿水有生血及新傷肉破即不可塗立殺人中之者以甘草藍青小豆葉冷水解之○烏喙味辛微溫主風濕丈夫腎濕陰囊痒寒熱歷節掣引腰痛不能行步癰腫膿結○烏龍丹川

烏五靈脂各五兩量入龍腦麝香為末滴水丸彈子大每一丸先以生姜汁研化次煖酒調日二次空心晚食前服治癱瘓風手足嚲曳口眼喎斜語言謇澁步履不正神效○三神丸烏頭三兩一兩生一兩炒熟一兩燒存性為末醋煮麪糊丸菉豆大每五丸空心服瀉用井花水下赤痢甘草湯下白痢乾姜湯下赤白痢生姜甘草湯下

天雄壯陽散寒濕。上療頭面風邪急。側子專治偏痺風。瘡瘻癰腫効可立。東垣云天雄散寒為去濕助精陽之藥凡上焦虛陽頭面風去來疼痛喉痺背脊傴僂胸膈痰水氣喘促急霍亂必用之久服令人心雄力作不倦故名餘與烏附同但天雄走上烏附達下取身全短無尖周匝有附子孕十一箇皮蒼色者佳凡丸炮去皮尖底鬚湯藥和皮生用亦佳遠志為使惡腐婢忌豉汁○側子專治腰脚冷痺半身不遂及遍身風疹頸上鼠瘻一切癰腫皆驗餘與烏附相同

生薑發散主傷寒。鼻塞頭疼欬逆安。入肺開胃止痰嘔。破血行氣到心間。薑禦濕氣如田有界以分水也味辛溫無毒浮而升陽也主發散傷寒傷風頭痛鼻塞寒熱欬逆喘嗽上氣入肝開胃益脾化痰涎止嘔吐番胃之聖藥也已上諸症皆在表在上之邪姜能行氣散氣故治之產後必用者以其能破血逐瘀也今人但知為胃藥而不知其能通心肺也心氣通則一身之氣正而邪氣不能容故曰去穢惡通神明後人因孔子不徹而每好食之其實多食反少智損心氣故孔子亦不多食古云八九月食姜至春患眼損壽减筋力又云平人夜食姜令人閉氣病則不拘也丹溪云留皮則冷去皮則熱非皮之性本冷也蓋留皮則行表而熱去去皮則守中而熱存耳故又有言曰姜屑比之乾姜不熱比之生姜不潤以乾生姜代乾姜者以其不潛故也○秦椒為使惡黃芩黃連天鼠屎殺半夏厚朴莨菪毒

桂枝辛甘熱且浮。微解風寒汗自收。一樣嫩枝名柳桂。善治上焦熱不留。薄桂專行肢節滯。橫行肩臂必須求。桂猶圭也為諸藥之先聘也朮葉心皆一縱理獨桂有兩紋形如圭諸家論桂不同惟陳藏器云菌桂牡桂桂心同是一物出交趾南海桂林桂嶺桂陽柳州象州者佳菌桂正圓如竹卷二三重味烈肉厚者即今肉桂菌竹名言其卷如竹筒故又名筒桂半卷多脂者名板桂即今鎮桂枝也牡乃老桂味稍淡皮薄少脂乃桂品中之最高者故又名官桂桂心即牡桂去皮一半取中心近裏味辛者枝桂乃細薄而嫩者薄桂比桂枝稍厚柳桂比桂枝更薄○桂枝有小毒浮而升陽也氣味俱輕入足太陽經故能上行頭目發散表邪凡傷風傷寒有汗者用以微解表邪邪去而汗自止非固表止汗之謂也○柳桂乃小枝嫩條尤善行上焦補陽氣虛人服之使不生熱也○薄桂乃細薄嫩枝入上焦橫行肩臂治痛風善行肢節凝滯兼治奔豚凡使略刮去粗皮○已上治上焦寒藥

肉桂辛熱補腎臟。養精止煩又止汗。利肝肺氣過心疼。溫中破癖除霍亂。純陽小毒入手足少陰經東垣云氣之厚者肉桂也氣厚則發熱故下行而補腎相火不足主一切風氣五勞七傷養精髓煖腰膝止虛煩虛汗利肝氣除風濕冷痺筋骨攣縮利肺氣止咳嗽鼻齆養心神治卒心痛久服明眼目和顏色而生光華兼溫脾胃長肌肉破痃癖癥瘕瘀血霍亂轉筋下痢一切沉寒痼冷中下腹冷痛此藥通血脉利關節故婦人經閉亦用之惟有孕者必炒過乃不墮胎宣導百藥無所畏謂之通使春夏二時愼用本草雖云小毒亦從類化與芩連為使小毒何施與烏附巴豆乾漆為使則小毒化為大毒得人參麥門冬甘草則能調中益氣而可久服得柴胡紫石英乾地黃則能調榮而止吐逆○凡使色紫而厚者佳刮去粗皮忌生葱

官桂無毒治中寒。欬逆喉痺吸呼難。補中更治心脇痛。溫筋通脉利竅關。桂心專能止心痛。行血藥滯補陰堅。官桂主寒在中焦上氣欬逆結氣喉痺呼吸不清兼補中益氣治心痛脇痛溫筋通脉利關節治冷風疼痛○桂心治九種心痛及中惡寒疝產後血衝心痛止唾血吐血破血通月閉下胞衣殺三虫兼治中風偏僻牙緊舌强失音及脚軟痺不仁丹溪云桂心入二三分于補陰藥中則能行血藥凝滯而補腎由味辛屬肺而能生水行血外腎偏腫痛者亦驗

乾薑生用發寒邪。利肺欬逆身痺麻。炮苦守中溫脾腎。瘧痢霍亂腹疼佳。炒黑止血又生血。產後潮熱退無些。大熱無毒可升可降陽中陰也生用味辛發散寒邪與生姜同功利肺冷氣咳嗽欬逆胸滿脇風寒濕痺一切風邪諸毒皮膚間結氣唐本云治風下氣宜諸脉絡微汗是也○水洗慢火炮製則味微苦止而不移非若附子行而不止能守能補與生姜異溫脾胃治裏寒水泄下痢腸澼久瘧霍亂心腹冷痛脹滿又下焦寒濕沉寒痼冷腎中無陽脉氣欲絶佐以附子立効傷寒陰陽易病單服之○童便炒黑止鼻衄唾血血痢崩漏與補陰藥同用能引血藥入氣分生血治血虛發熱及產後大熱丹溪云多用能耗散元氣壯火食氣故也須生甘草緩之畏忌同生姜○造乾姜法取生者水淹三日去皮置流水中六日更去皮晒乾釀磁瓮中三日內紫色乃成蜀地者佳○白姜即蜀姜去皮未經釀者色白味極辣治肺胃寒邪功多○乾生姜乃留皮自乾者治脾胃寒濕

高良姜辛苦大溫。冷衝心痛腹相牽。霍亂嘔痢宿食化。脚氣冷痺亦堪論。出高良郡形似山姜純陽無毒主胃中暴冷逆衝心痛或腹內赤痛霍亂轉筋番胃嘔食瀉痢消宿食解酒毒兼去風冷痺弱脚氣大抵溫中下氣消積健脾與諸豆蔻同功剉碎麻油拌炒

紅豆蔻辛溫無毒。腸虛水瀉痛心腹。霍亂嘔酸酒毒醒。更辟瘴霧忌多服。云是高良姜子微帶紅色主腸虛水瀉心腹攪痛霍亂嘔吐酸

水解酒毒去宿食辟瘴霧氣毒兼治冷氣腹痛吐瀉痢疾不宜多服令人舌麄不思餘食

**白豆蔻**味辛大溫。止上焦氣冷補邊元。散肺中滯退雲翳。助脾消積止胃番。色白形如豆凡物盛多謂之蔻一顆內子有百粒故名無毒升也陽也入手太陰太陽經别有清高之氣補上焦元氣不足散胸中冷氣破肺中滯氣退白睛中紅翳如赤眼暴發則不宜用東垣云溫中止霍亂而助脾主消冷積止心腹冷痛寬胸進食若冷吐番胃過食即吐單用二三枚為末酒調服之立効○去皮用

**草豆蔻**辛氣亦溫。心胃寒痛嘔噦翻。下氣溫中除霍亂。善進飲食退酒煩。實結於草上無毒浮也陽也入足太陰陽明經主風寒邪犯胃府之上心腹胃脘作痛作脹嘔吐霍亂下氣溫中補脾胃磨積滯調散冷氣甚速虛弱不能飲食者最宜兼消酒毒去口臭○麪包煨熟去麪用雷公以茱萸同炒微黄黑去萸取豆蔻皮并三枡用之

**肉豆蔻**辛溫補中。下氣消痰開胃胸。霍亂心腹多膨痛。實腸久瀉有奇功。形似豆蔻對草蔻言故名肉蔻無毒入手陽明經溫中補脾消痰飲宿食酒毒冷積下氣寬胸開胃止霍亂吐沫心腹脹痛實大腸止虛瀉冷瀉之要藥也兼治氣痢赤白痢小兒乳霍吐逆不食作泄腹內虫痛中惡冷疰鬼氣日華云肉蔻下氣以脾得補而善運化氣自下也非若陳皮香附之快泄衍義以為多服滯氣恐不然○油色皮實肉白者佳用湯調糯米粉或醋調麪包灰火中煨黄熟取出以紙槌去油淨勿令犯銅

**縮砂**蜜辛溫煖脾胃。消食和中止瀉吐。澁腸抑腎奔豚邪。止咳保胎行肺氣。皮紫縮皺形色如砂又名砂仁無毒入手足太陰陽明太陽足少陰經煖胃溫脾消化酒食治心腹中虛冷痛霍亂轉筋嘔吐水瀉赤白痢休息痢氣痢澁大小腸除腎積奔豚氣止肺氣咳嗽咳逆上氣又炒過治妊娠觸傷胎動腹痛丹溪云縮砂治痢行氣故也治痢藥中用之以熱攻熱乃所以順治也○和皮慢火炒令香熟刮去皮取仁搗碎用與檀香豆蔻為使則入肺與人參益智為使則入脾與黄栢茯苓為使則入腎與赤石脂為使則入大小腸

**益智仁**辛溫療胃寒。和中止嘔唾涎殘。固精止溺及餘滴。養神補氣三焦安。服之益人智慧故名無毒療脾胃中受寒邪止嘔噦涎唾當於補中和中藥內兼用之又治遺精虛漏小便餘滴夜多小便者取廿四枚碎之入鹽煎服奇驗諸辛香劑多耗神氣惟此能益氣安神安三焦補不足然亦不可多服液云主君相二火手足太陰足少陰本脾經藥也與諸香同用則入肺與補氣藥同用則入脾與滋補藥同用則入腎蓋脾肺腎三經子母互相關也○去皮用

蓽撥熱辛除胃冷。下氣消痰破積猛。嘔酸瀉痢腹心疼。治腎寒疝腰腳痛。無毒。除胃冷下氣消痰飲宿食去癖嘔逆醋心水瀉虛痢霍亂冷氣心腹滿痛又治腎冷寒疝核腫陰汗腰膝痠痛婦人內冷無子又補頭痛令患人口含溫水取末一字隨左右鼻吸之絕妙此藥性急甚於胡椒令人以調食味多服走真氣令人腸虛下重○去莖用醋浸一宿焙乾刮去皮粟子令淨免傷肺令人上氣

香附辛甘充散寒。皮風胸熱也能寬。消食霍亂腹心痛。開鬱理血女人丹。氣香附根而生又名沙草根氣平無毒沉也陰中陽也味輕辛散能充皮毛發去寒氣及皮膚風疹胸中虛熱消食下氣治一切霍亂心腹疼痛腎氣膀胱冷古云香附理血氣婦人之仙藥蓋婦人性偏多鬱此藥散鬱逐瘀令新血自生而百體和炒黑能止血治崩漏下血凡氣血藥必用之能引血藥至氣分而生血亦陽生陰長之義本草云益氣者正謂其為血中氣藥能和氣而生血止血也不然逐瘀快氣之劑豈能補氣益氣哉○採得後用稈火燒去土入石臼內擣淨氣病畧炒血病酒煮痰病薑汁煮下虛鹽水煮血虛有火童便煮過則涼積冷醋浸炒則熱他藥亦可以此類推忌鐵得烏藥良又與巴豆同炒治瀉泄不止生用治大便不通

霍香辛溫散寒氣。霍亂心痛幷嘔噦。消風水腫辟瘴邪。行氣入肺專開胃。霍豆葉葉似藿或言主療霍亂故名無毒可升可降陽也入手足太陰經能發汗散寒濕溫中止霍亂心腹痛吐逆最要藥也又消風水毒氣浮腫辟惡氣瘴氣兼止瘧進食治口臭本芳香開胃助脾之劑但入發表散藥則快氣入補脾藥則益氣入順氣藥則理肺滯○水洗去土梗用葉

丁香辛熱快脾胃。止嘔逆亂泄肺穢。入腎壯陽煖膝腰。風腫牙疳及冷痹。形似釘純陽無毒入手太陰足陽明少陰經主溫脾胃快積滯消痃癖殺酒毒善止翻胃嘔吐乾濕霍亂心腹冷痛瀉肺寒欬逆上氣口氣補腎壯陽治腰痛膝冷風毒諸腫及齒疳䘌骨槽液云與五味子莪朮同用亦治奔豚氣兼療五痔五色毒痢鬼疰蠱毒爲鬚殺虫能發諸香○雄者顆小煎膏中用之去丁蓋免發背癰雌者顆大如棗核謂之母丁香味佳力大故局方多用之○單方療婦人陰冷痛取雌者為末縫紗袋中納陰內中病即已

木香苦辛健脾胃。氣積霍亂幷瘧痢。專寬胸腹散肺痰。消癰治疝行肝氣。氣香形如木即青木香也出舶上氣溫無毒可升可降陰中陽也健脾胃消食積治一切氣痛久年冷氣痃癖癥塊脹痛九種心痛婦人血氣刺痛難忍止翻胃嘔逆霍亂吐瀉得草果蒼朮治溫瘧瘴瘧佐黃連治赤白痢為最要專泄肺經氣滯痰結胸膈間壅塞及冷

氣不能運轉佐以生姜肉豆蔻其効尤速消癰腫毒及膀胱冷痛疝氣俱以檳榔為使丹溪謂木香行肝氣若入心辛入肺心肺氣調而肝家鬱火自伏更無攻衝怫逆之患非肝氣之自行也兼療淋露羸劣少氣安胎禦霧露辟瘟邪殺蠱毒行藥之精久服強志不夢寤魘寐抑論調氣者和氣也泄氣者散氣破氣也易老專言破氣東垣以為能補能泄大抵隨諸藥佐為用故曰以黃連制之則不過于疏暢以知柏制之則不過于上升○形如枯骨油重者良行氣生磨刺服不見火止瀉實大腸用濕紙包灰火中煨其有蘆頭丁蓋子色青者是木香神也○又有一種西木香止痢腹痛尤効

**沉香** 辛溫能煖中吐瀉轉筋痛腹胸消風水腫治冷痺壯陽散滯一身通出海南及交廣細枝緊實未爛者為青桂香堅黑中實不枯沉水者為沉香形如雞骨中空半浮半沉與水面平者為雞骨香形如馬蹄者為馬蹄香最粗者為棧香又有削之自卷咀之柔韌者為黃蠟沉尤難得其實一種有精粗之異耳沉香無毒沉而降陽也主煖胃調中止轉筋吐瀉心腹痛氣痢風水腫毒冷風麻痺骨節不任濕風皮膚痒補右腎命門壯元陽煖腰膝散滯氣保和衛氣用為使上而至天下而至泉無所不至兼去惡氣破癥癖補五臟○入湯磨刺入丸散另研極細

**檀香** 辛溫升胃氣霍亂腹心痛立去又行腎邪攻腹心兼消腫毒并惡疰樹如檀生南海黃白紫三種俱入藥無毒陽中微陰入手太陰足少陰通行陽明經引胃氣上升又能引芳香之物上行主胸膈之上咽嗌之中同為理氣之劑主霍亂心腹痛進食殺虫治腎經邪氣上攻心腹疼痛及腰痛消風熱諸瘡腫毒為末醋和塗之傅金瘡止血止痛兼辟中惡鬼氣○抑論諸香動火耗氣非冷氣不舒者不可輕服腦麝芳竄尤甚切宜慎之古人夏月囊香以避汗氣猶謂能散真氣而開毛孔況服之不當者乎

**胡椒** 辛熱去胃寒消食化痰利膈間霍亂冷痢腹心痛壯腎和臟忌多食蓽澄茄尤溫膀腎本是同根性一般出胡地其味焦辣也無毒除臟腑中風冷去胃寒痰吐水食已即吐尤驗消食下氣寬胸止霍亂腹心冷痛大腸寒滑寒痢亦用調五臟壯腎氣過食傷肺走氣飲食中用之者殺一切魚肉鱉蕈毒凡使內無皺殼者力大石槽中研末用○蓽澄茄胡椒也向陽者胡椒向陰者澄茄治與胡椒一般尤能助脾胃溫腎與膀胱冷氣心腹卒痛及染鬚用之去柄及皺皮酒浸蒸半日細杵

**蜀椒** 辛熱散風寒益目瘡消腸癖安蛔嘔瀉疸并癥結壯陽縮便達下關子名椒目專滲水秦椒止痛逐風痺出四川謂之蜀椒皮紅肉厚裏白氣味濃烈出關陝謂之秦椒色黃黑味短不及蜀椒有小毒浮也陽中陽也能發汗散風寒除六腑沉寒溫傷寒時疫亦用之治齒痛目翳淚出骨節皮膚死肌痺

痛，腰脚不遂，噎膈，下痢水瀉，止欬逆欬嗽嘔吐，濕痺黃疸水腫，破癥結宿食，心腹冷痛，壯陽，療陰汗，縮小便，治滑精。東垣同用椒達下是也。兼治產後宿血諸疾，下乳汁，殺虫魚毒，鬼疰蠱毒。乃溫脾胃與腎開腠理通關節氣通血之劑也。調食蒸雞豚味佳。多服令氣乏氣喘。十月食椒損心，多忘。丹溪云：服椒者無不被其毒，以其久久火自膀胱起也。凡使去目及閉口者，酒拌濕蒸兩時久，取出入甕陰乾，勿令見風。或微炒出汗，乘熱入竹筒中，以杵舂去附紅黃殼。杏仁為使，畏款冬花、雄黃、附子、防風。○椒目味苦辛，有小毒。主十二水腫脹滿，水蠱，利小便及膀胱急，治盜汗。此藥止行滲道，不行穀道，所以能下水最速。入藥微炒，不宜久服。○椒葉熱，無毒。治奔豚伏梁氣及內外腎釣痛，霍亂轉筋，和艾及葱搗爛，醋湯拌罨。○秦椒味辛苦，生溫熟寒，有毒。治與川椒大同。主腹中寒痛，風邪，痿痺，喉痺，通婦人月經，利五臟，服食當用蜀椒，畏惡製法同。

韭菜辛溫性最急。溫中又除胃客熱。中風中惡腹心疼，消瘀破積止便血。根同搗汁利膈胸，子主精寒多夢泄。韭，久也，一種而復生也。味辛帶微酸，無毒。溫中，除心腹痼冷作痛，又除胃中客熱，中風失音，及中惡腹心急痛如刺，俱搗汁飲之。善消胸膈間瘀血凝滯，痃癖冷痛，止尿血瀉血，及卒下痢。衍義云：春食則香，夏食則臭，令人之氣，冬食動痰，令人吐水。五月及酒後尤不可食。孔子謂不時不食者，正謂此。韭黃未出土者，為韭黃，食之滯氣。凡好食韭者，多神昏目暗。入藥搗汁。冬月用根搗時臭，于忌雞，養生者忌之，又不可與蜜同食。○子主陽衰精冷，夢泄白濁，暖腰膝，壯陽道。入藥微炒。○單韭子散治夢泄失精，炒為末，酒下二錢效。○花主動風。○根主養髮。

白芥菜辛散冷氣，子利胸膈止番胃。痰生膜外面皮黃，腫毒諸癰膿調傅。芥味辛辣，有剛介之性。青紫白三種。○白芥甚辛美，氣溫無毒。能發汗，散腹中冷氣作痛。其子微炒研碎入藥，利胸膈痰，止番胃吐食，痰嗽上氣，中風不語，面目色黃，安五臟，止夜多小便。丹溪云：痰在皮裏膜外，非此不能達。又治走注風毒痰痛，如游風腫毒，諸癰，為末，豬膽汁調傅，日三易之。兼辟邪魅射工，鬼疰氣，發無常處，撲損瘀血。○紫芥作菜食之甚美，入藥不及白者力大。○青芥極辣，通鼻，溫中，除腎寒邪氣，心痛，腰痛，氣壅，利九竅。三芥子葉大同，多食俱動風氣，有便血痔疾者忌之。

萊服辛甘氣亦平，溫中消食去痰凝。汁潤肺消并咳血，下氣多餐反澁榮。子吐風痰寬喘脹，倒壁推墻不順情。性能制米麵毒，故名。俗云溫菘，又云蘿蔔，無毒。大者肉堅，蒸食者，食能消穀，去胸膈痰凝氣滯。小者白脆，生疾或搗汁飲之，止消渴，寬中甚驗。又治肺痿吐血，咳嗽，炒爛和羊肉鯽魚煮食之妙。

總為調脾潤肺之劑。故丹溪云：屬土而有金與水。本草雖言下氣最速，但熟食則辛散味去而甘緩獨存，反滯膈停飲，澀榮衛，令人髮白也。○子：吐風痰，治喘嗽膨脹，癥瘕積聚，黃疸，利五臟及大小二便，有推墻倒壁之功，兼治頭痛，明目去風，孕婦水道不通，單為末，燈心湯下。諸癬，醋研塗之。入丸散，略炒研用。○蕪菁即蘿蔔治也。和油傅蜘蛛咬，恐毒入內，為末酒下。又治犬咬。一方乳癰初腫疼痛作寒熱，取根葉入鹽少許，搗傅，覺熱易之。○花：陰乾為末，空心水調服，治虛勞眼暗，久服長生，可夜讀書。

**艾葉**苦溫最熱中。霍亂腹心痛有功，殺虫調血和肝氣。崩漏安胎煖子宮。生汁止痢并吐衄，實主壯陽明目瞳。○艾灸百病，有懲創意，令人痛切。自治乾熟者，性溫無毒，辟外感風寒，溫胃，止霍亂轉筋，心腹痛，殺蚘虫，薰痔䘌，利肝滯冷氣作痛，調利血脉，治婦人崩漏帶下，安胎，倒產子死腹中，產後漏血不止，煖子宮，令人有子。○生搗汁：性寒，有毒，治赤白痢，吐血，衄血，瀉血及心腹惡氣，刺痛毒發，熱氣上衝發狂，或有瘡出血者。○端午日日未出時不語採，日乾陳久者良。衍義用艾搗篩去青查，取白入硫黃相和為生灸穴。○實主壯陽，助水臟，煖腰膝及子宮，明目，兼療一切鬼邪毒氣。○治火眼，用艾燒令烟起，以盌蓋之，候烟上盌成煤，取下用水調化洗，或點，更入黃連尤妙。

**檳榔**辛苦善調中，下氣墜藥殺三虫。消穀逐水除痰癖，瘧痢脚氣與諸風。○檳榔，男子之稱，故向陽者為檳榔，向陰者為大腹子。無毒，降也，陰也。又云：陰中陽也。調中健脾，散滯氣，瀉胸中至高之氣，止嘔吐，醋心，逐出寸白虫，消穀逐水，除痰癖，祛瘴瘧，治痢裏急後重如神，脚氣衝心，治諸風諸積諸氣，以其性沉，有若鐵石之重，故能墜降諸藥下行。閩廣多服之者，蓋以地煖鬱蒸，瘴氣多，居民臟之氣亦上盛，故服此以降之耳。○檳榔白者味辛，多散氣；赤者味苦澀，殺虫。生時甚大，易爛，用灰汁煮熟，焙乾，始堪停久。尖長有紫紋者名檳，力小；圓而矮者名榔，力大。今不復分，但取雞心正穩，中實如錦紋者佳。刀刮去底，細切，急治生用，經火則無力；緩治略炒，或醋煮過。

**常山**辛苦除寒熱，逐水消痰瘧可截。善治腹塊并項癭，老弱虛人忌入舌。蜀漆即是常山苗，性同，更醫逆氣結。○生常山道中，微寒，有毒，主傷寒溫瘧，寒熱，破胸腹痰水，水癖，胸中痰結吐逆，凡瘧皆痰與水為之，故截瘧必用此吐痰去水。又治瘧母及腹中積聚邪氣，癥結堅癥，鬼毒蠱疰，項下瘻癭瘰癧。丹溪云：性暴悍，善驅逐，傷氣者，弱虛人及久病忌之。凡使細實色黃，形如雞骨者佳。生用令人大吐，酒浸一日，蒸熟，或炒，或醋浸煮熟，則善化痞而不吐。畏王札，忌菘菜、葱。○蜀漆生蜀中，採時塗肉有汁如漆，能陽，有毒，吐瘧，破癥瘕鬼疰，與常山一同，更治欬逆氣結。入藥用甘草水蒸二次，晒乾，栝蔞、桔梗為使，惡貫衆。

草果辛温温脾胃消痰止嘔吐酸味益氣又能消氣膨瘧母果積真難費○東垣云草果仁温脾胃而止嘔吐治脾寒濕寒痰之劑也益真氣又消一切冷氣膨脹化瘧母消宿食解酒毒果積乃其主也兼辟瘴解瘟○去内外殼取仁或用麪裹煨熟

玄胡索味苦辛温理氣腹心腰痛尊活血調經淋露止破血專救產餘昏○生胡國玄言其色索言其苗交紐也無毒可升可降陰中陽也入手足太陰足厥陰經善理氣痛及膜外氣塊止心氣痛及小腸腎氣腰暴痛活精血調婦人月經腹中結塊崩中淋露又破血及墮落車馬疼痛不止○酒摩或煮服醋煮亦好

五靈脂甘温治氣刺止血又能行血脉善治產後血昏迷腸風冷痺及疳疫○色含五彩而有靈即號寒虫屎也無毒主行諸氣心腹刺痛炒熱止崩漏生用利氣脉通經閉行瘀血善救產後血暈又治腸風及風冷氣血閉遍身疼痛冷痳小兒五疳積聚兼辟疫除目翳治吐逆連口不止婦人小兒方多用之入肝甚速○出北地色黑如鐵生用者酒研飛煉去砂石熟用者飛後炒令烟起另研

鬱金辛苦寒無毒冷氣脹痛醋摩服凉心止血破血凝金瘡用之即生肉鬱金亦不甚香但其氣輕揚能致達酒氣下高遠以降神也止如龍涎無香能散諸香之氣耳古人用以治鬱金言其色也純陽主下氣寛中心腹冷氣結聚脹痛温醋摩服之凉心止血破惡血血積血淋尿血諸失血亦用之療金瘡生肌甚速兼治馬熱病女人小兒方多用之○出蜀地色赤似姜黄中空如蟬肚者佳水洗焙或醋煮

姜黄氣烈似鬱金治冷氣脹痛腹心破血積能通經水退風熱消癰腫深○形似生姜而色黄日華云海南生者名蒁术江南生者為姜黄味苦辛氣大寒功力烈于鬱金治氣為最冷氣宿食心腹結積脹痛用之破惡血血塊癥瘕通月經產後敗血衝心尤驗兼除風熱暴風疼痛消癰腫治撲損瘀血○醋炒用

巴豆大毒味辛熱主蕩胃中寒積結氣血痰食水癖消更通月水排膿血○出巴蜀形如豆一種剛子顆小似棗核兩頭尖者能殺人本草云生温熟寒眞實熱毒藥也惟急治通水穀道生用去心膜紙捏去油緩治消堅磨積水煮五次或炒烟盡色黑研用可以通腸可以止瀉世所不知此雷公說也主蕩滌胃中寒積癥瘕痃癖冷氣血塊痃癖宿食留飲水腫宜一切壅滯閉塞氣痢積瘡女子月閉爛胎惟傷寒熱閉忌用兼去惡肉排膿消腫除鬼毒蠱疰殺虫魚斑猫蛇虺毒東垣云斬關奪門之劑不可輕用誤中其毒以黄連大豆汁解之芫

花為使惡蘘草畏大黃黃連藜蘆忌蘆笋醬豉冷水得火良。古枳巴丸犬枳殼二箇去穰每箇入巴豆一粒在內綫扎置砂鍋內以醋浸一宿煮乾為末濕紙醮藥敷根上痔去即用生肌散如日久瘡漏用津液調敷賊肉自去或去巴豆醋糊為丸梧子大每十五丸茶清下治痔漏下血痒痛。已上治中焦寒藥

菟絲子甘辛平補衛腎寒精遺腰脚痺潤心肺止口渴乾明目去積健脾胃。其根初生似兎其苗初生若絲得他草木則纏繞而上寄未必專附松也中春結實稟中和凝正陽氣性平無毒偏補衛氣助人筋脉主腎虛陰莖中寒精自出遺溺尿血强陰益精補髓堅筋骨續絕傷腰膝痠痛頑麻潤心肺燥止口渴舌苦治肝虛風明目小兒頭瘡疹痘痒塌痔痛益脾胃進飲食去寒血為積令人肥健久服延年輕身有子仙方多有為末單服者久則氣壅便閉宜以潤藥解之若單為丸則久服無妨不入湯藥。水淘洗去沙土晒乾揀去雜子酒浸二三日蒸出芽搗爛如膏為丸或作餅晒乾入藥亦好緊急只用酒炒研末。根行血可和丹藥。苗搗汁塗面癍神効

補骨脂辛大温燥腎傷腰痛陰濕癢精冷髓敗便溺頻風虛頑痺尤可靠。能補骨中脂髓又名破故紙因番語呼為婆固脂即胡韭子也無毒主房勞過度腎經有傷腰痛陰囊濕痒陽衰精冷自流骨髓傷敗小便利腹中冷易泄又治風虛冷痺四肢疼痛及婦人血氣墮胎兼明耳目一切勞傷火衰者用之。雷公云性大燥酒浸一宿漉出用水浸三宿蒸三時久日乾緊急微炒止泄麩炒補腎用麻子仁炒惡甘草忌羊肉

茴香無毒味辛平。助陽開胃止痛疼冷疝脚氣并霍亂諸瘻惡癰葉更靈。又云懷香者茴懷聲相近也助陽者温腎與膀胱小腸治冷氣癩疝腫痛及乾濕脚氣一云本膀胱藥以其先丙能潤燥丙與壬合此藥入手足少陰太陽以開上下三經之通道而回陽散冷故曰茴香開胃者調和胃氣止嘔吐定霍亂及瘴瘧破一切臭氣口氣止疼痛者一切腎冷脾寒心腹氣痛脇如刀刺及外肢節疼痛又治諸瘻漏生肌止痛蓋陽氣回而邪自散也凡使酒浸一宿取出炒黄色搗碎。又有一種八角茴香氣味燥烈專主腰疼古方單角散茴炒為末酒下二錢治腰重痛有効

胡蘆巴熱治腎冷面青腹脇膨如鼓膀胱疝痛腎虛寒。壯陽消疼力最猛。即番蘿蔔子也胡俗呼為蘆巴味苦氣大温純陽無毒得硫黃附子治腎虛冷面色青黑腹脇脹滿得茴香桃仁治膀胱冷疝氣甚効得補骨脂肉豆蔻治元臟虛寒易泄得硫黃茴香治陽衰陰痿冷疾壅上。酒洗微炒用

吳茱萸辛熱毒小。治心腹冷痛如絞，疝痺腸風脚氣攻。霍亂欬逆咽膈飽，食萸性同療水浮。顆粒差大力却少。出吳地，可升可降，陽也。震坤合見其色青綠，氣味俱厚，入足三陰經。療心腹冷氣冷痰冷食癥癖，心腹絞痛難忍，中惡及魚骨入腹刺痛，亦効。又下焦寒濕疝痛，寒氣不可缺也。逐風邪，開腠理，除濕滯血冷，遍身𤸷痺，腰脚軟弱，利大腸壅氣，腸風痔疾，殺腸中三虫。脚氣衝心，單用和生姜汁飲之。下氣最速，止霍亂轉筋，胸滿吞酸吐酸，瀉痢，又寒邪所膈，氣不得上下，食則口開目瞪，飲則寒中脹滿者，立効。東垣云：咽嗌寒氣噎塞而不通，胸中冷氣閉塞而不利，一切欬逆寒熱，或風冷並驗，蓋此藥性好上衝胸膈，下則開胃厚腸，兼治產後餘血虛羸，盜汗，或子腸脫出，凡陽衰虛冷者最宜，但多服亦散元氣，腸虛者尤不可單服。凡使湯浸去苦汁六七遍，然後用鹽水或黃連水炒。蓼實為使，惡丹參、硝石、白堊，畏紫石英。○東行根白皮，殺三虫、寸白蚘虫，治喉痺欬逆，泄注下痢，食不消，女子經產餘血，兼治白癬。○南行枝主大小便卒關格不通，取斷如手第二指中節長，含之即下。○食茱萸處處有之，比吳產者顆差大，經久色黃，皮黑，辛熱無毒，療水腫甚佳，功同吳萸，但力少劣耳。多服衝眼脫髮，六七月食之傷氣發瘡。

山茱萸酸澁微溫，補腎強陰固精元。去頭面風除疝瘕，逐痺調經益肝源。生山中。朱言色紅，萸肥潤也。無毒。補腎氣，興陽道，堅長陰莖，添精髓，止遺精及小便利，去頭風骨痛，風氣去來，鼻塞臯皺，目黃耳鳴耳聾，面皰面瘡，腸胃風邪，亦驗。又除疝瘕，逐寒濕痺，治女子月水不足。本草云：發汗通九竅，去心下寒熱邪氣。本澁劑也，何以能通發耶？蓋諸病皆係下部虛寒，用之補養肝腎，以益其源，則五臟安利，閉者通而利者止，非若他藥輕飄疏通之謂也。○酒浸去核，每一斤取皮肉四兩，慢火焙乾。核能滑精，故去之。蓼實為使，惡桔梗、防風、防己。

杜仲辛甘溫無毒，腎虛風冷背腰縮，脚弱陰痒小便遺，強志堅筋精自足。昔有人姓杜名仲，用治腰痛而愈，故名。沉而降，陽也。治腎虛冷生風，腰疼背痛，甚則腰脊攣縮，渾身強直，脚膝痠疼，不欲踐地，陰下濕痒，小便餘瀝，強志，堅筋骨，益精氣，兼治婦人胎臟不安，產後諸疾。○削去粗皮，酥蜜塗汁，或姜汁塗炙，以絲斷為度。惡蛇退、玄參。○葉嫩時採食之，主風毒脚氣，久積風冷，腸痔下血。

續斷苦辛溫壯陽，止精能令腰脚強，止血調經安胎產，破瘀消癰療折傷。無毒。主勞傷不足，益氣力，興陽道，止泄精，縮小便，治腰疼脚軟，關節緩急，與桑寄生同功。止血，婦人崩漏帶下尿血為最。又能宣通經脉，胎前胎動漏血，產後血暈寒熱，難禁㿉㿉氣欲絕，單煎一兩溫服即驗。一切向黃虛腫癥結，子宮冷症，皆治。破瘀血，消瘡腫癰毒乳攣痹癱折傷撲損金瘡乃所主也。蓋因能止痛生肌續筋骨，故名曰續斷。○出川中，皮黃皺節節斷，有烟塵起者佳。酒浸焙。地黃為使。惡雷丸。

萆薢無毒苦甘平，腎冷停水背腰疼，陰痿失溺白濁症，風痺惡瘡多怒情。萆，卑丁也。薢，解也。言性能治下部疾也。主腎虛冷停蓄宿水，腰痛，皆強陰痿失溺，小便混濁，癱瘓軟風，關節老血，寒濕周痺，惡瘡不瘳，腸風痔漏，熱氣傷中恚怒，兼補水臟，堅筋骨，益精明目。○出川中，虛軟者佳。酒浸或噎水者焙乾。薏苡為使。畏葵根、大黃、柴胡、牡蠣。

烏藥辛溫疏寒疫，腎冷衝心腹及脊，消食寬膨霍亂寧，諸氣諸風諸瘡熄。色黑苦似烏樟，藥乃治病總名。從草從樂，草部居多。人病則憂，病去則樂也。無毒。入足陽明少陰經。乃疏氣散寒之劑。治天行寒疫及陰毒傷寒，能發汗回陽，立瘥。治膀胱腎間冷氣攻衝背膂，心腹疼痛。衍義云：與沉香磨服，治胸膈冷氣，甚驗。消宿食，寬膨脹，除黃疸，利小便，止霍亂吐瀉下痢。得香附，治諸般氣症。入風藥，疏一切風；入瘡藥，治諸癰癤疥癩。兼治中惡鬼疰，蠱毒心腹疼痛，婦人血氣刺痛，小兒腹中諸虫，及貓犬百病。此藥氣勝味薄，無滋益，但取辛散凝滯而已。香附治內，內和而外自釋；烏藥疏散宜通，甚于香附，不可多服。○嶺南者色褐而堅硬，天台者色白而香軟可愛，但天台出者難得，土產者亦好。去皮心，略炒。○葉及根嫩時採，代茶服，補中益氣，偏止小便滑數。○已上治下焦寒藥。

黃精無毒味甘平，大補勞傷心肺清，除風濕益脾胃氣，十年專服可長生。得太陽之精也。補五勞七傷，潤心肺，除風濕，益脾胃，補中益氣，安五臟，耐寒暑。服十年乃可延年不饑。其花勝其實，但難得耳。○二月採正精，陰乾入藥。生用若單服之，先用滾水綽去苦汁，九蒸九晒。但此物與鉤吻相似，誤用殺人。鉤吻即野葛，生葉頭尖處有兩毛鉤子。黃精如竹葉相對，根似嫩姜，黃色。又偏精不用。

蓍實性平酸苦味，開心強志有先知，明目聰耳兼益氣，輕身不老亦不饑。即蓍草之實。天地間壽考物也。

五芝青黃赤白黑，平補五臟應五色，惟有紫芝之性更溫，療痔醫聾皆難得。王者仁慈則芝生于土，瑞草也。○青芝色如翠羽，味酸平，補肝氣，明目安魂。○黃芝色如紫金，味甘平，益脾氣，治心腹五邪。○赤芝色如珊瑚，味苦平，補心氣，去胸中結滿。○白芝色如截肪，味辛平，益肺氣，治欬逆，通利口鼻。○黑芝色如澤漆，味鹹平，益腎氣，利水道，通九竅。○紫芝味甘溫，保神益精氣，堅筋骨，悅顏色，利關節，治耳聾療痔瘡。相傳紫芝最多，非五芝之類。但芝自難得，豈能久服輕身不老耶。

**仙茅**氣溫味甘平，補腎興陽益老人。虛勞失溺腳腰痹，散胃冷令食入昏。葉似茅，服之延年，故稱仙。有毒。主腎虛無子，益陽道，老人失溺，丈夫虛勞，腰腳冷風攣痹不能行，開胃下氣，治心腹冷氣不能食。久服通神強記，助筋骨，益肌膚，長精神，明目。傳云：服十斤乳石，不及一斤仙茅。○蜀川、江湖、兩浙有之。葉青如茅，冬枯春發，三月有花如梔子，黃，不結實，獨根，傍有細根相附，外皮粗褐，內肉黃白。二月、八月採根，陰乾，米泔浸去赤汁，忌鐵、牛肉。單方合五加皮等分煎膏，最益人。

**石龍芮**苦平無毒。平腎胃，補陰不足。莖冷失精多燥煩，起痹通關和心腹。處處有之，一叢數莖，莖青紫色，每莖三葉，其葉短小多刺，五月採子，如葶藶，色黃。二八月採皮，陰乾。用陸生者，葉有毛而子銳，主平腎胃氣，補陰不足，莖常冷，失精。久服輕身不老，明目潤肌，令人有子。生水中者，葉光而子圓，主風寒濕痹，逐諸風，利關節，治心腹邪氣，煩滿熱燥。大戟使，畏吳茱萸、蛇退。

**骨碎補**苦溫無毒。破血止血折傷續。勞極骨內血風疼，下虛齒痛耳鳴促。本名胡孫薑，唐明王以其主折傷有功，故名。主破血止血，補傷折骨碎，療骨中毒氣，血風疼痛，五勞六極，右手不收，上熱下冷。亦入補人血氣藥用，兼治下虛齒痛耳鳴，及惡瘡蝕爛肉，殺蟲。○生樹石上，五月採根，銅刀刮去毛，細切，蜜水蒸，晒乾。

**淫羊藿**辛性亦平。補腎助陽壯陰莖。又治冷風筋骨痹，益氣強志消癰形。羊食之則淫，人食之好為陰陽，故名。俗云仙靈脾。無毒。補腎虛，助陽，主陰痿絕傷，莖中痛，小便不利，丈夫絕陽不興，女子絕陰不產。又治一切冷風勞氣，筋骨攣急，偏風手足不遂，四支皮膚不仁，益氣力，強心志，老人昏耄，中年健忘，消赤癰瘰癧，下部有瘡，洗出蟲。按此興陽之劑，本草云久服無子者，何也？蓋不補真元，徒助虛陽，致動慾火，妄交妄合，精氣不實，宜乎無子也。惟陽衰陰痿，偶用以鼓動則可。○生漢中，不聞水聲者良。夾刀夾去葉四旁花枝，細剉，羊脂拌炒。山藥為使，得酒良。

**膃肭臍**鹹熱無毒。療癆瘵，症攻心腹。精冷面黑膝腰疼，補中破癖并血宿。膃，溫也；肭，內也；臍，齊也。溫內之劑。又水物多以臍交，言其性也。東垣云：療癆瘵，更壯元陽，脾腎虛損極有功也。主鬼氣尸疰，夢與鬼交，鬼魅狐魅，及中惡邪氣，心腹作痛，腎衰精冷，陰痿，面黑，腰膝痠疼，脾衰臍腹積冷，少氣羸瘦，痞塊症癖。此藥補中益氣，又兼消導，能破宿血，治驚狂癇疾。○出東海，狀若鹿，長尾兩足，頭似狗，故名海狗。遇日出浮於水面，弓矢採之，取其外腎，上有紅紫斑點，兩重薄膜裹其肉核，收蜜器中，常潤溫如新。取置睡犬傍，犬忽驚跳若狂者，真。又嚴

冬月置水盂浸之不凍者真凡使火燎去毛酒浸一日微微火上炙令香細剉旁研用如無真者以黃狗腎三枚可代一枚

原蠶蛾鹹熱強陰尿血泄精亦可尋砂治痺風癮疹起退消疔腫血風侵紙主諸血口牙病絲吐消渴不能禁原再也是第二番蠶以其敏于生育也蠶蛾蠶砂蠶退蠶紙皆取第二番者佳○蠶蛾雄者小毒主強陰道交接不倦止泄精尿血煖水臟益精壯陽最捷又治暴風金瘡凍瘡湯火瘡并滅瘡瘢小兒撮口噤風凡使取蛾入湯浸當中風乾去翅足微炒○屎名晚蠶砂氣溫無毒主風痺癮疹皮膚頑麻筋骨癱緩腹內宿冷瘀血腸鳴熱中消渴孕婦佩之轉女為男入藥炒黃色或炒熱可熨諸風○蠶退乃眠起時所退皮也主風血益婦人傳疔腫入藥微炒○蠶退紙謂之蠶連平主吐血鼻洪腸風瀉血崩中帶下赤白痢牙宣牙癰喉痺口瘡俱燒灰存性蜜丸含化或乾敷患處小兒走馬疳入麝少許貼患處○繭殼繅絲湯味甘平無毒口乾消渴者可用此煎湯探吐畏吐者細細飲之此物屬火有陰之用能瀉膀胱水中相火引清氣上朝于口

蛤蚧鹹平有小毒肺虛勞嗽并喘促壯元陽辟傳尸邪更通月水下淋澀生城墻或大樹間首若蝦蟆背有細鱗長四五寸尾與身等形如大守宮雌雄相隨常自呼其名曰蛤蚧最護惜其尾或見人欲取之自囓斷其尾凡採者須設法存其尾則力全補肺虛勞嗽有功治久嗽不愈肺間積虛熱久則成瘡故嗽出膿血曉夕不止喉中氣塞胸膈噎痛上氣喘急辟傳尸邪氣鬼物壯元陽通月經利水道下石淋○去頭足酒洗去鱗鬣內不淨酥炙用雄者口大身小雌者口尖身大入藥亦須兩用或男用雌女用雄口含少許奔走不喘者真

桑上螵蛸能補腎專攻遺溺及遺精白濁疝瘕皆可用炮熟免令瀉病生螵蛸逢木便產一枚出子百數惟產于桑木上得桑之津氣者為佳味鹹甘氣平無毒主五臟虛損腎衰陰痿夢寐失精或漏精自出遺溺白濁及孕婦小便不禁不可缺也久服養神氣益精生子又主女子傷中疝瘕血閉腰痛通五淋利水道○熱水浸淘七遍焙乾炮令黃色免令作瀉或各蒸過研亦好是旋覆花得龍骨療泄精○緣桑螺似蝸牛黃小雨後好緣桑葉主脫肛燒末以豬脂和敷脫肛立縮

伏翼味鹹平無毒主兒鬾病明眼目止久嗽又通五淋常服延壽無憂辱夜明砂辛寒治疳更療瘰癧瘡子死腹即蝙蝠也夜直庚申乃伏翼善服氣能壽主小兒鬾病取血滴目令人夜視有精光止久嗽上氣治五淋利水道久服令人喜樂媚好無憂延壽兼治金瘡出血內漏立夏後採山谷及古屋間者陰乾重一斤色白倒懸者佳去爪去肉上毛及腸肚嘴腳然後用酒浸一宿取出以黃精自然汁塗之炙令焦乾莧實雲實為使○夜明砂又名天鼠屎無毒小兒無辜疳熬搗為末拌飯喫治瘰癧略炒為

末茶調服子死腹中，燒灰酒下。兼治面黑，血癖皮膚洗洗時痛，腹中血氣，破寒熱積聚，除驚悸，五痔。

白石英味甘辛溫，止咳暖胸住渴燥，肺痿癰除諸痹，利水強陰定魄魂。石色白而有英華，無毒。暖胸膈云者，胸膈久寒也。兼治風寒濕痹，利小便，補五臟。○大如指，長二三寸，六面如削，白澈光亮者。右五色惟白紫二石入藥。少煅，醋淬七次，水飛用。

紫石英甘辛氣溫，溫胃補心益下元，專救婦人絕產育，風寒病入子宮存。色紫，無毒。入手少陰、足厥陰經。除胃中久寒，溫中，主養肺氣，主咳逆上氣，心腹痛，寒熱邪氣，補心氣虛，安魂魄，定驚悸，風癇瘈瘲，填下焦，補元氣不足，輕身延年。又治女子風寒在子宮，絕孕十年無子。兼治癰腫等毒，醋淬為末，生姜、米醋煎敷之。○火煅醋淬七次，細研，水飛用。長石為使，畏扁蓄、附子，忌蛇甲、黃連、麥句姜。得參、苓、芍藥共療心中結氣，得天雄、菖蒲共療霍亂。

磁石鹹寒能吸鐵，起痹開聾通關節，益腎壯陽補絕傷，散核消癰除煩熱。磁，慈也，吸鐵聯屬若慈母戀兒也。無毒。主周痹，凡痹隨血脈上下，不能左右去者，為周痹；及風濕肢節中痛，瘦身強，筋骨不利。又治耳聾目昏，通關節，養腎臟，壯陽道，止白濁，補絕傷，令人有子。散頸核鼠瘻，咽痛，除滿煩大熱，及小兒驚癇，消腫毒，醋調敷疔腫立驗。小兒誤吞鍼針銅錢，取棗核大，鎖孔線穿，含吞，針自出。○能懸吸針，虛連三四者佳。火煅醋淬九次，細研水飛，或煉汁飲之，但久服必有大患。柴胡為使，惡牡丹、莽草，畏黃石脂，殺鐵毒。

陽起石鹹溫無毒，治男陰痿最有功，主女癥瘕腹內痛，止崩漏下煖子宮。生陽起山，性善升，能助人陽氣。主男子下虛陽衰，久陰痿不起，莖頭寒，陰下濕癢臭汗，煖腰膝。治女人子臟中血癥瘕結，寒熱腹痛，月水不定，崩中帶下，子宮久冷無子。兼治冷濕痹風，消水腫。久服令人有子。○形如狼牙，色白明瑩者佳。火煅醋淬七次，細研水飛用。桑螵蛸為使，惡澤瀉、菌桂、雷丸、蛇蛻，畏菟絲子，忌羊血。

石鍾乳甘溫性悍，補肺治咳氣逆亂，腎陽衰竭腳弱疼，下乳通關須煉煅。石鍾雲氣滴下津液如乳。東垣云：鍾乳粉補肺氣，兼療腎虛。主寒嗽，欬逆上氣，出聲音，補虛損，益精，溢精，強陰壯陽，下焦傷竭，腳弱疼冷，無子。精清者可入補藥中兼服之。又通百節，利九竅，下乳汁。丹溪云：此慓悍之劑，可用于暫而不可久。唐時惑于方士服食長生之說，柳子厚又從而述美之，習以成俗。迨宋及今，且唐本註云：多服發渴，不煉服之令人淋。石藥氣悍，不閤冷熱，有毒。鍾乳又偏之甚者。經曰：石鍾乳之氣悍，可不信歟？○生少室山谷及道州江華縣，明白光潤輕鬆色如煉硝石者佳。凡修半斤，用沉香、零陵香、藿香、甘松香、白茅香各一兩，以水煮一伏時，然後用甘草、紫背天葵汁各二兩，再煮一伏時，取出，慢火焙乾，細研，篩過，却入乳鉢中研三日夜，勿歇，然後用水飛澄了，日乾，再研二萬遍，點末臂上，便入肉不見爲度。蛇床子爲使，惡牡丹、磁石、牡蒙，畏黃石脂。○已上治虛寒通用。

**殷孽** 即鍾乳根，盤結如姜。味辛，溫，無毒。主爛傷瘀血，洩痢寒熱，鼠瘻癥瘕結氣，脚冷疼弱，下乳汁。惡防己，畏藁本。

**孔公孽** 即殷孽牀，色青黃，中有孔。味辛，溫，無毒。主傷食不化，欲眠，腰冷膝痺，毒氣癥結，邪氣，出聲音，利九竅，下乳汁，治惡瘡疽瘻痔，男子陰瘡，女子陰蝕。木蘭爲使，惡細辛，忌羊血。此二孽止可浸酒及煮散服，不入丸散。

**白堊** 即畫工所用白土也。味苦、辛，溫，無毒。主女子寒熱癥瘕，子宮冷，月閉，陰腫漏下，無子，澀腸止痢及痔瘻洩精，水臟冷，小便洪，吐血。久服傷五臟，令人羸瘦。○火煆研，鹽湯飛過，浪乾，免澀結人腸。

**鵝管石** 形如鵝管，色白。味甘，平，無毒。專主腫寒久嗽，痰氣壅，腦漏，治痔瘡。○煆研。

**鈎吻** 得太陰之精，食之鈎人喉吻。味辛，溫，大毒。主中惡風，欬逆上氣，水腫癥積，除腰膝痺痛，四肢拘攣，殺鬼疰蠱毒，金瘡乳痓，惡瘡疥虫，殺鳥獸。誤中其毒，以桂心、葱葉沸湯解之，忌冷水。○搗自然汁入膏中用，勿誤餌之。

**文菀** 味辛，溫，無毒。主風寒洗洗，霍亂洩痢，腸鳴，療肺傷欬逆出汗，久寒在膀胱，支滿，驚癇，寒熱百疾。

**王孫** 味苦，平，無毒。療百疾，補虛益氣，主五臟邪氣，寒濕痺，四肢疼痠，膝冷痛，療金瘡，破血生肌，止痛。

**合歡** 花上半白，下半肉紅，散垂如絲，樹似梧桐，枝柔葉繁，互相交結，每一風來，輒似解了，不相牽綴。樹之階庭，使人不忿。其葉至夜而合，故又謂之夜合花。味平，無毒。主安五臟，利心志，耐風寒，令人歡樂無憂。久服輕身明目。丹溪云：合歡屬土而有水與金，補陰之有捷功也。兼治撲損疼痛。○皮主肺癰唾膿，心胸甲錯，又能殺虫，續筋骨，煎膏消癰腫。葉汁可洗衣垢。

**白棘** 味辛，寒，無毒。然有鈎、直二種，直者主虛損陰痿，精自出，補腎氣，益精髓，止尿血。鈎者主心腹痛，癰腫潰膿，止痛，決刺結。○或煮或燒灰存性用。

**欒實根** 味苦，溫，無毒。主寒熱邪風，諸痺疼痠，絕傷，補骨髓。○子主破血止痢，消腫，除蠱疰蛇毒。

甘松香 味甘溫無毒主惡氣卒心腹痛脹滿下氣兼治面䵟風疳齒䘌野雞痔用 合諸香得白芷附子良○又有三柰性味頗同入諸香藥料鮮入丸散

紫梢花 按本草龍與鹿游于水邊遺瀝枯著木枝如蒲槌狀色微青灰珠甘性溫主陽衰陰痿

樗雞 生樗木上形類蠶蛾但頭足微黑翅有一重灰色二重深紅五色具腹大者佳又名紅娘子味苦平小毒主陰痿益精補中下氣強志輕身生子好色又治心腹邪氣腰痛行瘀血血閉不可近目○七月採晒乾微炒

蜻蜓 六足四翼青色大眼者良蒼色及纏腰有綠者不用微寒無毒主強陰止精壯陽煖水臟○去翅足微炒一云即青娘子○已上治虛寒雜用

## 主治各經寒藥

肝氣吳茱萸血當歸 心氣桂心血當歸 脾氣吳茱萸血當歸 肺氣麻黃血乾姜 腎氣細辛血附子 膽氣生姜血川芎 大腸氣白芷血秦艽

小腸氣茴香血玄胡 三焦氣附子血川芎 膀胱氣麻黃血桂枝 心胞氣附子血川芎

已上諸藥治上中下三焦內寒兼治濕寒之劑

古菴云右五品藥性乃治風熱濕燥寒五氣切要之劑除治風通行外治熱門宜與治燥門兼用治濕門宜與治寒門兼用熱燥屬陽寒濕屬陰故也蓋瘦人血虛多熱燥肥人氣虛多寒濕仔細分類治之

編註醫學入門內集卷之二終



上海埽葉山房校印

治瘡門古庵云瘡屬熱屬毒故治瘡多清熱解毒藥亦因氣逆血滯又宜行氣活血藥其內服藥已見前五門下此多贅其外敷藥而已又有各門載不盡者亦附於此

金銀花即忍冬草甘溫無毒癰疽實消渴虛風寒熱寧腹脹血痢葉可搗處處有之其藤左遶附木名左纏藤凌冬不凋又名忍冬草花有黃白二色又名金銀花主癰疽瘡腫止消渴要藥也葉煮汁釀酒補虛療風及寒熱身腫腹脹濃煎服主熱毒血痢水痢兼治五遁飛尸。去梗陰乾

夏枯草味苦辛寒鼠瘻頭瘡瘿結圍明目破癥除脚氣能消濕痺又滋肝月令云靡草死得金氣而生至夏火盛而死火尅金之義也無毒主寒熱鼠瘻瘰癧頭瘡散瘿結氣破癥瘕除脚氣濕痺兼治肝虛睛疼冷泪羞明入香附子一倍為末茶清下一錢效丹溪云有補養血脉之功久服輕身長年。四月採陰乾王瓜為使

蒲公英草性平甘專治乳癰疔腫黯觸木惡刺稱神藥化熱行滯散結痰蒲公用此草治癰腫得効故名無毒主婦人乳癰腫痛或產後不自乳兒蓄積乳汁作癰並水煮汁飲外封之立消一方同忍冬藤煎濃湯入酒少許服能隨手欲睡是其功也睡覺乳安又搗傅疔腫諸瘡皆驗又治手足觸木惡刺乃狐尿刺腫痛摘取根莖白汁多塗立瘥丹溪云屬土化熱毒解食毒散滯氣消惡腫結核有奇功可入陽明太陰經。麥熟時在處田間路側皆有之葉似苦苣有細刺中心抽一莖三月莖端開黃花似菊花其莖甚脆斷之有白汁出四月五月採洗淨細剉用

山慈菰是鬼燈檠花即金燈濕地生瘡腫癰疽瘰癧核毒消萬病醋摩嘗花似燈籠色白上有黑點故名有小毒主癰腫瘡瘻瘰癧結核解諸毒內入丸散外用醋摩敷之亦剝人面皮除皯䵟又取莖葉入蜜搗膏貼瘡腫口上以清血出為効。四月初空地採之遲則腐爛極與老鴉蒜相類但蒜無毛慈菰上有毛包裹宜剝去皮焙乾又一種團慈菰根似小蒜主治畧同

松脂苦甘溫無毒風痺惡癩并頭禿清胃伏熱潤心肺生津固齒明耳目松液流地凝成主惡風歷節疼痛風痺死肌癰疽惡風癩濕瘡疥頭瘍白禿煎膏貼諸瘡瘻爛排膿生肌止痛抽風殺虫除胃中伏熱潤心肺生津止渴固齒聰耳明目入滋補藥和服壯陽黃陰益令人有子久服輕身延年。通明者佳用河水煮化投冷水內令兩人



上海掃葉山房校印

扯拔既凝再煮如此三次再用酒煮三次仍煎扯拔以白如飴糖為度煎膏藥用桃柳桑槐芙蓉葉煎水煮拔凡用入石臼内另搗為末不可晒焙亦不可單服壅實腸胃

**松子**甘芳溫無毒。補虛益氣滑肌肉。花雖味美熱上焦。節主歷節筋骨縮。葉治濕風長髮毛。根益五勞辟五穀。松子主虛羸少氣補不足滑肌膚實腸胃久服延年得柏子仁治老人虛秘兼治諸風邪氣風痺寒氣○松花酒服輕身療病勝枝葉但多食能發上焦熱病○松黃湯松花蒲黄川芎當歸石羔各等分紅花少許水煎細呷治産後壯熱頭痛頰赤唇焦口渴煩燥昏悶○松節溫主百節久風風虛脚痺四肢軟弱疼痛或轉肋攣痛丹溪云松屬金用其節炒焦治筋骨間病能燥血中之濕也○松葉味苦溫無毒主毿風濕瘡禿瘡生毛髮安五臟守中不饑延年兼治脚氣風痺歷節風中風口喎瘟疾惡瘡並煮汁釀酒服之効○松根白皮補五勞益氣辟穀不饑又樹皮綠衣合和諸香燒之其烟團聚青白可愛

**楓香脂**味苦辛平。癮疹風痒齒痛輕皮能止痢并霍亂。又云浮腫可疏行。子甘性熱燥痰血殺虫癩疥用相停。遇風善搖香言其氣也又名白膠香無毒主癮疹風痒齒痛浮腫及吐血不止丹溪云屬金而有水與火性疏通故木易有虫穴其脂液為外科要藥凡使另研○楓皮味辛平澁小毒止水痢霍亂消腫無非疏通非澁也○大楓子味甘性熱主癘風癩疥瘡癬殺虫多服燥痰傷血入丸藥去殼○槌去油外調瘡藥帶油

**白及**苦辛平無毒。癰疽疥癬裂皮肉。平胃風痱緩不收。補肺止血治打撲。芨莖也欄也葉初生似井欄湯中陰也主癰腫惡瘡敗疽死肌除白癬疥虫嚙塗手足皸裂痔瘻刀箭湯火等瘡生肌止痛方多用之平胃中邪氣賊風鬼擊痱緩不收治久咳嘔血咯血腸風血痢單用為末米飲調服凡被打撲肺竅損見血者尤妙以其能補肺竅也又衄血不止者津調塗山根立止珍云澁肺與白斂性治大同兼治結熱不消陰痿面䵟令人肌滑入丸可少用作糊○水洗紫石英為使惡理石畏李核杏仁反烏頭

**白斂**無毒苦甘平。斂諸瘡口故留名。除熱目赤殺火毒。女陰腫痛兒癇驚。主癰疽發背疔瘡瘰癧痔漏撲損刀箭湯火等瘡散結止痛生肌○義云白斂白及古今服餌方少用多見於斂瘡方中二物多相並行又除熱目中赤殺火毒女子陰中腫痛下赤白小兒驚癇瘟瘧○代赭為使反烏頭○又一種赤斂功用與白斂同但表裏俱赤耳

**五倍子**平酸苦味。治肺風毒濕癬瘡。眼腫牙疳并痔痢。頑痰熱渴可煎湯。因商販得五倍之利而名又名文蛤其内多虫似之無毒主肺

臟風毒流溢皮膚作風瘙癬瘡瘙痒膿水小兒面鼻疳瘡末傅口瘡立進飲食或風毒上攻眼赤腫痛
澁痒上下瞼爛浮翳胬肉侵睛內眼外洗瘡疍宣疳䘌五痔腸風下血瀉痢丹溪云屬金與水含口中
善收頑痰解諸熱毒生津液收斂之妙劑也○蜀中者佳去虫湯藥生用丸藥略炒染鬚炒至烟起以
濃茶潑之再炒至烟淨用青布包以脚踏石壓乾為末○單方治小兒吐不止五倍子二箇一生一熟
甘草一寸炙為末
米泔下二錢立止

無名異甘平無毒主治金瘡理折傷內損生肌止疼痛再消癰腫治諸瘡○廣州黑褐者良狀如黑石炭嚼
之如錫言無可名其異也主金
瘡折傷內損止痛生肌消腫
毒癰腫醋摩敷之○另研

赤石脂甘酸且溫生肌斂口瘡無痕固腸胃又澁精血下胎衣為入心源白者性味俱相似青黃黑各應
臟論赤以色言脂乃石之膏粘也無毒降也陽中之陰也傅癰疽瘡癤痔瘻排膿止痛生肌斂口固腸
胃療腹痛洩澼寒滑疳瀉下痢赤白澁精益精止小便利五淋澀又止吐血衂血及女子崩中漏
下難產胞衣不下經云澁可去脫石脂為收斂澁劑而又能催生下胞衣者何也蓋赤脂入丙白脂入
庚故也所以赤者主養心氣鎮驚悸凡使色理鮮膩粘舌者佳火煆通赤放冷細研水飛三次晒乾惡
大黃畏芫花○白石脂味甘酸平無毒主養肺青石脂味酸平無毒主養肝膽氣黃石脂味苦平無毒
主養脾氣黑石脂味鹹平無毒主養腎氣強陰圖經云五色石脂主治並同後人分之今惟用赤白二
種餘不復識製法同上曾青燕屎為使惡松脂
細辛畏黃芩黃連甘草得厚朴并米飲止便膿

青礞石療痰火瘡能消食積滯臟腑小兒羸瘦婦人癥攻刺腹心作痛苦○其石青青礞礞味淡無毒性好
沉墜得焰硝能利濕熱痰積從
大腸而出因濕熱盛而皮膚生瘡者一利即愈得巴豆大黃三稜等劑治食積不消留滯在臟腑結成
癥塊經久不差兼治小兒食積羸瘦婦人積年食癥攻刺腹心○入鹽泥固濟罐內火煆一日細研

凝水石寒甘辛味火燒丹毒醋調敷解胃伏熱及身熱時行煩渴立消除○又名寒水石出常山色白有縱
理者有橫理者投水中與水同
色凝動者佳大寒無毒治小兒丹毒火燒為末醋調敷之能解胃中及五臟伏熱身熱皮中如火時行
煩渴傷寒勞復發熱兼蕩腹中積聚邪氣水腫小腹痺壓丹石毒○火煆七次水飛雷公以生姜汁煮
乾研用畏地
榆解巴豆毒

狗脊草苦甘微温斷諸瘡血治痺痛強膂堅脊利腰脚失溺傷中補腎元形如狗脊黄毛者佳名金毛狗脊無毒能止諸瘡血出治周痺寒濕膝痛脚軟腰背强痛此藥能利機關堅筋骨頗利老人療失溺不節傷中腎虛亦補益之劑也○恒山者勝火燎去毛細剉酒拌蒸半日晒乾萆薢為使惡敗醬

蛇床子平甘苦辛疥癬陰痒及遍身燥瘡壯陽令有子治痺通關逐瘀溼蛇常棲息此草上故名之無毒治惡瘡濕癬陰痒大風身痒煎湯浴之或擣末猪脂調塗治婦人陰中腫痛赤白帶下一切子宫冷症男子陰痿大益陽事縮小便令人有子又治諸溼痺毒腰跨疼痛四肢頑痲通關節逐撲損瘀血兼治顛癇風冷益痛温中下氣久服輕身悦顔○入洗湯生用入丸散用布包挼去皮殻取淨仁微炒惡牡丹巴豆貝母

伏龍肝味氣辛温消癰散腫醋塗瘡止諸血下欬逆氣時疫胎產水調呑伏龍灶神也歷家云伏龍日忌作灶客齋隨筆云以猪肝和泥作灶立名之意本於此微毒主消癰疳堅毒發背乳癰丹毒雞子黄或醋調塗狐腋臭小兒臍瘡乾末傳之止欬逆上氣吐血衂血腸風尿血泄精及婦人崩帶有孕時疫熱病令胎不安水和塗臍中内又服之催生下衣小兒夜啼大人中風不語心煩恍惚手足不遂或腹中痛滿冷水攪勻服之○雷公云是十年已來灶額内火氣自然結積如赤色石中黄有八稜凡使火煅水飛兩遍令乾自陶隱居以為灶心土其實雷之說有理當從之

鐺下墨即釜底煤金瘡生肌止血來吐紅血暈惡心痛婦人難產亦能催百草霜治熱毒瘡消積止瀉亦奇哉無毒解諸瘡毒塗金瘡生肌止血如瘡在面慎勿塗之黑入肉如印止諸血及吐血血暈單用細研酒調或水調温服兼治中惡心痛婦人逆產及霍亂轉筋鼻氣壅塞不通又治舌卒腫如猪脬滿口即死以酒調塗舌下立瘥○百草霜即額上墨又名灶突墨無毒治小兒頭瘡及熱毒瘡消積化帶下食止暴瀉痢婦人虛損月候不調崩中漏下横生逆產瘦胎胞衣不下局方誤以鐺墨為百草霜所指雖與經殊而功用大同惟墨奴丸兩用之

龍骨味甘平無毒斂口專治腸内癰止精血汗安心志燥濕除癥瘕醫痢膿益攻結氣及顛癇角治中堅瘓癡風生晉地川谷及太山岩水岸土穴中死龍處得之李肇國史云春水時魚登龍門蛻其骨也主腸癖内疽陰蝕及諸瘡久不斂口少用最妙小兒臍瘡不差研末傳之治遺精白濁縮小便止吐衂

尿血腸風下血盜汗女人崩漏胎漏安心志定魂魄夜卧多夢紛紜者加用之成無己云龍骨黄丹牡蠣皆收斂神氣以鎮驚雷公云龍骨氣入腎臟又能燥濕破癥止泄痢膿血老瘧兼治欬逆心腹鬼疰精魅小兒熱氣驚癇凡使得脊腦作白地錦文舐之著舌者佳青白者次黑者下火煅細研或酒煮焙乾用畏石膏理石乾漆蜀椒得人參牛黄良抑論龍骨澁藥去脫固腸而又破癥堅固也蓋質雖枯澁而味甘緩血即如輕粉性寒利腸實燥又歛肛門噎澁藥能通山茱萸赤石脂之類通藥能止者附巴豆之類猶之天門冬寒而補厚朴熱而瀉此藥性之所以難識而用熟者得之○齒平味澁無毒主心下結氣不得喘息驚癇顛狂諸痓骨間寒熱鎮心安魂治小兒五驚十二癇身熱不可近兼殺鬼精蠱毒○角平主驚癇瘈瘲身熱如火腹中堅及熱洩

**烏賊骨**澀燥膿汁，陰癬耳聾目翳淚。止痢殺虫心腹疼，消腫更治崩漏急。通經破癖令生兒，肉味酸平志氣立。

又名墨魚性嗜烏啄出腹中墨以混水自衛烏見以為死往啄之乃卷取入水而食之故謂之烏賊骨名海螵蛸味鹹微溫無毒止瘡多膿汁不燥丈夫陰頭癰久不愈者為末敷之良婦人陰蝕腫痛燒末酒調服之又治耳聾有水目中赤白浮翳淚出小兒疳眼止下痢為末粥中調食之殺小虫井水中虫驚氣入腹腹痛環臍水腫主女子崩漏赤白血枯經閉寒熱血癥血瘕陰寒無子凡使水煮一時炙令黄去皮細研水飛日乾惡白斂白芨附子○腹中墨主血刺心痛醋磨服之甚者醋炒服之○肉味酸平益氣强志常服令人有子有無骨者謂之柔魚鬚長直味尤佳風浪稍急即以鬚粘石為纜

**蝦蟆**味辛寒有毒，癰腫金瘡可內服。破癥治疳攻犬傷，生搗又堪署打撲。蟾酥乃是蟾之精，惡瘡疳瘦劲尤速。

即今癩蝦蟆又名蟾蜍形小腹大皮上多黑點能跳接百虫食之時在坡澤中作呷呷聲舉動極急者主癰疽發背癧瘍惡瘡陰蝕疳癬腫毒立消破癥堅治小兒疳氣骨熱目昏面黄瘦狂犬咬毒生搗爛署打撲損傷丹溪云屬土與水本草言食之不患熱病者或炙或乾或燒灰和在藥劑用之非若世人煮為羹入鹽味而啜其湯此物濕化火能發濕久則濕以化熱戒之戒之兼治虫蝕下部穿腸蝦蟆一枚雞骨一分燒灰吹下部令深入驗入小兒月蝕瘡和豬脂塗之凡使端午日取東行者去皮爪腸肚陰乾酥炙或酒炙去骨或燒灰用○蟾酥即眉間白汁取法番轉蟾蜍四脚向天勿令射眼即瞎用手指于眉間擠出于油紙上陰乾主癰疽疔腫瘰癧一切惡瘡頑癬又蛀牙齒縫中出血以紙紝蘸少許按之立止又和牛酥以吳茱萸苗汁調摩腰眼并陰囊治腰腎冷助陽氣又端午日取眉酥入硃砂麝香為丸麻子大空心服一丸治小兒疳瘦如腦疳以乳汁調滴鼻中○蟾肪能軟玉易斷仍解諸瘡毒○蟾腦明目療青盲



上海埽葉山房校印

鯪鯉甲微寒有毒。蟻瘻痔瘡敷宜服。痺風瘴瘧血衝心又治驚邪多啼哭。產於陵似鯪而生鱗若鐵甲也以其好穿地道又名穿山甲主諸惡瘡疥癬痔瘻乳癰燒灰傅之或水或酒調服圖經云日中出岸開鱗甲若死令蟻入中蟻滿便閉而入水蟻皆浮出因接而食之故主蟻瘻為最治風痺瘴山嵐瘴瘧產後血氣衝心血暈此藥能通氣走血兼治小兒驚邪婦人被邪啼哭及諸疰疾○水洗細剉蚌粉炒成珠為末

水蛭苦鹹性毒涼善吮癰疽理折傷更利宿血通積結。墮胎通經救婦娘。蛭質也水中質質也又名馬蚑馬蝗有毒治赤白游疹及癰疽腫毒先洗去腫處皮鹹以竹筒盛蛭綴之須臾便吮血滿自脫更用饑者吮之以皮皺肉白為度無不差也又治跌打折傷有功熱酒調下一錢食頃痛可更一服痛止或和麝香為末酒下一錢當利蓄血益苦走血鹹勝血所以傷寒血症用之兼利水道破血癥昔楚王食寒菹所得而吞之果能去結積雖曰陰祐亦是物性兼然婦人積聚癥塊月閉無子亦用之墮胎則最急也○有石蛭泥蛭草蛭唯水中蛭小者佳此物難死如火炙經年亦如魚子烟熏三年得水猶活五六月採腹中有子者去之先以米泔浸一宿日乾細剉微火炒或豬脂煎令黃色乃熟不爾入腹生子為害畏鹽及石灰

蜈蚣有毒能攻毒。氣味辛溫殺惡虫。消積破瘀墮胎產。口瘡牙噤保嬰童。大吳川谷中最廣江南亦有之背綠腹黃頭足赤而大者為公黃細者為母用公不用母故曰公解諸瘡毒及丹疏毒制諸蛇毒及虫魚毒蠱毒尸疰惡氣殺三虫止邪瘧療心腹寒熱積聚癥瘕去惡血墮胎又治小兒撮口舌上生瘡牙關不開不能收乳為末以豬乳汁調灌之此物雖好食之故中其毒者以烏雞屎水調塗之或蛞蝓尤佳麝嚼蛇則專制蛇毒蓄園無蜘蛛物性相制每每如此○姜汁炙去頭足為末再用綿紙盛然無烟火上炒熱用之

斑貓辛寒須炒熟。肉消瘰癧傅癬毒。破血癥又破石癃。通經墮胎潰入肉。甲上有黃黑斑紋如描畫也大毒主瘰癧疥腫惡瘡疽疰死肌頑癬生痂痒甚破血積癥瘕利水道療石淋通經墮胎行蠱毒衍義云孕婦不可服為能潰入肉治淋藥多用極苦人尤宜斟酌○七八月豆盛時採陰乾去翅足入糯米中炒米黃為度生則令人吐瀉焉刀為使惡巴豆丹參空青膚青

蕪荑無毒味辛平。療風治疥殺虫靈。積癥腸滑不可缺。腹心冷氣痛堪憑。蕪穢也荑傷也其氣臭如傷敗之物也療皮膚骨節中風毒淫淫如虫行又治惡瘡疥癬痔瘻一切瘡多用外傅性殺虫去三虫逐寸白及脾胃有虫食即痛癥結積聚腸鳴腹痛冷痢滑瀉及冷氣心痛不可缺也兼治婦人子宮風虛小兒疳積中惡蠱毒孟詵云多用

發表心痛為辛故也。○陳久者良，小者即榆莢仁，止堪為搽瘡兼治雜病。入藥當用大者，略炒黃。得訶子、豆蔻良。

**雷丸鹹苦冷微毒，逐皮熱毒殺諸蟲，摩膏療兒百種病，久服傷陰男女同。**雷累也，丸圓也，累累相連如圓狀也。主皮膚中熱結毒氣，胃中邪熱，殺瘡疥中蟲及寸白三蟲，作摩膏除小兒百般積病。本草云：利丈夫，不利女人，疏利男子元氣，不疏利女子臟氣，非利益之利也，故又曰久服令陰痿。要之疏利之劑，傷陰損血，男女中病則已，皆不宜過服。兼治顛癇狂走蠱毒。○出漢中，白者佳，赤者殺人。醋浸泡，去黑皮，焙。雷公以甘草湯浸二日，刮去黑皮，酒拌蒸半日，焙乾用。芫花、厚朴、荔核為使，惡葛根。

**盧會苦寒療熱風，腦疳鼻癢齒䘌同，目昏頸癬并痔瘻，鎮兒驚癇殺疳蟲。**盧黑也，會合也，木之脂液凝成，色黑如餳，用數塊散至水中，化則自合者為真。以其味苦，故又名象膽。雷公云：即番國白象膽也。無毒。主風熱煩悶，胸膈間熱氣，吹鼻治腦疳，除鼻癢，傅齒䘌，和甘草減半為末，傅頭項耳顱癬瘡濕癢并痔疾瘡瘻。又明目鎮心，治小兒顛癇驚風，諸熱，療五疳，殺蚘蟲三蟲，解巴豆毒。○另研用。

**硫黃甘酸性大熱，殺諸瘡蟲燥膿血，壯腎陽氣煖肺脾，澁精治痺除飽噎。**硫流也，助燉硝成火藥，流而不返。又硫乃石之液，火之精也。有毒。療疽痔惡瘡，頭禿，下部䘌瘡，婦人陰蝕，一切疥癬諸瘡，䘌肉惡血，殺蟲及腹臟諸蟲，煖腎壯陽，腳疼弱無力，筋骨頑痺，下元虛冷，世精冷秘。又治脾寒久瀉，心腹痃癖積聚，及肺胃濕冷，欬逆上氣，鼻衄。一切脾腎元氣欲絕，服之皆驗。中病即已，不可過劑。能化金銀銅鐵奇物。液云：來復丹用硝石之類，至陽佐以至陰，與白通湯佐以人溺豬膽汁大意相同，所以去拒格之寒，兼有伏陽，不得不爾。如無伏陽，不必以陰藥佐之也。○出廣州船上，堪石液也。色黃瑩淨者佳。凡使溶化，入麻油中，或入童便中浸七日，細研水飛，入痼冷藥，以雀腦髓拌之，則不臭。一法：硫黃四兩，用白礬半斤，入瓦罐內，以豆腐漿煮一日，去水，慢火熬乾，令結成一塊，次日空地坑埋。一瓦罐內貯米醋一盞，另用鐵葉一片，鑽十數孔，於上蓋定罐口，卻取前硫黃罐子覆鐵葉上，兩口相對，外以鹽泥封固，候乾，以炭火煅三炷香久，或白礬枯于上罐，硫黃溜于下罐醋內，候冷取出，水浸一宿，陰乾研用。曾青為使，畏細辛、鐵。○又土硫黃出廣南、榮州溪澗水中流出，味辛熱腥臭，主瘡疥，殺蟲毒。

**雄黃苦甘平有毒，治諸瘡癬鼻息肉，化蠱殺蟲辟瘴邪，破癥癖令筋骨續。**出敦煌山，產山之陽者為雄，山之陰者為雌。療諸瘡疥癬痔䘌瘡鼻中息肉，一切惡瘡死肌。昔有誤食髮而成腹蠱，飲一劑吐蛇，無目，燒之有髮氣，即愈，此化蠱毒之驗也。解藜蘆毒，殺諸蛇虺及百蟲毒，辟嵐瘴鬼魅中惡邪氣，破癥瘕積聚，及絕筋破骨，百節中大風藥性論云人佩之鬼神不能近入山林虎狼伏涉川濟毒物不敢傷孕婦佩之轉女為男單方為末蒸餅為丸甘草湯下暑痢暑泄皆効○赤如雞冠明徹堅實不臭者可入服食藥餘但可療瘡細研水飛

**雌黃**辛甘平有毒惡瘡疥癩頭生禿身痒白駮皮死肌肺勞久嗽亦堪服。主惡瘡痂疥烏癩頭禿鼻中息肉下部𧏾瘡虫風身痒身面白駮皮膚死肌及肺勞久嗽婦人血氣久冷心痛不止兼殺蜂蛇毒辟惡邪氣衍義云入藥最稀治外功多服食者宜詳審之○色黃似雲母甲錯可折者佳細研入瓦罐中火煅通紅候冷細研水飛用

**白礬**酸寒治諸瘡瘰癧鼻息陰蝕痒耳目口齒喉風痺熱痰瀉泄毒虫傷。礬鹵也地之濕者產鹵淋鹵而成礬也無毒主惡瘡瘰癧痔濕陰蝕膿出痒甚甲疽腫痛鼻中息肉𪒠衄一切疥癬風疹去惡生肌之妙劑也又治耳卒腫出膿目赤目翳胬肉口舌生瘡牙齒腫痛出血歷久碎壞欲盡急喉風痺心肺煩熱風涎壅盛作渴泄痢兼治蛇蝎惡犬壁鏡蠦涎馬汗毒傷此藥本除熱在骨髓多服則反傷骨本能却水消痰多服反傷心肺○出晉州白色光明者佳細研入瓦罐中火煅半日色白如輕粉者名枯礬惟化痰生用治齒痛喉痺綿裹生含嚥之甘草為使惡牡蠣畏麻黃抑考礬有五等惟白礬多入藥用綠礬療諸瘡亦入咽喉口齒藥黃礬本丹灶家所須亦療瘡生肉染皮黑礬又名皂礬療疳及染鬚髮藥用之紅礬即石膽本綠色煆之則色赤今亦稀見○鯽礬散鯽魚一箇破去腸入白礬令滿瓦上燒存性為末用雞毛掃藥敷之治痔漏久不愈者効

**丹砂**微寒甘無毒發痘治諸瘡息肉涼心潤肺更清肝益氣通血明眼目。丹言其色赤也形質顆塊如砂又名硃砂治諸瘡疥痂息肉內服外塗痘瘡將出服之解毒令出少治心熱煩燥養精神安魂魄潤肺止渴清肝明目納浮溜之火益氣益精通血脈兼辟邪惡瘟疫中惡腹痛破癥瘕下死胎但宜生使煉服有毒周禮以五毒攻瘡瘍用丹砂石膽雄黃礬石磁石置瓦台中火煅三日夜其烟上著以雞羽掃取之以注瘡惡肉附骨膿血潰出即愈○出辰州光明瑩徹大者如雞子小者如石榴子箭鏃紫黯若鐵色碎之作墻壁雲母片者佳細研水飛灰盌內鋪紙滲乾用惡磁石畏鹹水

**乳香**辛溫善止痛療諸風瘡及風中消腫止瀉定霍亂補腎催生俱要用。形似乳頭即波斯國松木脂也純陽無毒能調氣血定諸經之痛內而心腹骨節外而瘡瘍癰疽疼痛者必用之療諸風瘡癮疹痒毒入藥服之則內消煎膏貼之則生肌又治中風口噤不語消風水毒腫止大腸洩澼定霍亂補腎益精煖腰膝下腎氣婦人難產催生下死小兒急慢驚風俱要藥也○紫赤如櫻桃者上楓香松脂多可混之燒之乃辨其臭為入丸散微炒殺毒得不粘或搗碎紙包席下眠一宿另研一法用時以繒袋挂於窗隙間良久取研之乃不粘又薰

陸香亦其類也

**没藥**苦平療瘡痍。破血止痛最為奇。心腹筋骨疼皆用。產後金瘡也相宜。没淪没也木之膏液没入地中凝結成塊大小不一亦波斯國松脂也但其色黑無毒東垣云没藥在治瘡散血之科凡血滯則氣壅經絡滿急而作痛腫此藥推陳致新故能破宿血消腫止痛為瘡家奇藥也又治婦人內傷癥結臍腹疞刺墮胎心腹俱痛產後血暈血氣痛及歷節諸風骨節疼痛一切金瘡杖瘡打撲折傷皆宜兼治卒下血目中翳暈膚赤○製同乳香

**麒麟竭**味甘鹹平。斂口生肌止血疼。更破血宿除血暈。女虛帶下用之靈。紫礦內紅外紫黑。能消陰滯益陽氣。出南蕃麒麟樹之津液結成又名血竭言其色紅也有小毒一切惡瘡疥癬久不合口者此藥本生肌止痛止血但性氣多用反能引膿又主打傷折損疼痛及血氣心腹疞刺破污血去五臟邪氣除婦人產後血暈及素虛赤白帶下血積凡使味微鹹甘作梔子氣嚼之不爛如蠟者佳味鹹甚作腥氣者非入藥另研得蜜陀僧良○紫礦生海南山谷亦木中脂液結成形若爛石與血竭同條功效全別無毒治濕痒瘡疥宜入膏用又能消陰滯氣益陽精染家所須

**龍腦**辛溫百藥先。香透骨關及頂顛。下疳喉痺目膚翳。消心解熱散風涎。即婆律國杉木脂也腦乃流出香液藥物惟此最貴故稱龍腦味清香為百藥先純陽無毒善散而竄通利九竅下則入腎入骨上透耳目頂顛人欲死者吞之氣即散盡蓋芳之甚而散之速也古方治目赤內外膚翳耳聾喉痺下疳瘡及發豌豆瘡一切風瘡多用之又風濕邪氣心腹積聚及時疾心煩狂燥驚熱大人小兒風涎閉塞婦人難產亦用之者皆取其辛散故也丹溪云龍腦屬火世人誤以為寒而不知其性散甚似乎寒耳右方輒用與麝同為桂附之助人身陽易於動陰易於虧且諸香屬陽豈有香之甚者而反寒乎○形似白松脂作杉木氣明淨狀若梅花瓣者佳曾經火逼成片或如雀屎者次然非常服之藥獨行則勢弱佐使則有功於茶最相宜入藥另研合糯米炭貯之則不耗○又龍腦膏乃根下清液斫木作坎而承之專主耳聾然極難得○又樟腦乃樟樹脂液造成治疥癬癩瘡作熱傅之

**麝香**辛溫蝕瘡膿。能攻風毒殺諸虫。中惡邪氣腹心痛。胎產癇驚關竅通。形似鹿而小走疾如箭其香在陰前皮內別有膜裹春分取之生者良無毒能蝕一切癰瘡膿吐風痰制蛇蚕咬砂虱溪瘴毒殺瘡虫及臟腑諸虫辟惡氣鬼物瘟瘧蠱疰中惡心腹暴痛脹急婦人有孕聞其氣亦墮胎催生下死最速小兒客忤驚癇亦用之其通關透

竅上達肌膚內入骨髓與龍腦相同而香竄又過之傷寒陰毒內傷積聚及婦人子宮冷帶疾亦用以為使俾關節通而冷氣散陽氣自回也○開竅並宜子日另研篩用真者帶過園中瓜果不實

**水銀**辛寒毒入肉量用塗瘡殺虫蝨墮胎絕孕又消陰癢兒涎熱驚風搐　形如水流不止色白如銀主惡瘡疹瘻瘍疥痂癢白禿局方多用塗瘡不知其性滑重入肉蝕腦令百節攣縮皆有患攣躄病以金物炙熨水銀當出蝕金候金色白者是也婦人難產催生下死最速服之則絕孕傳男子陰陰消無氣錢氏多用療小兒驚熱涎潮發搐衍義云水銀入藥極須審諦有毒故也又鍍金燒粉人多患風使作須飲酒并肥豬肉鐵漿可禦其毒○又名汞出於丹砂其法作爐置於中下承以水上覆以器外加火煅養則烟飛於上水銀溜於下其色微紅光以紫背天葵并夜交藤自然汁煮一伏時其毒自退殺金銀銅錫毒畏磁石得鉛則凝得硫黃則結得紫河車則伏棗肉研之則散

**輕粉**辛冷自水銀瘡癬風痒外傅頻更塗瘰癧酒齄鼻利兒府涎暫入唇又有銀硃同一種殺虫專治癰風人　體輕色白如粉又名膩粉有毒主殺疥瘡癬虫風痒瘰癧鼻上酒齄俱外傅之通轉兒府愛喫泥土涎潮瘈瘲圖經云下膈涎最速但多用有損若驚風屬心氣不足者下之則裏虛驚氣入心必死抑論經云利大腸東垣又云抑肺而斂肛門何也蓋輕粉經火本燥原自水銀性冷用之於潤藥則利用之於澁藥則止所以又能消水腫止血痢吐風涎要之虛病禁用實者亦量用之○造輕粉法食鹽明礬各等分同放鍋中煮令黃色取起為末名曰黃麯以此麯一兩入水銀二兩多則麯一斤水銀二斤同入瓦礶內上用鐵燈盞蓋定外用黃泥如法固濟勿令泄氣候乾用炭火旋旋燒上頻頻以水滴鐵燈盞內候礶通紅則內藥盡升上礶口候冷折開即成輕粉入藥用湯煮五度如麻脚慢火燒乾畏磁石石黃忌一切血者以其本自丹砂也○銀磁亦水銀升者殺瘡虫治腦風薰癧風瘡能收水去毒又年久楊梅頑瘡不愈者用水花硃一錢枯礬硃砂各一錢半為末用全蝎酒煎膏為丸分作六丸分三日服以羊肉鮮魚等湯送下九日全愈但內服亦須升過將硃搗碎以雄黃等分配入固濟礶中文火二炷武火一炷香久銀硃上升於燈盞雄黃下墜於礶底候冷取硃研用

**砒霜**大毒味酸苦惡瘡腐肉用少許治瘧除齁效若神膈內風痰可作吐　砒劈也又斃也毒能開劈形魂令人斃也霜以形色言也又名信石主惡瘡瘰癧腐肉和諸藥敷之自然蝕落又治蛇尿着人手足即腫痛肉爛指節脫落取砒為末以膠清調塗即瘥主諸瘧及齁喘風痰在膈可作吐藥但過服輕則吐紅重傷臟腑殺人兼消肉積墮胎誤中其毒者冷水研菉豆汁或醋解之○出信州色黃赤明徹不雜如乳尖長者佳醋煮殺毒或瓦合固濟火煅半日取出用甘草水浸半日拭乾細研用

硇砂鹹苦辛毒大，專去諸瘡肉惡敗。破血下痰代久積，死胎逢之即爛壞。硇乃鹵鹹之類，形如砂，出西戎，形如牙硝，光明者良。性大熱，專去惡瘡息肉，生肌止痛，破結血，下痰氣，療咳嗽，一切血塊氣塊，肉脹久積死胎，皆能潰腐。合他藥治目中翳。凡用須細研水飛過，入磁器中重湯煮令自乾，以殺其毒。或用黃丹石灰作匱，火煅通赤，取出另研。若生用，腐爛腸胃，化人心為血。誤中其毒者，研生菉豆汁解之。畏一切酸漿水，忌羊血，消五金八石，柔金銀，可為銲藥。○日華云：北庭砂色黃白，味辛酸，無毒，功能消敗，去穢益陽，傅金瘡，用者擇之。○已上瘡毒止藥，其細料藥品，小兒方多用之。

自然銅味氣辛平，誤用金牙吐傷生。主療折傷續筋骨。更除積聚止心驚。赤銅屑入烏髭鬚藥。賊風燒赤酒中傾。不從礦鍊，故號自然。顆塊如銅，堅重如石，有黃赤，有青黑，燒之青焰如硫黃，臭如馬屁，食之澁。不假火煆者真。若誤用方金牙，即吐殺人。金牙大如碁子而方，出蜀郡，惟吐蠱敢用之。○自然銅主療折傷打撲，散瘀血，排膿止痛，續筋骨，又破積聚，治產後血邪，安心，止驚悸，以酒摩服。丹溪云：接骨方在補氣血脾胃，俗工惟在速効。生銅非經煆不可用，然新出火毒，金毒相煽，挾香熱藥毒，雖有接骨之功，燥散之禍甚于刀劍，戒之。凡使火煆醋淬九次，細研水飛用。○銅稟東方乙陰之氣結而成魂，性利，服之傷腎。局方烏髭藥用之，法以打銅器上起薄皮，研為末，用水飛淘五六次，澄去泥查，只取淨末。又有以銅絲火煆醋淬為末，更易。又主賊風反折，燒赤淬酒服之。猴臭，炒熱以醋和搽之。兼治折傷接骨，銲齒，明目，治風眼，及女人血氣攻心痛。○錫銅鏡鼻，古無純銅鏡，皆用錫雜之，乃有光明。微寒，主女子血閉癥瘕伏腸，絕孕，產後餘疾刺痛，及伏尸邪氣，小兒卒中客忤驚癇，又能催生，治暴心痛，並燒赤淬酒飲之。

銅青銅綠一般名，銅上精華徹體生。斂口金瘡堪止血，洗淘目暗即光明。銅上所產，若青不問生熟銅器皆有，乃銅之精華也。氣平微毒，主合金瘡止血，明目，去膚赤息肉，兼治婦人血氣心痛，及癱瘓風痰，卒中不語，糯米糊丸，酒研服之，能吐青涎，瀉惡物，局方今亦少用。○北庭醫者，但水洗淨，細研水飛，去石澄清，慢火熬乾。

生鐵微寒主脫肛，被打瘀血酒煎嘗。秤錘催生衣不下。血瘕兒枕痛尤良。鐵落能除胸膈熱。針砂辛平退疸黃。初鍊出鑛，用以鑄鍋器物者，謂之生鐵。性堅，服之傷肺。主歷年脫肛，被打瘀血在骨節及脇外不去，俱酒煮服之。○熟鐵又謂之柔鐵，味辛平，有毒，主堅肌耐痛。○鐵精乃煆煉極精者，主明目化銅，療驚痓，定心氣，小兒風癇，陰癀脫肛。○鋼鐵乃生熟和雜用以作刀鋒者，味甘，無毒，主金瘡煩滿熱中，胸膈氣塞，飲食不化。○秤錘味辛溫，無毒，主婦人橫生逆產，胎衣不下，產後血瘕兒枕腹痛，及喉痺寒熱，並燒赤淬酒服之。無秤錘，用鐵杵或斧。○鎖匙治婦人血瘕失音，煎湯服之。○故鋸治誤吞竹木入喉中出入不得，燒赤淬酒服之。○鐵落即砧上打落細皮屑也，味辛甘平無毒，主皮膚風熱惡瘡及胸膈中熱，飲食不下。○鐵砂即作針家磨鑢細末也，性平無毒，主水腫黃疸，又堪染皂及和沒食子染鬚髮至黑。入藥用潔淨者，以好醋浸一七，撈起晒乾，再用好醋少許，慢火炒二三遍，紫色為度。凡鐵剉細末謂之鐵粉，畏磁石、石炭。

**鐵華粉**鹹平無毒，外傅痔瘻刺竹木，能養血氣安心神，除風治癎破積宿。鐵漿水浸青沫生，驚熱顛狂可制伏。以鐵片磨光，用鹽水抽之，置醋瓮中陰處埋之，百日後鐵上生衣，刮去研用。傅痔瘻及竹木刺入肉。主養氣血，安神強志，止驚悸健忘，鎮五臟，壯筋骨，除風邪顛癎，破痰癖宿食，止冷氣心痛，隨所冷熱合和諸藥，用棗肉為丸。○鐵漿取諸鐵於器中，以水浸之，經久青色沫出，可以染皂，解諸毒入腹鎮心，主驚癎發熱，急黃狂走，六畜顛狂，人為蛇犬虎狼毒刺惡虫等咬，服之毒不入內。○鐵鏽久生衣為鏽，惡瘡疥癬，和油塗之。諸虫咬，和蒜磨塗之。

**黑鉛**甘毒屬至陰，解諸瘡毒熨蛇傷，寒熱氣尤能散，止嘔安神鎮此心。鉛霜消痰灰散癧，烏鬚鎔汁勝千金。鉛㕣也，其柔已甚，故取㕣意。鉛錫俱稟北方壬癸陰極之精，性濡滑而多陰毒，過服傷人心胃。治發背及諸般癰毒，凡金石藥毒，先用酒一斗，入甘草三兩，後溶鉛一斤，投入酒中，如此九次，令病人飲，醉即愈。被蛇蝎咬，炙熱熨之。又治傷寒毒氣，番胃嘔噦，墜痰降氣，鎮心安神。入藥以鐵銚鎔化瀉新瓦上，濾去查腳二三次，取淨者用。○鉛白霜性極冷無毒，消痰止驚悸，煩渴鼻衄，解酒毒，治室女月水帶澁，心煩恍惚，兼治中風痰實，小兒驚帶，藥多用之。取法：以鉛雜水銀十五分之一，合煉作片，置醋瓮中密封，久經成霜。○鉛灰取鉛三兩，鐵器熬之，火當有腳如黑灰，取此灰和脂塗癧子上，仍以舊綿貼之，數日去帛，拭去惡汁，又貼，如此半月許，亦不痛不作瘡，內消為水，雖流過項者亦差。○烏鬚髮明目牢齒方：黑鉛半斤，鍋化，旋入桑條灰，柳木攪令成砂，為末，每早如常擦牙，後用溫水嗽在盌內，取其水洗眼，治諸般眼疾。鬚黃白者用之，皆變黑也。

**鉛丹**有毒味辛涼，生肌止血治諸瘡，吐逆顛癎消久積，截瘧鎮驚神氣藏。炒鉛為丹，其色黃，故又名黃丹。善生肌止痛，止血，諸瘡金瘡湯火，染鬚皆用煎膏，或末傅之。主吐逆番胃，顛癎狂疾，除熱毒，臍攣，中惡心腹脹痛，又能消久積，止溫瘧，鎮心安神，去驚狂煩渴。經云：黃丹澁而固氣，收斂神氣以鎮驚也。丹溪云：曾一婦因多子，於月內服黃丹二兩四肢冰冷強直不食時正仲冬急服附子理中湯數十貼而安。炒黃丹法黑鉛一斤土硫黃硝石各一兩先溶鉛成汁下醋點之滚沸時下黃一小塊續下硝少許沸定再點醋依前下少許硝黃已消沸定黃亦盡炒為末成丹矣入藥又炒令色變細研水飛二遍

鉛粉有毒味辛寒惡瘡狐臭水能乾消積殺虫止瀉痢。破癥墮胎亦可餐。諸瘡可用煎膏貼。油十粉四滴成丸。即令化鉛所作水粉也其有金色者名鐵子粉又名錫粉定粉胡粉丹溪謂古俗婦人用以容面不可入藥今市皆鉛粉容面入藥兩用之治癰腫瘻爛瘡中出水湯火乾濕癬瘡及股內陰下常濕痒且臭小兒府瘡耳後月蝕諸狐臭或乾㿈或猪脂牛脂調傅之治積聚不消去鱉瘕療小兒府氣殺三虫止小便利及久痢逐瘀血搶心墮胎和水或雞子白調服凡使灰熟炒令色變制硫黃可為外櫃口煎膏藥法用真麻油十兩入鍋內煎至烟起入頭髮一團待髮化盡却入藥煎枯濾去渣慢火煎至滴水成珠不散退火入炒過鉛粉四兩百草霜四兩以桃枝攪勻提起聽用凡煎膏藥一兩油二兩用濾過松香煎者油一兩松香四兩用炒過黃丹煎者油一兩黃丹七錢

密陀僧味鹹辛平乳調塗面没瘢形狐臭金瘡皆外傳。痔痢可服却嫌生。胡僧家語也色如瓷形圓陀陀有小毒除面上瘢䵟鼻皶乳調如膏塗之金瘡口瘡狐臭乾末傅之久痢五痔及驚癇痰嗽嘔吐茶調服之或入醋少許。此即煎銀爐底堅重碎之如金色者佳外傅生用內服火煅黃色細研

靈砂乃煉流汞成。怔忡病去心自靈。癇冷百病皆能療。墜痰益氣通血凝。一名二氣砂用水銀三兩硫黃一兩細研先炒作青砂頭後入水火既濟爐抽之如束針紋者成就也味甘溫無毒東垣云靈砂定心臟之怔忡久服令人心靈一切癇冷五臟百病皆治墜痰延益氣力通血脉止煩辟惡明目服法詳六卷第八十葉疥瘡有虫毒者塗之即効

花蕊石黃白點見止血生肌須煅煉卒中金瘡刮末敷產中血暈斯為善。出陝華諸郡形大小方圓無定色似硫黃中有淡白點如花之蕊東垣云治金瘡血行則卻合和硫黃同煉服之或只用火煅亦好倉卒不及煅煉者但刮末傅之即合仍不作膿潰其効如神又療產後血暈惡血。另研極細

石灰溫辛風化良療疥生肌不入湯善殺痔虫點黑子產婦泡水洗脫肛。火煅石而成灰水解者力劣風中自解者力大有毒主疽瘍疥

痒熱狠惡瘡死肌墮眉痔瘻瘿瘤白癜婦人粉刺湯火金瘡瘰骨疽殺痔虫除黑痣蝕惡肉生好肉多用濂膏調塗不入湯藥婦人產後陰腫腸脫生門不閉取二斗熬黃以水三斗投入澄清蒸洗兼治吐血衄痢解酸酒毒煖水臟又能伏硫黃去錫暈制雄黃硇砂可用作外爐凡使點痣肉生用亦可止血炒紅色雷公用醋浸一宿火煅令腥穢痰出存性研細○古塚中及敗船茹平主婦人遺尿及崩中吐痢血不止煮服或燒為末服餘治與石灰同

松烟墨辛能止血善合金瘡去目芒痢下崩中并難產產後血暈醋摩嘗。燒松節烟和膠作者方可入藥無毒止血生肌合金瘡主味甘物芒入目磨點瞳子上即出又止血痢婦人崩中漏下難產子死腹中胞衣不下產後血暈腹痛引腰春酒醋童便任磨服之又治小兒客忤大人中惡心腹痛脹為末水調服之丹溪云屬金而有火入藥甚助補性○湯藥磨刺丸散火煅細研或水浸軟紙包煨對不問嵗墨京墨油烟任光如漆且香者勿用

蘇合香甘溫無毒除邪去蠱殺三虫霍亂瘟瘧并癇痓痰厥中氣與中風。梁書云天竺國出蘇合香是諸香汁合煎之其形如酥或云是獅子屎者非也除邪氣鬼精夢魘殺蠱毒去三虫破宿血止心腹痛霍亂吐瀉瘟瘧癇痓中風中氣痰厥口噤不省久服通神

安息香平辛苦味去蠱毒辟諸惡氣煖腎澀精無夢交更和心腹鬼胎疰。言能安定人之氣息也出波斯國樹脂液也形若松脂黑色成塊新者亦柔韌無毒主辟蠱毒及一切惡氣煖腎氣止遺精夜夢與鬼交和心腹疰霍亂鬼胎血邪血暈燒之通神○酒浸研

白蠟外科之要味稟金收斂堅凝氣生肌止痛續骨筋補虛治癆益脾肺。一名虫蠟冬青樹上細虫食樹液而成者屬金全稟收斂堅凝之氣外科之要藥也生肌止血定痛接骨續筋得合歡樹皮良補中虛殺瘵虫止咳止瀉潤肺臟厚腸胃○另研用

露蜂房味苦鹹平消癧乳癰及蠱疾痔漏風疹與顛癇止女崩中兒咳聲。此即木上黃蜂窠大者如甕小者如扁其蜂黑色長寸許螫牛馬人乃致死者用此尤効人家屋間亦往往有之但小而力慢不若山林中得風露氣者故名有毒主瘰癧成瘻作孔和豬脂調塗治乳石發剌頭痛發熱口渴濁赤水煎服之當利諸惡毒隨小便出風牙腫痛鹽填滿孔燒灰溥之腸癰痔漏皮膚癢疹瘙痒火熬酒調服之驚癇瘈瘲寒熱邪氣癲疾鬼精蠱毒及婦人崩中漏下小兒咳嗽喉痺並酒調服之又療蜂蠆腫毒解諸藥毒別錄云和亂髮蛇退三味

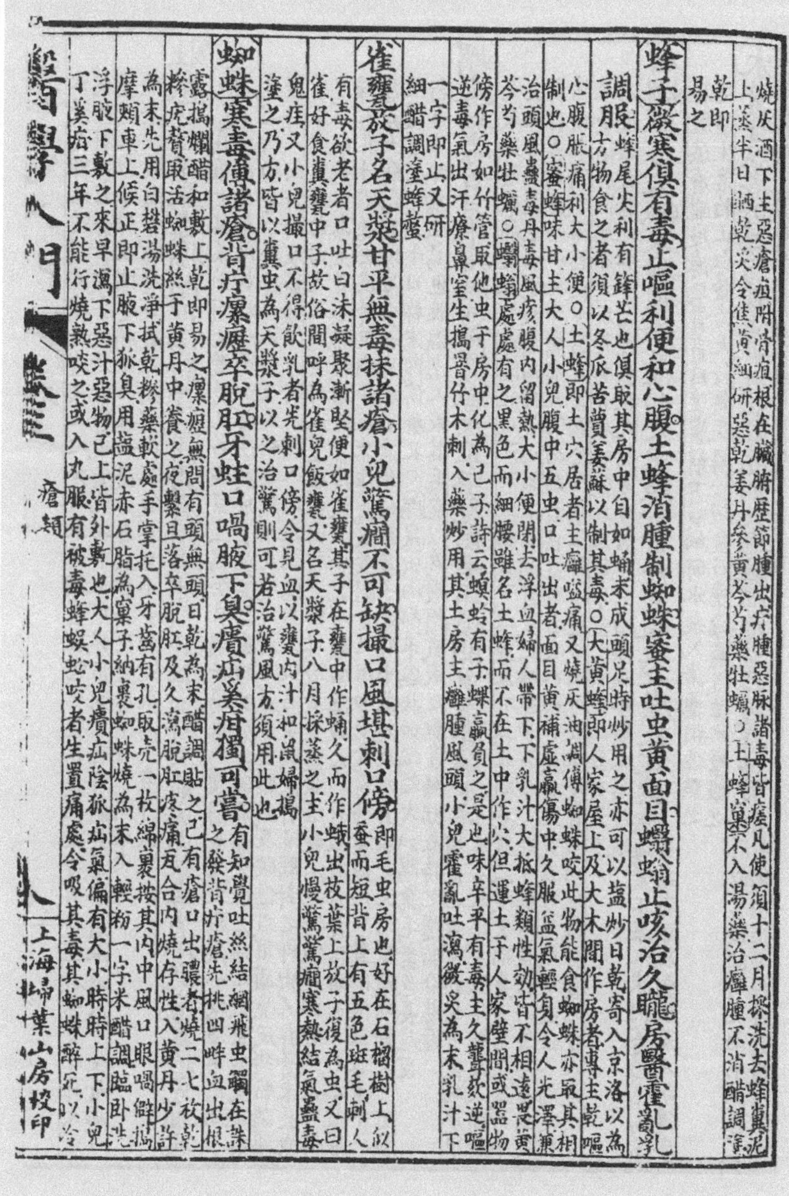

燒灰酒下主惡瘡疽附骨疽根在臟腑歷節腫出疔腫惡脉諸毒皆瘥凡使須十二月採洗去蜂糞泥上蒸半日晒乾炙令焦黃細研惡乾姜丹參黃芩芍藥牡蠣○土蜂窠不入湯藥治癰腫不消醋調塗乾即易之

蜂子微寒俱有毒止嘔利便和心腹。土蜂消腫制蜘蛛蜜主吐虫黃面目蠮螉止咳治久聾房醫霍亂乳

調服蜂尾尖利有鋒芒也俱取其房中自如蛹未成頭足時炒用之亦可以鹽炒日乾寄入京洛以為方物食之者須以冬瓜苦蕒姜蘇以制其毒○大黃蜂即人家屋上及大木間作房者專主乾嘔心腹脹痛利大小便○土蜂即土穴居者主癰嗌痛又燒灰油調傅蜘蛛咬此物能食蜘蛛亦取其相制也○蜜蜂味甘主大人小兒腹中五虫口吐出者面目黃補虛羸傷中久服益氣輕身令人光澤兼治頭風蠱毒丹毒風疹腹內留熱大小便閉去浮血婦人帶下下乳汁大抵蜂類性效皆不相遠畏黃芩芍藥牡蠣○蠮螉處處有之黑色而細腰雖名土蜂而不在土中作穴但運土于人家壁間或器物傍作房如竹管取他虫于房中化為己子詩云螟蛉有子蜾蠃負之是也味辛平有毒主久聾欬逆嘔逆毒氣出汗療鼻窒生搗罯竹木刺入藥炒用其土房主癰腫風頭小兒霍亂吐瀉微炙為末乳汁下一字即止又研細醋調塗蜂螫

雀甕放子名天漿甘平無毒抹諸瘡小兒驚癇不可缺撮口風堪刺口傍

即毛虫房也好在石榴樹上似蠶而短背上有五色斑毛刺人有毒欲老者口吐白沫凝聚漸堅便如雀甕其子在甕中作蛹久而作蛾出放葉上放子復為虫又曰雀好食甕中子故俗間呼為雀兒飯甕又名天漿子八月採蒸之主小兒慢驚癇寒熱結氣蠱毒鬼疰又小兒撮口不得飲乳者先刺口傍令見血以甕內汁和鼠婦搗塗之乃方皆以糞虫為天漿子以之治驚則可若治驚風方須用此也

蜘蛛寒毒傳諸瘡。背疔瘰癧卒脫肛牙蛀口喎腋下臭。癀疝奚疳獨可嘗

有知覺吐絲結網飛虫觸在誅之發背疔瘡先挑四畔血出根露搗爛醋和敷上乾即易之瘰癧無問有頭無頭日乾為末醋調貼之已有瘡口出膿者燒二七枚乾撚疣贅取活蜘蛛絲于黃丹中養之夜繫且落卒脫肛及久瀉脫肛疼痛瓦合內燒存性入黃丹少許為末先用白礬湯洗淨拭乾糝藥軟處手掌托入牙齒有孔取殼一枚綿裹按其內中風口眼喎僻搗摩頰車上候正即止腋下狐臭用鹽泥赤石脂為窠子納裹蜘蛛燒為末入輕粉一字米醋調臨臥先浮腋下敷之來早瀉下惡汁惡物已上皆外敷也大人小兒癀疝陰狐疝氣偏有大小時時上下小兒丁奚疳三年不能行燒熟啖之或入丸服有被毒蜂蜈蚣咬者生置痛處令吸其毒其蜘蛛醉死以冷



上海埽葉山房校印

水浸之即活蛇蝎咬搗汁塗之又七夕日取其網置衣領中療喜忘凡使勿用五色者要身小尻大深灰色腹內有蒼黃膿去頭足研膏用然此物中人尤慘惟飲羊乳可制其毒若遺尿着人令生瘡癬○壁錢虫似蜘蛛在闇壁間作白幕如錢無毒主鼻衄及金瘡下血不止取虫汁點瘡上及鼻中亦療外野雞病下血其錢幕主小兒吐逆取二七煑汁飲之

**牡鼠**味甘平無毒搗闇折傷筋骨續貼諸瘡用蠟油煎肝腦塗針及箭鏃肉熱專消小兒疳○糞治兒癇與勞復○牡雄也其屎兩頭大者是又名猳鼠生搗全身闇折傷止血續筋骨又大雄鼠一枚渾用清油一斤黃丹五兩黃蠟一兩如常法煎成膏藥貼諸瘡腫凍瘡折破瘡湯火瘡去痛而涼兼滅瘢疵極良又治癰瘡中冷瘡口不合及蛇刺毒痛用皮燒灰封之鼻皷出膿血及破傷風用頭燒灰猪脂調傅醫針入而針折及箭鏃刀刃竹木刺入肉在諸隱處不出者並搗鼠肝及腦封之即出又脊骨末長齒多年不生者劾四足及尾主婦人墮胎易出膽汁點耳治老聾點眼治晚不見物但死即膽消不可得之○肉熱無毒主骨蒸勞極四肢羸瘦殺虫小兒疳積肋露腹大肉有癥瘕貪食倍常大人石水鼓脹婦人乳汁不通去皮骨取肉和五味作羹或煮粥食之但勿令食着骨甚瘦人○糞微寒無毒主小兒癇疾大腹傷寒勞復室女月水不通孕婦難產子死腹中並燒灰水煮服之又治鼠瘻以新屎一百粒收置蜜器中六十日杵末即傅瘡孔○鼺鼠出山都平谷狀如蝙蝠大如鴟鳶毛紫色長尾夜行飛牛即飛生鳥也性溫南人取其毛皮以為煖帽或取皮與產婦臨蓐持之墮胎令易產

**蝟皮**無毒苦甘平○痔腫連陰及腰疼○止血寬膨除疝積○開胃進食補下停○蝟畏也週身刺利可畏蝟虎狼亦不敢傷主五痔腫痛不問新久或連陰腫痛及腰背疼陰蝕血汁不止腸風下血蠱毒下血並酒煮服之燒灰綿裹塞鼻止衄月華云止汗血是也又腹脹痛疝積燒灰酒下善開胃氣止嘔逆番胃令人能食補下焦弱衍義云從虫從胃有義焉兼治小兒卒驚啼凡使猪蹄者良鼠脚者次入藥燒灰或炙黃或炒黑或水煮任入湯丸畏桔梗麥門冬得酒良靈脂可煮五金八石注耳治聾○肉可五味淹食治同皮惟骨食之令人瘦小○又豪猪形似蝟而大取其肚并屎燒乾為末每早空心酒下二錢有患木病鼓脹者服此肚一箇便愈但此猪多食苦參只治熱風水脹不治冷脹

**石蠏**無毒味鹹寒○癰腫漆瘡傅即安○更點青盲并翳眼○熟水摩吞救產難○海蟹年深水沫相着因化為石每遇海潮風飄出為人所得療癰腫漆瘡醋摩傅之青盲目淫膚翳下翳細研水飛入諸藥相佐點之又催生落胎止血暈治天行熱病解一切金石藥毒蠱毒並水摩服之

**木鱉**甘溫療折傷○消腫生肌愈惡瘡○面刺乳癰腰强痛○洗痔腫痛連及肛○形似鱉出朗州及南中無毒主折傷消結腫風毒惡瘡生肌除

粉刺䵟黯婦人乳癰止腰痛洗痔瘡及肛門腫痛醋摩消酒毒○去殼細剉炒妙

羊蹄根苦寒無毒除蝕侵淫頭上禿癬瘡腫毒醋摩敷止血殺虫功最速 葉似羊蹄高三四尺莖節間開紫赤花子名金蕎麥根似牛蒡而堅實夏中即枯赤可作菜食丹溪云屬水走血分似苦蕒甘而不苦多食滑大腸生痒主頭禿疥癬腫毒瘻瘍痘痔女子陰蝕浸淫喉痺不語並取根醋摩傳之除熱殺虫及小兒疳虫解諸魚毒蠱毒赤白痢大便不通腸風下血並水煮汁服之又生搗汁服治産後風秘

天名精寒甘且芳殺虫消腫傳諸瘡破血止血除諸痺便難煩渴可煎湯子如鶴虱平苦味主蚘咬心痛

莫當 此草得天之精所生大有靈異昔人射一鹿剖五臟以草塞之蹶然而起故又名活鹿草南人呼為火炊花實全類豨薟但豨薟苦而臭名精辛且芳故又名麥句薑在處有之夏秋抽條頗似薄荷花葉白色葉似菘菜而小無毒殺小虫除諸毒疔瘡痔瘻金瘡內射身痒癮疹不止搗之立已主瘀血血瘕欲死下血止血利小便去痺除胸中結熱止煩渴逐水大吐下五月採陰乾垣衣為使○子形如鶴虱黃黑色微毒主蚘虫蟯虫咬心腹痛殺虫丸散虫為最要藥兼止瘡傳惡瘡入藥微炒

柳華寒苦退疸黃根葉皮攻疔腫瘡絮止灸瘡癬用實煎枝合汁治牙良 從木從卯一云從丣古酉字也二月建卯達之而榮故從卯八月建酉蓮之而零故或從丣柳初生時黃蕊子為花及花乾絮方出絮之下有小黑子隨絮而飛以絮為花者誤矣○花無毒主風水黃疸面熱黑痂疥惡瘡金瘡止血治濕痺四肢攣急膝痛○葉及枝煎膏塗癰疽腫毒疔瘡妬乳及花瘡疥痂漆瘡長肉止痛續筋骨煎洗馬疥立愈又治心腹內血作痛天行熱病傳尸骨蒸勞湯火瘡毒入腹及服金石藥人發大熱悶幷下水氣○絮主止血貼灸瘡良入池陰處化為浮萍又多積可搥氈與小兒臥甚佳以性涼也○實主潰癰逐膿血子汁療渴○枝細剉煎汁含之治齒痛洗風毒腫痒

樺木皮苦平無毒初腫乳癰調酒服時行熱毒豌豆瘡諸黃疸痃濃煎熟 皮有花紋北來者佳治乳癰初發腫痛結核欲破膿者為末酒下一錢即睡一服而愈傷寒時行熱毒發豌豆瘡及諸黃疸痃濃煮汁飲之良又燒灰合他藥治肺風毒

黃藥苦平主惡瘡瘻瘡喉痺犬咬傷取根研汁隨含傅治馬屑來用此方 其根初採溼時紅赤色暴乾則黃無毒主諸惡腫瘡瘻喉痺蛇

犬咬毒，取根研，内服外傅。亦治馬心肺熱有功。○子肉味酸，治咯血鼻衄不止，又浸酒服之，治瘿氣神効，暑消即止，不可過劑。

剪草專治疥癬痒，袪勞止血効非常，根名白藥諸瘡用，末調雞子護胎傷。剪草狀如茜草、細辛，婺州產者佳。氣凉無毒。治惡瘡疥癬風痒，浸酒服之。治瘵疾，用末一斤，蜜二斤，和成膏，不犯鐵器，九蒸九晒，每用四兩，以匙抄藥如粥，五更面東服之，良久進粟米粥壓之，或吐虫而愈。若久病肺損咯血，一服即愈。尋常咳血妄行，服一匙即愈。○白藥辛溫無毒，主諸瘡癰腫不散，取生根搗敷，或水調乾末敷之。金瘡折傷傅之，止血定痛生肌。孕婦傷寒護胎，為末，雞子清調塗臍下，胎存生處，乾即以溫水潤之。又治胸中熱塞，噎痹不通，咽喉腫痛，消痰止嗽，治渴止吐血，解野葛、生金、巴豆藥毒。亦治馬肺熱，藥有功。

莽草苦辛溫有毒，頭痒喉痺蛀牙風，瘰癧諸瘡皮膚痺，更消疝瘕殺魚虫。生蜀中，似石南而葉稀，無花實。挼之作椒氣。治頭風痒，可用沐，勿令入眼。療喉痺不通，及蛀牙腫痛，濃煎湯熱含吐之，漱口勿嚥。治瘰癧結核堅腫，癰疽乳難，乳癰，未潰頭瘡，白禿，與白斂、赤小豆為末，雞子白調塗，乾即易之。一切風疽疝瘕，血凝腫墜，及風濕皮膚麻痺，煎湯淋洗。殺虫魚，不入湯藥。

敗醬苦鹹化膿水，腸癰痔瘻能消補，逐瘀破癥袪痺風，最益婦人陳良甫。出近道，葉似豨薟，叢生，花黃，根似柴胡，色紫，作陳敗豆醬氣。微寒無毒。能化膿為水，消腸癰，補痔瘻。一切瘡瘍疥癬丹毒，暴熱火瘡，赤氣馬鞍熱氣，除癰腫浮腫結熱，破多年凝血，消癥結。治風毒瘻痺。陳良甫云：即苦蘵菜，最益婦人。治血氣心痛，赤白帶下，催生落胎，產後血暈煩渴，腹痛，胎前後諸病皆治之。兼治赤眼障膜，胬肉停耳，鼻洪吐血。○八月採根，日乾，剉碎，和甘草葉相拌，蒸半日，去甘草，晒用。

酸漿氣寒一味酸，退熱利水治產難，另有三葉酸漿草，止渴通淋帶下安，瘍瘻惡瘡頻搗傅，殺虫孩子可常食。○天下有之，苗似水茄而小，葉亦可食，實作房，如囊，囊中有子，如梅李大，赤黃色，味如酸漿。微寒無毒。主熱煩滿，定志益氣，利水道，難產吞其實立下。其根如菹芹，白色絕苦，搗汁飲，治黃病多効。五月採，陰乾。○三葉酸漿，又名酢漿草，生道傍下濕地，葉如水萍，叢生，莖端三葉，葉間生細黃花，俗名酸車草，南人用揩鍮石器，令白如銀。味酸寒無毒。主解熱渴，諸淋澁痛，婦人赤白帶下，搗傅瘍瘻惡瘡，殺諸小虫。嫩葉小兒食之，可除熱。夏月採葉，陰乾。

營實酸平即薔薇，治癰疽諸癰毒惡瘡。根治金瘡傷撻，肉血痢，腸風痔瘻兒。即薔薇子，白花者良，無毒，主癰疽發背惡瘡，瘡癰潰爛疼痛結肉，跌筋敗瘡，熱氣陰蝕不瘳，頭瘍白秃，利關節，久服益氣輕身。○根味苦澀冷，無毒，主熱毒風癰疽惡癩疥癬，金瘡傷撻，生肉復肌，及口舌生瘡，箭鏃鯁刺不出，牙齒疼痛，又治五臟客熱，除邪逆氣，通血脈，止赤白痢，腸風下血，小兒疳虫腹痛，疳痢。○八九月採，去根，粗布拭去黃毛，細剉，漿水拌蒸一宿，晒乾用。

梁上塵能消軟癰，又止中惡鼻衄血，兼消腫痛，噎難通，安胎催生，脬系戾。又名烏龍尾，性平，無毒，主癰毒陰腫，婦人妬乳，小兒頭瘡軟癤，醋和敷之。中惡鼻衄，腹痛，噎膈，婦人胎動欲產，橫生倒產，及轉脬小便不通，並酒調服之。又自縊死，取末吹兩耳鼻中即活。○凡使須去烟火遠，高堂殿上者，掃下篩用之。

東壁土取向朝陽，傅諸瘡癬，及脫肛，瘧痢泄瀉，多煩悶，藥傷毒，中暑堪嘗。以一壁論之，外一面向東，常先見曉日，得初陽少火之氣；若向南者，則壯火食氣，故專用向東者。多年被烟熏者尤好。氣溫，無毒，主背癰瘡癬，乾濕癬，豌豆瘡，為末傅之，或生姜汁調塗，加黃柏少許。又主下部瘡，脫肛，小兒臍風瘡，治溫瘧洩痢赤白，腹內絞痛，霍亂煩悶，服藥過劑及中毒煩悶欲死，水調服之。又解藥毒、肉毒、合口椒毒、野菌毒。○已上治瘡毒通用。

冬灰即浣衣黃灰，燒諸蒿藜積聚鍊作之。今用灰多雜薪蒸，乃不善。衍義云：諸灰一烘而成，惟冬灰則經三四月方徹爐，灰曉夕燒灼，其力燥烈，而體重。今一爨而成者，體輕力劣，故不及冬灰。味辛，微溫，和石灰熬煎，以點痣肉疽蝕，疥瘙，去黑子疣贅，不可廣用，爛人皮肉。○桑裹灰入藥絕奇，一方取鱉一箇，治如食法，以桑灰汁煎如泥，和諸癥瘕藥，重煎堪丸，衆手丸如梧子大，日服十五丸，癥瘕痃癖無不愈者。或單淋汁服之，亦去風血癥塊水腫。○銀鍊爐中灰，兼得鍊力，故主癥瘕堅積有効。○灶中熱灰，和醋熨心腹冷氣痛及血氣絞痛，冷即易。

百草灰端午日採露取之，一百種陰乾，燒灰，以井花水為丸，重燒令白，以醋和為餅，腋下挾之，乾即易，當抽一身痛悶，瘡出即止，以小便洗之，不過三度，腋臭自無。又主金瘡，止血生肌，取灰和石灰為丸，燒令自，剉傅之。

不灰木出上黨，石類也。其色青白，如爛木，燒之不燃，或云即滑石根也。若要燒灰，砍破，以牛乳煮了，更以黃牛糞燒之成灰。大寒，主熱瘡，和棗葉石灰為粉傅之。

爐甘石本草不載，局方治眼以之為君。○輕白如羊腦、不夾石者佳，用砂罐一盛一蓋，於炭火中煅令通赤，以童便或黃連水淬之，再煅再淬九次，細研水飛過用。

醫學入門　卷之　瘡類　上海掃葉山房發兌

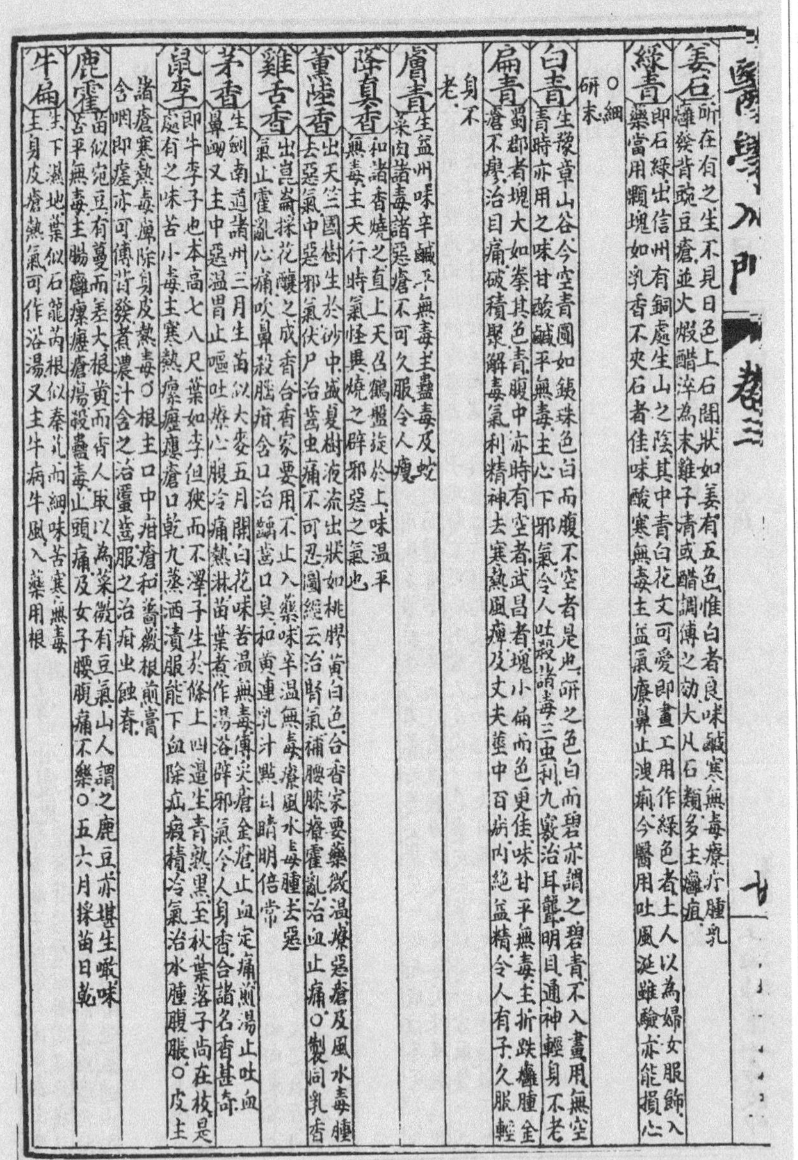

醫學入門　卷三　七

**薑石** 所在有之生不見日色上石間狀如薑有五色惟白者良味鹹寒無毒療疔腫乳癰發背豌豆瘡並火煅醋淬為末雞子清或醋調傅之劾大凡石類多主癰疽

**綠青** 即石綠出信州有銅處生山之陰其中青白花文可愛即畫工用作綠色者土人以為婦女服飾入藥當用顆塊如乳香不夾石者佳味酸寒無毒主益氣療鼻止洩痢今醫用吐風涎雖驗亦能損心○細研末

**白青** 生豫章山谷今空青圓如鋑珠色白而腹不空者是也研之色白而碧亦謂之碧青不入畫用無空青時亦用之味甘酸鹹平無毒主心下邪氣令人吐殺諸毒三虫利九竅治耳聾明目通神輕身不老

**扁青** 蜀郡者塊大如拳其色青腹中亦時有空者武昌者塊小扁而色更佳味甘平無毒主折跌癰腫金瘡不瘳治目痛破積聚解毒氣利精神去寒熱風痺及丈夫莖中百病内絶益精令人有子久服輕身不老

**膚青** 生益州味辛鹹平無毒主蠱毒及蛇菜肉諸毒諸惡瘡不可久服令人瘦

**降真香** 和諸香燒之直上天召鶴盤旋於上味溫平無毒主天行時氣怪異燒之辟邪惡之氣也

**薰陸香** 出天竺國樹生於砂中盛夏樹液流出狀如桃膠黄白色合香家要藥微溫療惡瘡及風水毒腫去惡氣中惡邪氣伏尸治䘌虫痛不可忍圖經云治腎氣補腰膝療霍亂治血止痛○製同乳香

**雞舌香** 出崑崙採花釀之成香合香家要用不止入藥味辛溫無毒療風水毒腫去惡氣止霍亂心痛吹鼻殺腦疳含口治䘌齒口臭和黄連乳汁點目睛明倍常

**茅香** 生劍南道諸州三月生苗似大麥五月開白花味苦溫無毒傅灸瘡金瘡止血定痛煎湯止吐血鼻衄又主中惡溫胃止嘔吐療心腹冷痛熱淋苗葉煮作湯浴辟邪氣令人身香合諸名香甚奇

**鼠李** 即牛李子也本高七八尺葉如李但狹而不澤子生於條上四邊生青熟黑至秋葉落子尚在枝是處有之味苦小毒主寒熱瘰癧瘻瘡口乾九蒸酒漬服能下血除疝瘕積冷氣治水腫腹脹○皮主諸瘡寒熱毒痺除身皮熱毒○根主口中疳瘡和薔薇根煎膏含咽即瘥亦可傳背發煮濃汁含之治䘌齒服之治疳虫蝕脊

**鹿藿** 苗似豌豆有蔓而差大根黄而香人取以為菜微有豆氣山人謂之鹿豆亦堪生噉味苦平無毒主腸癰瘰癧瘡瘍殺蠱毒止頭痛及女子腰腹痛不樂○五六月採苗日乾

**牛扁** 生下濕地葉似石龍芮根似秦艽而細味苦寒無毒主身皮瘡熱氣可作浴湯又主牛病牛風入藥用根

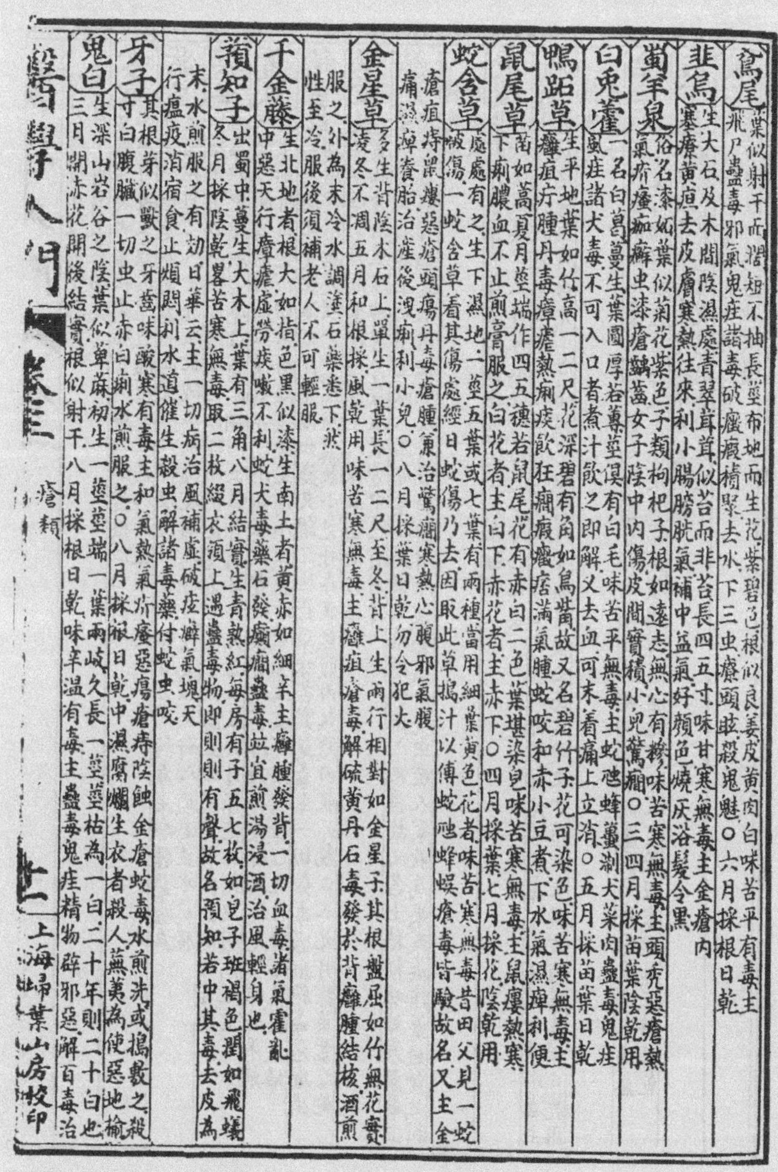



**鳶尾** 葉似射干而濶短不抽長莖布地而生花紫碧色根似良薑皮黃肉白味苦平有毒主飛尸蠱毒邪氣鬼疰諸毒破癥瘕積聚去水下三虫療頭眩殺鬼魅○六月採根日乾

**韭烏** 生大石及木間陰濕處青翠茸茸似苔而非苔長四五寸味甘寒無毒主金瘡內塞療黃疸去皮膚寒熱往來利小腸膀胱氣補中益氣好顏色燒灰浴髮令黑

**蜀羊泉** 俗名漆姑葉似菊花紫色子類枸杞子根如遠志無心有糝味苦寒無毒主頭禿惡瘡熱氣疥瘙痂癬虫漆瘡蝕蠹女子陰中內傷皮間實積小兒驚癇○三四月採苗葉陰乾用

**白兔藿** 一名白葛蔓生葉圓厚若蓴莖俱有白毛味苦平無毒主蛇虺蜂蠆猘犬菜肉蠱毒鬼疰風疰諸大毒不可入口者煮汁飲之即解又去血可末着痛上立消○五月採苗葉日乾

**鴨跖草** 生平地葉如竹高一二尺花深碧有角如鳥觜故又名碧竹子花可染色味苦寒無毒主癰疽疔腫丹毒瘴瘧熱痢痰飲狂癇瘕癥痞滿氣腫蛇咬和赤小豆煮下水氣濕痺利便

**鼠尾草** 苗如蒿夏月莖端作四五穗若鼠尾花有赤白二色葉堪染皂味苦寒無毒主鼠瘻寒熱下痢膿血不止煎膏服之白花者主白下赤花者主赤下○四月採葉七月採花陰乾用

**蛇含草** 處處有之生下濕地一莖五葉或七葉有兩種當用細葉黃色花者味苦寒無毒昔田父見一蛇被傷一蛇含草着其傷處經日蛇傷乃去因取此草搗汁以傅蛇虺蜂蠍瘡毒皆驗故名又主金瘡疽痔鼠瘻惡瘡頭瘍丹毒瘡腫兼治驚癇寒熱心腹邪氣腹痛濕痺養胎治產後洩痢利小兒○八月採葉日乾勿令犯火

**金星草** 多生背陰木石上單生一葉長一二尺至冬背上生兩行相對如金星子其根盤屈如竹無花實凌冬不凋五月和根採風乾用味苦寒無毒主癰疽瘡毒解硫黃丹石毒發於背癰腫結核酒煎服之外為末冷水調塗石藥悉下然性至冷服後須補老人不可輕服

**千金藤** 生北地者根大如指色黑似漆生南土者黃赤如細辛主癰腫發背一切血毒諸氣霍亂中惡天行瘴瘧虛勞痰嗽不利蛇犬毒藥石發癲癇蠱毒並宜煎湯浸酒治風輕身也

**預知子** 出蜀中蔓生大木上葉有三角八月結實生青熟紅每房有子五七枚如皂子斑褐色潤如飛蠖冬月採陰乾畧苦寒無毒取二枚綴衣領上遇蠱毒物即則則有聲故名預知若中其毒去皮為末水煎服之有効日華云主一切病治風補虛破痃癖氣塊天行瘟疫消宿食止煩悶利水道催生殺虫解諸毒藥付蛇虫咬

**牙子** 其根芽似獸之牙齒味酸寒有毒主和氣熱氣疥瘙惡瘍瘡痔陰蝕金瘡蛇毒水煎洗或搗敷之殺寸白腹臟一切虫止赤白痢水煎服之○八月採根日乾中濕腐爛生衣者殺人蕪荑為使惡地榆

**鬼臼** 生深山岩谷之陰葉似草蔴初生一莖莖端一葉兩岐久長一莖莖枯為一臼二十年則二十臼也三月開赤花開後結實根似射干八月採根日乾味辛溫有毒主蠱毒鬼疰精物辟邪惡解百毒治

上海埽葉山房校印

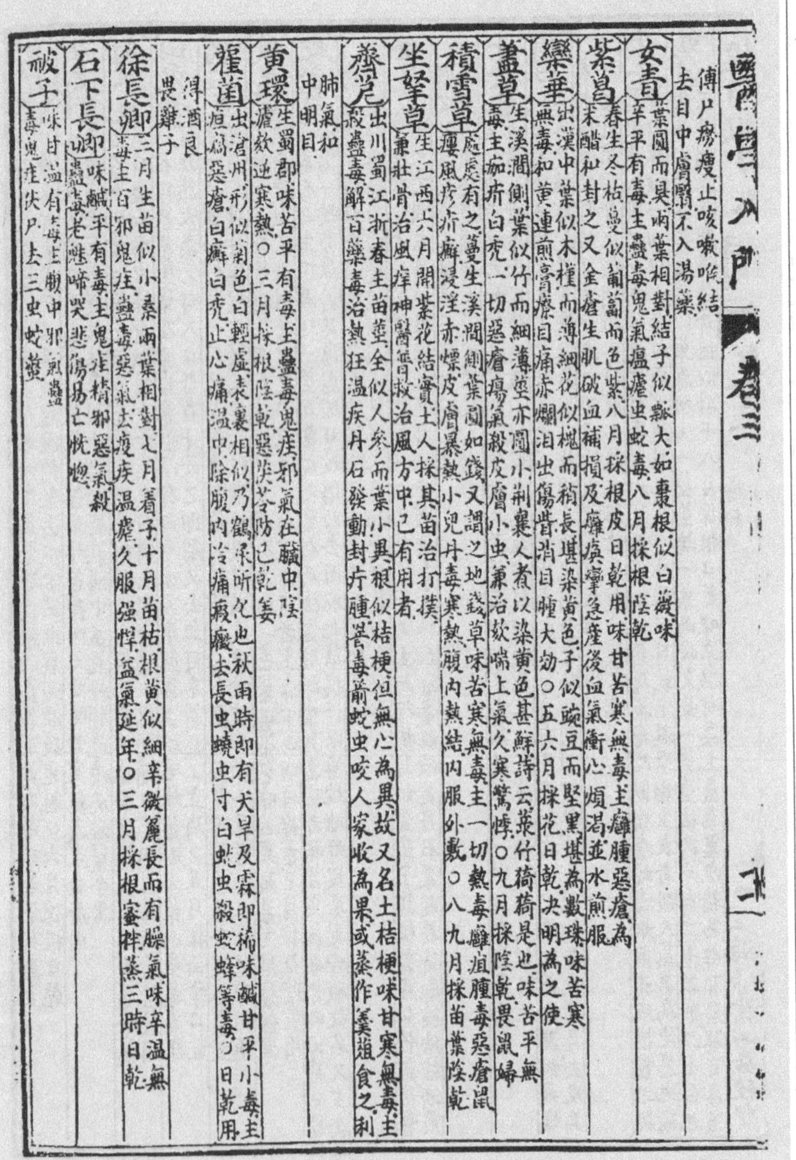



傳尸癆瘦止咳嗽喉結去目中膚翳不入湯藥

**女青**　葉圓而臭兩葉相對結子似瓠大如棗根似白薇味辛平有毒主蠱毒鬼氣瘟瘧虫蛇毒八月採根陰乾

**紫葛**　春生冬枯蔓似葡萄而色紫八月採根皮日乾用味甘苦寒無毒主癰腫惡瘡為末醋和封之又金瘡生肌破血補損及癰瘓彎急產後血氣衝心煩渴並水煎服

**欒華**　出漢中葉似木槿而薄細花似槐而稍長堪染黃色子似豌豆而堅黑堪為數珠味苦寒無毒和黃連煎膏療目痛赤爛泪出傷眥消目腫大効○五六月採花日乾決明為之使

**藎草**　生溪澗側葉似竹而細薄莖亦圓小荊襄人煮以染黃色甚鮮詩云菉竹猗猗是也味苦平無毒主痂疥白禿一切惡瘡瘍氣殺皮膚小虫兼治欬喘上氣久寒驚悸○九月採陰乾畏鼠婦

**積雪草**　處處有之蔓生溪澗側葉圓如錢又謂之地錢草味苦寒無毒主一切熱毒癰疽腫毒惡瘡鼠瘻風疹疥癬浸淫赤熛皮膚暴熱小兒丹毒寒熱腹內熱結內服外敷○八九月採苗葉陰乾

**坐拏草**　生江西六月開紫花結實土人採其苗治打撲兼壯骨治風痺神醫普救治風方中已有用者

**薺苨**　出川蜀江浙春生苗莖全似人參而葉小異根似桔梗但無心為異故又名土桔梗味甘寒無毒主殺蠱毒解百藥毒治熱狂溫疾丹石發動封疔腫署毒箭蛇虫咬人家收為果或蒸作羹菹食之利肺氣和中明目

**黃環**　生蜀郡味苦平有毒主蠱毒鬼疰邪氣在臟中除濾欬逆寒熱○三月採根陰乾惡茯苓防己乾姜

**雚菌**　出渤州形似菌色白輕虛表裏相似乃鶴屎所化也秋雨時即有天旱及霖即稀味鹹甘平小毒主疽瘑惡瘡白癬白禿止心痛溫中除腹內冷痛瘕癥去長虫蟯虫寸白蛇虫殺蛇蜂等毒○日乾用得酒良畏雞子

**徐長卿**　三月生苗似小桑兩葉相對七月着子十月苗枯根黃似細辛微麗長而有臊氣味辛溫無毒主百邪鬼疰蠱毒惡氣去瘟疫溫瘧久服強悍益氣延年○三月採根蜜拌蒸三時日乾

**石下長卿**　味鹹平有毒主鬼疰精邪惡氣殺蠱毒老魅啼哭悲傷易亡恍惚

**被子**　味甘溫有毒主腹中邪氣蠱毒鬼疰伏尸去三虫蛇螫

**頭垢** 溫治淋閉主噎𤸷勞復蠱毒蕈毒百邪鬼魅馬肝殺人並可服之蜈蚣犬咬竹木刺入肉並外敷之

**海馬** 出西海大小如守宮虫首若馬身如蝦背傴僂有竹節紋長二三寸色黃褐以雌雄各一為對性溫平無毒主婦人難產帶之於身神効或燒灰酒下亦入血氣藥中○採之日乾酥炙

**蝸牛** 即蜒蚰有四角背上別有肉以負殼行味鹹寒有毒治發背取活者一升置瓶中以井水浸一宿取出涎水調蛤粉敷之日十餘度則痛止瘡愈𧏾䘌有虫燒殼灰揩之治大腸虛脫燒灰猪脂調傅立編蜈蚣咬取汁塗之又主驚風喎僻筋跪跌小兒驚癇痞疾○入藥炒用

**地膽** 出梁州狀如大馬蟻有翼味辛寒有毒主寒熱鼠瘻惡瘡死肌蝕瘡中惡肉鼻中息肉鼻䶑能宣瘰癧根從小便出兼破石淋癥瘕墮胎散結氣殺鬼疰蠱毒惡甘草柳考陶隱居云此一虫五變療皆相似二三月在芫花上呼為芫青頗似斑猫但純青綠色背上一道黃文尖喙四五月在王不留行上呼王不留行虫六七月在葛花上呼為葛上亭長形似芫青但身黑而頭赤如亭長之着玄衣赤幘也八月在豆花上呼為斑猫九月十月欲還地蟄呼為地膽隨時變耳各以時採陰乾製同斑猫

**貝子** 出東海潔白如魚齒古人用以飾軍服雲南用為錢貨易味鹹平有毒主點目翳去鬼疰蠱毒腹痛下血破五淋利水道消浮腫除寒熱溫疰解肌散結熱殺飲食中毒小兒疳蝕吐乳入藥酒洗火煆細研水飛用

**紫貝** 形似貝而圓大二三寸紫質黑文肉鹹平無毒似蛤蜊食之解熱毒酒毒殼煅灰傅癬疽點眼明目去翳

**螢火** 是腐草得大火化氣成味辛溫無毒主青盲明目小兒火瘡湯熱氣蠱毒鬼疰通神精○七夕採陰乾

**馬陸** 即百節虫長二三寸大如小指身如槎節節有細蹙紋起色紫黑光潤百足死則側臥如環味辛溫有毒主惡瘡息肉白禿去堅癥積聚療寒熱痞結脇滿有人自服一枚便死○和糠炒令糠焦黑去頭足研用

**石蠶** 在處有之生水中石上作繭以蔽其身蚕在其中味鹹寒有毒主五癃石淋解結氣利水道除熱墮胎

**仙遺糧** 又名土茯苓味甘辛熱無毒善治久病楊梅癰漏及曾誤服輕粉肢體癈壞筋骨疼痛者能收其毒而祛其風補其虛若初起肺熱便秘者不宜尋常老弱亦可服之健筋骨得川椒皂角良

## 食治門

人知藥之藥人，而不知食之藥人。世有誤食一毒而宿疾遂愈者，天生萬物以養人也，豈為口腹計哉。孫真人謂醫者先曉病原，知其所犯，以食治之，食療不愈，然後命藥。不特老人、小兒相宜，凡驕養及久病厭藥、窮乏無資貨藥者，俱宜以飲食調治。故采食鑑本草及入觀集韻為歌，更附各門方法於後。中有鷰肉、黿肉、麥芽之類本門不載者，已采入五品正藥目錄可查。凡言食某物忌某物者，養生家法也。脾盛善食者不拘。

### 米穀部

神麴　紅麴　麥芽　油麻　食鹽　扁豆　赤小豆　甘蔗　俱見前卷

**粳米**無毒甘平味，能和五臟補脾胃，長肌堅骨止泄煩，強志益精又益氣。蘗米溫中宿食消，杵糠下噎取其義。

粳，硬也，堅硬於糯米也。即今白晚米，與早米、赤白大小異族，惟白晚米為最。入手太陰、少陰經。平和五臟，補益胃氣，長肌肉，壯筋骨，止煩渴泄痢，強心志，益腎精，益肺氣。養生書云：氣精皆從米變化而生，故字皆從米。有病者煮粥食之，不雜一物，其病自愈。遣飯過熟則佳。食乾飯止瀉，若常食乾飯，令人熱中，唇口乾。和蒼耳食，令卒心痛，燒陳食米和蜜漿解之。和馬肉同食發痼疾。新熟者動氣，經再年者發病。液云：白虎湯用之入肺，以陽明為胃之經，色為西方之白也。少陰症桃花湯用此，甘以補正氣；竹葉湯用此，甘以益不足。○蘗米即穀芽也，去殼止取蘗中之米，故曰蘗米。味苦溫無毒。主寒中下氣，開胃消食，除煩熱，性溫於麥芽。○杵糠即舂杵頭細糠也。性平。主卒噎不下及反胃不止，刮取含之即去，亦取其舂搗之義耳。又燒末服之，令易產。以糠作枕，損人眼目。

**陳倉米**鹹酸澁溫，調胃能止洩如奔，賁中下氣除煩渴，更消蠱腫封瘡痕。

倉，廩也。即粳米以廩軍人者。陳久者良。無毒。調胃緩脾，寬中下氣，除煩止渴，消食溫腸，止洩痢。食之易饑，炊作乾飯止痢，補中益氣，堅筋骨，通血脈，起陽道。北人炒之於瓮中，水浸令酸，食之煖五臟六腑之氣。凡熱食即熱，冷食即冷，假以火氣，體自溫平。○黃米丸治水蠱：用乾絲瓜一枚，去皮剪碎，和巴豆十四粒同炒，以巴豆色黃為度，去巴豆，及陳食米如絲瓜之多少，同炒米黃色，去絲瓜為末，水丸梧子大。每湯下百丸，數服即愈。蓋絲瓜如人之脈絡然，引巴豆之氣入皮膚也。○又蒸作餅，和醋封毒腫惡瘡立瘥。

**糯米**甘溫主溫中，止吐瀉亂安胎宮。炒黑敷瘡黃止衄，多食熱壅氣不通。稈又退黃并蠱毒，煮汁飲之立見功。

糯，耎也，其米軟而堅，即糯米也。今人用之作酒煮糖者。無毒。溫中益氣，實腸止洩，定霍亂，養下元，縮小便，治婦人胎動腹痛，下黃水，和氣血藥中服之。若雜肉同進則不利。其子炒焦，水調傅癰疽

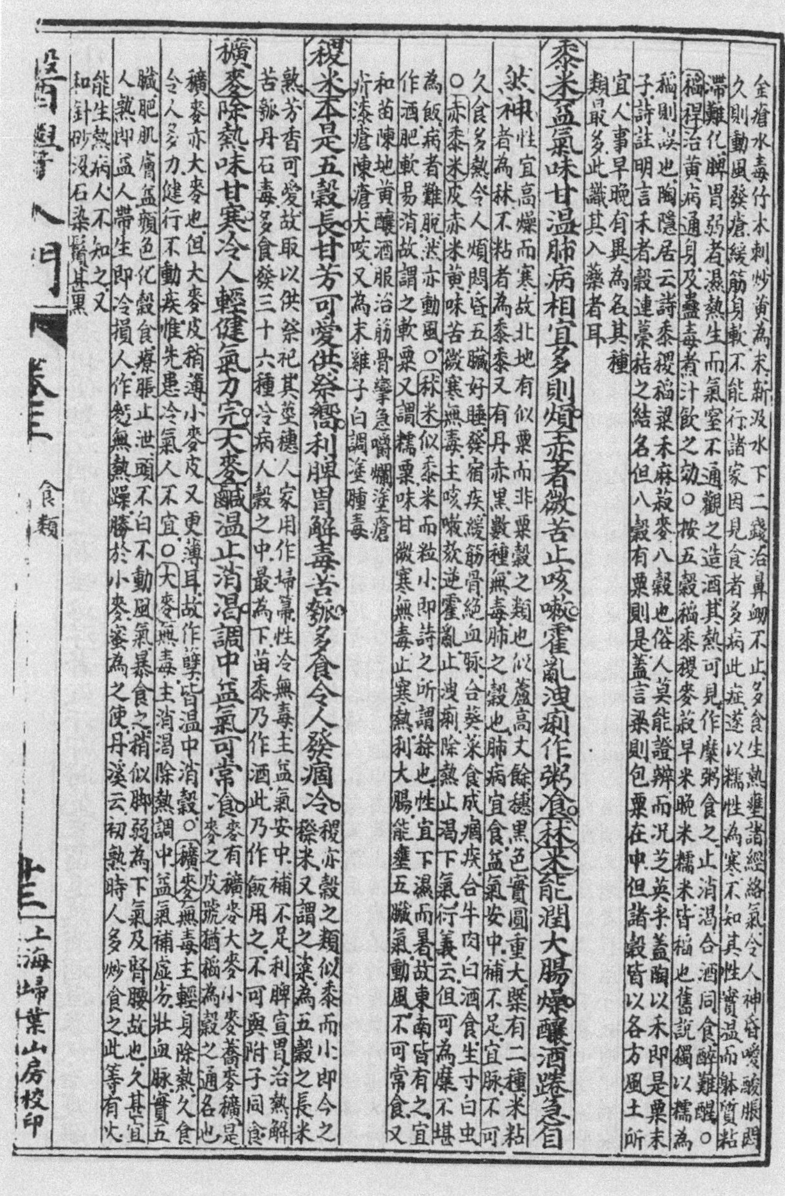

金瘡水毒竹木刺炒黄為末新汲水下二錢治鼻衄不止多食生熱壅諸經絡氣令人神昏嗜睡脹悶久則動風發瘡緩筋身軟不能行諸家因見食者多病此症遂以糯性為寒不知其性實溫而質粘滯難化脾胃弱者濕熱生而氣窒不通觀之造酒其熱可見作糜粥食之止消渴合酒同食醉難醒○稻稈治黄病通身及蠱毒煮汁飲之効○按五穀稻黍稷麥菽早米晚米糯米皆稻也舊說獨以糯為稻則誤也陶隱居云詩黍稷稻粱禾麻菽麥八穀也俗人莫能證辨而況芝英黍蓋陶以禾即是粟未子詩註明言禾者穀連藁秸之結名但八穀有粟則是蓋言粱則包粟在中但諸穀皆以各方風土所宜人事早晚有異為名其種類最多此識其入藥者耳

黍米益氣味甘溫肺病相宜多則煩○赤者微苦止咳嗽○霍亂洩痢作粥食○秫米能潤大腸燥○釀酒踈急宜

然神性宜高燥而寒故北地有似粟而非粟穀之類也似蘆高丈餘穗黒色實圓重大槩有二種米粘者為秫不粘者為黍黍又有丹赤黒數種無毒肺之穀也肺病宜食益氣安中補不足宜脉不可久食多熱令人煩悶昏五臟好睡發宿疾緩筋骨絕血脉合葵菜食成痼疾合牛肉白酒食生寸白虫○赤黍米皮赤米黄味苦微寒無毒主咳嗽欬逆霍亂止洩痢除熱止渴下氣衍義云但可為糜不堪為飯病者難脫然亦動風○秫米似黍米而粒小即詩之所謂秫也性宜下濕而暑故東南皆有之宜作酒肥軟易消故謂之軟粟又謂糯粟味甘微寒無毒止寒熱利大腸能壅五臟氣動風不可常食又和苗陳地黄釀酒服治筋骨攣急嚼爛塗瘡疥漆瘡陳瘡犬咬又為末雞子白調塗腫毒

稷米本是五穀長甘芳可愛供祭饗○利脾胃解毒苦瓠○多食令人發痼冷稷亦穀之類似黍而小即今之穄米又謂之粢為五穀之長米熟芳香可愛故取以供祭祀其莖穗人家用作埽帚性冷無毒主益氣安中補不足利脾宣胃治熱解苦瓠丹石毒多食發三十六種冷病人穀之中最為下苗黍乃作酒此乃作飯用之不可與附子同食

穬麥除熱味甘寒冷人輕健氣力完○大麥鹹溫止消渴調中益氣可常食○麥有穬麥大麥小麥蕎麥穬是麥之皮號猶稻為穀之通名也穬麥亦大麥也但大麥皮稍薄小麥皮又更薄耳故作蘖皆溫中消穀○穬麥無毒主輕身除熱久食令人多力健行不動疾惟先患冷氣人不宜○大麥無毒主消渴除熱調中益氣補虛劣壯血脉實五臟肥肌膚益顏色化穀食療脹止泄頭不白不動風氣暴食之稍似腳弱為下氣及腎腰故也久甚宜人熱仰益人帶生即冷損人作麨無熱躁勝於小麥蜜為之使丹溪云初熟時人多炒食之此等有火能生熱病人不知之又知針砂沒石染鬚甚黒



上海埽葉山房校印

小麥甘涼養心肝除煩止渴利便難潤咽更止漏唾血浮麥者盜汗即時乾麥苗退熱消酒疸麥奴治疫解金丹

小形小也麥脈也以繼續穀米續民命脈即今人所磨為麪食者無毒主養心肝氣除熱止煩渴咽乾利小便止漏血唾血暴淋殺蚘虫合湯皆完用之熱家療也○浮小麥止盜汗治大人小兒骨蒸肌熱婦人勞熱入藥微炒○麥苗味辛寒退胸中邪熱消酒毒除黃疸利小便絞汁服之○麥奴即苗上黑黴主煩熱解丹石天行熱毒

麪性甘溫能補虛強氣厚腸實肌膚麩涼調中仍去熱麩筋益氣腹寬舒蕎麥甘平去滓穢食久風動脫眉鬚

即小麥麪性溫不能消熱止煩惟養氣補不足助五臟調經絡續氣脉實膚躰厚腸胃強氣力其有濕熱能發諸病壅熱小動風氣不可常食丹溪云麪熱而麩涼須晒令燥以水潤之舂去皮煮為飯食之無麪熱之後患圖經云凡麥秋種冬長春秀夏實具四時中和之氣故為五穀之貴大小麥地煖處亦可春種之至夏便收然比秋種者四氣不足故有毒又云磨中石末在內所以有毒舂杵作粉食之補中氣和五臟凡麪食熱則益人生則有損古方治婦人乳癰不消用白麪半斤炒黃醋調塗上內又水煮服之又炒食之止痢醋蒸署折傷即定○麥麩涼調中去熱止洩痢治時疾熱瘡湯火瘡爛撲損折傷瘀血醋炒署之第三磨者涼謂其近麩也○麪溫消穀及諸生物止痢消痔主小兒癇○蕎麥性寒無毒實腸胃益氣力久食動風令人頭眩和豬羊肉食之患熱風癩脫人眉鬚雖動諸病猶對丹石能鍊五臟滓穢續精神小兒赤丹醋和敷之杖瘡雞子白調塗有効其葉作茹食之下氣利耳目多食即微洩其穰燒灰淋汁洗六畜瘡

大豆甘平除胃熱逐水通淋散積結破瘀治風及癰瘡消穀寬脹炒作屑豆腐寬中脾胃和大腸濁氣能清別

豆即菽也無毒除胃中熱痺逐水脹傷中淋露散五臟結積下瘀血炒令烟未斷乘熱投酒中治風痺癱瘓口噤頭風及產後風虛血病和飯搗塗一切癰瘡腫毒小兒豌豆瘡炒為屑主胃熱去腫除痺消穀止腹脹煮汁甚涼可以壓丹石毒解烏頭諸藥毒殺牛馬瘟毒兼能調中下氣止痛通關脉殺鬼毒治喉痺食罷生服半兩去心胸煩熱熱風恍惚明目鎮心溫補又醋煮服治子死腹中胎衣不下炒食極熱煮食及作豉極冷作醬則寒而動氣黃卷及醬平牛食溫馬食冷一體之中用之數等大抵宜作藥使耳但有黑白二種黑者入藥白者不用其緊小者為雄豆入藥尤佳惡五參龍膽得前胡烏喙杏仁牡蠣良○黃豆味甘溫寬中下氣利大腸消水脹腫毒○白豆即今之飯豆味鹹平腎之穀腎病宜食補五臟煖腸胃調和十二經脉其嫩葉謂之藿可作菜食利五臟下氣○豆腐味甘平寬中益氣和脾胃下大腸濁氣消脹滿中寒多泄多屁者忌食

大豆黄卷味甘平。濕痺筋攣膝痛疼。更除氣聚并積結。產婦瘀血即時行。菉豆作者堪為茹。解熱醒酒心自清。即豆芽也。以生豆為之，芽出便晒乾，名為黄卷。無毒。主濕痺筋攣膝痛，破婦人惡血，及產婦藥中多用之。又除五臟胃氣結積，去黑痣面䵟，潤皮毛，益氣解毒。入藥微炒。

菉豆甘寒解諸毒。熱風消渴研汁服。更治霍亂消腫浮。作枕清頭明眼目。粉糁痘瘡不結痂。脾胃虛人難尅伐。色緑圓小者佳。皮寒肉平。無毒。解一切藥草虫魚牛馬金石等毒。除煩熱風疹，消渴，生研汁服之。霍亂吐逆，奔豚，和胡椒等分為末，冷水調服。又煮食消腫下氣，滲利小便。作枕治頭風痛，明目。入藥須帶皮用之，去皮即小有壅氣。○豆粉甘平無毒。市中貨者多偽，入藥須用真者。治小兒痘瘡十餘日濕爛不結痂者，以粉摻之效。又解諸熱。熟者膠粘難得尅化，脾胃虛弱人病者忌之。○搗爛作餅炙食之佳。和五臟，安精神，行十二經脉，益氣力，為皮肉除熱毒風，厚腸胃，可常食之。

淡豆豉苦寒無毒。表汗吐煩及勞復。定喘止痢更安胎。脚痛癰腫敷且服。即常用豆豉，不入鹽者佳。純陰。主傷寒頭痛寒熱，一切時行瘟毒。和葱白服之，發汗最速。又能吐虛煩躁悶，心中懊憹，勞復食復。兼定虛勞喘急，暴痢腹痛，血痢，胎動血下，兩脚疼冷，浸酒服之。以杏外敷作餅，灸發背癰腫。又殺六畜胎中諸毒，中毒藥蠱氣，毆跌瘀血，聚腹瘧疾，骨蒸，犬咬。○單方治陰莖瘡痛爛，豉一分，蚯蚓濕坭二分，水研塗，乾則易之。又中蝦蟇毒，便閉臍痛，水煮服之。頭風痛，煎湯服之即瘥。

粟米鹹寒養腎氣。胃虛嘔吐作為丸。若除胃熱須陳者。更治消中利小便。粟從囟從米，象形也。即今之小米。山東最多。五穀中最硬，謂之硬粟。得漿水即易化，無毒。丹溪云：屬水與土，陳者難化。衍義云：生者難化，熟者滯氣，隔食生虫。所謂養腎補骨者，味鹹故也。去脾胃虛熱，氣弱食不消化，嘔逆反胃，湯飲不下，用粟米粉作丸梧子大，煮熟入鹽少許，泔汁食之，和中益氣，兼治腹痛鼻衄，解諸毒。陳者味苦，除胃熱消渴，利小便，止洩痢，壓丹石熱。衍義云：利小便，故益脾胃。又粟米粉炒黑，雞子白調貼癰腫。○泔汁主霍亂轉筋卒熱，心煩飲之立瘥。胃冷者不宜多食。臭泔止消渴，五痔瘡痢，洗皮膚瘡疥，下瀉酸，脾殺虫，漢惡瘡。

粱米三種粟之類。青黄白味性相似。霍亂洩痢總能除。和中益氣養脾胃。黄去風痺青澁精。白治胃熱多嘔噦。粱米損地力而少收，故人多種粟而少種粱。穗皆大而毛長，米比粟更壯大。青者襄陽出，黄者西洛出，白者東吳出。作飯味甘而淡，性皆微寒，無毒。惟黄粱得上中氣，故味甘而平。偏養五臟，補脾胃和中益氣止霍亂吐利煩渴利小便實大腸。黄粱米治當風卧濕遇冷所中成敗脉頑痺小兒面身生瘡如火燒為末蜜水調敷。青粱米去胃痺熱健脾止洩精醋拌百蒸百晒可作糗糧。白粱米除胃虛熱嘔吐又除胸中客熱移五臟氣續筋骨北人長食之夏月作粟飡亦以除熱

罌粟甘平除風熱。散胸痰滯胃中翻。竹瀝作糜令下食。過服動臟及下元。其房如罌其子如粟無毒主行風氣祛逐邪熱散胸中痰滿止番胃及丹石發動不下食和竹瀝煮作粥食之極美然性寒利大小腸不宜多食過食則動膀胱氣耳

酒味苦甘辛大熱。大扶肝胃活氣血。破癥行藥辟惡邪。痰火病人宜撙節。糟性温中宿食消。一切菜蔬毒可殺。酒酉也釀之米麯酉繹久而味美也味辛者能散為導引可以通行一身之表至極高之分味苦者能下甘者居中而緩淡者利小便而速下也陶隱居云大寒凝海惟酒不冰性熱甚也大扶肝養脾厚腸胃潤皮膚散胸中鬱氣活肢脉滯血破癥癖行藥勢引入諸經不止與附子同殺百邪惡毒氣禦風寒霧露昔有三人觸霧晨行空腹者死食粥者病飲酒者健此酒之辟惡也東垣十書云醇酒冷飲有三益一得温中之寒以養肺二得寒中之温以養脾三則令人不得恣飲惟好飲及中寒者不可丹溪云本草止言其大熱有毒不言其濕中發熱近於相火醉後之寒戰慄可見矣其性善升大傷肺氣助火生痰變為諸病病之淺者或嘔吐或目汪或瘡瘍或鼻齇或衂血或泄痢或心脾胃痛尚可散而出也病之深者為消渴為內疽為肺痿為內痔為鼓脹為失明為哮喘為勞嗽為顛癇為痰膈為吐血尤有為難名之病陶隱居云多飲傷神損壽不可撙節以衛生乎諸米酒有毒酒漿照人無影者不可飲合乳汁令人氣結合牛肉食令腹內生虫酒後不得卧凡酒忌諸甜物酒毒葛花紅豆解之酒麯甚多惟糯米麩麯造者可入藥用。甜糟味鹹温無毒主温中冷氣消食殺腥去一切菜蔬青藏物不敢糯物能軟潤皮膚調臟腑三年已下有酒以物承之摩風瘙止嘔噦禦風寒暑撲損瘀血浸洗凍瘡及傅蛇蜂叮毒。紅麯酒大熱有毒發脚氣腸風之喘諸疾惟破血殺虫辟山嵐寒氣療打撲傷則尤妙也

醋斂咽瘡消癰腫。治疸散水破食癥。產後血暈堪熏鼻。燒酒肉毒吐如傾。醋措也能措五味以適中也味酸無毒主斂咽瘡消癰腫治黄疸散水氣消食破癥塊堅積治婦人血氣心痛及產後血虛發暈用炭燒紅投入醋中令鼻中常得醋氣為佳酸益血故也過食燒酒菜魚肉毒成病者即飲醋一杯吐之兼治傷損金瘡殺邪毒摩雄黄塗蜂蠆取其收而不散也多食損顏色傷肌臟損齒及筋骨不益男子。有米醋麥醋棗醋入藥多用米醋殺氣全也陳久者佳但南方炒米淹醋最釅入藥須以一分醋二分水和之方可江北造醋用粳米

一斗為飯，青蒿罨三日出黃，每飯一碗，冷水二碗，燒酒麯四兩，入瓮封閉一七後，用柳木棍每早攪之，四十九日後去查煮熟，其醋不甚釅，初甚苦，故謂苦酒。

**醬** 味鹹酸雖冷利，將和五臟有名義。除熱止煩解藥傷。火燒蜂蠆痛掣指。醬，將也，將和五味以安五臟，故聖人不得不食。以豆作陳久者良。無毒。除熱止煩滿，殺百藥湯火灼毒，及一切蛇虫蜂蠆魚肉蔬菌毒，發小兒無辜。○又有肉醬、魚醬，皆呼為醢，不入藥用。榆仁醬亦辛美，殺諸虫，利大小便，心腹惡氣，不宜多食。蕪荑醬功力強於榆醬，多食落髮，孕婦合雀食，令兒面黑。

**飴糖** 甘溫補肺虛。止渴消痰咳自除。溫胃進食更消瘀。脹嘔濕熱休含諸。以糯米煮粥，候冷入麥芽，澄清者再熬如琥珀色，軟者謂之膠糖，建中湯多用之。其牽白凝強者，謂之飴糖，不入藥用。諸米皆可作飴，惟糯米者佳。無毒。入足太陰經。補虛乏，潤肺止渴，消痰止嗽，斂汗，又補中氣，健脾胃，去飲食，去留血，止吐血，又打撲瘀血，熬焦和酒服之，能下惡血。骨鯁喉中，及誤吞錢鐶，服之便出。惟中滿及嘔吐忌之。丹溪云：屬土而有成於火，大發濕中之熱。衍義謂動脾風，是言其末也。

**甘蔗** 甘平能潤肺。消痰下氣和脾胃。利大小腸解熱煩。沙乳諸糖性相似。甘味無毒。出江東者勝。潤肺消痰，止咳止渴，補脾和胃，主卒乾嘔不息，取汁溫熱服，又以生薑汁和服，主胃反朝食暮吐，暮食朝吐，旋旋吐者。亦劫目華云：冷利大小腸，除心煩熱。臘月窖糞坑中，患天行熱狂人，絞汁服甚良。口瘡癰者，亦搗汁飲之，又殺虫，解酒毒。○諸糖皆蔗汁煉成，味皆甘，性微溫，惟乳糖冷利，俱無毒。○沙糖治與甘蔗同，但小兒多食生蛲虫，消肌損齒，發疳䘌，以味太甘故也。丹溪云：甘生溫，溫生火，胃火盛則損齒，非土制水，乃熱上生火熱也。中滿家禁用，與筍同食成癥，不能行。○乳糖乃沙糖和牛乳煉者，主心腹熱脹，口渴潤肺，生津，明目，去熱膜。○白沙糖、冰糖，俱能潤肺補脾，沙仁八賣，性更溫，不入藥。

**蜂蜜** 甘平喜入脾。補中止痛痢癇奇。消煩除渴潤便燥。目赤口齒諸瘡宜。有木中作者，有土中作者，有石上作者，有人家養者，其蜜一也，但土蜜味酸，家養者，取之數而氣味不足。山蜜多石中古木中，經一二年得者，氣味純厚。衍義云：蠟取新，蜜取陳也。新收者稀黃，經久則白而砂。無毒。甘苦入脾，故能養脾氣，補中諸不足，止腹痛，治腸澼赤白痢，諸驚癇痓，除心煩悶，不能飲食，潤肺燥，消渴，便難，及肛門腫塞，又治目生珠管，脣翳赤腫，口舌生瘡，牙齒疳䘌，火燒湯泡熱油燒，丹毒，陰頭生瘡，諸惡瘡癩，俱外傳之。兼和百藥，解諸毒，安五臟，久服強志不老。惟中寒有濕者禁用。孫真人云：七月勿食生蜜，令暴下發霍亂，多食亦生諸風。○凡煉蜜，必須用火熬開，以紙覆經宿，紙上去蠟盡，再熬變色，大約一斤只得十二兩為佳，不可過度。

菜部 葵菜 韭菜 芥菜 蕪菁 生薑 紫蘇 薄荷 菖蒲已上俱見前卷

葱白辛平發傷寒。陽明額痛痢腸寬，除風腫治腹心痛。通腎和肝胎自安。實性辛溫補中氣。汁止衄溺血相干。葱，空也，其葉中空，惟虛乃聰也。一云葱青白色也，葱白即莖也。無毒，氣厚味薄，升也，陽也。入手太陰、足陽明經。主傷寒傷風，頭痛欲破，骨節痛，寒熱出汗。東垣云：散傷風陽明頭痛之邪，止傷寒陽明下痢之苦。又治中風面目浮腫，喉痺不通，霍亂轉筋及奔豚脚氣，心腹痛。此藥利關節，通大小腸。又能通腎陽氣，脾陰症回陽，除肝邪氣，明目安胎，止血和中，利五臟，殺百藥毒及一切魚肉毒。又莖葉用鹽搗，署射工、溪毒、蜈蚣、猘犬刺、蛇虫傷，并撲損金瘡，水入皸腫痛。大抵發散為功，多食昏人神，拔氣上衝，虛人正月食之，發面上遊風。若燒葱和蜜食殺人。○葱實主明目溫中，補不足，益精。○葱汁平，主吐衄溺血，解藜蘆毒。葱有數種，惟經冬不死，分莖栽植而無子者，入藥最佳。

大蒜有毒攻癰毒，辟惡散暑止痛腹。化魚肉吐痃癖痰。過服傷臟損人目。食之白人鬚髮，若多算者之鬚易白也。味辛溫，主癰腫惡瘡疼痛，人所不識者，取獨頭蒜三四枚，搗爛入麻油和研，厚貼腫處，乾即易之。一切疥癬丹毒蠱瘡，蛇虫蜈蚣咬，並搗貼之，或隔蒜用艾炙之亦好。辟水惡瘴氣，疫氣，蠱毒，勞瘧，中暑霍亂，轉筋腹痛，嚼爛溫水送下。性屬火，善散化肉食，戎人喜食之，破冷氣，爛痃癖。昔有患癖及食雞子過多者，每日食三枚，口吐涎物，下部如火即効。此物氣味極葷，煮為羹臛極後美，葷氣亦微，下氣溫中消食。傷肉食者，喫一瀹最妙。醋浸經年者良，熟食亦可。若生食久食，傷肝損目，傷肺引痰，傷腎竭精，傷心清血，傷脾損氣。四八月食之，傷神損膽腎氣。又合青魚鮓食，令腹內生虫，或腫或成疝瘕。有目疾者尤宜忌之。損性伐命，莫此為甚。

小蒜有毒歸脾腎。下氣溫中霍亂定，更消穀食除痺風。多服損心目亦病。氣味似大蒜，其形小者是也。歸脾腎，下氣溫中，止霍亂腹中不安，消穀和胃，除風邪痺毒氣，諸蠱毒，傅疔腫蛇虫沙虱瘡。久服損心力，損目。合生魚食令人奪氣。○又一種山蒜，似大蒜而臭，山人以治積塊及婦人血瘕，醋摩服之。

薤味辛苦止吐痢，定喘散水消結聚。外傅金創湯火傷，瘡中風寒水腫治。薤，解也，能也。薤雖辛不葷五臟，乃能去腥。葉似韭而闊，多白無實，有赤白二種，赤者療瘡生肌，白者冷補。皆春分蒔之，至冬葉枯。凡用葱薤，皆去青留白，白冷而青熱也。無毒，入手陽明經。止霍亂乾嘔，久痢冷瀉，產後諸痢，疳痢，婦人赤白帶下，胸膈卒痛，肺氣喘急，俱搗汁飲之取其滑而泄滯氣也又能除水氣溫中散結去寒熱安魂益氣宜心歸腎續筋力利病人藥之也養生家常食之煮羹作虀炒食並得惟生食引涎唾若合牛肉食成瘕疾單方治金創滄敗諸瘡中風寒水作腫生搗熱塗之與蜜同搗塗火瘡效

菘菜味甘溫無毒通利腸胃解酒宿○更止熱嗽除胸煩○中虛冷人不可服○主通利腸胃解酒酒渴消食下氣治瘴氣止熱嗽除胸中煩殺魚腥和羊肉甚美中虛者食之過多發冷病惟生薑可解有熱者可常食之又葉晒令半乾次早取入壇內以熱飯飲浸之三日後則酸如醋謂之虀水入藥可吐痰涎和五味作湯食益脾胃解麪毒酒毒

莧實甘寒入血分能除寒熱利二便散肝風熱青盲翳○葉補陰氣益產前○言其莖葉皆高大可見故字從見指事也或云其子去翳膜眼有所見也莧有六種惟白莧入藥無毒丹溪云下血而又入血分且善走散寒熱利大小便性寒滑故也治肝風客熱青盲赤瞎白翳黑花為末每夜茶下方寸匕又殺蛔虫益氣益精○葉補陰分氣虛除熱通九竅多食動氣令人煩悶冷中損腹若與鱉同食生鱉瘕又素難產者取莧和馬齒莧臨月常食令滑胎易產○赤莧莖純紫味辛寒無毒主赤痢氣痢射工砂虱虫毒

馬齒莧味酸大寒散血涼肝退翳漫止渴利便攻赤痢風熱癰瘡搗汁飡○形如馬齒兼治馬疳故名無毒能涼肝血治目盲白翳退寒熱去煩渴破癥瘕殺虫利大小便治大人血痢小兒疳痢產後血痢又治諸淋腳氣心腹脹滿頭面浮腫反胃治三十六種風結瘡七十二等癰腫毒生搗汁服一盌即下所積惡物細虫外又煎膏塗之此藥雖寒滑能行血清氣肥腸亦美劑也燒灰和陳醋查先炙疔腫以封即根出馬汗毒瘡有虫內服外敷凡使勿用大葉者當用葉小節間有水銀者每乾之十斤中得水銀八兩者佳然至難燥當搥碎晒兩三日即乾入藥去莖節○子主青盲白翳明目除邪氣去寒熱為末每一錢煮葱豉五味粥和食之效

萵苣根寒治骨蒸○更醫二痢面黃凝○疔腫用汁莖中取○欲治蛇傷葉止疼○苣大也莖葉大而味苦又名苦苣江外嶺南吳人無白苣常植野苣以供廚饌無毒根主骨蒸赤白痢並煮服之更除面目及舌下黃苣即野苣也人家常食者為白又折取莖中白汁傅疔腫出根取汁滴癰上立潰碎莖葉蛇觸之則目盲故傅蛇咬有驗今人種為菜生食之開胃強力利五臟調十二經脈多食輕身少睡霍亂後胃氣逆煩生搗汁飲之雖冷甚益人惟同血食作痔疾衍義云傅疔腫甚效青苗陰乾以備冬月為末水調敷○白苣苦平補筋骨利五臟開胸膈壅氣通經脈去口氣令人齒白聰明少睡可常食之惟患冷氣及產後食之寒中



上海埽葉山房校印

苦蕒無毒性寒涼。壯力能治面目黃。尿血單煎酒水服。拔疔爛葉傅蛇傷。強力止困，治面目黃，汁傅疔腫，即出根，又傅蛇虫咬，蚕蛛出時切不可取物，令蚕青爛，蚕婦亦忌食。野苦蕒五六月掏後，味甘滑於家蕒。○單苦蕒菜飲，治尿血，酒與水煎服之効。

薺味甘溫能和中。疏利五臟尤涼肝。子治目痛青盲翳。根葉燒灰痢疾安。薺，齊也，好也。詩云：其甘如薺。葉作菹羹味佳，無毒，和中利五臟及肝氣。凡患氣及服丹石人食之，動痼疾。又與麪同食，令人背悶。○子亦呼為菥蓂子，味甘平，主目痛青盲翳膜，解熱毒，補五臟不足。四月八日收之良。○根葉燒灰為末，蜜湯下，治赤白痢極効。根汁點暴赤眼痛。○煮薺法：取薺一二斤許，淨洗，入淘了米三合，冷水三升，生姜二指，犬生油一蜆殼，不用塩醋，又不須攪動，俟羹熟取食，能引血歸肝，明目治瘡，與夜讀服熊膽之意同。此幽人山居之祿，不可忽也。

葫蘆味甘平微毒。利水消浮止渴煩。瓠雖稍苦性無異。虛脹冷人切莫吞。葫蘆亦瓠也，詩謂之壺，枯者可為壺，嫩者可為茹，有甘有苦，苦如膽者堪漉水，不堪食，與入藥，主大水，面目浮腫，下水令人吐，除煩止渴，治心熱，利小腸，潤心肺，下石淋，吐蛔虫，療蠱毒，吐血。又患脚氣及虛脹冷氣人不可食，惟服丹石人相宜。○花日乾為末，傅鼠瘻。

茄味甘寒能緩火。大治風熱腰脚跛。化痰消乳癧發痼。發瘡非相左。腸風口糜蒂燒灰。根洗凍瘡煎數朶。茄者，連莖之名。有數種，入藥多用黃茄，無毒。治大風熱痰，取黃茄不計多少，以新瓶盛貯，埋土中，經年盡化為水，取出入苦參末為丸，食後臨卧酒下丹丸，甚効。又治腰脚風血積冷，筋急拘攣疼痛，取茄子五十斤，細切洗淨，以水五斗煮濃，去滓，再煎至一升，入粟粉同煎，令稀稠得所，更入麝香、硃砂末為丸，梧子大，每旦及近暮酒下丹丸，一月乃瘥，男女通用。此膏又可傅發背乳癧惡瘡，冷如冰雪。又治撲損肌膚青腫，用老黃茄種切片，瓦上焙為末，臨卧酒下二錢，惡血散而痛腫止，一夜消盡無痕。本草又云：久冷人不可多食，損人動氣，發瘡發痼疾。不與煎膏傅瘡之說相左耶？蓋熱瘡塗之則愈，躰冷服之生瘡。夏月當時食之猶可。○蒂燒灰和蜜調敷口瘡牙痛，酒調服治腸風下血，皆甘以緩火之意也。○根及枯莖葉煎湯，漬洗凍瘡良。○又苦茄樹小有刺，其子主癖，醋磨塗癧腫効。

白冬瓜甘寒無毒。除熱止渴性最速。更利水脹治諸淋。久病瘦人最忌服。子醒脾胃悅人顏。更消膿血聚腸腹。初生青綠，經冬則皮白如塗粉，故名。主解胸中積熱煩悶，止消渴，除小腹小脹，療五淋，利大小便，壓丹石毒、魚毒，並絞汁服之。又煮食練五臟，為下氣故也。欲瘦健者可長食，欲肥者勿食。丹溪云：性急而走，久病與陰虛者忌之。衍義云：發背一切癰疽，削一大塊置瘡上，熱則易之，分散熱毒，亦取其走而急也。九月食霜瓜令反胃。○葉殺蜂蠆腫毒。○藤燒灰洗黑點并瘡疥濕。○子甘平無毒，醒脾濕除煩滿不樂，令人悅澤好顏色。別錄云：主腹內結聚，破潰膿血，最為腸胃內壅要藥。又去皮膚風刺黑點，關風疥，可作面脂。多年損傷不瘥，熬末溫酒調服。入藥須霜後取，置之經年，破出核，洗燥，去殼取仁，微炒用之。凡瓜皆能寒，中惟冬瓜則溫中也。

**胡荽**辛溫微有毒，善止頭疼熱四肢。消穀更通心腹氣，噴痘酒煎不用醫。胡菰也，荽臊也。久食令人發氣。如菰臊也。止頭疼，拔四肢熱，消穀，通心竅，通大小腸，通小腹氣。小兒痘瘡不出，用酒煎沸，以物蓋定，候冷去渣，微微從項已下遍身噴之，除面不噴，其痘速出。久食損人精神，多忘，發胡臭、腳氣、痼疾。○子主腸風五痔，蠱毒及食肉中毒，下血不止，頑痔出者，煮汁服之。齒痛煎湯含之。小兒禿，油煎傅之。入藥炒用。○又石胡荽，俗名鵝不食草，氣寒無毒，通鼻氣，利九竅，吐風痰，不任食。又熟挼內鼻中去翳膜。

**水芹**味甘平無毒，能益氣血養精神，更消煩渴除黃疸，帶下崩中治婦人。芹，英也。產於水澥，而英秀異於他菜，可作菹食。無毒，益氣，保血脈，養精神，壯筋力，令人肥健，嗜食，除身熱煩渴，利大小腸，治五種黃病，女人赤沃崩中漏下，小兒霍亂吐瀉，兼去頭中熱風，殺石藥毒，醋和食之損齒。患鱉瘕人不可食。又三月八月，龍帶精入芹菜中，人遇食之，變成蛟龍瘕，發則似癲，面色青，小腹滿痛，狀如懷胎，服硬餹二三升，日二服，吐出如龍子遂愈。

**芸薹**最不宜多食，發瘡生虫極損陽。主破癥瘕通結血，更除丹腫乳癰瘡。衍義云：芸薹不甚香，經冬根不死，辟蠹，於諸菜中亦不甚佳，此人間所啖菜也。味辛溫無毒。久食損陽氣，發痼疾，發瘡，口齒痛，生腹中諸虫。先患腰腳及胡臭人不可食。但能破癥瘕血結，產後血風瘀血，療遊風丹腫乳癰。○子壓油傅頭，令髮長黑。婦人經後食之斷產。

**竹筍**化痰更利水，爽胃利膈消渴止。冷癥腳氣人休飡，乾者難化滯脾土。地筍即是澤蘭根，吐衄血病堪作主。味甘無毒，下氣消痰，利水，爽胃氣，利膈，化熱，止消渴，益氣，可常食。惟有冷癥動氣、腳氣人不可食。嫩者稍可食，陳者難化，不益脾。昔有小兒食乾筍，噎喉中，喘急瞋目，似慢驚，以巴豆藥吐出乃愈。諸筍皆發冷血及氣，惟苦竹筍不發痰，主不睡，去面目舌上熱黃，止渴，除熱，解酒毒，明目，理風熱腳氣，取淡煮食之。○地筍甘溫無毒，利九竅，通血脈，止吐血衄血，治產後心腹痛，一切血疰，食之肥白人。○蒲筍即楔筍也，甘寒無毒，去熱燥，利小便。○蘆筍即蘆根也，茭筍即菰根也，俱見前卷。

**菌**味甘芳性本溫，開胃止瀉悅神魂。木耳涼血故止血，石耳清心養胃元。菌有五色，種則一類，俗呼為菇，芳者呼為蕈，菇不芳者呼為菌。

菰生滑乾澁有地生者有木生者或又名木雞有土壤糞灰中或竹林虚坯處積雨後盡生此乃濕熱相感而成多食發濕熱少食其氣芳香悅神開胃其味稍澁能止瀉止吐冬間及春初無毒夏秋有毒為蛇過也誤中脹悶欲死者急與甘草湯或黑豆煮汁飲解之又楓樹上菌食之令人笑不止地漿水解之亦解諸菌毒○木耳性冷無毒凉血止腸澼下血勿與小兒食不能尅化○石耳甘寒無毒清心養胃止血○磨菰甘平無毒河南產者佳可食無甚益損

**芋** 園圃蒔者佳味辛平無毒主寬腸胃充肌膚滑口令人肥白產後者食破宿血去死肌汁其血渴和魚煮甚下氣調中補虛治煩止渴多食動宿冷滯氣困脾虛勞無力煮汁浴身上浮風及洗膩衣白如玉○葉冷無毒除煩止瀉療妊孕心煩迷悶胎動不安又鹽擣傳蠍虫咬箭毒并癰瘡腫毒止瀉梗擦蜂螫甚效○野芋生溪澗非人所種根葉相似有大毒入口殺人飲地漿糞汁解之其根醋摩傳虫瘡疥癬

**蕨** 葉似老蕨根如紫草粉味甘寒滑主之津也最難尅化脾土盛者服之則脾氣愈盛五臟有補解暴熱利水道胃弱者服之氣壅經絡筋骨間冷中腹脹令人脚弱不能行消陽事眼闇鼻塞髮落多睡其嫩塹山間人作茹食之昔有獵士折食一枝心中淡淡成疾後吐一小蛇漸乾成蕨遂明此物不可生食○薇水生傍葉似萍味甘寒無毒久食不飢調中潤大小腸利水道下浮腫

**甜瓜** 甘寒有毒多食令人陰下濕痒生瘡動宿冷病發虛熱破腹脚手無力少食除煩止渴利小便通三焦間壅塞氣兼主口鼻瘡衍義云貧士暑月多食避暑至深秋作痢難治為其損陽氣故也○葉治人無髮擣汁塗之即生○子止女子月經太過去油為末水調服之○野甜瓜又名馬剝兒味酸似家甜瓜治噎膈有功

**胡瓜** 亦呼為黄瓜味甘寒有毒冷中不益治熱水腫傳蛇傷多食動寒熱瘧瘧脚氣百病發瘡疥損陰血天行後尤不可食小兒食之滑中生疳虫不與醋同食宜姜蒜佐之○葉苦平小毒主小兒悶癖一歲服一葉生擣汁得吐下瘥其根擣傳狐刺毒

**西瓜** 甘寒無毒消暑熱解煩渴寛中下氣利小便治血痢病熱口瘡者食之立愈

**絲瓜** 治男婦一切惡瘡小兒痘疹餘毒并乳疽疔瘡等症只用老苦絲瓜連皮筋子全者燒存性為末纔生此等疾起便用末三錢白蜜調服日二夜一則腫消毒散不致内攻毒入

**豆角菜** 味甘温無毒開胃解暑多食久食滯氣困脾

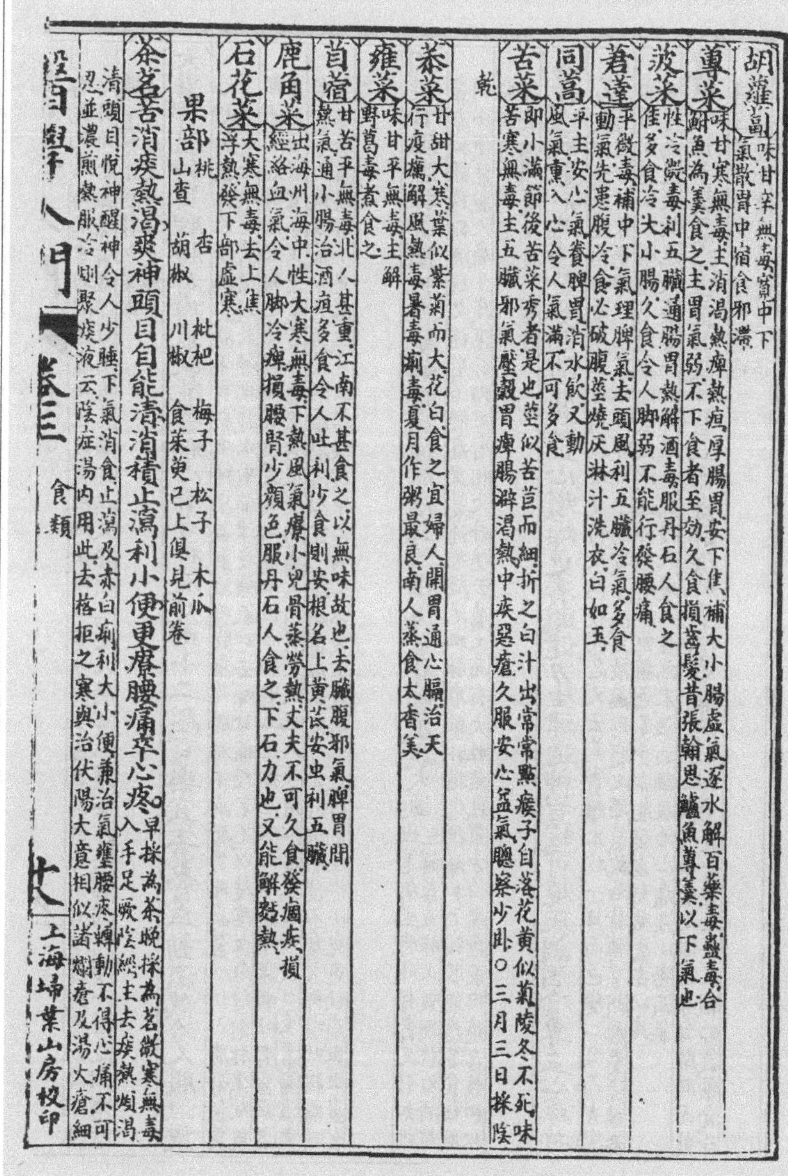
醫學入門卷三 食類

胡蘿蔔味甘辛無毒寬中下氣散胃中宿食邪滯

蓴菜味甘寒無毒主消渴熱痺熱疸厚腸胃安下焦補大小腸虛氣逐水解百藥毒蠱毒合鮒魚為羹食之主胃氣弱不下食者至効久食損齒髮昔張翰思鱸魚蓴羹以下氣也

菠菜性冷微毒利五臟通腸胃熱解酒毒服丹石人食之佳多食冷大小腸久食令人脚弱不能行發腰痛

莙薘平微毒補中下氣理脾氣去頭風利五臟冷氣多食動氣先患腹冷食必破腹莖燒灰淋汁洗衣白如玉

同蒿平主安心氣養脾胃消水飲又動風氣熏入心令人氣滿不可多食

苦菜即小滿節後苦菜秀者是也莖似苦苣而細折之白汁出常常點瘊子自落花黃似菊陵冬不死味苦寒無毒主五臟邪氣壓穀胃痺腸澼渴熱中疾惡瘡久服安心益氣聰察少卧○三月三日採陰乾

菾菜甘甜大寒葉似紫菊而大花白食之宜婦人開胃通心膈治天行瘦癘解風熱毒暑毒痢毒夏月作粥最良南人蒸食太香美

蕹菜味甘平無毒主解野葛毒煮食之

苜蓿甘苦平無毒北人甚重江南不甚食之以無味故也去臟腑邪氣脾胃間熱氣通小腸治酒疸多食令人吐利少食則安根名上黃芪安虫利五臟

鹿角菜出海州海中性大寒無毒下熱風氣療小兒骨蒸勞熱丈夫不可久食發痼疾損經絡血氣令人脚冷痺損腰腎少顏色服丹石人食之下石力也又能解麵熱

石花菜大寒無毒去上焦浮熱發下部虛寒

果部 桃 杏 枇杷 梅子 松子 木瓜 山查 胡椒 川椒 食茱萸已上俱見前卷

茶茗苦消痰熱渴爽神頭目自能清消積止瀉利小便更療腰痛卒心疼○早採為茶晚採為茗微寒無毒入手足厥陰經主去痰熱煩渴清頭目悅神醒神令人少睡下氣消食止瀉及赤白痢利大小便兼治氣壅腰疼轉動不得心痛不可忍並濃煎熱服冷則聚痰液云陰症湯內用此去格拒之寒與治伏陽大意相似諸瘡及湯火瘡細

廿

上海埽葉山房校印

嚼敷之或為末香油調搽瘰癧已破者用細茶蜈蚣等分炙令香熱為末先煎甘草湯洗後以此末傅之目熱赤澁痛嚼爛貼目兩角其痛即止久食損人去人脂令人瘦茶序云釋滯消壅一甘之利暫佳瘠氣侵精終身之累斯大又解炙炒毒甚妙

大棗甘溫和胃脾腸澼澼氣故能醫潤心肺令神液足助十二經百藥宜生棗甘辛動濕熱冷人脹泄瘦人肌○無毒降也陽也養脾平胃安中補中益氣治四肢重及腸澼下痢腸胃閒癖氣一切心腹邪氣更療心懸大驚煩悶壯神潤肺止嗽補津液補氣珍云味甘補經不足以緩陰血血緩則脉生故能助十二經脉補五臟之九竅和百藥殺烏頭毒不但心肺腎三經劑也惟心下痞中滿嘔吐有齒病者忌之又不宜令生葱食多食動風脾反受病屬土而有火故也入藥用紅棗蒸去皮核○生棗動濕熱多食令人氣滿脹多寒熱注泄羸瘦者勿食○葉溫覆麻黃能令出汗散服使人瘦久即嘔吐搗爛揩熱沸瘡煎湯浴小兒壯熱○三年陳核中仁燔之味苦主腹痛邪氣惡氣疰忤小兒患秋痢與虫棗食之良

胡桃甘溫滋肺腎潤肌黑髮解腰病通經活血治撲傷多食動風痰火盛○出羌胡生時外有青皮形如桃也無毒滋肺止嗽潤肌治酒皶鼻赤和橘核研酒服之補腎治腰痛黑髮通經絡活血脉療壓扑損傷搗爛和酒頓服便瘥多食動風利小便能脫人眉生痰傷肺助右腎相火丹溪云屬土而有火性熱也單方治瘰癧取肉燒存性和松脂研傅○湯泡去肉上薄皮研去油用夏至後不堪食

荔枝肉散無形滯治背勞悶消瘤贅止心煩燥更清頭健力生津通神智核可燒灰調酒飡專主心疼并疝氣○結實時枝柔而蒂牢不可摘取以刀利取其枝故名又云其實離本枝一日而色變二日而香變三日而味變離枝之名本此味甘平無毒屬陽主散無形質之滯氣故治背膊勞悶瘦贅赤腫者亦用之更止心燥煩渴頭重健氣生津通神益智和悅顏色多食亦能發虛熱熱瘡亦以其屬陽而近火故也飲蜜漿一杯即解○核慢火燒存性為末溫酒調服治心痛及小腸疝氣

龍眼味甘平無毒歸脾寧心益神智五臟虛邪從此安除蠱殺虫核止涕○形如龍之眼也味甘歸脾而能益智寧心去五臟邪氣厭食除蠱毒去三虫久服聰明通神○核燒烟熏鼻治流涕不止

栗味鹹溫厚胃腸，耐飢益氣火煨良。生乾補腎堅腰腳，嚼署能除箭刺瘡。栗楔專醫筋骨痛，鉤栗令人體健康。栗，立也。本草云：人有腳弱，啖栗數升，遂能行立，此補腎之義也。無毒。主益氣，厚腸胃，令人耐飢。凡食栗於灰火中煨，令汗出，食之，下氣補益；熟則壅氣，生則發氣，若袋盛懸風乾食之，補腎氣，治腰腳無力，破冷痃癖。又生嚼署惡刺，出箭頭，及斷筋骨碎，瘀血腫痛，瘰癧腫毒，小兒疳瘡，熊虎爪傷，馬汗毒瘡，皆効。孫真人云：味鹹，腎病宜食。惟小兒不可多食，生者難化，熟者滯氣，膈食生虫，往往致病，又患風水氣人不宜食者，味鹹故也。○殼 煮汁飲之，止反胃消渴，瀉血，療火丹毒腫。○栗楔 凡栗一毬三顆，其中心一枚乃楔也，治腎虛腰腳無力，筋骨風痛。○鉤栗 味甘平，主不饑，厚腸胃，令人肥健。○苦櫧 味苦澁，止洩痢，口渴，破惡血，食之不饑，令健行。其木皮葉煮汁，與產婦飲之，止血。

橄欖甘溫微澁酸，消酒食療毒魚肝。開胃止瀉又止渴，核仁研爛傅脣乾。無毒。醉飽者宜之。能開胃下氣，消酒止渴止瀉，解諸毒，療鯸鮐魚毒。人誤食其肝迷悶者，煮汁飲之。魚鯁者，嚼鹽欖含汁嚥之，立下。昔有舟人用欖木作槳，魚遇之則死，是以知欖能解諸魚毒也。蜜藏之味佳，多食能致上壅。○核中仁研傅脣吻燥痛。

葡萄味甘平滲下，利便通淋水氣化。更治筋骨濕痺疼，釀酒調中味不亞。根止嘔噦達小腸，能安胎氣衝心鋍。無毒。丹溪云：屬土而有水木火，東南人食之多病煩熱眼闇，西北人禀氣厚，服之健力耐寒。蓋性能下走滲道也。故經云：通小便，治淋澁，逐腸間水氣，主筋骨間濕痺，兼治痘疹不出，研和酒飲之。○酒 甘溫，收其子汁釀之自成，除濕調中，利小便，多飲亦動痰火。魏文帝云：醉酒宿醒，掩露而食，甘而不飴，酸而不酢，冷而不寒，味長汁多，除煩解渴，他方之果寧有匹乎。○根 主嘔噦及胎氣上衝，煮濃汁飲之。俗呼其苗為土木通，逐水利小腸尤佳。○又一種山葡萄，亦堪為酒，性亦大同。

覆盆子甘性微熱，陰痿腎虛精氣竭。補肝明目治肺虛，婦人宜子須頻啜。衍義云：益腎臟，服之小便當覆溺盆。無毒。主男子腎虛精竭陰痿，能令堅長，治肝經風虛，明目去翳，治肺氣虛寒，少力，取汁入蜜作煎，點眼。婦人服之有子，久服輕身髮不白，悅顏色，和臟腑，入藥水洗去皮蒂，酒蒸日乾。○苗名蓬虆，味酸鹹平，功力同子，療中風身熱大驚，又爛弦血風冷淚浸淫青盲目暗，或有虫等症，取苗日乾為末，薄綿裹之，以人乳汁浸，如人行七八里久，用注目中，仰臥，不過三五日，視物如少年，忌酒麪。

芡實甘平主益精，足腰膝痛不能行。治痺補中除暴疾，強志還令耳目明。能補人之精，欠少謂之水硫黃。形似雞頭，故又名雞頭實。無毒東垣云：芡實益精，治白濁，兼補真元，內虛脊腰膝痛，外濕痿痺，補中氣，開胃進食，除暴疾，强志意，令耳目聰明，久服輕身耐老，但單服多服亦難消化，生食動風冷氣，蒸熟去殼，舂粉益人。○根軟，可作蔬食。

蓮子無毒甘平味，澁精養神補中氣，止渴止痢治腰疼，遏食須先去苦薏。鮮者綠房紫的，相連而成，實也。止洩精白濁，安心養神，補中益氣，醒脾，內滯止渴，止痢，治腰疼，一切五臟不足，傷中內絕，補十二經氣血，除百病。生食微動氣，蒸食之良，令人歡心，食與入藥俱宜去心，免成霍亂，但局方亦有用水浸裂生取其心，以治心熱及血疾作渴，產後作渴、暑熱霍亂者，蓋有是病服是藥也。○蓮花蕊澁，無毒，鎮心固精，益氣駐顏，催產，忌地黃、蒜。○石蓮子即鮮蓮經秋，就蓬中乾而皮黑，沉水者，味苦寒，取其肉，於砂盆中乾擦去浮上赤色，留青心為末，少入龍腦，為湯點服，寧心志，清神。單用炒為末，止痢，治腰痛，止噦逆。樹生一種，皮黑堅而肉多油者，不用。方書言石蓮子者，皆老家蓮子也。

藕能解熱除煩渴，更消酒食開胃胸，蜜蒸實下補五臟，節冷搗汁止吐紅，安胎用蒂催胎葉，逐瘀生新根葉同。藕甘平，無毒，生食解胸中熱毒，消瘀血，止煩渴，主霍亂後虛悶不食，產後血悶作渴，亦用此冷物者，藕不同生冷，破血故也。蒸熟消食，止泄，開胃寬中，實下焦，補五臟，與蜜同食，令人腹臟肥，不生諸虫，常食悅神，又解蟹毒。○藕節冷，搗汁飲之，治傷寒時氣煩燥，大渴大熱，主吐血衂血不止，產後血悶上衝，腹痛，合生地溫酒或童便服之，搗爛署金瘡折傷，熱傷散血，止痛生肌，節少，同藕搗亦好。○荷葉蒂又名荷鼻，味苦平，無毒，主安胎，去惡血，留好血，止血痢，煮汁服。○荷葉及房，主吐血咯血，焙末米飲下，產後胞衣不下，血脹腹痛，酒煮服之，內傷脾胃，陽氣不升，口乾心肺燥悶，易老用以為丸，兼殺野菌毒，洗漆瘡，犬抵根葉功用止血多効，乃因宋室庖人削藕皮誤落血中，遂散不凝，自後醫方常用，逐瘀生新之妙劑也。

菱角性冷味甘美，重則損陽令陰痿，輕者傷臟脹腹中，姜酒熱投方可止。無毒，體實者服之，解熱清心，安五臟，又壓丹石毒，體薄者服之多則損氣，令人陰痿，輕則腹中脹滿，臟冷作泄，可煖酒和姜飲一兩盞即消，煮熟食之，雖不冷，亦不益脾。

梨果食多脾氣傷，金瘡乳婦不宜嘗，寬胸止咳消煩渴，若吐風痰可作漿。味甘酸平，無毒，丹溪云：梨者利也，流利下行之謂也。酒病煩渴者宜多食，動脾，令人中寒下利，產婦金瘡并血虛者戒之，除心肺客熱，煩熱胸中痞結，咳嗽氣喘，止渴，搗汁作漿服之，吐風痰，治中風失音不語，及傷寒發熱驚狂，利大小便，孕婦臨月食之易產。○葉主霍亂吐利不止，煮汁飲之，亦治小兒寒疝，驚癇汗出。○皮治瘡癬疥癩，甚効。

**石榴**實殼能收痢。更治筋攣腳痛。風花主止血及傷損。根皮可去腹中虫。安石國名張騫使安石國得其種丹溪云榴者留也性滯戀膈成痰病人須戒之多食傷肺損齒少食亦能潤咽止渴有甘酸二種甘者可食酸者殼可入藥○實殼酸無毒主澁腸止赤白痢收目淚治漏精及糞前見血及治筋骨風腰腳不遂行步攣急疼痛陰乾微炒用之○花百葉者主心熱吐血及衄血等陰乾為末吹鼻中立止金瘡刀斧傷破流血取半升入石灰一升為末傅之少時血斷便瘥○東行根皮療蛔虫寸白虫治女子血脈不通赤白帶下炙乾濃煎服之凡使根殼並將水浸一宿微炒陳久者良

**紅柿**無毒味甘寒。解酒止渴除胃熱。與蟹同食腸中疼。蒸治小兒秋痢泄。蒂止欬逆聲連連。皮甘益脾和米屑。柿米果也故有牛心紅珠之稱日乾者名白柿火乾者名烏柿其白柿皮上凝厚者謂之柿霜○紅柿解酒毒止口渴除胃熱與蟹同食令腹痛大瀉蒸熱與小兒食治秋痢○柿蒂澁主噦逆嘔噦單煮服之一云凡使須極小柿蒂故謂之丁香柿蒂○柿實皮甘補脾厚胃澁腸和米粉蒸糕與小兒食之妙

**柿乾**性平潤肺心。化痰止咳又止血。耳聾鼻塞氣可通。健胃厚腸止痢洩。火乾稍煖性亦同。服藥欲吐者堪噉。日乾者性平療肺痿心熱化痰止咳止吐血潤喉聲丹溪云屬金而有土為陰有收之義止血治嗽可為助也耳聾鼻塞者乾柿三枚和粳米豆豉煮粥食之即通其氣又健脾厚胃消痰澁中治腸澼不足止瀉止痢殺腹中虫多食去面䵟及金瘡火瘡生肌止痛單方乾柿三斤用蜜半斤酥一斤煎之每日食三五枚療男婦脾虛肚薄食不消化又產後欬逆氣亂水煮熱呷之○火乾者性煖功用大同服藥口苦欲吐者食少許立止○一種柿色青性冷甚於柿味甘無毒主壓石藥發熱利水解濕熱去胃熱止渴潤心肺除腹臟冷熱久食寒中不入藥用惟油堪作漆

**橙皮**味辛甘且芳。能消惡氣滿胃腸。醒酒化食袪風氣。穰主惡心去汁良。橙大於橘而香皮厚而皺氣平無毒散腸胃惡氣醒酒消食去胃中浮風氣療瘿氣殺魚虫毒發虛熱瘰癧○穰味酸多食傷肝氣又洗去酸汁細切和鹽蜜煎成膏食之治惡心胃中浮風

**橘肉**甘者能潤肺。酸者聚痰不足貴。諸柑醒酒渴最佳。臟虛寒人莫貪味。橘肉甘者潤肺止渴開胃寬胸畏冷者或煨或蒸食之○柑有蜜陀柑木柑黃柑乳柑石柑沙柑朱橘乳橘山橘金橘之類大同小異味皆甘酸而寒解熱止渴潤燥生津多食戀膈生痰滯肺傷脾冷中作泄病者忌之

櫻桃甘温百果先，益脾悅志顏色鮮，止痢澁精扶陽氣，多食發熱吐風涎。以其形肖桃，故曰櫻桃。三四月初間最先百果而熟，得正陽之氣。無毒。主調中益氣，悅神美志，令人好顏色，止水穀痢，澁精回陽氣。丹溪云：屬火而有土，性大熱而發濕，多食發虛熱吐痰。舊有熱病嗽喘及闇風人忌之。○（葉）搗傳蛇毒，絞汁服，防蛇毒內攻。○東行根殺寸白蚘虫。

楊梅乾酸温微毒，善止酒嘔消宿食，化痰和臟滌胃腸，刀斧傷時無痕迹。生者酸甚，聚痰發熱，損齒及筋；乾作屑，臨飲酒時服方寸匕，止吐酒，消宿食，化痰，和五臟，蕩滌腸胃，煩憒惡氣，燒灰服，能斷下痢。○（根皮）煎湯洗惡瘡疥癬，忌生葱。○（魯般）方：治一切刀斧傷損瘡不合者，用鹽楊梅不拘數，連核杵如泥，埋成餅子，收竹筒中，遇損破即填補之，止血生肌，無瘢痕，絕神。

李子苦甘治肝病，骨間勞熱須臾凈，核仁消瘀通小腸，根皮止痢奔豚定。無毒。肝病宜食，去骨節間勞熱，除痼熱，調中。久食令人虛熱，臨水食發痰瘧，又不可與白蜜、雀肉同食。○核仁苦平，無毒。主僵仆躋瘀血骨痛，肉傷，利小腸，下水氣，除腫滿及女子小腹脹滿。入藥泡去皮尖。○根白皮大寒。主消渴，止心煩逆氣，奔豚脚氣，熱毒煩燥，女子卒赤白下，男子赤白痢。去粗皮，炙黃色，水煮服之。○花平。主小兒壯熱痼疾，驚癇，作湯浴之。

榛子味甘無毒平，益人氣力健人行，若令多食難饑餓，厚胃寬腸四體輕。榛，盛也。一云從秦，生於秦地也。主益氣力，寬腸胃，調中開胃，令人不饑，健行。軍行食之以當糧。

榧實甘平進飲食，能通榮衛助筋力，五痔三虫是主方，咲多引火傷肺極。榧，文木也。爾雅翼云：有美實而材光，文彩如柏，斐然成章也。無毒。主消穀，令人能食，行榮衛，助筋骨，明目輕身。五痔人常如果食之愈。東坡詩云：驅邪三彭虫，已我心腹疾。治寸白虫，日食七顆，七日滿，其虫皆化為水。兼治蠱毒鬼疰。丹溪云：屬土與金而有火，多咲引火入肺，大腸受傷作泄。

銀杏俗名白果。味甘寒，有毒。清肺胃濁氣，化痰定喘，止咳。多食昏神殺人。

**桒子**味苦寒無毒補中焦諸不足和脾益心治飽食多肺壅氣脹病人忌多食

**林檎**樹似桒實比桒差圓六七月熟赤有甘酸二種甘者早熟而味肥美酸者差晚須熟爛乃堪喫氣溫無毒主消渴下氣消痰止痢泄精霍亂肚痛多食發熱澁氣好睡發冷痰生瘡癤脉閉不行

**茨菰**葉似箭鏃根黃似芋而小煮熟可喫本草名烏芋味苦甘微寒無毒主消渴胸痺胃熱溫中益氣消黃疸風毒開胃下食明耳目不可多食

**葧臍**苗似龍鬚草青色根黑如指大皮厚有毛味甘可生喫下石淋服丹石人相宜以其能解毒也若作粉食之厚腸胃令人不饑但此二物皆非美味多食發百病生瘡癤小兒食之臍下痛孕婦食之動胎得生姜良

## 獸部

**猪肉寒中味甘鹹昏神閉血引風痰四蹄五臟并腸膽補虛治病遂相兼外主五瘧乳三癖膏脂潤肺補漏岩**

猪水畜也其味甘美而鹹其氣微寒先入腎其性暴悍故食之多者昏神氣閉血脉弱筋引風痰動火令人暴肥少子臟疾心氣虛病金瘡人忌之養生家不與牛肉蕎麥同食○四足甘寒補中氣消肌膚去寒熱下乳汁煮汁洗一切瘡疽傷撻○懸甲即後小爪性平主五痔伏熱在腸腸癰內蝕○心熱主驚邪憂恚血虛多食反耗心氣忌與吳茱同食○肝溫主冷泄赤白臟虛腳氣水腫肝熱目赤女子陰中痒痛炙熱內之當有虫出以五味和食則補肝氣○脾主脾胃虛熱和陳皮人參姜葱陳米煮羹上陳皮等食之○肺微寒補肺與白花菜同食令發霍亂○腎即腰子性冷和腎氣利膀胱補虛勞消積滯暈食久食令人少子冬月食之損真氣○肚微溫補虛羸骨蒸勞熱血滯氣弱大補中氣止渴止痢并小兒疳瘡殺勞虫孕婦九箇月宜食之○腸臟補下焦虛竭去大小腸風熱止小便數口渴○膽苦寒主傷寒熱渴潤燥通便入心通脉內傷骨蒸勞極小兒疳蛔熱瘡其膽中黃主金瘡血痢○卵甘溫無毒主五癃邪氣筋縮奔豚驚癇顛狂鬼疰陰乾勿令敗○乳汁主小兒驚癇天吊大人猪雞癇病乳頭治同○肪膏潤肺利血脉治皮膚風熱殺虫及諸癰疽惡瘡治五疸下胞衣蒸食或浸酒服之漏瘡鼠瘻及頭髮不生並外傅或煎膏藥貼之吹奶惡寒壯熱冷水浸貼熱則又易蚯蚓子入耳炙令香安耳孔自出臘月亥日收之不壞忌烏梅解斑猫芫菁毒○胰主肺痿咳嗽膿血和棗肉浸酒服之亦主冷痢虛瘠多服損陽○舌健脾令人能食○齒主小兒驚癇燒灰服兼治蛇咬○髓主風眩腦鳴塗凍瘡手足皸裂○血主奔豚氣風頭眩淋瀝及海外瘴氣又蛇入口并七孔中割母猪尾血滴口中即出○骨燒灰為末水下方寸匕解諸果毒○耳中垢主蛇傷○猪膚即皮上垢膩甘寒

無毒治傷寒客熱下痢咽痛胞滿心煩○屎主天行熱病寒熱黃疸濕痺蠱毒取東行牝猪者水浸一宿去查服之又燒灰傅諸瘡并小兒白禿已上俱用牯猪者佳

野猪肉勝似家猪久痔腸風人可咀黃止諸血疳與癲腊飲產婦乳有餘形如家猪但腰脚長毛褐雄者肉甘美無毒青蹄者勿食肉色赤者補五臟長肌膚久痔腸風下血炎食不過十頓顛癇病水煮服之不動風氣所以勝家猪也○貲在膽中味辛甘平無毒主金瘡止血鬼疰顛癇及小兒疳氣客忤天吊陰乾研水服之○脂除風腫毒瘡疥癬浸酒服之令婦人多乳連進十日可供三四孩兒本來無乳者亦有○外腎和皮燒灰存性米飲下治崩中帶下腸風下血血痢○豪猪肉甘美多膏不可多食發風氣利大腸令人虛羸吐詳嘽皮條下○貛猪肉甘美作羹食之下水腫治久痢大劫瘦人食之長肌肉肥白其脂治傳尸鬼氣肺痿○江猪肉平酸補氣食多令人體重汁健脾胃令人能食

牛肉甘平益胃脾消腫止渴泄尤宜更連筋骨輕腰脚髓溫骨髓補中衰肚葉和中肝明目膽治驚風痰熱兒孟詵云牛者稼穡之資不多屠殺自死者血脉已絕骨髓已竭不堪服食黃牛發藥毒動病不如水牛蓋黃牛溫而水牛冷故也當食黃牛為妙瘧疾後亦忌之養生者忌與黍米韭薤同食十二月食之傷神○肉無毒安中益氣養脾胃消水腫除溼氣止消渴并吐泄補虛弱強筋骨壯腰脚○髓甘無毒填骨髓甘無毒填骨髓補中益氣續絕傷止泄瀉消渴以酒服之止吐衄崩帶腸風瀉血水瀉燒灰用又和地黃汁白蜜等分作煎服治勞瘦○肚甘平和中益脾胃百葉肚主熱氣水氣丹毒解酒勞并痢○肝甘涼明目平肝氣北人牛瘦多蛟從鼻歎之則為獨肝有大毒食之痢血至死○膽苦大寒可和丸藥除心腹邪熱煩渴口舌焦燥益目精利大小腸治小兒驚風痰熱疳濕○心主虛忘○腎補腎精大抵五臟主人五臟也○懸蹄主婦人崩中漏下赤白無子陰莖功同○腦髓主消渴風眩○齒主小兒牛癇○口中涎主反胃終身不噎○耳中垢封癰腫疳瘡○屎寒主霍亂消渴黃疸水腫鼓脹癥瘕脚氣小便不通微火煎如糖服之湯火灼頭瘡白禿五色丹毒及鼠瘻惡瘡已有膿血者以熱屎傅之或燒灰雞子白調傅又塗門戶辟惡氣置席下止小兒夜啼○屎主水腫腹脹胸滿利小便漸漸以銅器取新者服二三升愈○牛黃牛角腮另見前卷○正胃散用牛喉末陳米飲調服治膈食

羊肉味甘性大熱補臟虛寒形羸劣安心止汗又止驚益腎壯陽堅骨節骨治寒中頭退熱血止諸血及暈血羊有三四種以北地青色者入藥有一種無角白羊亦堪食北方驅至南方筋力勞損亦不益人南方羊受濕喫毒草故不及○羖羊肉無毒治五勞七傷臟氣虛寒形體羸劣補中益氣安心止汗止驚益腎氣壯陽道堅筋骨健腰膝婦人產後虛羸脾胃冷氣字乳瘡疾及頭腦風眩小兒驚癇惟素有痰火者食之骨蒸殺人時疾瘧疾瘡瘍初起皆忌孕婦亦不可多食皆以其熱也若虛人癰疽潰

後則宜古人以之比黃芪養生者忌與酒同食六月食之傷神○心主憂恚膈氣有乳者殺人○肝冷主肝風虛熱目赤及天行後嘔逆不食若合猪肝梅子小豆同食傷人心○肺主咳嗽止渴三月至五月其中有虫如馬尾不可食○腎主補精壯陽痿陰治耳聾盜汗脚膝無力○肚補胃治虛羸盜汗渴數及水氣在腸不食煩熱和米作湯食之○膽平主睛盲赤障白膜風淚○胃熱主虛勞寒中羸瘦嫩脊骨治腎冷腰痛轉動不得搗碎煮爛和蒜虀或酒空心食之○脛骨熱治牙齒疎豁疼痛火煅為末入飛鹽二錢和勻每早擦牙齒上以水漱去○齒主小兒羊癇寒熱○頭凉治骨蒸腦熱頭眩明目止小兒驚癇○血主女人產後中風血悶血暈欲絕或下血不止熱飲一升即愈卒驚九竅出血取新血熱飲即止治硫黃毒發氣悶飲一合效○脂治游風并黑鼾又能柔銀軟銅○髓甘溫無毒主男婦陰氣不足利血脉益精氣以酒服之○皮補虛勞去一切風治脚中虛風去毛作臛食之○懸蹄之主小兒泄痢腸鳴驚癇兼理醉耳生髮毛及箭鏃木刺入肉猪脂和塗自出煮湯服治大小便不通燒烟熏鼻主中惡心腹刺痛熏瘡療諸瘡痔瘻等○角治見前卷○羖羊肉肥軟益人兼主冷勞山嵐瘧疾婦人赤白帶下但此羊多啖石香茹故腸臟熱人不宜多食○山羊肉味甘於家羊食之健人筋力其皮可為靴履

**馬肉有毒味苦冷除熱壯筋馬癇腥脛骨降火代芩連莖益精氣陰強猛驢肉甘涼療風狂尿治反胃吐不省**

易曰乾為馬言行建也入藥用白者為勝得金之正色也○馬肉主消熱下氣壯筋骨強腰脊強志輕身又馬癇動發無時筋脉不收周痺肌肉不仁用肉煮粥或五味和食之凡食須清水搦洗三五次以去毒煮得爛熟方可食食後以清酒殺之忌與蒼耳生姜同食有瘡疥人勿食馬病疥及馬自死者不可食五月食之傷神○脛骨甘寒可代黃芩黃連以治痰火之疾中氣不足者用之火煅過細研用○陰莖味鹹甘平無毒主男子陰痿不起益精氣有子凡使須當春游牝時力勢正強者生取得陰乾百日剉用○心主喜忘患痢人忌食○肝有毒食之殺人○肺主寒熱莖痿○懸蹄白者主白崩赤者主赤崩○眼主驚癇○齒主小兒驚癇水摩服○頭骨主多睡作枕枕之○尾主小兒馬毒客忤取尾於兒面前燒之令兒吸烟氣而愈○尿微溫主吐下血鼻衄及婦人崩中金瘡止血男子易病產後百病絞汁和酒服之又杖瘡打損惡疔腫中風疼痛者炒熨五十遍極効多年惡瘡痛及剝馬皮骨刺中毒欲死者傅之或燒灰傅之効馬咬馬汗毒亦効○屎微寒主消渴破癥瘕積聚男子伏梁積疝婦人瘕疾銅器承飲之頭瘡白禿惡刺瘡乳腫取尿熱漬洗之○驢肉無毒黑者最良主療風狂解心煩治憂愁不樂安心氣多食動風脂肥尤甚○尿鹹平小毒主反胃吐食不止每二合早晚溫飲之効兼破癥癖下水毒治牙齒痛○屎熬之熨風腫瘻瘡絞汁服主心腹卒痛諸疰忤○脂治久瘧久聾顛狂不語不識人和酒服之惡瘡疥癬風腫研爛傅之眼中息肉和石鹽點兩眥頭一月即効○皮和

毛煎膠治一切風毒骨節疼痛取其發散皮膚之外也仍須烏者取其水色以制風熱之義也凡腹中物食之皆令筋急○騾肉辛温小毒性頑劣食之不益人孕婦忌食

牛乳甘寒補血虛清熱止渴潤肌膚羊乳性温補腎氣更潤心肺咬蜘蛛酥酪醍醐俱乳作馬驢乳同治熱軀

千金方云乳酪酥煿常食之令人有筋力膽幹肌膚潤澤多食亦令人彭脹泄痢臟寒冷氣人禁服○牛乳無毒補虛羸解熱毒養心肺止煩渴潤皮膚煎蓽撥服治氣痢凡服乳必煮一二沸停冷服之熱食即壅不欲頓服欲得漸消與酸物生魚相反令人腹中結癖凡用牛乳屎屎黑牛勝黃牛○羊乳甘無毒補腎虛益精氣仍潤心肺止消渴利大腸兼治卒心痛及男婦中風小兒驚癇口瘡舌腫又蜘蛛咬腹大如孕遍身生絲生飲之即愈蜒蚰入耳取灌耳中即化成水○馬驢乳性治大同○酥味甘微寒白肥補五臟除肺痿心熱吐血○酪味甘酸寒無毒主熱毒止渴除胸中虛熱瘑癬身面上熱瘡丹疹和鹽煮熟摩之餘與牛羊乳治同○醍醐作酪時上一重凝者為酪其面上如油者為醍醐熬之即出不可多得性滑以物盛之皆透惟雞子殼及葫蘆盛之不出味甘平無毒治一切肺病咳嗽膿血不止及風濕痹氣皮膚瘙痒通潤骨髓止驚悸明目補虛其功優於酥也○乳腐微寒潤五臟利大小便益十二經脉微動氣小兒赤白痢細切醋漿水煮二十餘沸食之効已上四種乃牛乳羊乳馬乳或各或合為之四種之中牛乳為上羊次之馬又次之而驢乳性冷不堪入品矣

狗肉鹹温最補陽陰虛孕婦豈宜嘗莖治男痿并女帶血醫橫産及顛狂乳點青盲經十載頭骨壯陽傳諸瘡

狗叩也叩聲吠以守也肉鹹酸有毒壯陽道補下元益氣血煖脾胃厚腸臟食近腰連腎者佳黃色牝狗為上黑白次之血極香美去血食之不益人狂犬及自死者不可食陰虛人食之發熱難治孕婦食之令兒無聲又不可與大蒜同食九月食之傷神古云山藥凉而能補犬肉煖而不補○陰莖鹹平無毒六月上伏日取陰乾百日用治勞傷陰痿不起令強大有子除女人帶下十二病○白狗血鹹温無毒主臨産橫生血上搶心若孕時服之令生子不出又治顛疾發作及鬼擊腹痛失血取熱血飲之并塗身上卒得瘑瘡常數在兩脚塗之立愈○乳汁主十年青盲取白犬生子目未開時乳汁注目中狗子眼開即愈○頭骨平補虛壯陽治頭風眩主崩中帶下血痢燒灰酒下金瘡止血生肌諸瘡瘻如乳癰腫燒灰傅之附骨疽及魚眼瘡燒烟薰之蹄骨主補虛止小兒客忤驚癇令婦人有子黃色者佳火煅研用○腦髓主頭風痺下部䘌瘡鼻中息肉○膽苦平小毒主明目鼻齆鼻中息肉去腸中膿水又治撲損刀箭瘡熱酒調服瘀血盡下塗諸惡瘡痂瘍有効又膽中黃謂之狗寶治肺經風毒痰火癰疽惡瘡犬夜吠月發狂者多有之然必自採乃得其真入藥用乾豆腐挖一竅入黃於中閤合定水煮半日細研用○心主憂恚○肝主脚氣衝心○腎主腎冷○齒主顛癇虛疼○四脚蹄煮飲之

下乳汁。○山狗形如家狗，脚微短，好食鮮果肉，味甘美，皮可為裘，在處有之，蜀中出者名天狗。

**象肉**味淡不堪食，皮可煎膏貼瘡瘢。**牙**調漩溺，袪癆癇，屑善生肌，出刺鐵。胸前橫骨能浮水，膽用塗瘡目疾安。象，相也，大也，言其形也。肉味淡，不堪啖，多食令人身重。身有十二種肉，以配十二辰屬，皆有分段，惟鼻是其本肉。象孕五歲始產，六十歲骨方完足。○**皮**煎膏藥，去腐生新，易於斂口。○**牙**治小便不通，生煎服之；小便多，燒灰服之。骨蒸癆風癇熱疾，令昬黃，剉末用之；生為屑，主諸瘡痔瘻，生肌填口最速。又諸鐵及雜物刺入肉，刮屑和白梅水研，傅之立出。若刺及諸骨鯁在喉中者，水調服之。凡使蕉牙梳尤佳。○**胸**前小橫骨燒灰酒下，令人能浮水出沒。○**膽**不附肝，隨四時在四腿諸肉中，春前左，夏前右，秋後左，冬後右，主明目，治疳，以清水和塗瘡腫上，瘥。含口中治口臭。○**眼睛**主目疾，和乳汁點之。

**虎肉**酸平袪邪瘧，壯氣又能止嘔惡。**豹肉**大同健骨筋，**脂**善生髮塗[illegible]角。虎肉無毒，治瘧疾，益氣力，止嘔吐惡心，食之入山辟邪魅。虎目益堤藥箭射處有毒，熱食損齒，小兒齒未生，不宜食，正月食之傷神。其睛骨等見前卷。但虎鹿兔壽俱千歲，五百歲毛俱變白。熊五百歲能化為狐狸。獼猴八百歲化為猨，猨五百歲變為玃，玃一千歲變為蟾蜍。狼壽八百歲，三百歲善變人形。○**豹肉**酸平無毒，主安五臟，補絕傷，輕身益氣，壯筋骨，強志氣，久服耐寒暑，令人猛健。正月食之傷神。寢其皮可以袪瘟疫，辟鬼魅神邪。○**脂**合生髮藥，朝塗暮生。○**頭**骨燒灰淋汁浴頭，去風屑。齒骨極堅，刀不能砍，火不能燒，有詐為佛骨以誑俗。

**熊掌**食之風寒當，**膏肉**治痹急筋強，**膽**苦明目塗瘡痔，小兒驚風積癇良，殺虫消疸止久痢，古人夜讀作丸嘗。熊，雄也。猛健多力，能拔大木，故書曰以有熊羆之士，以力言也。熊掌是八珍之數，剛用酒醋水同煮乃可熟。此物能舉木引氣，不食，飢則自舐其掌，故美在其掌。久食之可禦風寒，消疾。○膏與肉味甘，微寒，無毒，主風痹筋骨不仁，補虛羸，殺癆虫，去頭瘍白禿，面上䵟皰，久食強志輕身。凡腹中有積聚痼疾者食之終身不愈。十月食之傷神。雷公云：每脂一斤，入生椒十四粒，同煉去革膜，收瓶中任用。若與猪脂燃燈，烟入目中即失明。但熊惡鹽，食之即死。○**膽**苦寒，點眼去翳，開盲，塗惡瘡痔瘻最良。治小兒風熱驚癇，殺疳虫，療黃疸，止久痢。古人教子夜讀，粉苦參、熊膽為丸，與之吞一二枚，以資勤苦。然蓋夜讀人則血不歸肝，而火衝頭目，朝旦面黃，用此降火和肝，則血脈流通，津液暢潤，痰火瘡疥之病從尚而生。服之意與此相同。又云其膽春在首，夏在腹，秋在左足，冬在右足，然亦多偽，試之取粟顆許滴水中，一道若綫不散者真。入藥另研。○羆大於熊，貌似虎，猫小於虎而淺毛，三説俱陽物，功用同熊虎。

鹿肉補虛又療風。血止諸血治肺癰陰痿腰疼俱可服。髓堅筋骨治傷中。麋肉補氣。脂逐痺。虛勞血病羨

角茸 鹿肉甘溫無毒益中氣調血脉補虛羸生肉貼中風口偏左患貼右右患貼左正即除之蹄肉主諸風脚膝疼痛頭肉主消渴夜夢九月後正月前食之則宜五月食之傷神凡餌藥之人不可多食能解藥力。血主肺痿肺勞吐血咽血及崩中帶下止飢渴充氣血起陰痿止腰痛生刺和酒服之。髓甘溫主男婦傷中絕脉筋骨急痛欬逆以酒和服又同地黃煎膏塡骨髓蜜煮食壯陽令人有子腦髓堪入面脂。髓主癰腫死肌四肢不隨治頭風通腠理。腎平補腎壯陽及腎氣虛損耳聾作酒及煮粥食之。筋主勞損續絕。骨甘熱補虛勞安胎下氣浸酒療風虛。齒主留血氣鼠瘻心腹痛。角茸服見前卷大抵鹿之一身皆能益人野族第一品也或脯或煮或蒸俱宜和酒食之。麋肉甘溫補中益氣健腰脚不可合雉鰕生菜梅李果實同食。脂辛溫通腠理柔皮膚療癰腫惡瘡死肌風寒濕痺頭風腫痛如面生炮瘡塗之即差。骨除虛勞最良煮骨汁釀酒飲之令人肥白美顏色。角甘溫無毒補一切血病止血益氣添精壯陽治風痺腰脚不仁亦可煎膠。茸服之功同鹿茸先輩云鹿茸補陰麋茸補陽一云鹿勝麋一云麋勝鹿要知麋性與鹿性一同盡皆甘溫補陽之物有謂鹿骨麋肉近陰則痿者全非

麞肉益人治心氣。骨止洩精釀酒補腰下有香仍補損。麂肉甘平痔可除。道家以麞鹿肉為白脯不是腥臊故也味甘溫無毒補人心藏者食之減性膽小者食之愈怯八月至十一月食之甚美餘月食之多則動氣。骨鹹平主虛損益精釀酒有補下之功。髓益氣悅顏。臍下有香治一切虛損。麂肉無毒主五痔病以薑醋食之大效多食發痼疾瘡瘍墮胎。頭骨燒灰飲下治鬼疰飛尸。皮可作履

兎肉甘平不益人。腦髓皮毛救產屯。頭止頭眩。肝明目。屎治痔疾血來頻。兎吐也言生子從口中吐出。肉多食損元氣弱陽事令人痿黃若合白雞肉食面發黃合獺肉食病遁尸合薑橘食令心痛霍亂孕婦忌食二月食之傷神兎死眼合者殺人衍義云兎有白毛者全得金氣也入藥尤効餘兎至秋深時則可食金氣全也纔至春夏其肉味變。腦髓消凍瘡手足皸裂。頭骨平無毒主頭眩痛癲疾和皮毛燒灰為丸酒下主難產催生并產後胎衣不下惡血衝心脹痛欲死者極効產後陰下脫留燒頭末傅之癰疽惡瘡取頭細剉肉蒸熟薄帛上貼之。骨主熱中消渴小便不禁。肝主明目退瞖和決明子末為丸每服白湯送下。屎主痔瘡疼痛下血不止慢火炒黃為末每三錢入乳香末五分酒下小兒月蝕爛瘡取屎內蝦蟆腹中燒灰傅之

狸肉甘溫味最佳，骨醫痔瘻効堪誇。諸疰刺皮攻心腹，頭骨治噎及風邪。家狸甘酸主勞瘵，能消鼠瘻滿頸瘻。狸，理也。脊間有黑理一道，其類甚多，有九節狸、玉面狸、風狸、香狸。肉甘，無毒，食品佳者也，或作羹食，或炙末酒下，治與骨同。○骨主痔瘡鼠瘻，炙為末，和麝香、雄黃為丸服，甚効。又治風疰、尸疰、鬼疰，毒氣在皮中淫躍如針刺者，心腹痛走無常處，及惡瘡游風，食野鳥中毒，俱燒灰服。頭骨尤良，單炒為末，治噎病不通飲食，燒灰酒下。治一切風，又頭、蹄骨等分，酥炙為末，空心粥飲下一錢，治瘰癧腫硬疼痛久不愈者効。○陰莖主婦人月水不通，男子陰癩，燒灰東流水送下。○屎主寒熱鬼瘧，發無期度者，燒灰用之極効。○家狸即猫也，肉微寒，主勞瘵骨熱痰多，又治鼠瘻腫核疼痛已有瘡出膿血者，煮作羹空心食之。蝦蟇人痛不止，以屎塗之。

狐肉補虛治健忘，更消冷積及惡瘡。心肝生服治妖魅，莖主絕產陰中痒。狐性疑，疑則不可以合，故從孤。肉甘溫，有毒，主補虛勞，精神恍惚，健忘，語言無度，兼消五臟積冷，治惡瘡疥蠱毒，作羹食之。○心肝生服，治狐魅。肝燒灰，治風。五臟及腸主小兒驚癇。○陰莖主女子絕產陰痒，小兒陰癩卵腫。○膽主卒暴亡，溫水微研灌入喉中即活。臘月收雄者佳。○屎燒之辟惡，去瘟病，治一切惡瘻中冷息肉，為末，薪汲水下一錢。正月取在木石上尖頭硬者佳。○頭尾灰治牛疫，以水飲之。

獺肉甘寒療時疫，逐水通腸宜少食。肝治咳嗽傳尸勞，屎主魚臍瘡浸蝕。獺，瀨也。好生灘瀨，又獺祭魚，知報本，非無賴者。肉及五臟主時疫瘟病及牛馬疫，皆煮汁停冷灌之。消水腫脹滿，利大小腸，女人經絡不通，血脈不行，亦治。男子多食損陽。○肝甘溫，有毒，主虛勞骨蒸，上氣咳嗽，傳尸勞極，腸風下血，并鬼疰蠱毒，魚鯁，並燒灰服之。諸畜肝皆葉數定，惟此肝一月一葉，十二月十二葉，其間又有退葉，用之須見形乃可，不然多偽。○腎主益男子。○膽主眼翳黑花不明。○骨治嘔噦不止。○爪主魚骨鯁，取爬項下，或煮汁飲之即下。○皮毛作服領不着塵垢，孕婦帶之易產，作褥及襪主水癃病，亦可煮汁服之。○屎主魚臍瘡，研爛傅之。

駱駝主西北界人家畜養者，峯蹄最精，入藥不及野者。其脂在兩峯肉間，性溫，無毒，治風下氣，壯筋潤皮膚，可柔金。又主一切風疾，頑痺，皮膚搔痒，死肌，筋皮攣縮，踠損筋骨，火炙摩之，取熱氣入肉。和米粉作煎餅食，療痔。又惡瘡毒腫漏爛，並和藥傅之。○屎為末，搐鼻中，治鼻衄。

豺肉酸，食之無益，瘦人脂肉，損人精神。○皮熱，有毒，主濕痺腳氣，炙熱纏病上即差。治疳痢腹中諸瘡，燒灰酒下。

醫學入門 卷三 食類

上海埽葉山房校印

狼 肉羊可食。老狼頷下有懸肉，行善頓疾則不能鳴，則諸孔皆涕，其喉結日乾為末，入半錢於飯內食之，治噎病甚効。○屎燒烟直上，故烽火用之，燒灰傅瘰癧。其屎中骨燒灰服黍許，止小兒夜啼。○筋下筋如織絡小囊，大如鴨卵，人有犯盜者熏之，腳攣，因之獲賊也。○狽前足短，先知食所在，以示狼，狼負以行，離狼不能動，肉可食。

獼猴 肉酸平無毒，主諸風勞，釀酒彌佳，為脯主久瘧。○頭骨燒灰，酒下，主瘴瘧鬼瘧不定，作湯辟驚邪鬼魅寒熱。○手主小兒驚癇口噤。○屎主蜘蛛。○皮主馬疫氣。人家養者並不主病，為其食息雜違其本真也。

諸血 諸獸之血，主補血不足，及血枯皮皺而無顏色，並生飲之。又解諸藥毒菌毒，止渴除煩熱，食筋令人多力。

六畜毛蹄甲 謂牛馬猪羊狗雞也。味鹹平有毒，主鬼疰蠱毒寒熱驚癇癲痓，更宜於各品類中參之。

敗鼓皮 平。以黄牛皮者為佳。主蠱毒，用穿敗者燒灰酒下，病人即呼蠱主姓名，仍往令其呼取蠱便瘥。

## 禽部

丹雄雞 甘溫無毒。女子崩中赤白沃，止血補虛，更溫中。冠血滴口自縊復。○丹言色也，雄壯也，陽氣壯也。雞稽也，稽候日將至，巽位感動其氣而鳴，故巽為雞為風。肉主女子崩中漏下赤白沃，止血補虛溫中，久傷乏瘡。○冠血主自縊死，心下溫者，刺血滴口中，男雌女雄，即活。百虫入耳，滴之即出。小兒卒驚，似有痛處而不知疾狀，臨兒口上滴少許，差。兼療乳難、白癜風、諸瘡、浸淫瘡、馬咬人瘡、毒腫疼痛、蜈蚣咬，並取塗之。

烏雄雞 甘溫補中。虛心食之，氣血充，止心腹痛，除麻痹，安胎，續骨，排瘡膿。肝能強陰，膽明目。腸、膍胵遺尿，與腸風。○微溫無毒，主補虛弱，取一隻治如食法，以五味炆爛食之，生即反損。又止心腹痛，除風濕麻痹，安胎，治折傷，攻癰疽。○肝及左翅毛主強陰。○膽療目不明，肌瘡。○腸主遺溺，小便不禁。○膍胵裏黃皮微寒無毒，主泄利，小便遺溺，除熱止煩，止洩精、尿血、腸風、鴻癇，婦人崩中帶下，小兒瘧疾，驚口不乳，並宜燒灰用之。○頭主殺鬼。○心主五邪。○腦主耳聾。○翮羽主下閉血。○血主中惡腹痛，踒折骨痛，乳難。○屎白微寒，主消渴，破石淋，消瘕腹風痹。又齒痛，燒末綿裹安痛處咬之。蜈蚣咬，醋和敷之。子死腹中，濃煎煮粥食之。產後小便不禁，及妬乳癰腫，燒灰酒下。○

抑論諸雞補虛羸之最要故食治方中多用之有風人及患骨熱人不宜食小兒未斷乳食之生蛔蟲又不可合犬肝腎芥菜同食合兔肉食成泄痢合水雞食作遁尸六指玄雞白頭及自死足爪不伸者不可食抱雞肉及蜈蚣傷者食之殺人發瘡凡用雞膽心肝腸肋胜胵糞等以烏雄雞為良卵以黃雌頭以丹雄翮以烏雄雞為良大抵丹者入心白者入肺黑者入腎黃者入脾總皆歸於肝也丹溪云屬土而有金與木火性補故助濕中之火病邪得之則劇然非但雞而已魚肉之類皆助病者也

烏雌雞要骨亦烏下乳治痺攻癰疽安心定志益胃氣破瘀生新最補虛。骨毛俱黑者為上治乳難乳癰風寒濕痺攻癰疽排膿安心定志除邪辟惡氣益胃氣壯顏色破腹中宿血生新血補產後虛羸

白雄雞甘酸微溫調中下氣療狂言止渴利便消丹毒雌者味同補下元止渴澀腸止漏血男勞安產入饗飧。白毛烏骨者佳主調中下氣安五臟療狂邪傷中消渴利小便消丹毒○白雌雞補五臟勞傷潤肺益腎止消渴腸澼洩利及小便不禁婦人崩中下血赤白漏下產後血損等症

黃雌雞甘酸助陽止洩止精嬡小腸更消水澼并水腫肋骨又治兒瘦黃。性平無毒補精助陽氣補益五臟續絕傷止腸澼洩利止洩精小便不禁又和赤豆同煮爛并汁食之主腹中水澼水腫其肋骨主小兒羸瘦食不生肌

雞子甘平除煩熱淡煮卻疾益氣血蠟煎治痢酒治風白療目赤火燒裂殼能出汗磨翳睛衣止久嗽數瘡癬。生敲入藥除煩熱及孕婦天行熱疾狂走敲開淡煮大能卻疾潤聲益胃益心血止驚和蠟炒止久泄痢和黑豆入酒服治痢痙賊風麻痺黃蠟油和粉傅頭瘡○卵白微寒療目赤火燒瘡除心下伏熱止煩滿欬逆小兒下洩婦人產難胞衣不出醋漬一宿療黃疸多食動心氣和蔥食氣短和鱉食損人又不可合獺肉蒜李同食○卵殼細研磨障翳又傷寒勞復炒黃為末熱湯下汗出即愈○卵中白皮名鳳凰衣主久欬結氣得麻黃紫菀和服之立已小兒頭身諸瘡燒灰豬脂調傅

白鵝肉冷全無毒解熱止渴煮湯服膏潤肌膚灌耳聾毛燒灰治噎氣促蒼鵝有毒發瘡膿水毒射工効更速。鵝自鳴聲也有蒼白二種白鵝肉解五臟熱止渴煮汁飲之多食令人霍亂發痼疾惟丹石人相宜○膏微寒潤肌膚療手足皸裂卒耳聾以膏灌之○毛燒灰主噎及小兒驚癇極宜○蒼鵝肉

冷發瘡膿毛主水毒射工又飲其血及塗身屎可傅蛇虫咬毒陳藏器云白鷺不食虫主渴為勝蒼鷺食虫主射工為勝○卵溫補中益氣補五臟食多傷胃滯氣發痼疾

白鴨肉寒補勞虛和臟利水熱風祛屎消蓄熱并瘀痢卵冷能令背悶拘野鴨補中消食毒專治小瘡遍體軀鴨鳴自呼名也或曰可押故謂之鴨有家野二種○家鴨肉味甘無毒補虛和臟腑利水道療風虛寒熱消熱毒止驚癇解丹毒止痢血○屎主散蓄熱熱毒瘀痢解結縛殺石藥金銀銅毒為末水調服之熱毒瘡腫并蚯蚓咬和雞卵白傅之○卵微寒治心腹胸膈熱多食發冷氣令背膊悶小兒食脚軟惟鹽淹者稍可○血主解諸毒野葛毒刺項中熱血飲之○頭主水腫通利小便者服之凡鴨白毛烏骨者為上黃雌鴨最補綠頭青頭鴨佳烏鴨滑中發冷痢脚氣凡鴨老者佳嫩者有毒肉與卵同鱉食害人○野鴨名鳧性涼無毒肉主補中益氣補虛助力和胃氣大益病人消食利水導熱毒去風氣及惡瘡癤腫殺臟腹一切虫又身上諸小熱瘡多年不可者多食即瘥九月後立春前食之絕勝家鴨雖寒不動氣但不可與木耳胡桃豆豉同食○肪甘主風虛寒熱水腫○一種小者名刀鴨味最重食之更補虛又一種名油鴨其味更佳

雁肪無毒味甘平拘急風攣氣不盈血滯偏枯須久服肉性相同食不輕雁陽鳥也從隹在厂下宿于水厓也從人何也取贄摯奠摯為意也肪厚脂也主風攣拘急偏枯麻痺血氣不通利取四兩煉洋濾過每日空心煖酒調服一匙久服益氣力壯筋骨長鬚髮聰耳輕身耐老殺諸藥石毒又和黃豆作丸補勞瘦肥白人六七月食之傷神衍義云人不輕易食者謂其知陰陽之升降分長少之行序熱則即北寒則即南以就冲和之氣所以為禮幣者取其信也其毛自落者小兒帶之療驚癇

雉肉微寒却補中止洩止渴最有功更除痰嗽氣上喘疥瘡五痔食之凶俗名野雞無毒主補中益氣力止洩痢小便多治消渴及痰氣上喘除蟻螻衍義云雞野味之貴食之損多益少秋冬食之有補餘月有小毒食之發諸瘡疥五痔痼疾又不可與胡桃木耳蕈菌蕎麥麪葱豉同食發頭風心痛久食令人瘦

鷓鴣甘溫微有毒能補五臟更明心專救瘟瘴欲死者酒煮服之自酌斟鷓蹠也鴣苦也謂啼聲襪苦也肉補五臟益心力解嶺南野葛生金蛇菌等毒及瘟瘴蠱氣病久欲死者合毛熬酒漬之或生搗取汁服之最良食之忌筍自死者不可食脂澤手不裂

斑鳩明目助陰陽久虛瘦人食最良青者仍能補五臟排膿消瘀治諸瘡○衍義云有有斑無斑灰色大小之數種其用則一也斑鳩味甘

平無毒主明目益氣助陰陽久病虛損人食之最補。青鳩主安五臟助氣補虛損排膿血并一切瘡癧惡瘡蟆螻以五味淹炙食之極甘美一種黃褐候鳩功同。鳩屎丸野鴿糞炒微焦一兩麝香白朮各一分赤芍青木香各五錢柴胡三分玄胡索一兩為末溫酒調服一錢治帶下候膿盡即止後服他藥補五臟。

白鴿味鹹氣亦平。益氣調精解藥毒。瘡疥食之立消除。白癜風痒炒酒服。肉煖無毒益氣調精解一切藥毒止消渴食之益人若服藥人食之減藥力無効又治惡瘡疥癬風瘙白癜風癘瘻瘍炒酒服之即愈。屎主頭極痒不痛生瘡醋調成膏煮二三沸傅之白禿先以醋米泔洗淨為末傅之馬患疥取屎炒黃為末和草飼之亦可外傅

雀肉大溫益元陽。暖起陰痿大且強。腦主耳聾血眼暗。決癰治翳白丁香。即小麻雀也肉甘無毒壯陽道益氣益精令人有子煖腰膝縮小便治崩帶十月以後正月以前宜食取其陰陽未泄之義也今人取肉以蛇床子熬膏和合衆藥丸服補下有効肉不可合李子醬同食孕婦尤忌。卵酸溫無毒主下氣男子陰痿不起強之合熱多精有子雀性利陰陽故卵亦然和天雄為丸服之令莖大不衰入藥取第一番者佳。腦髓主耳聾塗東瘡。頭血主雀盲雞矇眼是也。白丁香即雄雀屎兩頭尖者是主諸癰癤已成膿不得破者塗之立潰目熱痛及胬肉白膜赤脈貫瞳用男首生乳和如薄泥點之即消又女子帶下溺不利蜜丸服除疝瘕久痼冷病爛瘡癬諸塊伏梁又急黃欲死及喉閉口噤細研水下半錢婦人吹妳酒下一錢齒痛有虫綿裹塞孔中凡使細研甘草湯浸一宿焙乾用臘月者佳。

烏鴉無毒味鹹平。專祛勞嗽骨熱蒸。臘月礶中煅末服。更醫兒癎治目睛。主勞瘦骨蒸咳嗽臘月取翅羽嘴足全者泥礶固濟火煅為末米飲下兼治小兒驚癎鬼魅眼目睛汁注目中治目瞔將頭骨燒灰傅上蜂瘻。慈鴉似烏而小多羣飛作鴉鴉聲者是北土極多不作膻臭即今之寒鴉主補虛勞瘦弱止上氣咳嗽及骨蒸發熱和五味炙食之良其大鴉肉澁止能治病不能常食。又廣東一種白鴉補陽氣令人有子治瘵瘵尤佳。

喜鵲甘寒主石淋。燒灰取汁熱能清。多年巢療顛狂魅。蠱毒燒之呼祟名。以翼左覆右是雄右覆左是雌又燒毛作屑內水中沉者是雄浮者是雌入藥只取雄者肉甘無毒主消渴下石淋消結熱燒灰淋汁飲之石即下又主風秘四肢煩熱胸膈痰結婦人不可食。巢多年者主顛狂鬼魅及蠱毒等燒之仍呼祟物名號亦可傅瘻瘡

鴝鵒肉甘平無毒。老嗽吃噫取蒸服。痔瘻下血尤其靈。乳汁和睛可點目。格物論云鴝鵒慧鳥也端午日取子去舌端能効人言句若谷

聲有癰也主老嗽吃噎下氣取一箇蒸食或煮作羹食或炙為末蜜丸服之痔瘻下血五味炙食之與以臘月臘日得者有効○目睛和乳汁研點眼能見雲外之物

**孔雀** 肉鹹涼微毒解藥毒蠱毒○血治毒藥生飲良○屎主女子帶下小便不利傅惡瘡○尾入眼令昏翳

**鸂鶒** 肉甘平無毒食之治驚邪養之辟短狐古云鸂鶒尋邪而逐害是也

**鵁鶄** 肉鹹平小青上諸瘻疥癬酒浸炙食或炙熱傅瘡上冷則易食之令患大風又夫婦不和作羹私與食之

**白鷗** 肉可食色白而背有細黑文亦堪畜養或疑即白雉也

**錦雞** 肉食之令人聰明又采形狀畧似雄雉毛羽皆作圓斑點尾倍長嗉有肉綬晴則舒於外人謂之吐錦

**天鵝** 肉甘平無毒性冷醃食佳絨毛療刀杖瘡立愈

**白鶴** 肉鹹平無毒益氣力○血益血虛補勞乏去風補肺勞弱者宜食之○肫中砂石子摩服治蠱毒邪氣

**鷺鷥** 肉鹹平無毒主虛羸益脾補氣炙食之

**鸛** 似鶴但頭無丹項無烏耳骨甘寒無毒主鬼疰蠱毒心腹痛炙黄為末空心酒下○脚骨及觜主喉痺飛尸蛇咬及小兒閃癖大腹痞滿並煮汁服之

**鷹** 肉食之主邪魅狐魅○骨亦頭燒灰服主五痔○屎白平小毒主中惡小兒乳癖和蒸蚕衣魚之屬為膏滅傷撻瘢痕○眼睛和乳汁研點眼三日見碧霄中物忌烟

**鷗** 肉甘無毒主躁渴狂邪五味淹炙食之

**鸕鶿** 頭微寒主魚骨鯁及噎燒灰服之効○屎主面瘢酒皶及湯火瘡痕疔瘡和猪脂調傅小兒疳蛔炙猪肝蘸末食之奇効其屎多在山石上色紫如花就石上刮取白者用之市者多僞

**鷓鴣** 味甘平補五臟益中續氣實筋骨耐寒温消結熱小豆和生姜煮食之止泄痢酥煎令人下焦肥和猪肉食生黑子和菌子食發痔小兒患疳及下痢五色日日食之有効春月不可食

**竹雞** 味甘平無毒主野雞病殺虫煮炙食之

山鷓味甘，温，食之解諸果毒。

燕窠味辛，平，有毒，主鬼疰蠱毒，破五癃，利小便。入藥當用胡燕者佳。○窠中土主卒得浸淫瘡有汁，水和塗之。又與屎等分，以作湯浴小兒，治驚癇。○胸出痔虫。○卵主水腫。

鶻嘲鹹，平，無毒，助氣，益脾胃，去頭風目眩，煮炙食之。

翠鳥鹹，平，無毒，主鯁及魚骨入肉痛甚者，燒令黑末，頓服，或煮汁飲之亦佳。

啄木此鳥有大有小，有褐者是雌，斑者是雄。又有黑者，頭上有紅毛，大如鵲，紫如雞，長數寸，常穿木食蠹，故名。性平，無毒，主痔漏有頭，膿水不止，取一隻燒灰，酒下二錢。牙齒疳䘌，蛀牙疼痛，燒為末，內牙孔中，不過三次。或取舌尖綿裹，於痛處咬之。俱以端午日得者佳。

練鵲味甘，平，無毒，主益氣，治諸風疾。冬間取去毛，炒香，用絹袋盛，以清酒浸一月，每日温飲之。

百舌鳥主虫咬心胃痛，炙食之，亦主小兒久不語。

布谷鳥食之令夫妻相愛，以爪并頭，五月五日收帶之，各一，男左女右。

鴟鳥肉寒，不堪食，人家養之，最厭火災。

杜鵑按本草云，初鳴先聞者主離別，學其聲令人吐血，鳴至口中出血始止，故有嘔血事也。○按論禽獸肉皆補陽氣，然禽本乎天，又為陽中之陽，陰虛者慎之。

## 虫魚部

鱅 鰱 鯗魚 墨魚 鱸鱧已上俱見前卷

鯉魚止渴消浮腫，腹有癥瘕食不宜。骨主女人崩赤白，青盲白翳膽尤奇。鯉，理也，三十六鱗文理明也。肉甘平，無毒，止渴，消水腫黄疸脚氣，主咳嗽上氣喘促，安胎，治懷孕身腫，煮為湯食之。破冷氣痃癖氣塊橫關伏梁，作鱠和蒜虀食之。腹有宿瘕及天行病後俱不可食之，食之再發即死。久服天門冬人不可食。凡溪澗沙石中者有毒，多在腦內，不得食頭。凡修理可去脊上兩筋黑血，有毒。及目傍有骨如乙字，食之令人鯁。肉忌葵菜、卵，忌猪肝、鮓，忌豆藿同食，害人。衍義云：鯉魚至陰之物，陰極則陽復，所以素問曰魚熱中，食多發風熱。日華云風家食魚貽禍無窮。〔骨〕主女子帶下赤白陰蝕。〔膽〕苦，久服強悍益志氣，點眼治目熱赤痛，青盲白翳，滴耳中療聾，塗小兒熱腫，咽喉痺腫，和灶心土塗之立瘥，蜀漆為使。〔脂〕主諸癇及小兒癇疾驚忤食之良。〔腦髓〕治暴聾，煮粥食之。〔血〕主小兒丹毒瘡腫，塗之即差。〔眼睛〕主刺在肉中，中風水腫痛者燒灰，內瘡中，汗出即愈。諸魚目並好。〔齒〕主石淋，燒灰酒下。〔腸〕主瘻及小兒肌瘡，取腸切作五段火炙香，洗淨封之，冷即又易，覺痒蟲出即愈。〔鱗〕主產後血滯腹痛，燒灰酒下，兼治氣血雜諸藥用之。〔皮〕主癮疹。

蠡魚無毒，味甘寒。下水，消浮，濕痺，安五痔。炙〔腸〕安穀道。〔膽〕攻喉痺，效如丹。蠡，禮也。頭戴七星，而夜禮北斗也。衍義云：即今之黑鯉魚也。道家為其頭有星為地厭，世有知之者往往不敢食。主濕痒面目浮腫，二便壅塞，又腸痔下血疼痛者，作鱠和蒜薤食之。脚氣風氣亦宜。丹溪治癩用此物以代花蛇，是亦去風。古方單用安胎者，多食亦發痼疾。〔腸〕主五痔，以五味炙令香，綿裹納穀道中，一食頃蟲即出。○諸魚膽苦，惟此魚膽味甘可食為異也。臘月收陰乾為末，遇急喉痺，取少許點患處，藥至即瘥，甚者水調灌之。

鯽魚調胃，味甘溫。下血，腸風，釀白礬，久痢赤白。堪為鱠，惡瘡燒末醬塗痕。丹溪云：諸魚皆屬火，惟鯽魚屬土，故能入陽明而有調胃實腸之功。若食之多者，未嘗不起火也。又云：魚在水中無一息之停，故能動火，戒之。合蓴菜作羹，主胃弱不下食，調中下氣，補虛益五臟。釀白礬燒灰，治腸風下血。作鱠主腸澼水穀不調及赤白久痢，脚氣痔瘻，諸惡瘡瘻，燒灰和醬汁塗之，或豬脂煎用。又主腸癰，開其腹內少鹽炒之，治噎痛。和蒜食之有少熱，和薑醬食之有少冷。夏月熱痢食之多益，冬月中則不治也。右與沙糖、蒜、芥、豬肝、雉肉同食成疳蟲。〔頭〕燒灰服之，主咳嗽，及傅小兒蠱瘡、面瘡、頭瘡、口瘡、重舌、目翳。又孕婦傷寒燒灰酒下，取汗即差。〔膽〕主小兒腦疳，鼻痒毛髮作穗，面黃羸瘦，取汁滴鼻中，連三五口甚效。〔子〕主調中益肝氣。〔單方〕治男婦勞症發熱咳嗽，湯藥不愈者，取活鯽一箇，去鱗腸洗淨，入萆麻子，如病人年幾數於腹內，以濕紙六重包，火中煨熟，晚上食之，十日內食三尾見效。

青魚肉甘平無毒。主脚濕痺，益心力。〔膽〕內石灰塗惡瘡，吹喉，又用點眼目。俗名烏賊魚。主濕痺脚氣軟弱煩悶，益心力，和韭白煮食，或作鮓食之。與服石人相反，忌蒜葵，服术人不可食。〔膽〕主惡瘡，和石灰塗之；喉痺腫痛，調白礬末陰乾，以少許吹之；眼目昏暗，取汁點之；魚骨鯁，以少許含嚥即愈。臘月者佳。〔頭〕中枕蒸令氣通，日乾，可代琥珀，醋摩服，治水氣血氣心腹痛。

白魚甘平，助胃脾，調氣助血，令人肥，補肝明目，去水氣，有瘡食之即出。皮。疑此即鰱魚也。無毒，主開胃助脾消食，下氣調五臟氣，助血脉令人肥健，補肝明目，去水氣，以五味蒸食之良。新鮮者佳，經宿令腹冷生病。或淹或鮓皆可，惟患瘡癩人食之甚發癢。又云：瘡不發作，鱠食之即發。

**鰻鱺魚**甘平小毒，勞熱骨蒸病可復。更醫腰背腳痺風，痔瘻帶下諸不足。鰻漫也，鱺利也，漫滑而利也。有五色文者功勝。主勞瘵骨蒸，傳尸疰氣，和五味煮粥食之。治腰背間濕風痺，常如水洗，及濕腳氣，五種痔瘻，腸風下血，婦人帶下，百病食之良。日華云：此魚雖有毒，而能補五臟虛損，勞傷不足，煖腰膝，興陽，令人肥健，亦美味也。又能殺諸虫。壓諸草石藥毒，治諸瘡瘻、瘰癧、瘍，皮膚一切風瘙，惡瘡疥癬，疳䘌，及婦人陰瘡虫痒，皆効。又部下虫及壇中竹木中蛀虫蚛虫，並可燒煙熏之。取其骨置箱中，斷白魚咬衣。○單方：治頸項及面上白駁浸淫，有似癬但無瘡可治者，取魚生剖，日乾，先於白處微微擦動，取少許火上微炙，俟油出，以指擦之，五七次即愈。

**鱓魚**甘溫益氣血，頭骨燒灰止痢渴。去冷除痞宿食消，產後淋瀝即能遏。俗名黃鱔。無毒。主療虛損，補中益氣血，去十二經風邪濕痺，除腹中冷氣腸鳴，婦人產前百病，產後淋瀝諸虛，羸瘦，血氣不調，宜食。多食動風氣，令人霍亂，時行病起食之再發。○頭骨止痢，治消渴，去冷氣，除痞，消食。端午日取燒灰用之。○血主癬及瘻，斷取塗之。○皮主婦人乳硬結痛，燒灰酒下二錢。○鱖魚甘溫無毒，補中止洩。但鱖、鱔俱不可同白犬血食之。

**善鳴**長股水中黿，補損祛勞殺疰邪。一種風蛤為美饌，正宜產婦益虛家。似蝦蟆，但背青腹細，觜尖後腳長，善鳴，即今人所食者。味甘寒無毒。去勞劣，解熱毒，勞熱，殺尸疰勞虫，治小兒赤毒熱瘡，臍傷腹疼，胃虛氣乏。取以五味淹炙，酒食之良。○風蛤似黿而色黑，味至美，補虛損，宜產婦。

**田螺**無毒性寒過，專治雙眸赤熱多。肉傅熱瘡反胃殼，汁能醒酒渴同科。主目熱赤痛，取黃連末納其中，良久汁出，用以注目。○肉冷，解熱毒，治酒疸，利小水，消瘡腫。多食發寒濕氣，痼疾。碎其肉傅熱瘡。○用白殼燒為灰，主反胃胃冷，去卒心痛，止失精滑泄，傅下疳，火煅用之。○生浸取汁飲之，止消渴，利大小便，除腹中結熱，腳氣上衝，手腳浮腫，解酒過多，喉舌生瘡，壓丹石熱。不可常食。又螺螄、海螺用同。

**蟹**主胸中邪熱結，爪能墮胎破瘀血。殼黃化漆更續筋，消食塗瘡同腳節。足節屈曲，行則旁橫，每至夏末秋初則解殼，故曰螃蟹。味鹹寒，有毒。主胸中邪熱，解結散血，養筋益氣，理經脈，利關節，去五臟中煩悶，消食，乃食品中之佳味，最宜人。須是八月一日蟹喫稻芒後方可食，霜後更佳，已前食之有毒。十二月食之傷神。躰有風疾人并孕婦不可食獨螯獨目四足六足兩目相向者皆有大毒不可食誤中者惟藕蒜汁冬瓜汁紫蘇黑豆豉汁可解之○爪主墮胞胎破宿血止產後血悶腹痛酒及醋湯煎服○殼中黃及腳中髓熬為末內金瘡中能續斷絕筋骨其黃能化漆為水故傳漆瘡及久疽瘡疥其延骨焙乾和白斂等分為末乳汁調塗小兒頭縫不合其螯和犬血燒烟可以集鼠於庭大抵蟹類甚多殼濶多黃者名川其螯最銳食之行風氣扁而大者名蝤蛑解熱氣及小兒痞氣其最小者名蟛蜞食之令人吐利一螯大一螯小者名擁劍可供食餘蟹有毒皆可不食

**石首魚** 甘下石淋乾之炙食養為名消瓜成水寬膨脹益氣開胃尊作羹 生東海味甘無毒腦中有二石如碁子主下石淋燒灰飲之候乾名鯗魚炙食之主消瓜成水及卒腹脹宿食不消暴下痢中惡不解生食和蓴菜作羹開胃益氣

**淡菜** 甘溫能補陽虛勞吐血亦堪嘗消食除癥止久痢婦人崩帶產餘良 生南海似珠母一頭尖中銜少毛海之菜皆鹹惟此味淡無毒形雖不典而甚益人主益陽事補五臟虛損吐血理腰腳氣潤毛髮消食除腹中冷破痃癖癥瘕治產後血結冷痛崩中帶下漏下男子久痢並宜以五味煮食之多食令頭悶目闇可微利即止

**海粉** 無毒氣寒鹹能治熱燥濕頑痰更療肺脹多咳喘海石痰火病相兼 出閩廣海粉海石同種石其根也近有造海粉法終不如生成為美○海粉治肺燥鬱脹咳喘熱痰能降濕痰能燥塊痰能軟頑痰能消取鹹以軟其堅也止入丸藥水洗晒乾另研又有造成者湯丸俱宜八月取紫口蛤蜊火煆為末取黃瓜蔞皮子共搗和為餅陰乾次年聽用○海石味淡氣平治痰燥在咽不出痰塊血塊食塊痰火痛風心痛疝痛泄瀉咳血遺精白濁帶下入藥火煆或醋煮研用

**蛤蜊** 性冷元無毒主癖解醒開胃腸消渴婦人生血塊殼燒研傅火湯傷 蜊利也言其肉滑利也主老癖能為寒熱者主食之解酒毒開胃止消渴治婦人血塊此物性冷乃與丹石相左服丹石人食之令小腹結痛○殼主湯火傷取燒灰為末油調塗之神効

**蚌蛤** 冷無毒明目除濕止消渴除煩解熱壓丹石藥毒補婦人虛勞下血并痔瘻血崩帶下以黃連末內之取汁點赤眼昏闇良又能治疳止痢并嘔逆癰腫醋調傅○爛殼煆粉飲下治反胃痰飲

**蚶** 生海中殼如瓦屋故又名瓦壟子性溫無毒補中益氣治心腹冷氣腰脊冷風利五臟益血色消食健脾令人能食每食了以乾飯壓之不爾令人口乾○殼燒紅醋淬三次後埋令爛醋膏丸治一切血氣痰積癥瘕冷氣

**蜆** 小於蛤，黑色，生水泥中，候風雨能以殼為翅飛者。肉冷，無毒。去暴熱，明目，利小便，下熱氣、腳氣、濕毒，開胃，解酒毒、目黃。多食發嗽并冷氣，消腎。又煮汁飲，治時氣，壓丹石藥，下乳汁。生浸取汁服，止消渴，洗疔瘡。○陳爛殼溫，燒灰飲下，主反胃吐食，除心胸痰水，咳嗽不止，止痢及失精，治陰瘡。

**馬刀** 在處有之，長三四寸，闊五六分，頭小銳，形如斬馬刀。多在沙泥中，即蚌之類也。味辛，微寒，有毒。破石淋，主漏下赤白，寒熱，殺禽獸賊鼠，除五臟間熱，肌中鼠鼷，止煩滿，補中，去厥痺，利機關。用之當鍊得水爛，人腸肉可為鮓，微發風痰。○丹溪云：馬刀與蚌蛤螄蜆螺螄大同小異，屬金而有水木土。衍義言其冷而不言濕，多食發痰，以其濕中有火，久則氣上升而不降，因生痰，多熱則生風矣，何冷之有？今蛤粉皆此類為之。

**鰻** 平，小毒。食之不益人，主五痔，引風動痰，發疥瘡。小兒食之，令腳屈不能行。有風病、嗽病者忌食。小兒赤白游腫，生搗汁塗之。生水田溝渠中小者有小毒，海鰻長一尺，作鮓毒人至死。有無鬚及煮色白者不可食。

**水母** 俗名海蜇，味鹹，無毒。主生氣，婦人勞損，血滯，小兒風疾丹毒。

**河魨** 味甘溫，大毒。主補虛，去濕氣，理腳氣，去痔疾，殺蟲。其味極美，肝尤毒，然修治不如法，食之殺人。橄欖、蘆根、糞汁解之。厚生者不食亦好。

**海豘魚** 生大海，候風潮即出，形如豘，味鹹，無毒。主飛尸蠱毒，瘴瘧，作脯食之。一如水牛肉，味小。兒耳皮中肪，摩惡瘡疥癬痔瘻，犬馬瘑疥，殺蟲。

**鰔魚** 甘平，無毒。補虛勞，益脾胃，治腸風下血，去腹內惡血，小蟲，益氣力，令人肥健。○膽臘月陰乾，治一切骨鯁或竹木簽刺喉中不下，取少許酒煎呷之，得吐，骨隨涎出；未吐再服。在臟腑日久黃瘦者亦宜。

**時魚** 平，補虛勞，稍發疳痼。

**鱘魚** 生江中，背如龍，長一二丈，甘平，無毒。主益氣，補虛，令人肥健。煮汁飲之，止血淋。鼻上肉作脯，補虛下氣。然味雖甘美而發諸藥毒，及一切瘡疥，動風氣。與乾筍同食發癱瘓風。服丹石人食之，令少氣。小兒食之，結癥瘕及嗽。大人久食，令卒患心痛、腰痛。○子如小豆，食之肥美，殺腹內小蟲。○鮓世人雖重，亦不益人。

**鰉魚** 甘平，無毒，味極肥美，楚人尤重之，多食生熱痰。○鮓肥美奇絕，亦不益人。

鱸魚平補五臟，益肝腎，和胃腸，益筋骨，治水氣，補中安胎，多食宜人，不甚發病，宜然張翰思之也。作鱠尤良，又暴乾甚香美。不可與乳酪同食。

鮎魚味甘無毒，主水腫，利小便，為臛美而且補，稍益胃氣。合牛肝食，令患風發痼疾，又不可與野雞、野猪同食。赤目赤鬚無腮者殺人。

鮠魚似鮎，甘平無毒，不腥美，且益人，補中益氣，下膀胱水，開胃。作鱠白如雪。隋朝吳郡進鮸魚乾鱠，取快日乾，瓶盛，臨食以布裹水浸，良久洒出，如初鱠無異。此二魚寒而有毒，非嘉物也。

鱅魚池塘所畜，頭大身細者，甘平益人。

銀條魚甘平無毒，寬中健胃，合生姜作羹良。

少陽魚味甘鹹平，治男子白濁膏淋，玉莖澀痛。

比目魚平補虛，益氣力，多食稍動氣。

黃魚背黃頭尖，下江呼為頰魚是也。味甘平，小毒，醒酒，不益人，發風動氣，發瘡疥，病人忌食。和蕎麥同食失音。

魴魚俗名扁魚，味甘無毒，調胃氣，利五臟，和芥子醬食之，助肺氣，去胃家風，消穀。作鱠食，助脾氣，令人能食。患疳痢者不得食。作羹臛食宜人，其功同鯽魚。

鯼魚平補五臟，益筋骨，和脾胃，多食宜人。作鮓尤佳，暴乾甚香美，不毒亦不發病。

鱭魚味甘辛，食之不益人，助火動痰，發瘡疥。

鮰魚生南海，味美無毒。鰾可作膠，一名江鰾，主竹木刺入肉，經久不出者，取白傅四畔，肉爛刺出；破傷風瘡、月蝕瘡、陰瘡、瘻瘡，並燒灰用之。又嘔血，灰黃為末，用甘蔗節搗自然汁調下二錢。

蟶甘溫無毒，補虛及產後虛損，主冷痢，邪熱煩悶，疫後忌食。

魚鱠乃諸魚所作之膾，味甘溫，補去冷氣濕痺，除喉中氣結，心下酸水，腹中伏梁，冷痃結癖，疝氣，補腰脚，起陽道。以蒜菜為羹，謂之金羹玉膾，開胃口，利大小腸。似蔓菁煮去腥，凡物腦能消毒，所以食鱠必魚頭美也。近夜食不消，馬鞭草汁能消之。飲水令成虫病，起食之令胃弱，同乳酪食令霍亂。又云不可同蒜食。昔一婦患吞酸，食魚鱠遂愈，蓋以辛辣有劫病之功也。凡鱠若魚本佳者，鱠亦佳。

魚鮓 乃諸魚所作之鮓，不益脾胃，皆發瘡疥。鰹魚鮓忌青豆赤豆，青魚鮓忌胡荽羊肉，鮓中有鬚者不可食。

右五品藥性瘡毒食治，皆古人設也。愚推古菴意，於各類增通用雜用，以備神農三百六十五種之數。更采大觀本草、東垣珠囊、丹溪日用、熊宗立藥賦、圖經提徑、小學集要、集韻等書，纂歌集註，謹一千品。止有兼用之法，節齋編之備矣。大概風兼寒症，則兼用姜桂；風兼濕症，則兼用蒼朮；風兼燥症，則兼用地黃；風兼虛症，則兼用參朮芎歸；風兼熱症，則兼用芩連梔柏。餘皆以此例推，古菴亦略言之矣。但名類所載雜用藥品，人多不識方多少用，以其為神農所創，故不敢遺，且俟四方多識者採訪用之，猶勝於今之新藥也。蓋聖人取藥，上應天氣，下應地味，中應人臟。衍義云：草木皆木也，金鉱皆金也，糞土皆土也，灰火皆火也，水池皆水也，蓋皆妙合乎陰陽造化之理。非若後之氣味無憑，試驗相傳而已。噫！人知用藥之為難，而不知識藥之真偽為尤難；人知素問之難讀，而不知本草之尤難讀。有所受而歷年多者，方可以言知藥之性，知藥之性，則知病機矣。故曰：本草為醫之祖。

附食治方 詳安老書及食醫心鏡、食療本草、養生雜纂等書。

風

蒼耳子粥 治目暗不明及諸風鼻流精涕，兼治下血痔瘡等症。用蒼耳子五錢，取汁和早米三合煮粥食，又可作羹及煎之代茶。

葱粥 治傷風及妊娠動胎，產後血暈。用糯米煮粥，臨熟入葱數莖，再略煮食之。

烏頭粥 治風寒濕痹，麻木不仁，手足四肢不遂，重痛不舉等症，宜預服防之。用生川烏末四錢，白米半盌，慢火熬作稀粥，入生姜汁一匙，白蜜三匙，攪勻，空心溫服。如中濕，更入薏苡末二錢。蓋風客所則淫脾，故病在四肢，宜穀氣引風溫之藥徑入脾經。

牛蒡餺飥方 治中風日目瞤動，煩悶不安。用牛蒡根一升，去皮為末，和白米四合煮熟，入葱豉椒鹽和勻，空心常食効。

烏雞

臛。治中風頭熱，言語澁悶，或手足發熱。用烏雞肉半斤，葱白一握，煮作臛，入麻油、塩、豉、姜、椒，再煮令熟，空心漸食。善能補益。

**黄牛腦子酒**。治遠年近日偏正頭風。用牛腦髓一箇，薄切，白芷、川芎末各三錢，同入磁器内，加酒煮熟，乘熱服之，盡量一醉，睡後酒醒，其疾如失。

**鵞酒**。治頭風痛。用飛鵞一隻，去毛翼腸雜，以防風半斤裝入腹内，縫合，以黄泥固濟，炭火煅去烟存性，取出為末。每二三錢，熱酒下。汗出即愈。

**菖蒲酒**。治風痺骨立痿黄，醫所不治者，宜服。經百日顏色豐足，耳目聰明，延年益壽，久服通神。用菖蒲絞汁五斗，糯米五斗炊熟，細麪五斤，拌匀入甕，蜜蓋三七日後，取酒温服。

**菊花酒**。壯筋骨，補髓，延年益壽。用菊花、生地、枸杞根各五升，以水一石煮取汁五斗，糯米五斗炊熟，入細麪末拌匀，入甕内蜜封，候熟澄清温服之。

**大豆酒**。治卒中風口禁，身躰反張不語。用大豆二升，炒聲淨，即投下酒，煮一二沸，去渣熱服，覆卧汗瘥。口噤抉開灌之。

**槐花酒**。治百種瘡毒，初覺頭腦面背及身上下有瘡，雖有大勢，服此即退。用槐花四兩，炒香，入酒二盌，煎一二沸，去渣盡服，即汗，未効再進一服。

**薜荔酒**。取大木上薜荔二百葉，細研，入酒一升許，拌和攪汁，煎一二沸，隨宜飲盡。未解再服，三服不妨。雖氣弱人，且去瘡毒為急。

**史國公浸酒方**。**仙酒方**。**五積酒**。俱見七卷五十四葉。

## 寒

**乾姜粥**。治一切寒冷氣鬱，心痛，腹脇脹滿。用白米四合，入乾姜、良姜各一兩，煮熟食之。

**茱萸粥**。治冷氣心痛不止，腹脇脹滿，坐卧不得。用吴茱萸末三分，和米煮粥食之。

**川椒茶**。細茶入川椒少許同煎，或生姜、吴萸隨便入些，亦可辟寒。

**肉桂酒**。治感寒身躰疼痛。用辣桂末二錢，温酒調服。腹痛泄瀉，俗以生姜、茱萸擂酒，俱好。如打撲傷墜，瘀血疼痛，用桂枝。

## 暑

**菉豆粥**。豆熟，入米同煮食之，最解暑暍。

**麫粥**。治痢色白不渴者為寒，相麫炒過，煮米粥調下方寸匕，兼止瀉百行，醫所不救者。

**蒜酒**。粗人好用，如清高貴客，宜黄連、菉豆浸酒飲之，養生者夏不宜飲。

**桂漿**。夏月飲之，解煩渴，益氣消痰，上燥下寒者乃宜。桂末一兩，白蜜一升，先以水二斗，煎取一斗，待冷入新磁瓶内，後下二物，攪令極匀。先用油單紙一重覆上，再加紙七重，以繩封之。每日去紙一重，七日開之，藥成。氣香味美，格韻絶高。

## 濕

薏苡仁粥和米煮粥食之去濕極効功勝諸藥麻子粥。治水氣腫滿身體疼痛不能飲食用麻子一升取汁下米四合鯉魚肉七兩煮粥入鹽豉葱椒和勻空心食之或用鯉魚腦髓二兩粳米三合和鹽豉煮粥食兼治耳聾郁李仁粥治水腫脹滿喘急二便不通體重疼痛轉動不安用郁李仁二兩研汁和薏苡仁五合煮粥食之脚氣亦宜蒼朮酒除萬病潤皮膚久服延年益壽用蒼朮卅斤洗淨搗碎以東流水三石漬廿日去渣以汁浸麯如家醞酒法酒熟任意飲之忌桃李桑白皮飲。治水腫腹脹喘急用桑皮四兩搗汁和青粱米四合研爛煮飲空心漸食赤小豆方。治水氣腫滿手足浮腫氣急煩滿用赤小豆三升樟柳枝一升同煮爛空心取豆食之渴即飲汁勿食別物効鯉魚臛治水腫滿悶氣急不能食皮膚欲裂四肢常疼不可屈伸用鯉魚十兩葱白一握麻子一升取汁煮作羹臛入鹽豉姜椒調和空心漸食鯉魚湯。治妊娠五六月胎水腫大異常高過心胸當歸白芍各一錢半茯苓白朮各一錢用鯉魚一箇水煮清汁一盞半入生姜七片陳皮少許同煮至一盞空心服未愈再服水牛肉方。治水氣四肢腫悶沉重喘息不安用牛肉蒸爛以鹽豉姜醋拌勻空心任意食之○治虛腫虛脹用水牛皮二斤去毛橘皮一兩同煮爛以姜醋五味拌食之○治心腹脹滿四肢煩疼無力用鯉魚二斤陳皮二兩煮令爛入青鹽少許拌和空心食之

## 燥

生地黃粥。治妊娠下血漏胎用糯米二合煮粥臨熟入生地汁一合調勻空心服之蘇麻粥。治產後血暈汗多便閉用蘇子麻子仁二味搗爛水濾取汁煮粥食之猪肉粥。用粳米煮粥以猪肉切碎入鹽少許及香油川椒茴香調和食之以此養腎則水有所司天門冬酒。用天門冬浸汁和麯如常釀酒或為末和麯或用生地枸杞火麻子俱可或釀或浸飲之四汁膏。清痰降火下氣止血用雪梨甘蔗泥藕蘿蔔薄荷各等分搗碎濾汁入銅鍋內慢火熬膏飲之青豆飲。治消渴熱中飲水無度常若不足用青豆煮爛飢則食豆渴則飲汁或煮粥食消渴方。用出子蘿蔔切薄晒為末每二錢猪肉湯澄清調下食後日三服而瘥

## 火與熱門參用

地黃粥生地不拘多少搗自然汁浸粳米滲透晒極乾再浸再晒三次每用磁器煎湯一升令沸入前米一合熬成稀粥食遠食之日久心火自降肝血清涼專治睡覺目赤暸良久則無蓋人卧則血歸於肝因血熱到肝故睡起而目赤良久無事者血復散於四肢也宜食此粥以涼肝血薄荷茶。治火動咳嗽便閉及婦人經水不調細茶薄荷各四兩用水七盞煎至二盞去渣入蜂蜜四兩候冷入童

便二茶鍾，露一宿，每空心溫服一鍾。童子癆加姜汁少許。黃連酒：有火症及發熱，絕不宜飲酒，蓋酒性大熱，因而發熱，多致不治。或因喜慶欲飲，用黃連、枸杞各五錢，菉豆一錢，浸酒飲之，或以釀酒尤妙。

黃柏酒：有相火而好飲者宜。如生瘡，用黃柏、猪脏各四兩，生浸飲之，潤臟滑肌。

菉豆酒：治陰虛痰火諸疾。用菉豆、山藥各二兩，黃柏、牛膝、玄參、沙參、白芍、山梔、天門冬、黃芩、天花粉、蜂蜜各一兩，當歸一兩二錢，麥門冬一兩，米、甘草三錢，以好酒浸服之。

## 内傷脾胃

人參粥：治翻胃吐酸。用人參末、姜汁各五錢，粟米一合，煮粥空心食之。

麥門冬粥：治翻胃。用麥門冬浸汁，和米煮粥食之。妊娠亦宜。

粟米粥：治脾胃虛弱，嘔吐不食，漸加羸瘦。用粟米、白麵等分，煮粥空心食之，極和養胃氣。

理脾糕：百合、蓮肉、山藥、薏苡仁、芡實、白蒺藜各末一升，粳米粉斗二升，糯米粉三升，用砂糖一斤，調勻蒸糕，晒乾常食。

參苓造化糕：人參、白茯苓各四兩，白朮、蓮肉、山藥、芡實各三兩，為末，粳米粉一斗，用砂糖調勻，如法蒸糕食之。

蘇蜜煎：治噎病吐逆，飲食不通。用紫蘇二兩，白蜜、姜汁各五合，和勻，微火煎沸，每半匙空心細細服之。

姜橘湯：治胸膈塞悶，飲食不下。生姜二兩，陳皮一兩，空心水煎服。

脾瀉飯匙丸：當飯鍋焦三兩，蓮肉、山藥各炒香二兩，為末，用前鍋焦末煮糊為丸梧子大。每服百丸，濕熱甚青皮湯下，脾虛白朮湯下，空心食遠服。

太和羹：最補脾胃，久服益精神，悅顏色。山藥、芡實、蓮肉、茯苓各二兩，早米、糯米各半升，俱炒為末，茶湯酒任調服，或入砂糖蒸糕食尤妙。

蓮肉膏：治病後胃弱不能飲食。用蓮肉、粳米各炒四兩，茯苓二兩，為末，砂糖調膏，每五六匙，用滚湯下。

豆麥粉：治飲食不住口，易飢餓。用菉豆、糯米、小麥各一升，炒熟為末，每一杯滚湯調服。

糯米糊：治泄瀉少進飲食，大有滋補，精冷者服之有孕。用糯米一升，水浸一宿，慢火炒乾，入山藥一兩，為末，每半鍾加砂糖一匙，胡椒末少許，浸晨極滚湯調服。

雌雞餛飩：治脾胃虛弱，少食痿黃，益臟腑，悅顏色。用黃雌雞肉五兩，白麪七兩，葱白二合，如法切作餛飩，入醬、鹽、椒、豉調和，煮熟空心食之。

赤石餺飥：治脾胃冷氣，痢下不止。用赤石脂五兩，白麪七兩，煮作羹，臨熟加葱、椒、醬、鹽、豉調勻，空心食之。

白米飲：治噎食入口即氣壅塞澀不下。用白米研杵頭糠塵一兩，煮熟飲調勻，空心食之。

醉鄉寶屑：健脾進食，欲酒不醉。用乾葛、白豆蔻、砂仁、丁香各五錢，甘草、百藥煎各一分，木瓜四兩，炒鹽一兩，為末。不能飲酒者，溫酒調服一錢即能飲。

助元散：白朮三兩，白茯苓、陳皮各一兩，蓮肉一兩半，麥芽五錢，為末，入白糖二錢，磁器收貯，常安火邊，空心或食遠滚白湯調服三錢。大補元氣脾胃，令人能食，年老之人最宜常食。

助胃膏：治小兒吐瀉，大和脾胃，進飲食。人參、白朮、茯苓、甘草各二錢半，白豆蔻七箇，肉豆蔻二箇，木香一錢，山藥五錢，砂仁廿箇，為末，蜜丸皂子大，每一丸空心米湯下。

米湯：治洩瀉。用粱米、糯米、黍米各二

合黃蠟一錢，空心炒服。一方只用早米半升，以東壁土一兩，吳萸三錢，同炒香熟，去土萸，取米煎湯服之。

## 氣

鬱同

杏仁粥。治上氣喘嗽，用杏仁去皮尖二兩研爛，或加猪肺，和粳米三合煮粥食之。桃仁粥。治上氣咳嗽及冷心氣痛，和米煮粥食之。蘿蔔子粥。治氣喘，用子三合，和糯米煮粥食之。紫蘇子粥。治脚氣毒悶，身麻不任行履，不便，下一切疾氣及冷心氣痛，明目利小便，用蘇子搗汁，和粳米煮粥食之。麻子仁粥。治脚氣痺弱，煩悶吐逆，不下食，用麻子一斤取汁，和粳米四合煮粥，空心食之。蓽撥粥。治冷氣，蓽撥末二合，胡椒一分，和米四合煮粥，空心食之。猪腰粥。治脚氣煩痺緩弱，行履不能，用猪腰一對，粳米四合，葱白半握，和煮粥，臨熟入椒鹽姜豉，空心食之。猪肪湯。治上氣喘嗽，身體壯熱，口乾渴燥，用猪肪膏一斤，切碎，入沸湯中煮，臨熟入鹽豉調和食之。猪胰酒。治上氣喘急，坐臥不安，用猪胰三具細切，青州棗卅枚，以好酒三升浸，春夏一二日，秋冬三五日，蜜封，以布絞汁，空心溫酒任性漸服。玄胰散。治膜外氣及氣塊，用猪胰切片，炙熟，蘸玄胡索末食之。平鯽丸。治膈氣不食，用大鯽魚一箇，去腸留鱗，以大蒜去皮切片，填魚腹內，濕紙包，黃泥固濟，慢火煨熟，去鱗骨，入平胃散末，杵丸梧子大，每三十丸，空心米飲送下。翻鷄湯。治轉食，用翻翅雞一隻，煮熟去骨，入人參、當歸、鹽末各五錢，再煮取食，或為丸服亦好。

## 血

阿膠粥。止血補虛，厚腸胃，兼治胎動不安，用糯米煮粥，臨熟入阿膠末一兩，和勻食之。桑耳粥。治五痔下血，常煩熱羸瘦，用桑耳二兩取汁，和粳米三合煮粥，空心食之。蘿蔔菜。治酒疾下血，旬日不止，用蘿蔔廿枚，留葉寸餘及根，入罐內水煮極爛，以姜鹽醋淹，空心食之，足止。槐茶。治熱風下血，明目益氣，除邪止齒疼，利臟腑，順氣，採嫩槐葉蒸熟曬乾，每日煎如茶食。柏茶。採側柏葉晒乾，煎湯代茶，止血滋陰。醍醐酒。治鼻衄，蘿蔔自然汁入好酒一半，和勻，溫過熱服。猪胰片。治肺損嗽血咯血，用煮熟猪胰切片，蘸薏苡末微空心食之，蓋薏苡能補肺，猪胰引入經絡耳。如肺癰，用米飲調服，或水煎服。猪肝脯。治氣虛下痢，瘦之無力，常服明目溫中，除冷氣，用猪肝一具切片，入醋一升，煮至醋乾，空心食之甚妙。韭汁。治赤痢，用連白韭菜一大把，搗汁和酒一盞，溫飲之。又治心痛，散氣行血故也。馬齒莧方。治下痢赤白，水穀不度，腹痛，用馬齒莧菜煮熟，入鹽豉或姜醋拌勻食之。鷄子煎。治久瀉久痢及小兒疳瀉不止，用黃蠟一錢鎔化，入雞子一枚打破於內，拌和炒熟，空心常食。鴨子煎。治胎前產後痢下赤白，用生姜汁一甌，虛者二甌，入鴨子一枚打破於內，煎至八分，又入蒲黃三錢，空心調服。

痰

茯苓粥。粳米煮粥半熟入茯苓末和勻煮粥空心服之。茯苓麪。茯苓麻子各去皮和勻九蒸九晒入蜜少許食之能斷酒肉及鹽酪醬菜可治久痔。謝傳飯後丸。細茶一兩薄荷五錢兒茶二錢半為末蜜丸飯後含化或加百藥煎尤妙善能消痰降火。桂花餅。桂花一兩宜茶五錢訶子七箇甘草五分為末桂花水調為丸餅每噙一丸滾水下清痰降火止嗽生津。蒸梨法。治咳嗽胸膈痞結用雪梨去心納蜜蒸熟或煨熟停溫食之熱食反令咳甚肺寒者去心納椒五七粒以麪裹煨熟停冷去椒食之又搗汁和地黃蜜煎膏含嚥皆治嗽喘傷梨者作羊肉湯餅飽食之即安。煨梨法。用雪梨一枚去心入白蠟末一錢以濕綿紙九重包裹火內煨熟食之潤膈下氣。蘇子酒。主消痰下氣調中補虛益五臟肥肌膚潤心肺用紫蘇子微炒搗碎以絹袋盛納清酒中浸三日少少飲之。麻仁湯。治顛風用麻仁三盞以水六盞猛火煮至一盞去查空心溫服或發或不發或多言語勿怪之但以人為摩手足須定凡進二三劑即愈。牛車肉。治失心顛狂用紫河車洗淨煮爛同熟牛肚切碎和一處隨便食之最妙。

熱忌酒

梔子粥。治熱眼赤痛用米三合煮粥臨熟入梔子仁末一錢調勻食之。甘蔗粥。主虛熱口燥咽乾鼻涕稠粘止咳嗽潤心肺用甘蔗搗汁一升和米三合煮粥空心服之。麻子粥。治小便澁痛煩熱方見前。冬瓜羹。治消渴煩熱心神狂亂燥悶不安用冬瓜半斤豉二合葱白半握和米粉煮羹入鹽味空心服。梔子茶。黃連茶。瓜蔞穰茶。俱可煎湯代茶服之。小麥湯。治五淋不止身體壯熱小便滿悶用小麥一升通草二兩水煎漸漸飲之須臾當瘥。甘豆湯。治諸熱煩渴大小便澁及風熱入腎腰痛用黑豆二合甘草二錢生姜七片水煎服。藕蜜膏。治小便長澁痛悶之極用藕汁白蜜各五合生地汁一升和勻微火煎成膏每半匙空心漸漸含化食後又服忌煎忌炙

陰虛忌多飲酒

枸杞粥。採葉如常煮粥量用鹽味空心食之。芡實粥。液云雞頭實和米作粥空心食之可以益精強志聰明耳目用粳米一合入芡實三合或蓮肉山藥俱可煮粥若夜起食粥推陳致新利膈養胃生津液令人一日清爽所補不小。猪肝羹。治肝臟虛弱遠視無力用猪肝一具細切葱白一握以豉汁煮羹臨熟打破雞子投入食之。鰻鱺魚臛。能補虛勞殺虫治肛門腫痛瘻久不愈用鰻鱺

細切煮作臛，入鹽豉姜椒，空心漸食，多食令人作泄。**兔絲子酒**。不拘多少，淘淨，酒浸九蒸九曬，爲末，緊急只用酒炒爲末，要磁器中每日空心溫酒調服一錢，專治氣血未定時失調護，以致諸虛，服此大適飲食，且耐勞，能令肥健，如覺氣壅，少服麻仁丸潤之，此黃山谷方也。**固本酒**。見七卷五十四葉

## 陽虛

**羊肉羹**。治下焦虛冷，小便頻數。用羊肉四兩，羊肺一具，細切，入鹽豉煮作羹，空心食之。**桂花酒**。釀成玉色，香味超然，非世間之物也。**戊戌酒**。冬至後用黃犬一頭，煮至極爛，去查取汁，和麴造酒，隨病入藥，大有補益。**胡桃粥**。治陽虛腰痛及石淋五痔。取胡桃肉和米煮粥食之。

## 諸虛通用

**參歸腰子**。治心氣虛損自汗。用豬腰一枚，細切，入人參五錢，當歸四兩，同煮熟，食之，以汁送下。或用山藥搗丸如梧子大，每卅丸，空心溫酒下，多服尤佳。**煨腎丸**。治腎虛腰痛。用豬腰子一枚，薄批五七片，以椒鹽淹去腥水，摻杜仲末三錢在內，包以薄荷，外加濕紙，置火內煨熟，酒下。如脾虛加白朮，精虛加枸杞子。**豬腎酒**。治腎虛腰痛。用童便二盞，好酒一盞，以新磁瓶貯之，取全豬腰子一對在內，黃泥蜜封，日晚時以慢火養熟，至中夜止，待五更初，以火溫之，發瓶飲酒食腰子。病篤者只一月效，平日瘦怯者亦可服此，蓋以血養血，絕勝金石草木之藥也。**豬腎羹**。治陰痿羸瘦。用豬腎和枸杞葉、五味煮羹食之。**腰子湯**。治產後蓐勞，虛羸喘促，寒熱如瘧，肢痛面黃。用豬腰子一枚，香蕈、蔥白、芍藥各一兩，水煎溫服。**豬肚方**。治虛羸乏氣。用人參五錢，乾姜、胡椒各二錢，蔥白七莖，糯米三合，為末，入豬肚內，緊扎勿令泄氣，以水煮令爛熟，空心食之，次煖好酒一二盞飲之，効。**益氣牛乳方**。老人最宜，補血脈，安心神，長肌肉，令人身體康强，面目光悅，志意不衰，故為人子者常須供之，以為常食，或為乳餅，或作乳腐等，恒使恣意充足為度，此物勝肉遠矣。**山藥酒**。補虛損，益顏色，又治下焦虛冷，小便頻數，瘦損無力。用酥一匙，於銚中鎔化，入山藥末熬令香，方入酒一盞，拌勻，空心服之。**生栗方**。治腳氣及腎虛氣損，腳膝無力。用生栗蒸熟，風乾，每日空心常多食十枚，極治腳氣不測。**水芝丸**。能補五臟諸虛。用蓮肉一斤，去皮心，入豬肚內，緊扎煮至極爛，搗丸梧子大，每三四十丸，空心酒下。**糯米糕**。治小便數。用純糯米糕一掌大，臨臥炙令軟熟啖之，溫酒或熱湯下，待食消化即睡。**服硫雞**。溫中壯陽。男用雌，女用雄。雞餵一日，以溫化硫黃拌飯餵七日，宰之，以米粉糁蒸，每雞一隻分作五早晨吃。**胡桃酒**。善治虛損腰疼。用胡桃肉、杜仲、小茴，如法浸酒服之。**服椒法**。擇淨蜀椒二斤，去閉目者不用，以鹽揉椒，乚將滾湯泡過椒五寸許，以磁器慢火煮乾，止留椒汁半

盞將椒傾在地下紙上覆以新盞封以黄土經宿寘盞内將乾入甘菊花末六兩拌勻更以前汁酒之焙後晒乾服之初服之月早晚各十五粒次日早晚各廿粒第三月又增十粒至一百粒乃止每用塩酒塩湯任下服至半年後覺胸膈閒如有物碍即每月退十粒退至十五粒止俟其無碍一如前服終始行之令椒氣早晚薰蒸如一日不服則前功俱廢矣忌食蔬果並無所忌凡四十歲過方可服至老顏容不衰此其驗也○又法用川椒一斤玄參半斤爲末蜜丸梧子大每三十丸食後臨卧塩湯下

八仙茶○粳米黄粟米赤小豆菉豆黄豆五味炒香熟各一斤細茶一斤芝麻五合小茴二合花椒乾姜白塩炒各一兩共爲末外用麥麵炒黄熟與前藥等分拌勻隨意加入胡桃肉棗松子瓜仁白糖之類磁罐收貯每用二三匙白湯點服此方乃韓飛霞所著甚有意味蓋茶冷不益人然高賢雅士文人酒客未有不喜其爽神去垢膩而樂飲之者今兼炒米以養胃氣椒姜不致中寒用者不必全方但摘二三味可也惟塩須斟酌入茶古云慎勿將盐去點茶分明引賊入人家

右食治方。或曰萬病皆從口入，如何食治反平安耶。蓋飲養陽氣，食養陰氣，飲食無過則入於口，達於脾胃，入於鼻，藏於心肺，氣味相成，陰陽和調，神乃自生。蓋精順五氣以為靈，若食氣相惡則傷其精；神受五味以成體，若食味不調則傷其形。陰勝則陽病，陽勝則陰病。常怪人於飲食鮮有得中，其所以然者，起於一點貪心，或貪其補益，或貪其治病，卒致強食脾勞，強飲胃脹，脾傷胃滯而病反加劇，則又大失乎古人立治之本旨。凡冬朝空腹，夏夜飽食，食雜有犯，皆令人疾，衛生者慎之。

## 傷寒序

欲識傷寒之義者先正傷寒之名百問云冬曰傷寒春曰温病夏曰熱病通而言之爲傷寒者何哉蓋邪之所凑其氣必虚冬月陽氣不密以致寒邪觸犯其即發而爲病者名曰傷寒其不即發至春感温氣而發者名曰温病至夏感熱氣而發者名曰熱病温熱雖發於春夏而其受病之因隔冬寒毒藏於肌骨而自裏發之故通而言之爲傷寒也仲景傷寒立論萬世典也河間温暑補方三時用耳至於傳經直中分別陰陽雜症乃丹溪之獨見傷寒大義如此然西北風高傷寒者多東南地煖内傷者多是以東垣又作内外傷論以辨之傷寒之書至此可謂全且備矣奈何今之醫者或讀傷寒一二而不理會雜病内傷或竊内傷雜病一二而不理會傷寒主傷寒者專一發散主内傷者專一温補内外莫辯殺人慣矣陶節菴曰醫者不可一日不讀傷寒以活心源愚謂讀傷寒而不讀三子之書亦不足以活心源噫三世四家之書缺一不可

萬曆丙子初夏序

# 編註醫學入門外集卷之四

## 病機　外感温暑 傷寒

### 河間劉先生温暑纂要

諸風掉眩乃肝木。掉，搖也。眩，昏亂旋運也。由風木旺甚生火，風火屬陽，陽主乎動，兩動相搏，為之旋轉。痛痒瘡瘍心火屬。人近火氣者，微熱則痒，熱甚則痛，附近則灼而為瘡，皆火之用也。痒者美疾也，故火旺於夏而萬物蕃美。或云痛為實，痒為虛，非謂虛為寒也，正謂熱之微甚也。痒得爬而解者，爬令皮膚辛辣而屬金化，辛能散故也。瘡瘍屬熱而出濃水，猶肉果熱極則腐潰而為水，反兼水之化也。濕腫滿本脾土經。地之體也。土濕過極則痞塞腫滿，物濕亦然，故長夏屬土，則庶物隆茂也。氣膹鬱痿肺金伏。膹謂膹滿也，鬱謂奔迫也，痿謂手足痿弱無力以運動也。大抵肺主氣，病則其氣膹滿奔迫，不能上升，至於手足痿弱，不能運動。由肺金本燥，燥之為病，血液衰不能榮養百骸，故指得血而能攝，足得血而能步。秋金旺則霧氣蒙鬱，而草木萎落，病之象也。萎，猶萎也。寒之收引腎水鄉。收斂引急，寒之用也，故冬寒則拘縮矣。五運主病樞要目。

諸暴強直支病裏急，筋縮腝戾本足肝膽二經厥陰風木之氣。暴，卒也。強直，堅勁也。支痛，支持也。謂筋固支持，筋縮不柔而痛也。腝，縮也。戾，乖戾也。謂筋縮裏急，乖戾失常而病也。然燥金勁切，本病反兼金化，由亢則害，承乃制也。況風能勝濕而為燥也。風病勢甚而成筋緩者，燥之甚也，故甚者皆兼於燥也。

諸病喘嘔及吐酸，暴注下迫轉筋難，小便渾濁血溢泄，瘤氣結核瘍疹斑，癰疽吐下霍亂症，膹鬱腫脹鼻塞乾鼽衄淋秘身發熱，惡寒戰慄驚惑間，笑悲譫妄衄衊汚，腹脹鼓之有聲和，少陰君火手二經真心小腸氣之過。喘，火氣甚則氣盛而息粗也。嘔，胃膈熱甚，火炎之象也。吐酸，木味為酸，如飲食熱則易於酸矣。暴注，卒瀉，火性速故也。下迫，裏急後重也。火燥能令下焦急迫也。轉筋，熱燥令筋而自轉也。小便渾濁，寒則水清，熱則水濁。溢血，出於上竅；泄血，出於下竅。瘤氣，赤瘤丹熛，熱氣勝也。結核，熱氣鬱結。瘍有頭小瘡也。疹，浮小癮疹也。癰，淺而大；疽，深而惡。吐下霍亂，熱甚氣則傳化失常，或下水穀不反變化。膹鬱，胸膈憤悶，或引背痛也。鬱者，極則腠理鬱結而氣道不通也。腫脹，陽熱太甚則腫滿䐜脹。鼻塞，寒主收斂，故陽氣不通，故鼻出清涕。衄衊出血。淋，熱客膀胱。秘，大便澀滯，熱能耗液故也。發熱惡寒，邪在表也。戰慄火熱過極反兼水化恐則傷腎水衰故也驚心卒動而不寧識昏惑而志不一笑火盛喜發悲火盛凌金金不受制故發悲譫多言也心熱神亂則言妄出妄狂妄也心熱神昏則目有所見衊汚鼻出紫黑血也腹脹鼓熱甚則氣盛脹滿如鼓

痓與強直積飲滯霍亂中滿諸陽痞體重吐下胕腫痿肉如泥之按不起太陰濕土足二經脾與從中胃之氣痓痙也強直謂強項也太陽經中濕令人項強有剛柔之分積飲留飲也痞否也謂氣不升降也隔阻滯也腸胃濕甚則傳化失常中滿濕則令人中焦滿也吐下霍亂謂腸胃濕飲相兼故也體重清陽為天濁陰為地濕土為病體重宜也胕腫濕勝於下也肉如泥按之不起濕勝於身也

諸熱瞀瘈筋惕惕悸動搐搦瘛瘲極暴瘖冒昧躁擾狂罵詈驚駭氣上逆胕腫疼酸嚏嘔瘡瘍喉痺耳鳴聾欲閉嘔涌溢食下不能目昧不明瞤瘛翳或禁慄之如喪神暴病暴死暴注利少陽相火手二經心胞絡與三焦氣瞀神昏而氣濁也瘈熱令肌肉跳動暴瘖卒瘂也火盛剋金不能發聲冒昧昏憒也躁擾熱盛於外手足不寧也狂謂乖越禮法而失常也或登高棄衣熱極故也罵詈言之惡也心火熱極則發惡言也驚駭君火化同氣逆衝上火氣炎也胕腫熱勝於內也疼酸火盛制金不能平木嚏鼻中因癢而嚏作聲人以紙撚攪鼻而嚏作擾動屬火鼻屬肺金故也喉痺熱客上焦耳鳴熱衝聽戶聾水衰火盛氣道閉塞嘔涌不下熱盛火炎之象目昧熱極則昏瞤瘛肉跳也禁冷也慄戰慄也如喪神守火極而似水化也暴病死火性速也

諸澀枯涸閉乾勁揭皴起陽明之燥金肺與大腸氣澀遍身澀不滑澤也枯不榮生也涸不通流也乾不滋潤也勁不柔和也皴揭皮膚開裂皆血液病耳

上下水液出清冷癥瘕癩疝堅痞病腹滿急痛利白清食已不饑吐利腥屈伸不便與厥逆厥逆禁固太陽經腎與膀胱為寒水陰陽標本六氣裏上下水出清冷寒則水自澄清癥氣聚之積或聚或散無有常處也瘕血結之塊蓋由久於月水沉滯久而成瘕也亦有熱者當以標本明之癩疝足厥陰受寒則陰腫也堅痞腹滿急痛如水寒則冰硬如地下利清白水寒則清淨明白食已不饑胃寒則不能消穀吐利腥穢水甚不能制火肺金自衰故水腥也屈伸不便厥逆禁固謂手足踡攣而冷

一十八劑輕調緩淡清暑濕解和平火奪寒并補甘温澀與榮，隨症選用，真有古人不傳之妙，乃補仲景之遺亡也，非不遵桂枝麻黄之謂也。一説清平之世，同水化也，雖辛熱之藥不生他症；擾攘之世，同火化也，若用辛熱之藥，則發黄出斑變壞之病作矣。蓋人内火既動，外火又侵，所以辛熱發汗不如辛温，辛温又不如辛凉藥也。

輕劑 防風通聖散 合益元散名雙解散。在表當汗者，俱宜連進數服，必愈。不解者，病已傳變。

清劑 凉膈散 汗吐下後無異症者用。下早遂成結胸虛痞，或合天水、小柴胡。

解劑 小柴胡湯 半表半裏者用，或合凉膈。

緩劑 大柴胡湯 裏微熱者用，或合解毒湯。

寒劑 大承氣湯 裏太熱者用。表裏大熱，合大柴胡湯；裏熱甚，表熱漸微者，合解毒湯。

調劑 調胃承氣湯 裏熱無脹滿者用。

吐劑 瓜蒂散 胸膈喘嘔，陽脈緊甚者用。

甘劑 天水益元散 傷寒餘熱，以此調之。

暑劑 白虎湯 中暑自汗者用。半表半裏者用，或加蒼术。發汗熱不解，脈尚浮者，用解之。或裏熱内盛，陽厥極甚，因失下而成此症，但進凉膈、天水合而為一，調合陰陽，洗滌臟腑，則其他症自不生矣。

淡劑 五苓散 中暑白虎解後，多服，或合天水。

火劑 黄連解毒湯

奪劑 三黄丸

濕劑 三花神祐丸

平劑 四君子湯

補劑 防風當歸飲

澀劑 胃風湯

榮劑 四物湯

和劑 平胃散

温劑 理中湯

結胸 大小陷胸湯丸

發斑 凉膈散 加當歸，胸緊加枳殼、桔梗。

心煩不眠 梔豉湯

發黄 茵陳湯 調五苓散。

煩渴 凉膈散 合去桂五苓散、益元散。

痓 承氣湯 合解毒。譫語發黄者並用。○已上一十八劑，二十四方，四十四味藥品，調

治温暑初症雜症餘症及雜症疫火濕熱曲盡其妙男婦俱同

溫暑終

## 仲景張先生傷寒纂要

詳傷寒論百問百症歌活人書活人大全及今陶氏六書王氏家寶與各名家惟陸氏傷寒未覩其書

嘗聞病皆起於傷寒。治莫精於仲景。一百一十三方。如水有源不過汗吐下滲和解温補總亡以變化之也三百九十七法。如衣有領。不過陰陽表裏虛實而已惜乎全書亡而後益支離。記性拙而聊從簡省。姑以六經言之。

太陽則頭痛身熱脊強。此太陽正病也以後凡言太陽症即頭痛身熱脊強也凡言表症者亦即太陽症也各經倣此陽從下起三陽之長曰太陽脉尺寸俱浮浮緊傷寒浮緩傷風太陽受病皆一二日發以其脉上連風府故頭項背腰脊強頭者諸陽之會氣病則麻血病則痛身熱者寒客皮毛鬱閉其陽而後發熱陽雖人身正氣鬱則為邪為熱熱雖甚不死蓋傷寒始於寒而終成於熱也惟不發熱而但惡寒者邪發於陰也或熱多寒少或不大便而泉清頻數或熱結膀胱溺澁或汗多溺難或汗後不解或汗漏不止或過經不解或蓄血發黃或喘或嘔皆太陽所主

陽明則目痛鼻乾不眠。陽為明夾於二陽之中陽氣盛極故曰陽明脉尺寸俱長長而微洪經病長而沉數腑病太陽脉靜則不傳如脉數急欲吐者此寒邪變熱傳於陽明當二三日發以其經中客邪故目痛鼻乾身熱者陽明主肌肉邪甚則身前皆熱不眠者煩盛津乾胃氣不和也太陽未罷者發熱惡寒太陽已罷者不惡寒而反惡熱煩渴作嘔津乾便難或即狂言謂之正陽明少陽陽明腑痛不大便而嘔或瘀血發黃或下血譫語或胸煩懊憹皆此經所主然亦有裏寒下利或寒氣結積而為痼瘕者不可不知

少陽耳聾脇痛寒熱嘔而口為之苦。少初也陽氣初嫩亞於陽明故曰少陽脉尺寸俱弦弦而滑數者陽極發厥弦而和者病欲散少陽受病當三四日發以其脉循脇絡於耳故風熱上壅不利則耳聾脇痛寒熱往來不食嘔而口苦乾目眩若不嘔吐而能食者為三陰不受邪也若身無大熱燥悶者陽去入陰無疑矣似瘧婦人血結皆此經所主

太陰腹滿自利尺寸沉而津不到咽。陰從天降首曰太陰在陽為表在陰為裏邪在表則見陽脉邪在裏則見陰脉故尺寸俱沉沉實有力當下沉細無力當溫太陰受病當四五日發以其脉布胃中絡於咽喉故腹滿或痛而嗌喉下乾燥或大便不通小便如常或自利手足溫而渴者為傳經腑熱或自利不渴手足冷者為直中陰症或因內傷飲食冷氣入脾必腹痛胸膈不快然

太陰乃三陽之終三陰之始陽經表症未盡宜汗半表裏胸滿多痰宜吐傳經裏熱宜下直中陰經宜溫調脾勝邪正在此關

**少陰舌乾口燥**沉於太陰故曰少陰脉尺寸俱沉沉實有力當下沉微無力當溫少陰受病當五六日發以其脉起於足心貫腎絡於肺繫舌故舌乾口燥而渴或自利清水心痛腹脹或大便閉難不欲厚衣者皆熱入裏之深也若厥逆畏寒欲吐不吐腹痛自利小便白色或乾嘔亡陽咽痛脉微欲寐者乃陰毒入臟之深也或下利體痛咳嘔者水氣也或飲食入口則吐脉弦遲厥逆心下實者不可下當宜吐之或脉沉發熱者汗之蓋有初得病直攻少陰不先自太陽傳次而入也

**厥陰煩滿囊拳**厥陰者陰盡則變而厥逆生蓋傳經至此已盡無復可傳再傳則逆於手經矣脉尺寸俱沉沉實有力當下沉實無力當溫浮緩者病自愈厥陰受病當六七日發以其脉循陰器絡於肝故唇青舌卷或煩滿者胸中氣滿急也或囊拳者陰囊縮也在女子則陰戶急痛引小腹此經傳厥陰風熱毒深於內也肝木殺熱尅脾脾受賊邪五臟六腑皆困榮衛不通耳聾囊縮而厥水漿不入不知人則死速下以救五死一生或下利譫語者內有燥屎也仍宜下之或嘔而發熱者和之或發熱惡寒如瘧囊不縮脉微浮微緩胃之脉脾氣既全不受賊邪榮衛將復水升火降寒熱作而大病解矣或下利腹脹身痛者當先救表而後溫裏若下利清穀大汗出而厥四肢痛小便拘急或乾嘔吐沫或氣衝心痛發熱消渴吐蛔皆厥陰寒症也宜溫之已上正文六言乃萬病之祖非得之內經不能六言包括無遺如此凡言六經所見之症即此三陽三陰經症也雜病亦然

**經絡難拘日數**經云一日足太陽膀胱之經二日足陽明胃之經三日足少陽膽之經四日足太陰脾之經五日足少陰腎之經六日足厥陰肝之經又云傷寒不加異氣不傳經者七日足太陽病衰手太陽受之頭痛少愈八日足陽明病衰手陽明受之身熱小歇九日足少陽病衰手少陽受之耳目微聞十日足太陰病衰手太陰受之腹減如故則思飲食十一日足少陰病衰手少陰受之渴止舌乾已而嚏十二日足厥陰病衰手厥陰受之囊縱少腹微下大氣乃止病再傳六經有自安者活人云一二日可發表而散三四日宜和解而瘥五六日不解便實方可議下此皆論其常耳解惑篇云病人有虛實邪氣有遲速豈可拘於日數日雖多尚有表症而脉浮數猶當發汗日雖少已有裏症而脉沉細即當下之但隨症虛實與脉而汗下之陶節菴云但見太陽症即用麻桂汗太陽見少陰症即用四逆溫少陰見陽明症即用承氣下陽明見真寒症直入陰經即救真寒此最活法有循次傳者天運主氣者初氣厥陰風木二氣少陽相火三氣少陰君火四氣太陰濕土五氣陽明燥金六氣太陽寒水人生順之其氣病則逆其氣而傳變自下而上自內而外究其所以然者陽主動而位外陰主靜而位內人身膀胱氣血之會自頭背至足無所不主故風寒每先犯之其次胃氣流行無息自鼻腹至足皆其所主故太陽行督而交

任必及於陽明也又其次少陽清氣主行營衛脇肋身側皆其所主故胃邪必移於膽部此三陽皆身之外而動者故為表至於太陰人身五臟脾為死陰至靜不動其所消食者全賴胃氣升降故自少陽脇肋下肚腹宜乎先入太陰也其次腎主受米穀之精而至靜惟子時濁氣一動而已故自中腹移至臍腹必及於腎也又其次肝惟主藏血藏血而極其凝靜者故入裏之深至於小腹而下行已極乃復上行於手經此天然之序不可亂者如此若夫太陽自傳於太陰作渴潲溢固誤滲也太陽併傳陽明者當用麻黃而反用葛根以引之也太陽越經傳少陽者當用麻黃而反用柴胡以引之也太陽傳少陽者當用桂麻而反下以陷之也太陽傳太陰者當用桂枝而反下以入之也此醫之誤而亂其傳之序也又有太陽即傳厥陰頭項痛甚二經脈絡相接同督脈而上行也有太陽傷風以致陰血自燥熱蓄膀胱逆傳小腸與心謂之究熱有風寒自背入者直中太陽少陽自而入者直中陽明有首尾只在太陽經而不傳諸經者有間傳一二經者有不傳而罷者有不罷再傳者有不自陽經直中陰經者此邪無定體不可拘於日數也活人云六氣之邪乘虛之經得之

標本須明後先　標者稍末本者根本以主言之各經絡為標各臟腑為本如太陽經為標膀胱為本餘倣此以客邪言之先受病為本次受病為標標本相傳治其急者請詳言之太陽膀胱為本故頭痛脊強小腸為標與心為表裏故發熱冬月麻黃桂枝餘月九味羌活湯陽明大腸為標與肺為表裏故微惡寒發熱為經病宜根解肌湯渴而有汗不解者白虎湯胃為本目痛鼻乾潮汗閉澀滿渴狂譫為腑病調胃承氣湯少陽三焦相火為本遊行一身故微熱膽為標耳聾脇痛寒熱嘔而口苦緣三焦無形膽無出入之路故從中治標本俱小柴胡湯太陰肺為標咽乾身目黃脾為本腹滿痛謂之臟熱咽乾腹滿手足溫者桂枝加大黃湯或大柴胡湯身目黃者茵陳湯腹滿者瓜蒂散如自利不渴或嘔吐者屬臟病理中湯丸少陰心為本故舌乾口燥或遶臍硬痛或心下硬痛或下利純清水或譫語便閉小承氣湯腎為標面寒如刀刮唇青不渴吐利胸腹絞痛四肢厥逆指甲黑蜷臥身如被杖乾姜附湯厥陰心胞絡為標故舌卷厥逆冷過肘膝吐利嘔逆不渴小腹絞痛者為寒三味參萸湯四順湯肝為本主男子囊縮女人陰挺乳縮或手足乍冷乍溫大便實消渴煩滿者屬熱大承氣湯似瘧不嘔二便自調者必自愈不愈脉遲有汗者小建中湯脉濇無汗者桂麻各半湯其囊乳縮症寒症亦有之此萬法之祖也學者於此而一悟焉則病雖到手矣自非仲景玉函內秘其孰能與於斯乎

此後汗吐下溫和解諸方不甚詳載止言宜汗宜吐宜下宜利悟之

寒傷榮而風傷衛太陽為之首爾　榮行脉中在血脉其病深衛行脉外在皮膚其病淺榮血陰也陰主閉藏故寒喜傷榮而無汗衛氣陽也陽主開泄故風喜傷衛而有汗然豈獨太陽為榮衛之會而有風寒之別乎陽明善饑為傷風不食為傷寒少陽耳聾胸滿而煩為傷風口苦咽乾目眩為傷寒三陰傷風但四肢煩疼耳太陽為之先者傷寒因腎水虧損至春木無生意故發為溫

病至夏絶生化之源，發為熱病，所以太陽少陰二經受病最多最先。

經可解而腑可下，陽明為之主焉。表多裏少，為在經，宜清肌解表；裏多表少，為在腑，宜和肌通裏。蓋陽明標雖主肌，而其本則胃也。然豈獨陽明為十二經之長，而有經腑之異乎？仲景曰：三陽受病未入於腑，可汗而已；三陰受病已入於腑，可下而已。則三陰有在經者，仍宜微汗之。蓋榮衛屬太陽，主皮毛；胃腑屬陽明，主皮膚之下、肌肉之上，凡腸胃也；胸脇屬少陽，主血榮百節，流行三部；臟屬三陰，主筋骨，併兩足。故太陽為陽症之表，胃為陽症之裏。若但以臟腑而分表裏，則腑為表，臟為裏；若合榮衛臟腑而分表裏，則表者榮衛之所行，裏者胃腑之所主，而臟則又深於裏。但病入胃則亦不更傳，不可不知。

少陽原從乎中治，禁汗禁下。少陽居太陽陽明之中，半表半裏，禁汗，恐犯太陽；禁下，恐犯陽明；禁滲，恐生發之氣陷入陰中。只宜和之以小柴胡湯。犯三禁則變不可勝。他如太陽經禁下與滲，犯之則動血，熱入裏而難解；陽明經禁汗與滲，犯之則竭津血，蓄下而如狂。蓋津液者連鬚葱白湯是也。又下症中治見合病。

三陰利用乎變法，有中有傳。三陰最不可熱，有宜下者，有宜溫者。自三陽氣分傳入三陰，謂之傳經陰症；傳非傳入脾腎肝也，乃入三陰血分，胃與大小腸之府也。故仲景謂已入於府，可下者是也。若不自陽經傳來，直中三陰之經，初起厥逆腹痛，自利不渴，太陰自受寒也；上症加之嘔吐，少陰自受寒也；又加之小便府利，厥陰自受寒也。熱藥溫之，猶恐或遲，陰陽一差，生死立判。雖然傳經直中，先賢發之盡矣，然豈無傳變者乎？假如傳經之陰，經生者或被生冷，或犯房慾，或粗工猛施汗下，真氣衰弱，陽症變為陰症，如俗所謂陽症歸陰，仍宜直中寒症治法。故內經止言傳變而不言直中者，蓋言變則包直中。今局方言傳陰傳陽，則不是，當言傳陽變陰，庶乎傳陰為裏熱，直中與變為裏寒。臨症參脉：直中三陽傳經，三陽病在於表，脉浮長弦；傳經三陰病在於裏，脉沉數實；直中三陰病在於經，脉沉微緩。凡表裏虛實大分，非專以陽為熱，陰為寒也。

謂陽足而不傷手則可，以陽為足之所司。手之六經主於春夏，足太陽少陽正司冬令，觸冒之者，則二經受病；其次則少陽厥陰，繼冬而司春令，至春分後方行溫令，故風寒亦能傷之；足陽明與冬本無與，然寄旺四季，寒熱溫涼之氣皆能傷之，況表邪傳裏必歸脾胃而為燥糞，用湯藥下之而胃和矣。

謂傳足而不傳手不可，蓋熱為手之所冤。人身之氣每日周行三百六十五骨節，以應周天三百六十五度，血亦隨氣運行腠理，以為一身動靜云為之主，所以一脉愆和百脈皆病況風寒中人先入榮衛晝夜循環無所不至豈間斷於手經哉七日不愈而再傳者乃足經移熱傳於手經如冤家之相摭也雖然手冤亦推本言耳上古只分三陰三陽而不分手足其意甚深況手足三陽同手走頭至足手足三陰同足走胸腹與手豈有經絡同而受病又有不同者哉即如喘咳發熱分明手太陰太陽病也狂言譫語分明手少陰病也胸滿乾嘔耳聾分明手厥陰少陽病也認真五臟六腑俱有表裏二症蓋人之情慾天之淫邪自然不齊故病多標本兼見假令脈弦面青目痛筋急善怒心下滿者兼肝有風也脈洪面赤口乾善笑身熱者兼心有熱也脈緩面黃身重肢疼嗜臥者兼脾有濕也脈澀面白鼻塞喘嗽下咽者兼肺有燥也脈微面黑善恐耳閉氣逆而泄兼腎有寒也凡邪出於外則為腑為表入於內則為臟為裏不拘何臟何腑表症必同歸於太陽裏症必同歸於陽明噫法無定用病有定體如此則百病機關一悟可了又何疑於手經之不受病耶

右一段論六經正病

**表可汗而裏可下。**表症屬太陽凡見頭痛發熱惡寒清便自調腰項脊強脈浮緊者即是表症不拘日數多少便宜解表不宜下滲有汗為表虛宜解肌無汗為表實宜發汗但發汗亦有輕重不同古謂春夏宜汗者借天時而喻陽邪在外也其實春月陽氣尚織秋月陽氣欲斂俱不可大汗夏月天氣熱玄府開不必大汗冬月陽氣伏藏感冒輕者尤不宜汗惟傷寒重者時令嚴慄皮毛堅緻非大汗無由得散不得已而從權也至於陰症但厥無汗者妄汗動經則死或有表邪身熱微汗以散之可也○裏症始焉脈浮而大今則沈而數始焉惺而靜今則躁而動始焉頭痛發熱惡寒今則不惡寒反惡熱煩燥倍加胸連臍腹滿痛腋下掌心自汗濈濈以致胃乾糞燥大便不通小便赤澀口渴發狂譫語掀衣揭被揚手擲足六脈有力即是傳經熱症又謂陽盛誤汗即死或有初病即見此症者不拘日數多少便宜通利失下則血氣不通而發厥矣抑又有說焉純乎表而裏無一毫病者當解表時勿攻裏純乎裏而表無一毫病者當攻裏時勿解表如表裏俱見或表多裏少表急裏緩則先治其表而後攻其裏或裏多表少裏急表緩則先攻其裏而後救其表也又表虛裏實則藥宜辛涼裏虛表實則藥宜辛熱皆以裏為主內氣正而後可以治表雖莫急於內表亦不可緩也表裏虛實而醫之大分明矣

**表裏半者宜吐與和。**凡病或渴或不渴或胸中煩不煩或嘔不嘔或腹脇痛不痛或咳或心下悸或小便不利或有為之症少陽所主也邪在表則多寒邪在裏則多熱邪在半表裏則寒熱往來邪在表則心腹不滿邪在裏則心腹脹滿邪在半表裏則胸脇滿邪在表則呻吟不安邪在裏則狂言亂語邪在半表裏則欲言不言邪在表則小便清而易邪在裏則小便濁而難邪在半表裏或利或不利邪在表則不煩不渴不嘔邪在裏則煩滿而渴或煩或嘔者邪在表方傳裏也若見耳聾脇痛寒熱悶而口苦咽脇緊滿脈見弦數者即是半表半裏脈大胸滿多痰者或挾宿食可吐百問云氣浮上部塡

塞心胸悶痛多逆此吐症也內經云其高者因而越之脈雖大無積痰者不可吐只當和解古謂春宜吐者順陽氣發生於上也秋冬宜下者順陽氣收斂於內也此亦道其常耳有病皆當從權。

**陽可寒而陰可熱**，槩言之三陽經病即陽症手之三陽從頭走足故頭疼身熱云云三陰經病即陰症足之三陰從足走腹故腹痛自利云云然陰陽俱有表裏二症陽症表裏同歸於熱而已陰症表傳似陽入裏則有傳經直中之殊大抵陽症之表發熱惡寒清便自調面光聲亮鼻息往來如常手足溫陽症之裏唇焦舌燥爪甲紅活身輕易於轉側煩渴擲衣揚手擲足大便或閉或難小便或赤或澀脈浮洪數宜汗吐下利四法以治之陰症之表無熱惡寒面慘聲短鼻息往來氣冷手足厥逆陰症之裏唇紫舌卷爪甲青黑身重難於轉側不渴引衣臥多踡足大便泄利小便清白脈細沉微每與陽症相反蓋陽症自下而上故初起有頭疼陰症則無頭疼也陽症自外傳入故鬱而為熱陰症則無身熱而反厥冷也陽症搖手擲足陰症則臥多踡足陽症內熱而渴陰症則不渴陽症二便閉陰症二便清且利也惟有腹痛與嘔陰陽二症俱有但陰脈沉微凡言陽症多得之風寒暑濕邪生於太陽也凡言陰症多得之飲食起居喜怒邪生於少陰也故六經皆挾內傷者十居八九此陰陽正病也

**陰陽極著從治非訛**。陽邪不深不能至於厥逆陰邪不甚不能至於煩躁此水極似火火極似水謂之反化亢極則害之義也陽症前汗秘赤澁渴狂譫甚則斑血喘急然熱極忽然熱伏於內故身寒四肢厥逆狀若陰症但身雖冷而不欲近衣神雖昏而氣色光潤脈必沉滑而有力此陽極似陰也宜大柴胡湯下之或白虎湯竹葉石羔湯陰症厥冷吐利不渴靜踡甚則咽痛鄭聲然寒極忽然火浮於外發躁擾亂狀若陽症然身雖煩燥而引衣自蓋口雖煩渴而飲水不下脈必沉細無力此陰極似陽也宜通脈四逆湯從治者反攻也熱藥冷飲冷藥熱飲或熱藥為君而佐以涼藥或冷藥為君而佐以熱劑亦非判然如庸醫之差訛也皆有熱病服熱藥而愈者必先服寒藥過多寒病服寒藥而愈者必先服熱藥過多故耳若夫以寒治熱以熱治寒此為逆治逆治者正治也正治之法人孰不知之乎

**表裏俱熱不可犯上犯下**。傷寒頭痛寒熱表也口失滋味腹中不和或閉或泄裏也若四五日後以至過經十三日既無表症又無裏症身微熱者虛熱耳小柴胡湯和之不可汗吐以犯上焦清氣不可大下以但下焦胃氣身熱目中不了了睛不和大便難者乃可大柴胡小承氣下之設或已下而脈數消穀善饑六七日不大便者瘀血症也

**表裏俱有察其孰少孰多**。表裏俱見必分多少治之脈浮而大為表煩渴尿赤為裏五苓散主之頭痛身熱便閉為裏水便清利為表桂枝湯主之心滿不食便閉為裏惡寒頭汗為表小柴胡湯主之太陽病因下早而脇熱下利心痞鞕者謂之表裏不解桂枝人參湯太陽病因下早而腹痛有積者謂之太陽太陰又謂之裏傳表桂枝加芍藥湯甚者加大黃太陽病下早利不止脈促喘而汗出表未解也葛根芩連湯脉弦胸滿者梔豉湯吐之通治表多裏少者白虎湯或合小柴胡湯裏多表少者五苓散或合小柴胡湯表裏俱急者防風通聖散大柴胡湯

當汗而下則為瘀血懊憹痞氣結胸之患。太陽症脈浮緊者宜汗，而汗之不解者，再與汗之。若失其汗，則寒邪傳經，當看傳過何經，變出何症。若應汗而反下，滲表邪乘虛內陷，則熱蓄於裏，變為瘀血懊憹痞氣結胸等症。

當下而汗則為悸惕亡陽譫語厥竭之病。裏症具而脈沈實者宜下，若下後熱不退，脈未和者，猶當量虛實再下。若失下則邪無從出，又或應下而反汗之，則津液內竭，變為動悸等症。

不可汗諸虛咽瘡。淋血壞症動氣與風溫風濕脈遲。可汗者，脈症全在表也。然太早太過，則津液竭而變生焉。有不可汗者，諸虛損，咽乾口燥，咽痛瘡瘍，淋瀝，經水適至，諸血失注，沫咳嗽，壞症，胸中上下左右動氣，風溫風濕濕瘟，脈遲微濇者，或厥而脈緊者，俱宜和解，不宜汗。若強發之，病微者難瘥，劇者言亂目眩而死。

不可下諸虛咽腫。嘔厥結胸。動氣與脈浮脈虛帶表。可下者，脈症全在裏也。然太早太過，則水穀脫而變生焉。有不可下者，諸虛咽腫，嘔吐厥逆，結胸不轉失氣，臍中左右上下動氣，脈浮細虛微濇帶表惡寒等症，下之則危篤，宜以溫熱藥救之。

陰虛挾火而脈數。不可灸之者消。陰陽二毒及少陰症吐利及口和皆惡寒，脈微濇屬陽虛者宜灸。陰虛挾火脈微數者不宜灸，蓋外火能助內火，火炎則下體必重痺，骨焦自消。或因此遺精潮咳見紅，皆火氣之所使也。活人云：凡灸後燒針後症與火邪發狂者，同小柴胡加龍骨牡蠣治之。

膈寒肢冷而脈微。不可吐之者夭。膈上寒飲乾嘔，少陰病也。四肢冷，胃虧也。脈微，下虛也。誤吐內煩，損傷元氣，遂致不救者有之。若應吐而反溫之，則毒氣鬱結於胃而為發狂等症。

急下以救水存液之機甚微。傷寒熱氣入臓，流於少陰之經，咽路焦，口燥渴，腎水乾也。然病熱不已，目睛不和，亦腎水乾也。宜急下以救腎水。陽明發熱汗多，或已汗不解，腹滿痛，及狂譫不大便者，皆急下，以存胃液。傷寒脈弦而遲，弦為寒，遲為臓。脈大而緊，大為陽，緊為寒，俱謂之陽中伏陰，急下以分陰陽。又下利三部脈平，心下鞕者，內實也。下利脈遲而滑，或浮大，按之反濇，惡食者，皆胃有宿食也。但宿食忌巴霜，只宜大黃湯滌。

急溫以和陽止嘔之功非小。脈沉厥冷，膈上寒飲乾嘔，或時頭痛，皆寒氣上攻也。急溫之，三味參萸湯。內寒已極，厥逆吐利不渴，靜踡，陽和之氣欲絕，六脈若有若無，急溫之，四逆湯。

凡言急者，病勢已篤，將有變革，非若他病可以緩也。他如大汗出不止，汗後惡風，汗後煩燥，心悸，身痛，皆宜急用附子，加以桂枝芍藥之類。三陽脉遲，腹痛，建中湯當先施也。但一服中病即止，傷寒之藥皆然。

過經不解汗下從輕。傷寒六日傳經一遍，七日當解，再傳至於十三日以上不愈，謂之過經。汗下失宜，以致邪氣留連不已，神昏譫語，胸滿潮渴，隨其表裏症見而調之。或從輕再汗再下。如脉亂發躁，尺寸陷者危。如脉緩安臥，邪未淨者，正未復耳，參胡芍藥湯調之。有大便下利而脉和者，如醫以丸藥下之，停留餘熱。凡過經氣虛，或加異氣，宜與壞症參看。

尺遲暫補何忌。凡尺寸遲弱，血少也。不問風寒初症雜症，俱忌汗吐下，宜先以小建中湯或黃芪建中湯救脉，如素實者，小柴胡湯亦好，候脉不遲，方可施治。

發表攻裏溫裏之方。扶陽助陰抑陰之義。此陰陽指表裏言。病者為虛，不病者為實。表病裏和，則邪出於外，而為陽虛陰盛，故發表不遠熱，而用辛甘之劑，所以扶陽也。裏病表和，則邪入於內，而為陰虛陽盛，故攻裏不遠寒，而用酸苦之藥，所以扶陰也。若陰經自受寒邪，則為藏病，投陰陽氣將脫，急宜辛熱回陽抑陰。或曰，桂枝下咽，陽盛則斃；承氣入胃，陰盛乃亡。實實虛虛，損不足而益有餘，醫殺之耳。此汗下之機樞。

法以得中為貴。不及愈於太過。法謂汗吐下溫解五法，各有不同。汗有大汗發表、微汗解肌，後別輕重；下有急下、少與、微和、滲利，以分清濁；溫有兼補者；吐有宣涌、探引，或只寬利而不敢吐者；和解則一而已。或曰傷寒無補法，熱氣得補復盛，更復下之，是重困也。惟虛煩裏寒陰症，不在此例。得中者，五法淵中懸劑，太過者粗工猛進，不及者中工般縱從輕。凡傷寒汗下藥，一服中病即止，不必盡劑，與雜病不同。傷寒不過汗吐下三症，若用之得當，有何傳變？全在醫者精明審處之耳。

症有似是而非，不知寧可不治。傷寒題目未定之時，不知有無風濕勞役痰食等項相兼，似是而非，最宜詳辨，故不知者寧可不治。班固有言曰：有病不治，得中醫。淌一藥之誤，悔將噬臍。噫！古以醫藥救夭札，今以醫藥治其生，治生可也，而誤人於死，豈不與謀超者同哉。慎之慎之。

右一段論表裏陰陽汗吐下溫解五法

傷寒惡寒無汗，而手足微冷。霜降後春分前，人有衝斥道途，履霜踏冰，冒犯寒氣，即發為病，名曰傷寒。必先惡寒，頭痛甚，並無涕，其聲前輕後重，口中和，雖不食亦不惡食，手足不熱。病深重者必身痛發熱。冬月麻黃湯，輕淺者陶氏麻黃湯，虛者人參順氣散，三時羌活冲和湯，小柴胡湯通用。麻黃杏仁飲，此專辨無汗為傷寒，蓋風暑濕皆有汗，惟寒泣血無汗，至於和症傳變雜症，俱詳後段。

傷風惡風自汗，而手足微煩。傷風初症，惟頭痛口和，不惡食，與傷寒同，緣寒乃陰邪，風乃陽邪，所以傷寒疼而後能發熱，傷風即能發熱，傷寒手足微厥，傷風手足背皆熱，傷寒鼻無涕，傷風鼻流涕，其聲如自甕中出。傷寒面慘身痛，傷風面光身重。傷寒無汗惡寒，不惡風；傷風有汗惡風，不惡寒，甚者自汗出不止，洒洒惡風，復嗇嗇惡寒。冬月桂枝湯，自汗小便數者芍藥甘草湯，自汗小便利脚踡急者桂枝湯加參附，輕者柴胡桂枝湯，自汗渴而小便難者，邪漸傳裏，五苓散，自汗不渴者，邪在表，茯苓桂甘湯。三時防風沖和湯、柴胡桂枝湯，或敗毒散去茯苓，鼻塞通關散，通用柴胡半夏湯。古立六經傷風方，見後桂枝湯下。但三陰藥皆辛熱，似非傷寒家法。仲景治傷寒、傷風表症，分有汗無汗，裏症同於和解通利，更無分別，今詳桂附八物，恐亦風邪直傷陰分，其人素虛，或房室後傷風，則可若槩作表藥，誤人多矣。蓋傷風發表，辛熱不如辛溫，辛溫不如辛涼也。或疑六淫，仲景獨詳於風寒，而畧於暑濕，且不及燥火，何也？蓋暑火同氣，燥濕同源，風寒傳變六經，暑濕性偏着人五臟，壯者氣行則已，怯者乃着爲病，故耳。前所謂嗇嗇，不足也；洒洒洒淅也，皆惡風之貌。

治表裏急，治裏表急，陰同於陽爲兩感。兩感者，半入於陽，半入於陰，陰陽兩感，臟腑俱病。一日太陽與少陰俱病，頭痛爲太陽邪盛於表，口乾而渴爲少陰邪盛於裏。二日陽明與太陰俱病，身熱譫語爲陽明邪盛於表，不欲食腹滿爲太陰邪盛於裏。三日少陽與厥陰俱病，耳聾爲少陽邪盛於表，囊縮而厥爲厥陰邪盛於裏也。五臟六腑俱病，欲治表而裏急，欲治裏而表急，必死之症。但稟氣實而感邪淺者，或挾異氣，或挾風濕之類，猶可救療，所以仲景有治有先後，發表攻裏之說。法當審其表裏緩急虛實何如。如表裏俱急者，大羌活湯主之。如陽症陽經先受病，身體痛而不下利者爲表急，先以葛根麻黃發表，後以調胃承氣攻裏。如陰症陰經先受病，身體痛而下利不止者爲裏急，先用四逆救裏，後以桂枝救表。陰陽未分者，陶氏中和湯探之。古法一日太陽少陰，五苓散主之，頭痛加羌活防風，口渴加黃栢知母。二日陽明太陰，大柴胡湯。三日少陽厥陰，危甚，大承氣湯加川芎柴胡主之。活人不分陰陽，專用四逆、桂枝，先輩皆以爲誤。大抵兩感脉從陽可治，從陰難治。

傷風見寒，傷寒見風，脉不合症而相反。先傷寒而後傷風者，症傷寒也，而見傷風之脉；先傷風而後傷寒者，症傷風也，而見傷寒之脉。此乃榮衛俱實，故無汗而煩燥，大青龍湯。不煩燥者，桂麻各半湯，通用大羌活湯、九味羌活湯加人參、大棗，或神朮散、香蘇散。

三陽合病，自利而汗下，審在經入府。或一陽先病，二陽隨病，或二陽同病，或三陽同病，不傳者謂之合病。自利者，下利溏泄。三陽合病，寒邪甚而裏氣不和也。宜行下則利，氣逆上則嘔。太陽合陽明自利惡寒者，升麻葛根湯；惡熱者，白虎湯。太陽合少陽自利者，黃芩湯，嘔者正加半夏生姜。陽明合少陽自利，敢重小柴胡合升麻葛根湯。亦有宜下者，本太陽病因汗下滲亡津液胃府燥實轉屬陽明，謂之太陽陽明，脾約丸潤之。本少陽病因汗滲熱入胃府，大便燥者，大柴胡微下之。本陽明經病熱或傳入胃府，謂之正陽陽明，乃本經自病也，宜調胃承氣湯從中治之。蓋太陽少氣，少陽少血，惟陽明居二陽之中，氣血俱多，所以從中治陽明而不敢犯太陽少陽也。又三陽合病，面垢腹脹痛，身重難轉側，譫語遺溺，口燥不仁，大便難者，白虎加參湯主之，不可汗下，亦中治法也。〔有宜汗者，表症頭疼惡寒未除，為太陽尚未過經，尤宜發汗。如太陽陽明喘而胸滿者，麻黃湯；太陽少陽，麻黃湯合小柴胡湯，通用九味羌活湯加石膏、知母、枳殼。蓋在經則汗，過經則下也。

**三陽併病可汗而攻通必傳胃歸根。**併者，催併逼迫之意。始初二陽合病，後一陽氣盛，一陽氣衰，併歸一經獨重，初症亦不解罷。陽明併太陽者，太陽症未解，陽明症又至，麻黃湯合升麻葛根湯，如太陽症重，加太陽經藥，陽明症重，加陽明經藥。從此少陽併太陽者，太陽症未解，少陽症又至，麻黃湯合小柴胡湯。頭痛項強，眩冒，如結胸狀者，亦宜通用九味羌活湯。少陽併陽明者，為木尅土，難治，小柴胡湯合升麻葛根湯、柴胡升麻湯殺之。是併病在表者，皆可汗。若太陽症罷，乃入胃府者，謂之傳經，非併也，宜量體攻下。舊云三陰無合併三陽，然三陰亦有自相合併者，但非兩感，必無陰經與陽經合併之理。

**但聞疫癘能傳染。**疫疾如有鬼癘相似，故曰疫癘，又曰時氣。春應煖而反清，夏應熱而反涼，秋應涼而反大熱，冬應寒而反大溫，非其時而有其氣。凡感之者，即發頭疼身痛，寒熱，一方長幼病皆相似。治與傷寒微異者，春清責肝，升麻葛根湯；夏熱責心，三香散、調中湯；秋濕責肺，白虎加蒼湯、茵陳五苓散；冬寒責腎，姜從湯、甘桔湯；土旺四季，隨經取之。治與傷寒同者，表症敗毒散，半表裏小柴胡湯，裏症大柴胡湯。挾內傷者，宜補宜散宜降，人中黃丸是也。經曰：疫氣不拘於診，更當於運氣求之。凡疫家用麻油服之，或燃麻油并雄黃、硃砂末探入耳鼻內，最能辟穢毒之氣。遍滿鄉村，善用如意丹亦妙。

**豈知正氣亦多愆。**經曰：春氣溫和，夏氣暑熱，秋氣清涼，冬氣冷冽，似傷寒為毒者，以其最成殺厲之氣也。其有傷於四氣，留在何經而發何病。大槩春傷於風，夏必飧泄；夏傷於暑，秋必痎瘧；秋傷於濕，冬必咳嗽；冬傷於寒，春必痎瘧，痎者二日一發，瘧者一日一發。秋傷於濕，不即發者，及冬風寒相搏，痰涎生而為咳嗽。冬傷於寒，不即發者，及春溫氣相搏，變為溫病。是四時正氣亦能愆和如此，皆同發動之時，逆推致病之源，非受傷之時，須擬今日之病，故有久而消散不成病者，豈可執一論哉！但稍覺氣淫於內，心腹不快者，不換金正氣散加減，以正胃氣。

**春變為溫夏變為熱。**溫病者，春分病，有太陽病，發熱咳嗽，身痛口渴，不惡寒，其脈弦數不緊，右手反盛於左手，蓋怫熱在內故也。或散在諸經，各取其經而取之。熱病即與溫病同，但發在夏至後，脈洪數，熱渴更甚耳。雖因冬時受寒，伏於肌骨，然人身隨天氣化，春分則寒變為溫，夏至則寒變為熱，所以傷寒惡寒而不渴，溫熱不惡寒而渴。不惡寒則病非外來，渴則自內達表，熱鬱腠理，不得外泄，乃後還裏然是裏多表少間有惡寒者乃胃非時暴寒或溫暑將發又受暴寒非冬症之甚也法當治裏熱為主而解肌次之亦有專治裏而表自解者誤下猶可誤汗則變為嘔噦狂斑而死蓋溫熱在經而不在表安可例用傷寒汗法惟兼暴寒者乃可表裏雙解亦不敢用冬月辛溫之藥○春溫表症天溫升麻葛根湯天寒柴胡桂枝湯太陽合少陽敗毒散合小柴胡太陽合陽明敗毒散合升麻葛根陽明合少陽升麻葛根湯合小柴胡湯半表裏小柴胡症裏大柴胡重者一時表裏俱發防風通聖散表裏俱熱大便自利者柴苓湯加山梔木通虛煩竹葉石羔湯變雜症悉同傷寒○夏熱表症太陽九味羌活湯汗後煩渴脉洪大背惡寒者白虎加參湯益元散裏症大柴胡重者一時表裏盛發雙解散熱病脉細無力足冷已得汗而躁盛者此陰脉之極也必死詳溫暑門

**晚發疑為秋病質諸高明**○先輩云清明至夏至前太陽病者謂之晚發比之溫病稍輕蓋以感之輕者發之早感之重者發之遲從立秋至霜降有患太陽症者亦名溫病治法同溫熱但加燥劑於解肌藥中裏症一同傷寒但既以三月至夏至為晚發春分前又為正傷寒不知春溫在於何月更考三月至夏至前名為春溫則晚發當屬於秋矣立秋前後病者因濕熱而發處暑後病者因燥熱而發庶乎四時六氣備而不混而治之各隨其時耳大槩表症九味羌活湯播于升麻湯裏症大柴胡湯加生地或導滯通幽湯變雜症者隨宜施治

**冬溫總是時行加乎調變**○冬有非時之煖名曰冬溫與春秋暴寒暴溫總謂之時行氣與傷寒相似但脉不浮耳治法大同春溫表症萎蕤湯九味羌活湯入裏加大黃重者雙解散輕者加減調中湯

**靜而得之為中暑動而得之為中暍**暑暍皆自汗煩渴脉虛面垢昏倦靜而熱傷心脾為中暑與夏熱病相似但熱病脉洪緊中暑脉細數而沉動而熱傷太陽為中暍脉浮似夏傷風但汗出惡風身熱而不渴者傷風也汗出惡寒身熱而渴者中暍也加之身痛且重者必夏月傷冷或澡浴水行皮中所致○中暍心腹疼痛霍亂吐瀉轉筋甚則發厥昏悶香茹散痰逆惡心惡寒者橘皮竹茹湯汗多渴而不惡寒者竹葉石羔湯暑濕相搏身痛頭痛煩渴惡心尿赤者五苓散濕盛胸滿者瓜蔕散吐之若小便已洒然毛聳口開前板齒燥黑肢厥小勞身即熱者表裏俱病也白虎加參湯有濕者白虎加蒼湯和之切忌汗下針灸汗則惡寒下則內虛變淋灸則動火發熱○中暑發熱煩躁口渴者小柴胡湯加香茹瀉利口渴者香茹散合四苓散元氣素弱脉虛身倦者清暑益氣湯昏憒不甦者蔥餅熨臍

**暴寒寒疫與伏藏已變之寒自是情違**○春分至秋分暴寒曰寒疫非冬月傷寒比也三月四月或有暴寒陽氣尚弱為寒所折病熱猶輕五月六月陽氣已盛為寒所折病

熱則重七月八月陽氣已衰為寒所折病熱亦微傷之者其病與溫暑相似而治則殊者蓋溫暑伏寒自內而發寒疫自外而入宜調中湯為主隨時氣候寒熱輕重而以辛涼辛溫之藥加減蓋折者折抑陽氣鬱而為熱也感之輕而陽氣不為所折未至發熱者當於感冒藥中求之

暴溫溫疫與過經不除之溫皆難發汗。春三四月間暴熱傷之者亦名溫病傷寒汗下過經不解者亦名溫病但當隨各經見症治之皆不宜汗下暴溫梔子升麻湯九味羌活湯過經和解散參胡芍藥湯

風溫喘渴多睡四肢不收苦癱。太陽病發汗則身涼如發汗身猶灼熱者乃風溫也當春溫氣大行又感風邪所致惟風傷衛四肢緩縱不收若癱瘓然惟溫傷氣氣昏而鼻息不利語言蹇澀身熱自汗多眠治在心火肝木二經忌汗下針誤汗則身必灼熱其則煩渴譫黃下則遺溺針則耳聾惟清解肌表為佳宜葳如湯敗毒散或小柴胡加桂枝微汗之渴甚者瓜蔞根湯痰喘者金沸草散加杏仁細辛五味子誤汗防己黃芪湯救之譫語獨語及直視遺尿者難治

濕溫胸滿妄言兩脛逆冷如雪。夏月先傷濕而後傷暑名曰濕溫濕與熱搏兩脛逆冷甚則遍身亦冷胸滿頭痛壯熱自汗若再發汗令人啞聾身變青色不語名曰重暍必死治在心火脾土茯苓白朮湯濕勝溺澀便利者五苓散除濕湯脈滑者朮附湯暑勝壯熱二便澀者香茹散六和湯便閉渴譫白虎加蒼湯

風濕頭汗身重而大便難。先傷濕而後傷風風先上受濕先下受風濕相搏風在外而濕在內大汗則其氣暴而內邪不能出故風去而濕在濕流入裏則病重微汗則其氣緩而內外之邪俱去或濕症去而頭症未去者不久自解寒邪身痛麻杏意甘湯體痛發熱小便不利麻黃湯加蒼朮肩背脊膂強痛者羌活勝濕湯腫痛微喘杏仁湯汗多漢防己湯虛者身重難以轉側桂枝湯加白朮身重昏迷自汗失音下利不禁者白通湯加白朮甘草身病小便不利者甘草附子湯身重走痛者小續命湯去麻黃附子熱而重痛煩渴者敗毒散去柴胡人參加瓜蔞根小便自利及下利不止者死

寒濕頭汗身痛而大便泄。傷寒無汗寒濕相搏而有汗不能遍身惟在頭耳身背強者表不利也症與風濕相似滲濕湯主之帶表五積交加散裏寒理中湯加附子寒多浮腫朮附湯妙

中濕二便乖而黃熏於肌膚。濕即水也東南卑下風雨襲虛山澤蒸氣人多中濕濕在經則日晡發熱鼻塞在關節則一身盡痛在臟腑則清濁混而大便濡泄小便反澀腹或脹滿濕熱搏則遍身黃如熏色輕者面目微黃而已誤下則為喘噦誤汗則發痓而死惟利小便為佳五苓散除濕湯主之小便不利大便反快者甘草附子湯二便利不發黃者朮附湯身痛鼻塞者黃芪建中湯中





上海埽葉山房校印

氣堅滿瘧閉者厚朴湯加葶藶發黃見後

濕痺三氣合而痛歷乎關節痺者痛也太陽病脉沉而細關節煩疼皮膚麻木自汗者防己黃芪湯無汗者五積交加散主之蓋濕氣四時有之兼風兼熱兼寒者隨症加減濕病古云三種實亦五種

寒濕重感成痓痙發時可驚太陽病純傷風純傷寒則不發痓惟先傷風而後又感寒或先傷風而後又感濕過汗俱能發痓重發太陽汗大發濕家汗皆能發痓外症寒熱類傷寒但脉沉遲弦細搖頭露眼口噤手足搐搦頭項背反張如發癇終日不醒為異風性勁為剛痓因重感寒或冷故無汗宜葛根湯加羌獨活防風濕性緩為柔痓因先傷風故有汗宜桂枝湯加天花粉葛根其或痰塞氣盛則南星半夏白花以消痰枳實陳皮紫蘇以順氣痰消氣順然後分剛柔治之通用小續命湯有熱去附子自汗去麻黃剛痓二三日仰而壯熱胸滿如結胸狀便閉脚踡卧不着席者大承氣湯下之輕者敗毒散小柴胡湯柔痓二三日不痓汗多厥冷筋脉拘急者附子防風湯時發時止危者附朮散又有剛柔不分之痓身熱譫語似剛微厥便滑似柔宜小續命湯加生附子有汗下後乍靜乍燥偏左眼左手足搐搦者少陽痓也小柴胡加防風又血虛之人及產後傷風過汗破傷風症發痓俱不可純作風治四物湯加防風或八物湯去茯苓加黃芪羌活防風救之凡痓脉如雨濺散出指外者立死又戴眼反折瘈瘲汗出如珠或反張離席一掌許小兒離席二指許者皆死風熱痰火虛痓見雜病

寒氣重感變溫瘧發久則截傷寒汗吐下後餘熱未淨重感於寒而變瘧或過經舊熱未解新感六淫之氣而變瘧皆曰溫瘧者但先熱後寒故也寒多熱少或單寒者太陽邪變也柴胡桂姜湯熱多寒少或單熱骨節煩疼者陽明邪變也白虎湯加桂寒熱相等或先熱者少陽邪變也小柴胡湯渴者去半夏加天花粉知母寒熱大作戰慄汗出不散者太陽陽明合病也桂枝石羔湯服此後瘧愈甚者三陽合病也恐傳入陰經急用桂枝黃芩湯如傳入陰分從卯至午發而嘔吐大便閉者大柴胡湯下之從午至酉發而腹滿便閉者大承氣湯下之從酉至寅發而欲狂喜忘便黑者桃仁承氣湯微利之不敢下者梔子升麻湯傷寒與雜病瘧不同在此間有挾痰與食積嘔吐不食者二陳湯對金飲子尿澀煩渴或因瘴氣不伏水土者五苓散俱加黃芩柴胡此等瘧與雜病無大異日久勢發稍緩則截之痰歛在上膈欲吐不吐者瓜蒂赤小豆雄黃等分為末水調五分服之以吐為度或祛邪丸亦好久不愈者勝金丹老瘧丸以消之

霧露中於下焦名曰渾霧露中於上焦名曰潔陰脉緊者霧露濁邪中於下焦少陰之分故曰渾因表虛裏微遂使邪中於陰為慄令人足脛逆冷便溺妄出或腹

痛下利宜理中湯四逆湯熱藥以散其邪○陽脉緊或帶澀者霧露清邪中於上焦太陽之分故曰潔令人發熱頭痛項強頸攣腰痛脛痠宜九味羌活湯加藁本或惡寒欲吐者藿香正氣散五積散仍量加藁本○陰陽脉俱緊者上下二焦俱中邪也必吐利後脉不緊手足溫則愈若吐利後脉遲不食者脾胃虛而內停水飲也若脉陰陽俱緊口中氣出唇口乾燥踡卧足冷鼻涕出舌上胎滑勿妄治也又有陽病上行極而下陰病下行極而上上下必於中焦於是三焦溷亂內外氣塞以致上為口糜溫嘘下為小便黃大便血凝如豬肝熱氣勝而脾胃不運榮衛凝滯則生瘡癰虛寒甚者脾胃獨弱下焦不約清便下重臍築厥痛而死蓋臍為生氣之源築痛生氣已絕

水症多嘔咳而頭汗惟在表也則身熱而心胸怔悸惟在裏也則身涼而脇腹堅滿。水陰也寒也或因飲食生冷或因洗浴渴度內熱者得之即自消爍內寒者得之即自停蓄傷寒表熱與水氣相合者發熱怔忡乾嘔喘嗽小腹滿小便不利小青龍湯半表裏症但頭汗出身無大熱心下滿揉之汩汩有聲者謂之水結胸小半夏湯甚者大陷胸丸下之或傷寒厥而心下悸乾嘔飯逆者茯苓桂甘湯赤茯苓湯裏寒與水氣相合者四肢疼痛腹痛嘔泄小便不利玄武湯甚則成痺脇鞭者十棗湯表裏俱見渴欲飲水水入即吐者名曰水逆五苓散滲之若病在陽宜汗而反以水潠面閉熱肉上粟起欲飲水而不渴者單用文蛤為末沸湯調服方寸匕流入皮膚浮腫者牡蠣澤瀉湯五苓散防己黃芪湯朮附湯選用

黃疸俱口渴而煩汗蓄熱發者則溺澀而大腹脹膨蓄血發者則溺清而小腹急結。經曰濕熱相交民病癉癉即黃單陽而無陰也傷寒發黃雖不二皆因內熱而誤用溫藥或被火攻太甚或失汗下與滲以致陽明經中無熱而見真色於肌膚謂之瘀熱發黃頭汗作渴小便不利色黃而明茵陳湯茵陳三物湯陶氏茵陳湯有濕熱鬱而發黃者身痛發熱色黃而晦茵陳五苓散有寒濕發黃者太陽病寒濕在裏發汗過則寒去而濕在麻黃連軺赤小豆湯身痛鼻塞者急用後瓜蒂搐鼻法內服茵陳五苓散頭痛甚者神朮散加茵陳有中濕發黃者一身盡痛誤汗則眼目俱黃茵陳五苓散梔子柏皮湯防己黃芪湯身體煩疼者麻黃湯加蒼朮有傷風發黃者易饑鼻乾腹痛潮熱咳嗽小柴胡加茵陳如嘅加茯苓甚者用大柴胡加之往來寒熱者小柴胡加山梔茵陳有內傷中寒發黃者脾胃素虛或傷冷物停滯不散或嘔逆腹滿或大便自利理中湯加茵陳枳實青皮腹脹食不能飽欲作穀疸者五苓散加茵陳有陰症發黃者四肢逆冷脉沉或陰盛發躁四逆湯加茵陳有結胸發黃者心胸滿鞭按之痛不可近大陷胸湯加茵陳有痞氣發黃者心下滿鞭按之不痛半夏瀉心湯加茵陳痞結消則黃自愈大抵發黃與治濕相似輕則滲利和解重則大下水利黃自退矣非但寸口無脉鼻氣冷為不治形如烟薰黑色搖頭直視環口黧黑柔汗發黃脾臟氣絕也凡初發黃先以口含水用瓜蒂末一字搐入鼻中吐出黃水內服茵陳五苓散或酒蒸黃連丸外用生姜



上海埽葉山房校印

同茵陳梔爛遍身擦之。〇諸發黃皆小便不利，惟瘀血發黃小便自利。凡瘀血與瘀熱外症俱頭汗作渴脉浮數，但熱結下焦則熱耗津液而小便不利；血結下焦則熱但耗血而不耗津液，故小便自利。治詳後瘀血。

右一段論正傷寒名義。曰傷寒，曰傷風，曰傷風見寒，曰傷寒見風，曰合病，曰并病，曰兩感，曰中霧露，曰中暑暍，曰熱病，曰晚發，曰痓痙，五種濕病風濕、濕溫、寒濕、中濕、濕痺，五種溫病春溫、風溫、溫疫、溫瘧、溫毒發斑，附水症、黃症，乃傷寒之大關鍵也，故并提之。共二十四種，濕溫居半，可見濕熱為病最多。

虛煩頭身不痛，無寒而脉鮮緊。虛煩者，七情人慾以致腎水虛而心火煩燥，或雜病後餘熱未淨而煩，或勞役氣衰火旺而煩，或陰虛相火動而煩，有類傷寒。初症外亦發熱，但頭身不痛，脉不緊數為異。雖陰虛亦惡寒而不甚，脉亦能數而無力。大槩病後虛羸少氣，煩燥欲嘔者，竹葉石羔湯；輕者，小柴胡湯；痰逆惡心者，橘皮竹茹湯；陰症內寒外熱，肢節痛，口不煩而虛者，陰旦湯；服涼藥後脉愈大而無力，熱愈甚而燥渴者，單人參湯，或人參黃芪煎湯下五苓散；勞役氣虛者，補中益氣湯；陰虛者，四物湯加知母、黃柏；脾胃弱者，三白湯；驚悸痰盛者，溫膽湯；心神不安者，硃砂安神丸；婦人新產扶血虛煩者，四物湯加人參、淡竹葉、麥門冬、甘草。表虛忌汗，裏虛忌下，但宜平和之劑調理。千金云：虛煩不可太攻，熱去則寒起。若用傷寒汗下重劑而治虛煩，重則津竭而死，輕則內消盜汗，變為癆瘵。傷寒有未經汗吐下而煩者，胸滯膈實煩熱；有已經汗吐下而煩者，胸滿煩燥懊憹，見各條。

痰症頭項不痛，寒熱而寸多浮。痰者，津液所化，風傷肺，濕傷脾，凝濁而生。外症頭項皆和，惟寒熱類傷寒耳，而起使胸膈滿悶，氣上衝咽，寸浮為異。有熱者，參蘇飲、金沸草散、柴胡半夏湯；無熱者，二陳湯、溫膽湯，通用導痰湯；有痰結胸者，鶴頂丹、枳梗二陳湯；有痰上攻，非次頭疼者，瓜蒂散吐之。

食積心腹滿悶。外症頭痛發熱惡寒，全類傷寒，惟身不痛，心腹飽悶，噯噎嘔逆，右脉弦盛為異耳。百症云：頭痛而惡心，身不痛者，食積也；頭痛而身疼痛者，傷寒也。食在上脘，胸滿惡心欲吐，實者瓜蒂散吐之；食在中脘，痞脹欲嘔，有熱者，二陳湯加黃連、生姜、烏梅，或陶氏平胃散；腹痛欲瀉者，胃苓湯；寒者，治中湯；心腹滿痛不大便者，大柴胡湯下之。〇又有夾食傷寒，謂之太陰積症，表症，藿香正氣散或五積散去當歸、麻黃，加人參、蘇葉；有表復有裏者，桂枝加大黃湯；表症已罷，但裏實滿者，小承氣湯。凡傷寒下後六七日不大便，煩熱腹滿而痛，胃中有宿食故也。若中寒夾食，即見吐利厥逆、霍亂等症，急用理中湯加枳實，或四逆湯救之。凡夾食脾胃已傷，不可輕易汗下。

**脚氣膝脛軟疼**，脚氣由風寒暑濕四氣蒸於足，循經入臟之深而發，則以漸，非若四氣中人雖淺而弱也。又症全類傷寒，凡有六經傳變，一如太陽頭疼身熱云云，直至厥陰煩滿囊拳。又有合併二病，但初起脚膝軟弱，頑痺轉筋，赤腫為異耳。如太陽症見外踝循京骨至小指外側背痛者，隨四氣偏勝發散，麻黄湯加防風、羌活、細辛、葛根、白朮、茯苓、防己，或敗毒散合檳蘇散。陽明症見髀膝外廉下入中指內痛者，隨四氣偏勝微利，大柴胡湯加羌活、細辛、杏仁，或升麻葛根湯合檳蘇散。少陽症見諸足指節痛者，宜和解，小柴胡湯去參加防風、葛根、細辛、白朮、茯苓、麥門冬、乾姜、小草。三陽合病，拘攣便閉者，合前三方加減而服，名左經湯。或專入足太陰經，症見股膝內廉足太指端內側痛，或浮腫者，苦桂附湯加防己、白朮、茯苓。少陰經症見足小指下連足心，廉股內痛，衝胸不食，面黑溺澀，小腹不仁者難治，八味丸溺之。厥陰經症見足大指連內廉，髀腹脹痛，脚攣乾嘔者，養真丹。如足三陰攣痺緩弱，上攻胸脇肩背，下注脚膝足心熱者，濕腿丸。要之風多入肝，病筋走注，脈浮無汗，小續命湯加獨活；風毒腫毒，排風湯、檳榔散。筋急攣痛，既濟定痛散。濕多入脾，病內重著，行起忽倒，或腫，除濕湯；痰多者用此湯吞青州白丸子。暑多入心，病氣喘悶煩躁，所患必熱，敗毒散加大黄。寒多入腎，病骨攣急掣痛，所患必冷，五積散、越婢湯加木瓜。通用千金續命湯。滯氣飲子、烏藥順氣散。煩燥者，竹瀝飲之。便閉者，三和散、脾約丸。毒氣衝心作痛者，蘇子降氣湯下養正丹，或吳萸煎湯刺入姜汁救之，死在旦夕。彝常春夏，檳蘇散加川楝子；熱腫赤者，敗毒散加木瓜、蒼朮；秋冬，五積散加木瓜、檳榔、牛膝、吳萸。最忌補湯淋洗、草藥攤罨。其症有因於氣、因於飲食及丹石者，不可不知。

**瘀血昏忘如狂，胸脇小腹不快。**血乃人身河渠，貴流通而不貴凝滯。或當汗不汗，津液內滲；或不當汗而汗，津液內竭；或利小便過多，以致血熱化為惡瘀；又或其人素有跌撲閃剉，善思善飲，過食煎炒，以致血熱瘀滯。蓄於上焦則衄血善忘，甚則昏迷，良久乃甦，或胸脇腹皆滿痛，譫語昏憒，謂之血結胸症；蓄於中焦則頭汗作渴發黄；蓄於下焦則如狂，便黑，小腹急結，按之則痛，其脈必芤濇。外症寒熱全類傷寒。太陽症則如狂，陽明症則善忘，少陽症則寒熱似瘧。大槩治上，犀角地黄湯；治中，桃仁承氣湯；治下，抵當湯丸。然必症重脈數，方可抵當攻之；症輕脈微，通用犀角地黄湯加青皮、芩連、大黄，或小柴胡湯加桃仁、生地，兼梔子、茵陳。一切血症皆此治法。不易傷寒有用承氣大下不解，反便堅善食者，瘀血也。凡病日輕夜重，便是瘀血。所以打撲傷損症亦類傷寒。

**瘡毒飲食如舊，掀發腫痛可求。**凡患癰疽發背疔瘡，一切無名腫毒，初起寒熱，全類傷寒，但傷寒不食，瘡毒飲食如常，且身有紅腫掀痛處可驗，不可妄施汗下，宜外科法治之。○俗呼流注傷寒。流者行也，注者住也。血氣流行，遇寒邪則凝澀結如堆核，大者如拳，小者如李，初起寒熱，全類傷寒。未潰者宜敗毒散合涼膈散加金銀花，已潰者托裏散，不可作正傷寒治之。○俗呼赤膈傷寒，胸膈赤腫疼痛，寒熱頗類傷寒，非正傷寒也。宜荊防敗毒散合小陷胸湯，裏實者防風通聖散。

痘疹尻足當時冷。凡幼稚及年長之人，忽類傷寒症，如未患痘疹，尻足中指皆冷，宜從痘症初熱條治之。

勞發痰火待日過。素有痰火，畧有勞動，便發寒熱，全類傷寒。輕者將息週日自愈，重者頸腋膊胯之間，遂結核腫硬，或消下，次遇勞又發，治宜八物、二陳湯加降火和解之藥。

外感疎泄勿甚。舊謂傷為中，感冒為傷，今悉分之。正恐人以傷寒重劑而治感冒輕病，變生異症。蓋感寒雖亦惡寒，而慘其頭疼發熱，不如傷寒之甚，脉多沉遲；感風雖亦惡風鼻塞，其發熱等症亦不如傷風之甚，脉多浮數。大槩未發熱者，感寒香蘇散，感風蘇葛湯、古蒼朮散；已發熱者，九味羌活湯之類，熱服，肌體微潤即愈。尋常體薄多痰之人，只於原服藥中加生姜、陳皮，或寒用二陳湯，風用三白湯。加減詳見雜病。

內傷補益兼投。外感挾內傷者，素胃風寒未發，加之飲食勞倦，觸動外症，全類傷寒，但左手人迎及關脉大於右手氣口一二倍，此外感重而內傷輕也，治以九味羌活湯去蒼朮、生地，用白朮，隨六經見症加減。如內傷脾胃外感寒邪者，藿香正氣散、人參養胃湯；如內傷飲食外感風寒者，平胃散加黄連、枳實，便閉加桃仁、大黄；如內傷生冷外感風寒者，五積散。○內傷挾外感者，先因飲食勞役過度，身痛腰腿酸軟，而其體已解㑊，又感冒風寒，外症全類傷寒，但右手氣口及關脉大於左手人迎一二倍，此內傷重而外感輕也，治以補中益氣湯或調中益氣湯，隨六經見症加減，誤作傷寒大發其汗者死。○內傷房室又感風者，玉屏風散或加桂枝、白芍；內傷房室又感寒者，川芎湯；風寒兩感者，玉屏風散合川芎湯。體薄者通用十全大補湯，少加防風、羌活、細辛、白芷；肢冷者加姜、附；陰虛者八物湯加陳皮、炒乾姜。不可誤用風寒燥藥，愈虧腎水。○內傷虛損，四肢無力，發熱亦類傷寒，但必兼盜汗、遺精、白濁為異。內傷衛虛惡風，榮虛惡寒，亦類傷寒，但必密室則不惡也。內傷陰虛火動，惡寒非寒，惡熱非熱，但體清瘦，脉無力為異。內傷大渴，體熱，脉洪大，似陽明中熱白虎症，但脉無力耳。內傷長夏困倦，似外感濕熱，或發熱頭疼，似溫暑病。已上俱宜補中益氣湯或四物湯、四君子湯加減，詳內外傷辨及雜病各條。○解㑊出內經，解者，肌肉解散；㑊者，筋不束骨。其症似寒非寒，似熱非熱，四肢骨節解散，怠惰煩疼，飲食不美，或因傷酒，或中濕，或感冒風寒，或房事過多，或婦人經水不調，似砂病而實非砂也。治宜通其氣血，疎其腠理，以內傷兼外感藥調之。輕者從俗刮砂，刺十指及委中血。砂症類傷寒，見雜病蠱瘴。

右一段論類傷寒名義。舊以痰飲、虛煩、脚氣、食積、癰毒、瘀血、勞發、痘疹八症大類傷寒，新增感冒、勞傷，共成十症。要之百病皆類傷寒，不可不知。

正類傷寒如斯，傳變傷寒何謂？嘗聞傳陽則潮熱自汗，便閉溺澁，腹滿口渴，發狂譫語，甚則發斑，嘔血喘急。

**能升牆屋。纔陰則厥冷吐利不渴靜蹤。甚則咽痛鄭聲。欲坐井地。請以初症言之。**

**頭痛三陽所主，而濕痰暑塞胸煩。**太陽表症，頭痛自顛頂連兩額太陽穴者，分有汗無汗治之。若頭痛如破者，急用連鬚葱白湯姑止之。陽明表症，額痛連目齒，葛根葱白湯、葱豉湯。陽明裏症，晡熱汗多頭痛者，調胃承氣湯。陽明症汗多煩渴，脉洪頭痛者，白虎湯加白芷。少陽症頭角痛連耳，往來寒熱者，小柴胡。濕家鼻塞聲重頭痛者，令病人先噙水一口，勿嚥，次將瓜蒂散一字入鼻內，搐出黃水為度。痰涎頭痛難當，胸膈煩滿欲吐，寒熱者，瓜蒂散吐之。凡顛痛連腦，痛甚，手足俱寒者，治之。

**顛痛厥陰所司，而腳脊從足至頸。**三陰無頭痛，太陰、少陰脉至頸胸而還，惟厥陰上系與督脉會於顛頂下顛額，連目出額，必兼乾嘔吐沫，卻無身熱，亦與陽症不同，三味參萸湯主之。輕者，小建中湯。若厥陰得浮脉，則陰病見陽易愈。若脉沉痛入泥丸，手足冷，爪甲青者，謂之真頭痛。有上症而連齒痛者，屬少陰厥症，俱不治。然風溫在少陰，濕溫在太陰，而反頭痛，至陰毒及太陽少陰兩感，亦有頭痛，不與陰症無頭疼相反耶？然少陰雖有反熱而無頭疼，厥陰雖有頭疼而無身熱，且頭疼終不如陽經之甚。若身熱頭疼兩全者，則屬陽症。

**項強連背邪初臨。**項硬而不能左右回顧，太陽初症。表實無汗，葛根湯；表虛有汗，桂枝湯加葛根。若誤下，邪氣乘虛入裏，反結胸而項強，又不解，謂之結胸項強，大陷胸湯丸兼理中丸，或四逆湯服之。所以陰毒初病亦有項強，俱以熱藥治之，正陽散、附子湯是也。

**項強連脇邪亦猛。**項強連脇下滿者，小柴胡湯。又有風濕項強、痓病項強，見本條。

**頭眩有風有虛。**未經汗下而眩者，邪漸入裏，表虛故也。頭目俱眩者，太陽併少陽，陽風也。時時目眩口苦者，少陽風邪盛也，俱小柴胡湯主之。頭眩善食不惡寒者，陽明風邪也，茯苓桂甘湯。已經汗下而眩者，裏虛也。汗溺不止，心悸身搖，暢瞤或發熱者，玄武湯。虛煩頭眩，心下痞滿，脅痛，氣上衝咽，身戰筋惕成痿者，茯苓桂朮甘草湯。經曰：下虛則厥，上虛則眩。所以婦人經水適來易病，真元虛歉，皆令頭眩。闇有痰火上衝者，輕則起兮昏眩，重則臥亦旋轉，危哉。

**鬱冒不仁不省。**鬱乃氣不舒，冒乃神不清，俗謂之昏迷也。經曰：諸虛乘寒則為厥，鬱冒不仁，言寒氣乘虛中人，如物蒙罩其首，恍惚不省人事，比之眩昏更重。太陽少陽病頭痛眩冒，時加結胸痞硬者，人參三白湯加川芎、天麻。吐下虛煩，氣衝眩冒，身搖者，茯苓桂朮甘草湯。少陰症脉沉遲，面微赤，身微熱，下利清穀者，必鬱冒汗出，理中四逆湯、甘草乾姜湯選用。血虛者，人參養榮湯加天麻。如下利止，頭

醫學入門　卷四　初症　上

上海埽葉山房校印

眩時時但冒者難治。太陽病下之不愈，因復發汗，表裏俱虛，其人必冒，汗自出則表和而愈。又痰飲鬱冒嘔逆者三生飲；風濕頭重眩暈者芎朮除眩湯。又有頭重二症，太陽不能舉者宜發散；易病不能舉者宜補真元。婦人新產血虛挾寒必冒，見產後。

身惡寒有熱無熱陰陽班班

惡寒非寒熱之寒，身雖寒熱亦欲近衣，却不可過覆及近火氣，則寒熱相搏。寒不可遏。經曰：發熱惡寒者發於太陽也，乃陽症之表；惡寒無熱惡寒者發於太陰也，乃陰症之裏。惡寒在陽則脈浮數，宜發汗；在陰則脈沉細，宜溫中或下。症悉具，但有一毫惡寒者，為表邪未盡，須先解表，候不惡寒乃可攻下。時時嗇嗇惡之甚者屬太陽，乍止乍惡之微者屬少陽。陽明不惡寒反惡熱，惟太陽合病在表則亦惡寒。若少陰症惡寒而踡，脈沉細，無頭疼，無項強，厥冷自利，煩躁，脈不至者死。

背惡寒口和口燥虛實井井

風寒客於表分，當一身盡寒，今但背惡寒者何也？蓋背為陽，腹為陰，又以背為五臟所系，是以背惡寒也。寒邪在裏，不能消耗津液，故口中和，此屬少陰，宜附子湯。熱邪陷內，消耗津液，故口中乾燥，全無滋味，此屬陽明併三陽合病，但宜白虎湯。中暑及暑月傷冷，陰氣乘陽，亦有背惡寒者。

惡風可解而漏汗溺澀當溫

惡風者，或當風或用扇則怯風吹，居密室則不惡也。且三陰無惡風症，悉屬陽經。無汗者當發其汗，有汗者當解其肌。若裏症甚而惡風未罷者，尤當先解其表而後攻其裏也，桂枝湯加葛根主之。汗漏不止及弱澀，四肢拘急難以屈伸者，宜桂枝附子湯。凡汗不止者必惡風，煩躁不得臥，先服防朮牡蠣湯，次服小建中湯。惡風項強，脇滿，手足溫而渴者，小柴胡湯。汗吐下後惡風大渴者，白虎加參湯。惡風壯熱者，參蘇飲、防風沖和湯。風濕相搏，惡風身疼，小便不利者，甘草附子湯。身重惡風者，防己黃芪湯。

發潮可通而氣逆脈虛忌冷

似潮水之有信，一日一發謂之潮，必日晡而作者，陽明旺於未申故耳，宜諸承氣湯選用，或大柴胡湯。有不可下者，脈浮於弦，嘔噦飢逆，氣逆上，微溏惡寒。發熱非日晡所發，是謂其熱不潮。或潮於寅卯者屬少陽，潮於巳午者屬太陽，為邪未入胃，俱宜小柴胡和之。又日晡發熱，脈虛者亦不可下，宜桂枝湯微汗之。若結胸潮熱，脈浮者屬太陽，大陷胸湯。陽明陽風，腹滿身黃者，麻黃連軺赤小豆湯。冬陽明潮熱，黃芩湯。吐下後不解，如見鬼狀，循衣摸床，微喘直視，脈澀者死。

似瘧作止有時太陽陽明厥陰

似瘧非瘧，作止有時，或日再發，或二三日一發，非似潮單潮而無寒，亦非若寒熱往來之無定也。太陽症二三日似瘧，寒多，脈浮洪者，桂枝湯或桂枝二麻黃一湯。陽明症似瘧，汗出，日晡發熱，脈浮者，桂枝湯；脈實者，承氣湯。熱入血室似瘧，小柴胡湯主之。厥陰症似瘧，一日二三發，脈浮緩者為裏和，自汗而愈。凡感冒之人，忽覺毛寒股慄，筋節拘攣，百體歛搦。

嘔不欲食其寒不可禦未幾復轉而發熱者皆似瘧狀不必脈弦隨所見症與脈而以小柴胡湯和解此即溫瘧也

**熱多寒少三症弱。脈遲同等。**一症脈弱者亡陽也不可正汗及吐下桂枝二越婢一湯以微汗之一症脈遲者血少也先以黃芪建中湯養血俟脈不遲乃以小柴胡湯和之一症脈陰陽同等微浮微緩不嘔清便自調此不待藥汗而自愈也若面赤身痒脈濇者桂麻各半湯必待微汗而後愈通用柴陳湯熱多加川芎前胡寒多加川芎草菓若寒多熱少不煩燥而脈浮緩者乃傷寒見風脈也或面色不澤兩手無脈者乃麻黃附子細辛湯症也

**往來寒熱正是半表半裏之情。**經曰陰氣上入陽中則惡寒陽氣下陷陰中則發熱此陰陽相乘之病也若太下陰微發熱大汗陽微惡寒乃醫之誤也大要陽不足則陰邪出於表而於陽爭則陰反勝而為寒陰不足則陽氣入於裏而與陰爭則陽反勝而為熱若邪入而正氣不與之爭則但熱而無寒矣陽不足則先寒陰不足則先熱表邪多則寒多裏邪多則熱多半表半裏寒熱相等乍往乍來而間作也若不嘔清便脈浮者猶當解表口渴尿赤脈實者大柴胡湯心煩喜嘔胸脇滿而不欲食者小柴胡湯熱多者加柴胡寒多者加桂枝汗下後柴胡症不除者柴胡桂姜湯寒熱往來脇滿小便不利嘔渴頭汗多最宜如寒熱勢盛當遲一二日少定方可斷之所謂其盛者可待衰而已若寒熱勢定或早移於晏晏移於早邪無可容之地病將解矣○夫病機言搏者舊有痰瘧相火之鬭偶然新氣加之則搏動而發此理易明言爭者乃彼此相搏相鬭久而後可和解之謂不過邪正氣相引結而未遽散非實有所爭競也血氣勝者雖風寒之邪乘間而入終不能動其真氣而與之鬭惟血氣弱者則邪入必鬭鬭則便有勝負須正氣復而後邪可退也若邪愈盛而正氣負非藥餌大扶持之必不可救此爭與搏之義也至於頭面上病皆百邪上攻胸膈間病皆百邪上衝腸胃間病皆百邪下流而傳入不然則血氣失升降之常或陽當升而不升陰當降而不降精宜升而不升氣宜降而不降血宜順而不順火宜靜而不靜識病機括盡於此矣

**表裏寒熱譬如冬至夏至之景。**陶氏以皮膚即骨髓之上骨髓即皮膚之下前人錯誤而分表裏但以冬至陽生則地中熱而外寒漸極夏至陰生則地中冷而外熱漸極推之則誠有表熱裏寒表寒裏熱之理且如病人身熱似火而外欲得衣微厥下利脈沉而遲分明裏寒表熱所謂熱在皮膚寒在骨髓也活人先以陰旦湯退寒次服小柴胡湯加桂清表所以少陰反熱一症裏寒表熱手足厥而下利清穀者四逆湯主之如病人身冷似水而外不欲近衣口燥舌乾脈沉而滑分明表寒裏熱所謂熱在骨髓寒在皮膚也活人先以陽旦湯合白虎湯除熱次服桂麻各半湯和表所以少陰傳經熱症惡寒而踡時時自煩不欲厚衣者大柴胡湯下之此仲景除議當的從之



上海埽葉山房校印

**翕翕發熱於表則二，蒸蒸發熱於裏則一。**表熱若烏合羽所覆，有有汗發散、無汗解肌二者之分；裏熱若火薰蒸自內達表，惟下之一法而已。半表裏熱者，表邪將罷，裏未作實，輕於純在表、純在裏之熱也，宜和解之。要之不渴小便清者為表，渴而小便黃者為裏，或不渴，半表裏也。然三陽經又有陰陽表裏之分，蓋太陽以皮膚為表，以膀胱為裏，熱在皮膚，頭疼項強，為表，麻黃湯、桂枝湯、九味羌活湯；熱在膀胱，口渴尿赤，為裏，五苓散。陽明以肌肉之間為表，肌肉之下為近裏，以胃府之內為全入，重熱在表則目痛不眠，葛根解肌湯；熱近於裏則口渴背寒，白虎加參湯；熱入裏則自汗狂譫，調胃承氣湯。少陽以胸脇之間為半表半裏，表多小柴胡湯，裏多熱盛者黃芩湯。已上發熱，太陽惡寒，陽明自汗，少陽多嘔，皆三陽症也。太陰厥陰不發熱，惟少陰有反熱二症，一脈沉發熱表癥重者麻黃附子細辛湯，輕者麻黃附子甘草湯；一脈不出，重寒外熱者白通湯和之。脈陰陽俱虛，熱不止，及汗下後復發熱，脈躁疾，下利不止者死。

**煩躁以躁之煩漸而分陰陽。**煩乃心中懊憹欲吐之貌，躁則手掉足動，起臥不安。心熱則煩，腎熱則躁。煩為輕，躁為重。先煩而漸躁者為陽症，分表裏汗吐下治之；不煩而便發躁者為陰症，宜溫中。或經吐下而不解，煩躁者，亦宜溫之。大槩中關脈浮大，身熱而渴者，多太陽陽明病，治以寒涼；尺寸脈沉微厥而利者，多屬少陰病，治以溫熱。百問云：惟躁有陰陽二症，太陽症煩躁宜汗，陽明症煩躁宜下，若陰症發躁，宜溫之是也。然有曰煩躁與虛煩少異，煩躁晝日不得眠，夜反安靜，身無大熱，陽症也；虛煩不得眠而無間斷，故為去熱，宜梔豉湯吐之。丹溪又云：煩主氣，躁主血，肺主皮毛，氣熱則煩，腎主津液，血熱則躁，故用梔子以治肺，豆豉以潤腎，但肺熱非心火乘之乎？凡煩躁見吐利厥逆無脈及結胸者死。古方黃連雞子湯、甘草乾姜湯、芍藥甘草湯選用。

**煩熱以膈之軟滿而辨虛實。**心煩作渴欲嘔，身熱睡臥不寧，與發熱均屬表熱，但煩熱無時休息，非發熱時發時止。凡煩熱未經汗吐下，邪熱傳裏而作，如未作膈實，心中欲吐不吐，鬱悶之狀者為虛，但當和解，或微汗而已。經云：病人煩熱，汗出則解是也。若心中驟滿而煩者為實，則有吐下之異。賦云：微煩為陽之相勝，言當分表裏而治之也。又云：煩極而反發厥者，乃陰所致，言熱極則反與陰盛發燥一同，必以四逆理中湯治之，宜與動悸條參看。

**自汗不特傷風也，併少陰反症而有九。**曰傷風，衛虛而汗自出，必兼惡風寒也。曰風溫，風傷衛而傷風氣也。曰濕溫，濕熱蒸而汗自出也。曰中暑，熱傷氣也。曰霍亂，吐利而陽氣大泄於外也。曰柔痓，原因傷風也。曰胃不和，言臟無他病，但時發熱而汗自出，乃風邪在衛，宜微汗以散之。曰亡陽，太陽發汗過多也。曰陽明自汗，不惡風寒，反惡熱而熱逼汗自出也。汗甚津液內枯，不可下者，蜜導法。惟三陰本無汗，而少陰有反有汗三症，亦曰亡陽。其一自汗咽痛，甘桔湯；其二自汗厥冷，四逆湯；其三自汗嘔吐，甘草乾薑湯。凡汗不止者，先服防术牡蠣湯，次服小建中湯。如汗出如油，不流者死。

無汗不特傷寒也，併陽明反症而有七。曰太陽傷寒，曰太陰病，曰少陰病，曰厥陰病，曰冬陽明，曰剛痓，曰陰陽易，疛寒，亡血。陰主收斂意也。但陽明病當有汗，今反無汗，其証有三：惡寒脈浮而喘者，表有邪也，宜麻黃湯、升麻葛根湯微汗之；若無汗小便不利，心中懊憹者，必欲發黃，宜茵陳湯；小便利，吐而咳，手足厥，若頭痛鼻乾者，小建中湯。

亡陽少血躁極痰癖不得汗須巧攻。太陽惡寒，當脈浮而緊，今反脈浮而遲者，遲為亡陽，不能作汗，其身必痒，桂麻各半湯。凡傷寒當汗，與麻黃湯二三劑而汗不得者死。熱病脈躁盛而不得汗者，亢陽之極也，不治。陽明身熱，宜有汗，今反無汗，身痒如蟲行皮中者，久虛故也，黃芪建中湯，或朮附湯。寒熱厥症，忽兩手或一手無脈，是為重陰，如欲雨，漚熱必戢然大汗而解。其或投藥無汗，而脈又不至者死。雖然血盛中乾，不能作汗；痰飲癥癖，又每隔汗而不能出。血虛養血，痰癖開關行氣，以汗之最為活法。有服藥不得汗者，當用蒸汗法，通用陶氏再造散加減。

寒入少陽。冬病陽明睡中汗，且盜出。盜汗者，邪方入裏，尚連於表，睡則氣行於裏，而表不緻，故汗出；醒則氣潤於表，而汗復止，膽有熱也，小柴胡湯。冬陽明脈浮緊者，必有潮熱盜汗，黃芩湯、柴胡桂枝湯。脈浮大，欲眠目合則汗者，小柴胡湯。

陽上蒸而頭額汗，表實內枯症最多。諸陽上循於頭，裏虛表實，腠理緻密，則熱氣不得發越於週身，乃上蒸於頭面。汗出既多，則五內自枯，惟裏虛忌下，惟內枯忌汗，為半表裏者，小柴胡湯主之。汗下後胸滿心煩嘔渴，表未解者，小柴胡湯去半夏加桂枝、栝蔞仁；虛煩者，梔豉湯；戲吐之陽明熱入血室，燥糞譫語者，俟其過經，雜以小承氣湯微利之。黃症、水症、瘀血、風濕、寒濕頭汗，見各條。凡頭汗小便不利，內外關格者，為陽脫；及誤下溫家，頭汗而喘，或小便不利，大便自利者，亦為陽脫，二者皆不治。

氣旁達而手足汗，便難軟利法已畢。津液自胃府旁達於外，則手足自汗。有熱聚胃府，通而出之者，必有譫語燥糞，陽明府也。大便已鞕者，有柴胡湯，或大承氣湯；大便不鞕而軟者，小柴胡湯。凡傷寒欲下，而小便少，手足心併腋下不滋潤，皆不可攻也。有寒聚胃府，大便初鞕後溏，或水穀不分，手足濈然汗出者，不可下，少與理中湯，或豬苓湯；如寒甚不食，小便不利者，此欲作痼瘕也，宜理中兼散氣之藥治之。

下後熱只陰弱而邪陷於心者則痛。大下傷血，傷血陰弱，脈濇而發熱，蓋陰虛則血濇，血虛寒極則發熱。古方學慈苦酒湯，酸苦湧泄之義也。凡下後不可遽補，身熱心中結痛者，梔豉湯微汗之；或醫以丸藥下之，致留餘熱未淨者，梔子乾姜湯；胸滿未消，腹痛未止，脈尚數實者，積垢未淨也，小承氣湯；虛薄者，黃芩湯、小柴胡湯、益元散調之。仲景云：下後熱不退，因汗下失宜，如八日

醫學入門 卷四 初症

上海埽葉山房校印

以上大發熱者難治。經云：陽微惡寒，陰微發熱，寒多易愈，熱多難愈。

**汗後熱多陽虛而邪入於裏者為實。**大汗傷氣，陽微發熱，悖眩身瞤，脈弱，或兼惡寒，陰陽俱虛者，玄武湯主之。發汗後表症未退者，宜再汗之；若身涼半日許，而見半表裏症者，宜和之；若汗後日晡如瘧，脈沉實，便閉，裏症已具者，大柴胡湯下之；若但熱而嘔逆，心痞自利者，大柴胡湯去大黃；渴之虛煩者，竹葉石膏湯。凡大汗後熱不退，脈靜者生，脈盛躁疾者，此名陰陽交，必死。解惑論云：汗後寒熱交作，當看脈，尚浮數洪大，猶當微表其汗。醫者見已經汗後，不敢再表，邪氣無由發泄，誤矣。發汗後止惡寒，虛也；發汗後止發熱，實也。惡寒用溫藥，發熱用涼藥，無不愈者。

**虛者汗下之後惡寒愈增。**汗後亡陽惡寒者，表虛也，芍藥附子甘草湯；下焦惡寒者，裏虛也，四逆湯。其有表邪未盡，必兼發熱者，柴胡加桂湯。又有裏實熱伏於內，陽微於外而惡寒，便堅者，亦必兼熱，尤宜下之。百問云：汗後惡寒，人必虛；下後發熱，人必實是也。汗下後厥陰症，大汗出，煩躁體疼，四肢厥逆者，陰陽俱虛也，宜四逆湯以補陽，加人參茯苓以益陰。汗下後脈微惡寒者，小柴胡湯去芩加芍藥。有頭汗者，柴胡加桂湯。汗下後尺寸俱微，陰陽表裏俱虛者，小建中湯。噫！傷寒以真氣為主，陽病宜下，真氣弱者下之多死；陰病宜溫，真氣弱者客熱便生，非藥無力，本主無力也。惟審愍真氣完者易於用藥。誤下氣脫，否併不食不渴者，來復丹、靈砂丹暫服之。

**熱者吐下之後消渴可必。**凡吐下後邪熱不客于上焦為虛煩，而乃客於中焦為消渴者，白虎加參湯。心下痞者，先解其表，後清其裏。汗後渴者，少與水以和胃則愈。傷寒汗吐下後，邪氣乘虛而內客，或壅窒而未盡，皆當量虛實而調治之。

**咳嗽有寒熱水氣之多端。**咳嗽多屬肺金。傷寒言太陽病者何也？肺為五臟華蓋，內通膀胱，外主皮毛，面為氣之主。氣逆而不下則咳。風寒乘之，氣冷則滯；熱邪乘之，氣燥則鬱；水飲乘之，與氣相搏。寒熱水氣皆能生痰，又咳之所從始也。以風寒言之，太陽症身熱嘔吐者，麻黃杏仁飲；咳嗽者，三拗湯；少陽症寒熱胸滿或挾瀉者，小柴胡去參棗加五味子乾薑；少陰症厥逆腹痛下利者，四逆湯加五味子乾薑；少陰咳而嘔渴，心煩不得眠，下利者，豬苓湯。春冬傷風寒，夏秋傷濕冷，鼻塞喉鳴，氣不得下而咳者，橘皮竹茹湯。以熱咳言之，金沸草散、柴胡半夏湯、瀉白散。或咳膿血者，小柴胡加黃芩黑豆。咳嗽身熱，臍腹滿痛者，大柴胡湯下之；中滿而嘔者，大半夏湯解利，以後胃寒不食者，理中湯、六君子湯，俱加五味子細辛。痰氣盛者，大橘皮湯；素有痰火者，當於芩連二陳湯中消息。又水咳有三症：青龍湯治太陽之表水有寒，十棗湯治太陽之裏水有熱，玄武湯治陰症之裏水有寒。凡咳而小便利者，忌汗，久而入臟成癆，膏之上肓之下者不治。

**體痛有陰陽血風之纖悉。** 風寒入肌，血脈凝滯，所以身痛。太陽身痛拘急而已，脈浮緊便青，宜分有汗無汗治之。少陽身痛必脇硬嘔渴，小柴加瓜湯和之。汗後身痛不休，脈沉遲者，桂枝加參湯。又有痛無常處，按之不可得，短氣脈濇者，宜再汗之。太陽病七八日，脈細惡寒，陰陽俱虛者，不可發汗吐下，宜小柴胡湯。誤汗令人耳聾，素有熱者，黃芪建中湯；素無熱者，芍藥附甘湯。厥陰少陰身痛下利煩滿，脈沉緊者，先溫以四逆湯、真武湯，後發以桂枝湯。血虛勞倦身痛者，補中益氣湯、黃芪建中湯。風邪在陽明不發於表，一身重痛者，葛根湯。陰毒身痛如杖瘡。血身痛發黃，中濕痛難轉側，風濕一身盡痛，見各條。瘡家誤汗，身痛必發痓，葛根湯，或桂枝湯以救之。

**渴有汗多自利水入即吐名逆症。** 熱在表則不渴，熱入裏則熱耗津液而作渴，或汗吐下過多，耗奪津液而渴。然有渴必有煩者，腎主水，熱深則水竭而渴，肝木挾心火以生煩，故厥陰六七日，飲水多而小便少者，謂之消渴。渴欲飲水為欲愈者，傳經已盡也。脈浮而渴屬太陽，有汗而渴屬陽明，自利而渴屬少陰，至於厥陰則熱之極矣。太陽病汗後脈洪者，白虎湯；無汗而渴者，小柴加瓜湯。陽明病汗少溺澀者，五苓散；汗多而渴者，竹葉石羔湯。少陰病下利咳嘔心煩不眠者，豬苓湯；下利飲水有熱者，白頭翁湯；小便清白虛寒者，甘草乾姜湯。厥陰消渴不食，食則吐蛔者，烏梅丸。汗吐下津枯者，白虎加參湯。陽毒消渴倍常者，陷胸湯、黑奴丸。中暑者，酒蒸黃連丸。凡飲水安睡者，實熱也；飲水少頃即吐者，火邪煆渴耳。凡渴不可恣飲，須少與之，以潤胃氣，恐變水結一種。水逆症渴欲飲水，水入即吐者，五苓散。又發汗動右氣，肺傷亦飲水即吐者，亦宜。若先嘔後渴者，為欲解，當少與之水。先渴後嘔者，為水停，赤茯苓湯。有風溫發黃渴症，見各條。

**漱因經熱裏寒水入不嚥多血疾。** 經熱則口燥煩而欲水漱，裏寒則水入而不敢嚥。陽明症漱水不嚥，身熱或微惡寒，熱在經而不在裏，必逼血上行為衄血，黃芩湯。瘀血症漱水不嚥，外無寒熱，喜忘如狂，犀角地黃湯。少陰症脈沉厥冷煩躁，或乾嘔無脈，好漱水不嚥者，四逆湯、白通湯主之。蛔厥症煩躁吐蛔，好水浸舌而不欲嚥者，理中湯加烏梅。

右一段論傷寒初症，未有不自頭疼項強身痛發熱惡寒，有汗無汗，或咳嗽，或渴而始者。故提之

於此。過七日不愈者，皆雜症也。

**怫鬱因汗失宜，便堅為實，噦為虛。** 面者陽明所主，陰盛者面赤而黯，陽盛者面赤而光。表症汗出未徹，以致邪熱怫抑鬱結，故頭面紅赤，甚則蒸於肌膚，汗出未透，身痒者，桂麻各半湯；惡寒熱者，葛根湯；汗太過發黃者，茵陳湯；驚惕者，火邪湯。大便難者，裏已實也，大柴胡湯；下後噦者，胃虛也，桂枝參苓湯。

醫學入門　雜症

上海埽葉山房校印

**戴陽浮火所衝陰症**下利厥逆**熱微陽熱甚**百問云病人身微熱面赤脈反沉而遲者陰症也身微熱者裏寒也面戴陽者面雖赤而不紅活乃下虛也醫者不察脈以虛陽上高熱躁誤為實熱下之又用涼藥則氣消而成大病矣仲景理中四逆附氏益元湯主之若陽症面赤脈洪大腹滿潮熱大便不通者大柴承氣主之

**目盲鼻鳴而嘔衄者熱搏之重**難經曰脫陰目盲言精血脫而不上榮於目故目盲不了了或無所見也瀉寒發煩目盲甚者必衄空用血為熱氣所搏妄行於上而為衄得衄則熱隨衄散而解與麻黃湯或麻黃升麻湯九味羌活湯蓋傷寒衄為積熱在表用麻黃羌活者非治衄也以發太陽經之邪耳此與太陽病其人適失血及下利宜桂枝湯法同但衄家最忌發汗邪輕者犀角地黃湯又目近鼻為內眥屬太陽近眉尾屬少陽當面屬陽明赤脈從上下者太陽病從下上者陽明病從外走內者少陽病熱則目赤風則目眩寒則目疼又脈感目不能閉陰症眼睛痛陰陽易病眼中生花○鼻者呼吸清氣之路上竅于肺下通膀胱風寒壅則鼻鳴而乾嘔太陽病桂枝湯太陽陽明合病鼻乾肌熱者葛根湯

**叉手冒心而聾耳者陽脫之凶**難經曰脫陽者見鬼蓋陽氣而見幽陰之鬼傷寒汗過亡陽其人必叉手自冒心而聾耳者何也蓋耳屬腎陽氣盛則上通而聽陽氣虛則下脫而聾仲景云少陰受病胸脇滿而耳聾者是也宜芍藥附甘湯黃芪建中湯救之心悸欲得按者桂枝甘草湯撮空神昏者陶氏升陽散火湯若初症手少陽風病厥而聾者耳中煇煇焞焞小柴胡湯最忌吐下以致驚狂手太陽熱厥聾者耳中塞滿加之熱壅出血出膿則成停耳濕溫厥陰耳聾見前又有風邪入腎耳中卒痛外症寒熱不急治則發強如痓俗名黃耳傷寒不可作正傷寒治之內服小續命湯敗毒散外用虎耳草搗汁滴入耳中上症頭汗如珠不流者陽脫而死

**四肢胃末由熱而溫而冷逆知是傳經之厥**○傷寒邪在三陽則四肢熱半表半裏及太陰則邪漸入內則四肢溫傳至少陰厥陰則邪入深而陷伏於內則四肢厥冷然先由熱而後厥者傳經熱厥也輕則四逆散白虎湯竹葉石羔湯重則大柴承氣下之若邪乍結胸中心煩不食而厥者瓜蒂散吐之百問云熱厥與冷厥不同熱厥者微厥却發熱若冷厥則不發熱四肢逆冷脈沉細大小便滑泄惡寒指甲青色又有失下血不通四肢便厥醫者不識疑是陰厥復進四逆湯之類禍如反掌大抵熱厥脈沉伏而滑頭上有汗手掌溫指稍亦溫便宜下此仲景之妙旨也

**一舌心苗由白而黃而燥黑失其本體之紅**○舌為心苗腎主津液無病則舌紅而潤偶見紅星點者將欲發黃如丹田邪熱則心苗枯槁生胎如白胎然是以邪在表則無胎邪初傳裏則胎白而滑胃寒客熱懊憹者梔豉湯吐之陽明症脇硬不大便而嘔舌胎白者亦不可攻小柴胡和之如惡寒欲嘔痰者小柴胡加乾姜白胎滑而下利者為臟結不治心熱漸入深則胎白

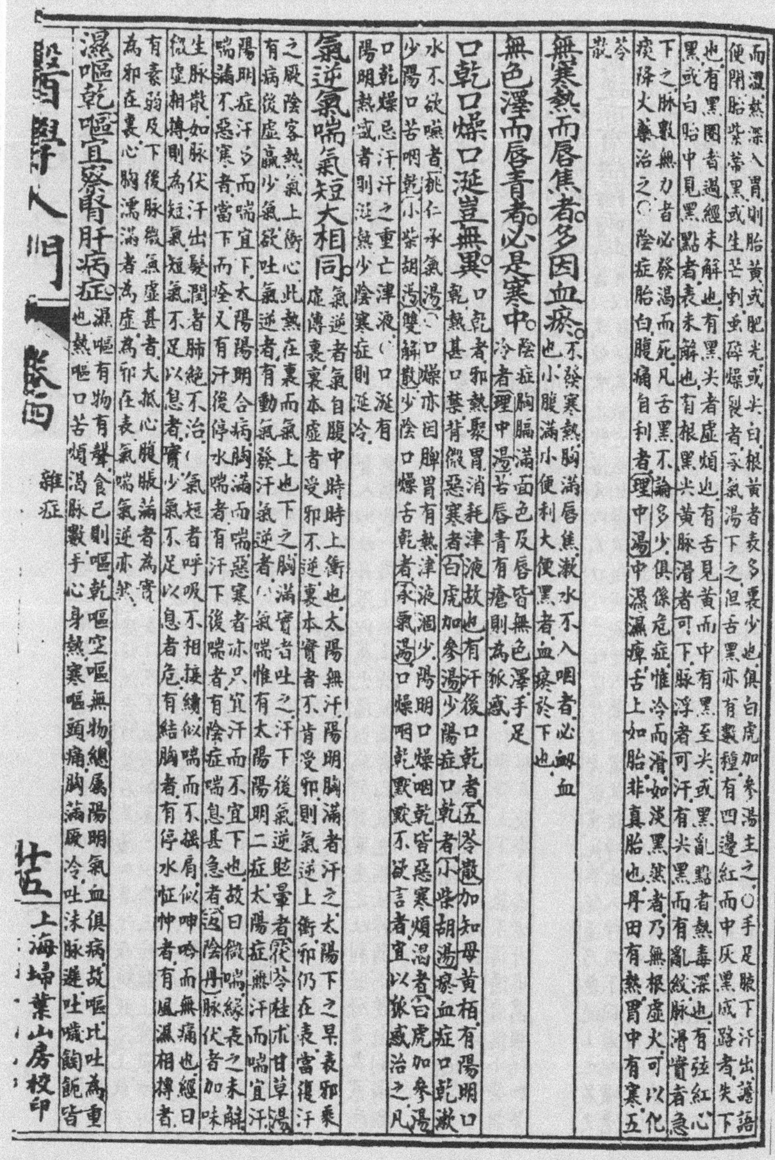

而澀，熱深入胃，則胎黃，或肥光，或尖白根黃者，表多裏少也，俱白虎加參湯主之。○手足腋下汗出，譫語便閉，胎紫蒂黑，或生芒刺，或破裂者，承氣湯下之。但舌黑亦有數種：有四邊紅而中灰黑成路者，失下也；有黑圈者，過經未解也；有黑尖者，虛焰也；有舌見黃而中有黑至尖，或黑亂點者，熱毒深也；有弦紅心黑，或白胎中見黑點者，表未解也；有根黑尖黃，脈滑者可下，脈浮者可汗；有尖黑而有亂紋，脈滑實者急下之；脈數無力者，必發渴而死。凡舌黑，不論多少，俱係危症，惟冷而滑，如淡黑然者，乃無根虛火，可以化痰降火藥治之。○陰症胎白，腹痛自利者，理中湯；中濕濕痺，舌上如胎，非真胎也，丹田有熱，胃中有寒，五苓散。

**無寒熱而唇焦者，多因血瘀。**不發寒熱，胸滿唇焦，漱水不入咽者，必衄血也；小腹滿，小便利，大便黑者，血瘀於下也。

**無色澤而唇青者，必是寒中。**陰症胸膈滿，面色及唇皆無色澤，手足冷者，理中湯。若唇青有瘡，則為狐惑。

**口乾口燥口涎豈無異。**口乾者，邪熱聚胃，消耗津液故也。有汗後口乾者，五苓散加知母、黃柏；有陽明口乾，熱甚口噤，背微惡寒者，白虎加參湯；少陽症口乾者，小柴胡湯；瘀血症口乾，漱水不欲嚥者，桃仁承氣湯。○口燥亦因脾胃有熱，津液涸少。陽明口燥咽乾，皆惡寒煩渴者，白虎加參湯；少陽口苦咽乾，小柴胡湯、雙解散；少陰口燥舌乾者，承氣湯；口燥咽乾，默默不欲言者，宜以狐惑治之。凡口乾燥忌汗，汗之重亡津液。○口涎有陽明熱盛者，則涎熱；少陰寒症，則涎冷。

**氣逆氣喘氣短大相同。**氣逆者，氣自腹中時時上衝也。太陽無汗，陽明胸滿者，汗之；太陽下之早，表邪乘虛傳裏，裏本虛者受邪不逆，裏本實者不肯受邪，則氣逆上衝，邪仍在表，當復汗之。厥陰客熱，氣上衝心，此熱在裏而氣上也，下之。胸滿實者吐之。汗下後氣逆眩暈者，茯苓桂朮甘草湯。有病從虛羸少氣欲吐氣逆者，有動氣發汗氣逆者。○氣喘惟有太陽陽明二症：太陽症無汗而喘宜汗，陽明症汗多而喘宜下。太陽陽明合病，胸滿而喘惡寒者，亦只宜汗而不宜下也。故曰：微喘緣表之未解，喘滿不惡寒者，當下而痊。又有汗後停水喘者，有汗下後喘者，有陰症喘息甚急者，返陰丹；脈伏者，加味生脈散。如脈伏汗出髮潤者，肺絕不治。○氣短者，呼吸不相接續，似喘而不擡肩，似呻吟而無痛也。經曰：微虛相搏，則為短氣。短氣不足以息者，實；少氣不足以息者，危。有結胸者，有停水怔忡者，有風濕相搏者，有素弱及下後脈微氣虛甚者。大抵心腹脹滿者為實，為邪在裏；心胸濡滿者為虛，為邪在表。氣喘氣逆亦然。

**濕嘔乾嘔宜察胃肝病症。**濕嘔有物有聲，食已則嘔；乾嘔空嘔無物，總屬陽明，氣血俱病，故嘔比吐為重也。熱嘔口苦煩渴，脈數，手心身熱；寒嘔頭痛胸滿，厥冷吐沫，脈遲，吐蛔飢飽皆

醫學入門　雜症　廿五　上海埽葉山房校印

然○濕嘔表邪傳裏裏氣上逆故半表裏症多嘔也三陽發熱者俱小柴胡加生姜主之胸滿日晡潮甚加芒硝嘔不止便閉者大柴胡湯嘔多雖有陽明症胃薄不可下者甘桔湯煩渴者先嘔後渴為欲愈豬苓湯先渴後嘔為停水赤茯苓湯欲水即嘔者五苓散虛煩渴者竹葉石羔湯加姜汁或梔豉湯上熱下寒嘔者黃連湯胃寒下利厥冷不渴者理中湯去朮加姜汁或正氣湯加姜汁少陰三症膈上寒飲嘔吐涎沫或吐利而渴者四逆湯加生姜脉沉或咳或悸挾水氣者玄武湯去附子加姜汁手足寒心中溫溫欲吐不吐憒憒無奈何者生姜汁半夏湯經汗下虛者乾姜芩連人參湯汗後水藥及穀食不下者危小半夏湯救之又有溫毒嘔者心悶發與水症嘔者先嘔怔忡嘔膿血者腥臊氣逆上衝嘔盡自愈○乾嘔胃熱與穀氣相併上薰心下痞塞故嘔則無所出食則不能納黃連解毒湯有太陽無汗乾嘔者風邪上壅也桂枝湯有太陽陽明合病不可利而但嘔或乾嘔者裏實氣逆上而不下也葛根湯胃寒津枯乾嘔渴者理中湯少陰三症乾嘔下利脉微者白通湯裏寒外熱脉微欲絕者通脉四逆湯利不止煩躁厥逆無脉者白通加豬膽汁湯厥陰頭痛乾嘔吐痰或自利厥冷煩躁者三味參萸湯

胸中似喘不喘似嘔不嘔似噦不噦憒憒無奈何者生姜汁半夏湯大小橘皮湯

**吐腥吐酸總因胃府熱寒**○吐有物無聲食入即吐丹溪以屬太陽血病然胃寒主之吐利腥臊者為寒酸臭者為熱治與嘔噦一同凡嘔吐脚軟痛者脚氣也嘔吐脉弱小便自利身微熱而厥者虛極難治

**噦餲相因水寒相搏**　噦即乾嘔聲更重且長耳餲乃胸間氣塞不通胃脉浮則為餲滑則為噦皆因胃氣本虛汗下太過或復飲冷水寒相搏胃虛氣逆而上理中湯加肉桂丁香以散寒下氣茯苓半夏以消水噦不止者橘皮乾姜湯橘皮竹茹湯閒有熱邪壅鬱上下之氣不得通者俱小柴胡加生姜和之熱甚便難者小承氣下之便軟者諸瀉心湯選用溫病發寒飲冷作噦者升麻葛根湯加茅花凡嘔噦必用半夏散結氣也用竹茹溢胃解煩也用生姜散逆氣也嘔噦餲皆是氣逆故姜為嘔家聖藥熱者烏梅代之

**餲逆亦有陰陽兩端**○舊以為欬嗽之欬俗又以為口吃之吃○虞花溪考韻書餲與餲通乃氣逆上之名又有以餲逆為噦者噦出聲然後吸餲逆入聲逆盡然後呼出入呼吸不同兼嘔噦者本於胃餲逆本於肺穀入於胃胃氣上注於肺故寒氣與新穀氣相忤逆而復於胃故噫噫有聲所以丹溪力辯乃相火自臍下逆上衝胸交於厥陰水少相搏而作聲也○陽症發熱口苦胸滿脉弦數小柴胡湯加竹茹小便閉加茯苓或豬苓湯大便閉者調胃承氣湯少陰症失下腹滿便閉或純下清水餲逆者小承氣湯陽明身熱口渴腹滿煩躁脉洪數餲逆者火衝肺也甘草瀉心湯○陰症便軟胃寒或因吐下虛極惡寒脉細者橘皮乾姜湯內寒厥冷者羌活附子湯丁香柿蒂散調蘇合香丸胃寒飲水相搏者小青龍湯去麻黃加附子手足厥冷者小橘皮湯胸滿虛煩者大橘皮湯凡餲逆藥中俱宜陳皮竹茹姜汁

此症有欲作正汗陰陽升降而然者即愈又有食積而致者小便閉澁及痰火上衝者腹滿不得小便及脈見沉微散者死已止嘔噦呃逆大同承氣表裏俱有此五症

衄血熱迫於鼻動經則爲厥竭不治 經絡中熱盛逼血從鼻出者爲衄多屬太陽名曰陽血點滴不成流者表猶未解當用辛涼之藥解表九味羌活湯加赤芍或升麻葛根湯加黃芩或麻黃升麻湯變解散渴者五苓散煩者竹葉石羔湯以散經中之邪仲景云傷寒脈浮緊不發汗則致衄者麻黃湯主之是也如無表症衄血成流及因汗而得衄或下又見血者不治自愈不止者犀角地黃湯陶氏生地芩連湯黃芩湯茅花湯外用冷水浸紙貼太陽穴紙熱又換或用百草霜貼髮燒灰吹入鼻中凡衄出血亦效凡衄不宜即止恐餘血入胃着於上焦蓄血結胸症 直中少陰症熱行於裏先熱後厥無汗亦陰症似陽也醫不能識強發其汗必動其經外則筋惕肉瞤內則伏熱逼衄從耳目而出或從口鼻而出名曰陰血是爲下厥上竭不治但厥爲下厥血出於上爲上竭輕者黃芩湯加生地之類或當歸四逆湯黑錫丹救之動經與鼻衄微有不同如此

吐血熱積於中併牙乃是腎胃相殘 汗乃心液熱則變紅而逆出上竅陽邪失汗以致熱毒入臟化爲瘀血從口吐出多屬陽明凡見目紅骨熱神昏狂譫胸腹急滿皆血症也熱淺者犀角地黃湯加黃芩山梔茅根藕節或小柴胡湯黃連柏皮湯熱深者桃仁承氣湯三黃湯祇當湯丸陽毒者升麻湯作渴者五苓散恐水入復吐故也或竹葉石羔湯皆加川芎調血炒山梔降火定哉又有陰症吐血脈遲腹痛厥逆嘔吐紫黑色者難治姑以理中湯甘桔湯加生姜汁半夏湯救之又牙床屬胃牙齒屬腎如陽明傳入少陰二經相併血出於牙縫如吐者人多不識其爲牙血以凉水漱血則止少頃又來者是外用綠袍散內服解毒湯合犀角地黃湯或生地芩連湯下之輕者清胃降火而已

漏汗驚狂煩躁總是火邪逆 火邪者或不當汗而用火取汗或汗不得而用火劫奪以致火氣薰蒸精神昏憒肢體不盛體虛者漏汗不止真陽脫亡凡汗不得者謂之亡陽汗多不止者亦謂之亡陽如心痞胸煩面青膚潤者難治色黃手足溫者可治因太陽症者桂枝湯加附子或汗下後見吐逆者亦宜因少陰症者四逆湯或便清乾嘔者甘草乾姜湯咽痛者豬膚甘桔湯如少陰呃逆譫語被火小便難者必燥其津液竹葉石羔湯去半夏加生地或時後熱而起惕然而驚起臥不安若狂者救逆湯煩燥遺精者桂甘龍骨牡蠣湯體實者雖不至亡陽然內火外火相併熱發於外則身必發黃熱搏於內則小便必難驚狂譫語煩燥不已或一身盡痛甚則手掉足動循衣摸床者如小便利者可治通用柴胡龍骨牡蠣湯火邪湯或下清血或因燥唾血者犀角地黃湯發黃掉者茵陳湯若太陽症宜汗而反用火灸者其邪無從而出病當腰下重掉麻杏薏甘湯救之

**譫語鄭聲虛實全憑水道看**譫者妄也或閉目言平生常事或開目言人所未見事或獨語或睡中呢喃或呻吟不已甚則狂言惡罵俱謂之譫語皆因胃熱乘心或脉來洪數二便多閉外見陽症有陽明汗多譫語少陰自利譫語者内有燥屎也調胃承氣湯下之半表裏默默不欲語及已得汗而身和亡陽譫語者柴胡桂枝湯調之已下胸煩身重不可轉側譫語者柴胡龍骨牡蠣湯錯語獨語呻吟者解毒湯導瀉心湯或白虎湯和之又有汗多譫語者風也候過經乃可下瘥後譫語者邪留心胞也知母麻黄湯如須逆下利厥冷而脉又沉細者死身熱脉大聲清氣朗目光面潤者生瘀血亡陽久病濕溫熱入血室火邪譫語見各條○鄭者重也言語重復不已聲音模糊有如鄭衛不正之音皆因汗下後反厥益發汗過多以致表虛裏竭精氣奪而神昏舌短故脉息沉微二便多利外見陰症白通湯救之或單人參湯亦可故曰譫語實則可下虛不可為實者胃實有燥屎也虛者胃虛腸自利也全憑水道斷之

**咽痛有熱無熱腎伏暴寒下必利**太陰絡咽少陰絡喉熱邪乘之乃生咽痛若汗下過多虛而生熱亦能咽痛有少陰身熱腹痛脉沉咽痛或下食嘔吐者黄連龍骨湯少陰客熱咽痛者半甘草湯寒熱相搏及亡陽咽痛者猪膚湯甘桔湯二便難者甘桔湯加玄參枳殼順導黑具之物結以甘草生姜煎湯頓與之以解其毒或陶氏芩連消毒飲陽毒發斑吐血咽痛者玄參升麻湯陽毒宜下反發汗則口瘡赤爛内服升麻六物湯外用蜜漬黄柏汁含之咽喉閉塞者烏角湯聲音不出者四雞壳苦酒湯有少陰咽痛無熱下利四肢厥冷者甘桔湯厥冷吐利脉沉者猪膚湯厥冷下利不止者四順湯丸或通脉四逆湯加桔梗不可汗下有汗者藁本末撲之又有腎傷寒一症乃非時暴寒伏於腎經初起頭痛腰痛咽痛次即下利脉微弱者先用半桂湯次用四逆湯主之傷寒六七日大下後脉遲不至咽痛吐膿血厥冷利不止者死麻黄升麻湯救之

**臟結有痞無痞臍痛引陰生必難**臟結與結胸相似皆下後邪氣入裏與陽相結結在胸者為結胸與陰相結結在臟者為臟結惟其陰結故臟結無陽症不往來寒熱或但寒而不熱其人反靜飲食如常時時下利舌上白胎脇肋臍腹引入陰筋俱痛者丹田有熱胸中有寒所以難治又病人脇下素有痞氣再加傷寒邪氣與宿食相合使真臟之氣閉結而不通亦名臟結不問有痞無痞慎不可下邪未全成熱猶在表止宜小柴胡加生姜以和表灸關元穴以回陽而解陰氣之結危哉

**結胸下早而緊痛大小寒熱宜細辨**傷寒太陽症下之早而表邪乘虛客於上焦少陽之分名曰結胸高心緊痛而煩水漿不入但能仰而不能俛甚表邪又不散故項強如柔痓狀有大結胸者不按而痛胸連臍腹痛硬手不可近不大便日晡熱潮大陷胸湯丸有小結胸者按之方痛只心下硬小陷胸湯有寒實結胸者身不熱口不渴但心中脹硬而痛枳實理中丸五積散甚者

三物白散。有熱實[illegible]者，心下滿硬，懊憹煩燥而渴，柴胡湯；甚者，大陷胸湯。有水結胸、血結胸、陰毒陽毒結胸見外候結胸。脉浮大者不可下，下之即死；結胸症具而煩燥者死；結胸見陰脉陰症及喘急飽逆者亦死。若未經下而脇滿者，乃半表裏吐症，不可誤作結胸。

痞氣下早而虛滿，硬濡噦利更易安。傷寒半表症下早，而邪入於中焦太陰之分，而成痞氣。按之濡而不痛，比之結胸更輕。有胸滿而硬，嘔吐下利者，裏實有水也，大柴胡湯。心痞引脇下痛，乾嘔者，十棗湯。汗出惡寒者，附子瀉心湯。有胸滿而濡，脇肋脹滿者，虛邪氣聚耳，小柴胡湯加乾姜、牡蠣各一錢。胃虛氣逆者，半夏瀉心湯。有心痞噦噫者，胃不和也。汗出，脇有水聲雷鳴者，生姜瀉心湯。心痞噦噫不止者，旋覆代赭石湯。有下利者，裏虛也。穀不化，腹鳴者，甘草瀉心湯。或已數下，表邪入裏，干於腸胃，逆成下利，而心下痞硬者，謂之表裏不解，桂枝人參湯。下利不止者，赤石脂禹餘粮湯。又結胸痞氣，關脉皆沉。如關浮惡熱心痞者，乃汗熱非痞也，三黃瀉心湯。心痞而口渴溺澁，服瀉心湯不效者，乃停水非熱痞也，五苓散。凡痞氣服諸瀉心湯而熱不除者，亦須大陷胸湯丸下之。但結胸與痞雖宜下，如脉浮惡寒有表者，須柴胡桂枝湯或柴陷湯解表，必表症悉罷，關尺沉滑緊實者，方可下之。下後病猶不退者，乃下虛氣逆上攻，枳實理中丸和其胃氣。初起未成痞結之際，虛者亦宜枳實理中丸，實者枳梗湯、桔梗湯疎氣，然後隨症用藥。胃冷厥逆者，俱下理中、四逆和胃，待日久邪不退而後議下。是結胸痞氣始末用藥俱同，但中間用藥畧有輕重之殊耳。不識前輩分陰陽二症謂何？陶氏又以傷風為陽為寒為陰，王氏又以痞氣乃陰症有表者，皆於理未協。要之，皆傳經陽症，但下後胃寒而用藥有宜溫者，若邪熾胃實，方可寒涼下之，二症皆然。且考傷寒論正文云：太陽少陽併病，而反下之，成結胸；心下痞硬，入裏則為痞氣。初未嘗分陰陽也。設有陰症誤下不死，而結胸痞氣者，亦當以陰毒結胸法治，安敢又用二黃瀉心等劑耶？以此論之，謂陰陽二症俱有結胸痞氣則可，謂陽症為結胸、陰症為痞氣則不可。又用寒涼藥治陰症，尤不可，知者識之。又心下妨悶，不滿不硬者，謂之支結。表未解者，柴胡桂枝湯。胸脇滿而微結者，小柴胡加乾姜、牡蠣各一錢。表裏俱不解者，桂枝人參湯。

客熱懊憹時發躁。懊憹，心中不自如也，比燥更甚。表症誤下，陽氣內陷，心下固硬者，則為結胸。胃氣空虛，客熱在膈，短氣煩燥微疼，則為懊憹，將成結胸者，宜大、小陷胸湯。但懊憹煩不得眠，飢不得食，頭汗出而不結胸者，梔豉湯。腹脹坐臥不安者，梔子厚樸湯。渴者，白虎湯。陽明症下後懊憹者，內有燥糞，猶宜承氣湯下之。懊憹小便難者，必發黃，茵陳湯。

內虛動悸必生煩。悸，動也。心膈間客邪乘之，築築然觸動，如人將捕，即怔忡意也。有水停心下，頭眩身搖厥而悸者，滲其水而悸厥自定。有神氣素虛，心中空耗，不能自持者。有汗下後內虛而悸者，比之素虛者尤甚，須先定其氣，而後治其悸。大約先煩後悸者為虛，小建中湯、玄武湯。脉代者，炙甘草湯入酒少許。汗後冒眩者，桂枝甘草湯。先悸後煩者為熱，小柴胡湯。喜嘔譫語大便難者，小柴胡湯加大黃，或加芒硝少許。譫語小便不利者，柴胡龍骨牡蠣湯；小便赤者，五苓散。

**胸滿多帶表肌症。**胸滿者，未經下而胸膈氣塞滿悶，非心下痞氣，亦非結胸也。蓋外邪自皮毛傳入胸中，少陽所屬半表裏症也。柴梗湯主之。譫語身痛者，柴胡龍骨牡蠣湯；有痰氣逆上搶心者，梔豉湯，或加甘草、生姜。誤下脉促者，桂枝湯去芍藥；喘者，麻杏甘石湯；胃虛者，半夏瀉心湯。滿硬便閉屬臟者，方可議下。尋常胸膈不利，多挾痰氣食積者，柴陳湯、枳梗湯調之。

**脇滿半居表裏間。**脇滿非腹中滿也，乃脇肋下脹滿，半表半裏之間，多耳聾沉嘔，寒熱往來，默默不欲食。少陽所主，小柴胡湯和之。如太陽未罷項強者，小柴胡加乾葛；陽明便閉舌胎者，柴梗湯。挾痰熱者，柴梗半夏湯。有水症及臟結脇滿者，見各條。

**腹脹裏有邪，陽閉濇而陰利厥。腹脹裏未淨，吐下實而汗後虛。**傷寒外邪自表分皮膚肌肉而入於胸膈筋力，為半表裏，直至傳入胃府，乃為入裏。是腹脹雖屬太陰，而裏症尚淺，未全入府，猶宜和之。惟腹滿硬不減，咽乾口燥便閉者，乃陽邪入裏，方可下之。若腹滿濡，時減，吐利厥冷者，乃裏寒陰症，速宜溫之。○又汗後滿者，外已解而裏亦不實，乃脾胃津液不足，氣濇不通，壅而為滿，宜厚朴半夏甘參湯以溫散之。吐下後滿者，表邪未淨，乘虛入裏，以致上下氣不通，和宜大柴胡湯加厚朴量下之，或梔子厚朴湯量吐之。合病脹者，身重痛，口頑麻，白虎湯加減。通用柴梗湯、柴梗半夏湯。凡脹滿忌用白朮，閉氣。如腹脹喘而不尿，脉濇者死。

**腹痛熱閉冷利，皆邪入裏相搏。**寒熱邪氣入裏，與正氣相搏則腹痛。陽症不可按揉，大便閉者為熱。表症誤下，表裏俱病者，桂枝加芍藥湯；甚者加大黃。半表裏症者，小柴胡湯去芩加白芍；表裏俱熱者，大柴胡湯。遶臍腹痛滿實，手不可近而便閉者，內有燥屎也，大承氣湯。經曰痛隨利減是也。熱厥泄瀉者，四逆散。上熱下寒欲吐者，黃連湯。虛煩者，梔豉湯加厚朴、枳實。○陰症可按與揉，痛無休息，腸鳴而大便利者為冷，太陰理中湯、黃芪建中湯；少陰四逆湯、玄武湯；厥陰正陽散、當歸四逆湯。太陰連小腹痛甚，自利不止者難治。又大腹屬太陰，臍腹屬少陰，臍下屬厥陰。多有挾食積與痰火者，

**臍滿熱瘀冷結，有物非氣為辜。**心胸與大腹滿者，皆外邪傳入。惟小腹脹滿者，非血瘀便是溺濇。血結膀胱者，小便自利；熱結膀胱者，小便自濇。又有冷結膀胱，小便赤濇，但手足厥而胸不滿為異，宜外灸關元穴，內服玄武湯。

**妄施三法，動積氣奔豚上衝尤甚。**其人先有五積在臍中，或臍上下左右，復因傷寒邪氣衝動，新邪與舊積相搏而痛。或醫人不識病者原有痞積，妄施汗吐下，發動其積氣，築

築築跳動，名曰動氣。動右肺氣則咽乾鼻燥，衄渴，飲即吐水；動左肝氣則筋惕肉瞤，身熱惡寒；動上心氣則掌熱作渴，氣上衝心；動下腎氣則心煩骨痛，食則嘔吐，或下利清穀。大抵宜□者通用理中湯去朮加肉桂。頭眩汗多者，防風白朮牡蠣湯、小建中湯。腹滿身微熱欲踡者，甘草乾姜湯。心煩骨痛吐食者，大橘皮湯。熱者通用柴胡桂枝湯。煩渴者，竹葉石膏湯。飲即吐煩渴者，五苓散。心下痞下利清穀者，甘草瀉心湯。氣上衝心者，李根湯。五積惟臍下奔豚衝心最急，多因汗下心虛而腎氣乘之，上衝有若江流洶湧然，桂枝湯加桂一倍。若不上衝者，不可妄與。臍下動甚，頭眩身振者，茯苓桂甘大棗湯，吐後去棗加白朮。蓋白朮閉氣，此可暫用。惟桂瀉奔豚，茯苓伐腎邪，奔豚妙藥也。

**邪犯三焦成霍亂，吐利不發熱則死。**三焦，水穀道路。邪在上焦，吐而不利；邪在下焦，利而不吐；邪在中焦，上吐下利。病因飲食不節，清濁相干，陰陽乖隔，輕者止曰吐利，重者揮霍撩亂，乃曰霍亂。外症必發熱惡寒，頭疼身痛，本傷寒病也。因邪入脾胃，故發為吐利。然中焦為寒熱之半，邪偏高居陽分者，則多熱而渴，五苓散分利之；邪偏下居陰分者，則多寒不渴，理中湯分利之。氣寒濕勝者，藿香正氣散、除濕湯、五積散；穿合暑勝大渴者，二香黃連散、益元散、柴苓湯選用。湯食甚者，平胃散、治中湯。上之轉筋者，氣不和也，俱加木瓜，或單用雞屎白炒為末，溫湯化下。古云：凡霍亂多責於熱，故夏秋為盛。或熱伏於內，手足如冰，六脈沉伏，食即飽逆，此火氣上奔而然，不可誤為陰症，必吐利小便亦自利而大汗出，下利清穀，寒熱，四肢拘急，厥逆，脈微欲絕，乃為陰症，四逆湯，或加吳萸、生姜，亂之少陰吐利煩燥欲死者，三味參萸湯。吐利止，自汗厥逆，不渴，脈微欲絕者，通脈四逆湯加豬膽汁。吐利止，身痛不休者，桂枝加參湯。吐利止，發熱者，隨症微汗之。吐利止，亡津而渴者，竹葉石膏湯、白虎加參湯。吐利不止者，紫砂丹，木香、乾姜煎湯下。凡霍亂不可遽與米飲粥飯等食，以助邪氣，必俟吐利盡，然後漸食，少少養之。傷寒心痞，發熱吐利者，大柴胡症也，不可誤為霍亂。○乾霍亂者，氣痞於中，欲吐不得吐，欲泄不得泄，所傷之物壅閉正氣，關格陰陽，煩燥喘脹者必死，急以鹽湯一盞入童便、姜汁和服，探吐令盡，未吐再服；外用鹽熨、吳萸熨臍下，即以理中湯加陳皮調之，或藿香正氣散加官桂、倍枳殼、茯苓、木瓜，合蘇合香丸。如發熱頭腹痛者，桂枝加大黃湯。

**大便閉本裏熱，而帶表屬陰未可攻下。**論云：陽結能食不大便者，即裏熱症，言陽氣固結於腸胃，蓋病邪在表則大便如常，邪傳入腸胃之裏，謂之正陽明病，潮汗閉澀滿渴，狂譫，尺脈實者，諸承氣湯選用。如脈浮帶嘔，舌上白胎者，知邪未全入府，猶屬半裏，所謂嘔家雖有陽明症不可攻，舌上白胎未可攻者是也，宜與小柴胡湯和其榮衛，通其津液，得微汗而自解。然有數日不大便而煩悶甚者，雖尚有些表症，亦當與大柴胡湯或小承氣湯微潤之。又陽明症汗多，小便利而大便硬，或發汗利小便多而大便硬者，皆津液內竭，宜蜜導之。大便硬小便數者，乃為脾約，宜麻子仁丸。大便堅小便少者未可攻津液未乾候其小便自如乃可攻也當問病人一日小便幾行若如常當知氣已下行大便不久自出要知古人嗇用轉藥若欲行大承氣湯當先一日用小承氣湯候其腹中轉失氣轉氣者腹中響而放屁知其有燥糞具者有宿食宜攻之若不轉失氣者必先硬後溏勿攻之金匱云六七日無所苦不可攻下之早熱氣乘虛入胃爭奇必死又從閉優下不通者須吐以提之若陰結脈沉遲不渴不食身重如石且冷大便硬而艱難非燥糞也乃陰寒固結於胃血氣凝滯而閉塞也宜四逆湯附子湯或金液丹古半硫丸五積散如之不大便而脈反微澀者裏虛甚也急以黃芪建中湯救之又有食滯脾及血燥而不大便者當於雜病傷食及燥門求之

**小便閉本不熱而亡津竭陰難以滲疏**傷寒邪在表則小便利入裏則不利有熱引飲過多小腹脹硬小便閉者脈浮五苓散脈沉滑者豬苓湯大便作難作易而小便不利者內有燥屎大承氣湯若陽明汗多或發汗胃中津竭不利者切忌五苓待其津液還而自通可也汗下後發熱項強頭痛心滿無汗小便不利者三白姜棗湯半表症不除柴胡湯去芩加茯苓譫語身重者柴胡龍骨豬苓湯少陰脈沉小便不利者真武湯或四逆湯加茯苓少陰腹滿痛便膿血小便不利者桃花湯又陰毒下利小便不利囊縮小腹痛厥冷者急與還陽丹灸臍之若用寒涼之藥陰氣伏蓄小腹有至死者或見小便不利以炒鹽熨臍下陰氣不散被熱物熨之必衝心亦有致死者凡小便閉而厥逆頭汗出者陽脫關格不治水症宜症減蓄小便不利見前

**水難陰虛而陽邪湊襲**小便難者出不快也經曰陽入陰分則膀胱熱而小便難惟陰分虛而陽熱乘之不可強利必小便赤澀言乃可萬全木通湯利之如太陽汗不止者桂枝湯加附子。陽明傷風嗜臥自黃者小柴胡湯加茯苓。

**水利偏前而後更乾枯**傷寒內熱則小便閉今反利者膀胱主津液而偏滲於前宜乎後便乾枯有瘀血症小腹硬滿其人如狂者抵當湯有少陰症厥逆脈沉者四逆湯或真武湯去茯苓有陽明症自汗小便利而大便雖硬者不可攻宜蜜導法或豬膽汁灌之有停水心悸者茯苓桂甘湯

**膀胱移熱小便雖濁而不痛**寒和則小便清裏熱則小便濁膀胱移熱於小腸則尿血與赤濁相似導赤散或柴胡散加朴硝二味以分水道脈或加川芎澤瀉利之劑尤妙亂亦症血中之一症也

**腎虛水虧熱小便雖數而無餘**腎虛則小便頻數惟熱則小便澀滯而不然有宜澀者太陽自汗小便數者雖有表症不可桂枝重亡津液誤服厥者陽不足也甘草乾姜湯心煩脚攣

者血不足也，宜芍藥甘草湯。有宜下者，譫語自汗，小便數者，調胃承氣湯，少與之。汗吐下後，小便數，大便硬者，大柴胡湯。陽明汗多，小便數，大便硬者，胃強脾約，乃約束津液不行，宜脾約丸。餘恐遺溺見後危症。

**協熱自利而渴曰腸垢。**腸間津汁垢膩，**熱甚純下清臭。**

**協寒自利不渴曰鴨溏。**清白如鴨屎狀，**濕毒有如豆汁。**陽症自利，溏泄身熱，臟下亦熱，作渴尿赤，從重泄下黃赤，故曰腸垢。陰症自利，太陰手足溫，少陰厥陰手足厥冷，臟下亦冷，不渴，利下清白，故曰鴨溏。熱因表邪入裏，挾風則所下必暴；寒乃直中，或經大法。熱宜和解，或攻泄，或利小便；寒宜溫中，或固下焦，俱不宜發汗，令胃氣虛而脹滿作。但自利舊分陽症陰症，又分協熱協寒，而治法相同。然陽症自利，亦必裏氣虛而表熱乘之，乃能自利。雖太陽初症下利，亦然與表邪傳裏協熱下利無異；至於陰即協寒，其症尤顯。所以云陽症下利，誤溫則發黃斑出而死。此等支離去處，每為合一，厥不惑人。大槩裏氣協熱下利，黃赤者黃芩湯最妙；帶表口渴下利者柴苓湯；少陰熱症渴而下利者白虎湯；少陰熱症咳而嘔渴，心煩不得眠而下利者猪苓湯；熱甚口燥心痛，下利純清水者大承氣湯；潮熱譫語，脈滑有宿食者，大柴胡湯或陶氏黃龍湯。下利脈和者內實；下利脈滑或浮大，按之反澁，不飲食者，有宿食，並宜下之。又太陽初傷風下利，不惡寒，頭痛乾嘔，心痞腹痛者，桂枝湯加芫花，或十棗湯。胃不和，腸鳴下利者，生薑瀉心湯。小便澁，大便利者，赤石脂丸。下利頻而渴如常者自止，橘皮竹茹湯調之。合病自利及心痞下利，見各條。○裏氣協寒，下利清白，太陰不渴者，理中湯、四逆湯。寒毒入胃者，四逆湯加韭白。少陰自利，虛渴脈微者，白通湯；厥逆無脈者，白通加猪膽汁湯、通脈四逆湯。少陰下利咽痛者，甘桔湯。厥陰下利，先厥而後發熱者，下利必自止；若再厥者，必復利也，小建中湯、當歸四逆湯。利不止者，赤石脂禹餘粮湯。又下利身痛者，先以四逆湯救裏；利止，但身痛者，急服桂枝湯救表。凡下利譫語直視，乃厥躁不得眠，汗不止，無脈，及自利不禁，身熱脈實者，皆死。○濕毒下利膿血，腹滿，腸內刮痛，如魚腦爛桃，或如黑豆汁者，除濕湯、猪苓湯、地榆散。濕挾熱者，敗毒散、黃芩湯、白頭翁湯。如無濕，但熱毒日晡壯熱，腹痛便下膿血稠粘者，黃連阿膠湯。濕挾風者，胃風湯加木香。濕挾寒者，不換金正氣散加乾姜、木香。又陽症便膿血者，亦名協熱腸垢，當清其腸，犀角地黃湯。陽明熱入血室，下血者，小柴胡湯加生地、枳殼、山梔。少陰下利膿血者，亦謂之挾寒鴨溏，當固下焦，桃花散、赤石脂丸。

**壯而熱止其利，斷下之生也不長。**少壯人實熱下利，不宜止，澁止之則加熱悶而死，名曰壯熱斷下。

**厥而利反能食，除中之死也可立。**邪在表則能食，邪在裏則不能食，表裏之間者，欲食而不能食。今傷寒厥深下利，脈遲當不能食，而反能食者，名曰除中。中之胃氣既除，豈可再復。

風漏手足攣搐。陽虧四肢拘急。四肢諸陽之本，腰背太陽之絡，因發汗腠理空疎，蓋覆不週，將息未久，以致風邪復入筋骨之間，攣搐有妨行持，牛蒡根湯主之。如脚攣齒噤者，風熱也，承氣湯下之。○拘急者，手足不能自如，屈伸不便，踡臥惡風之貌。發汗亡陽而有此症，汗多小便難者，桂枝湯加附子；吐下後厥逆拘急，下四逆湯；心煩足攣屬血虛者，芍藥甘草湯；陰陽易病亦有手足搐搦如風狀者，古爪竹湯。

太陽腰痛頂連尻。陽明不可回顧，少陽如針刺。太陽症分有汗無汗，傷寒人參順氣散，傷風敗毒散，或通氣防風湯，粗人刺委中血甚妙。太陽合陽明，葛根湯；少陽，柴胡桂枝湯。與頭痛參看。

少陰腰痛背及脊，太陰遺溺。腰下如橫木，甚則遺溺。厥陰張弓。厥陰風熱，故腰強急如弓。三通用五積散加杜仲、附子，或加黃芪建中湯、當歸四逆湯。中尚當於雜病腰痛參看。

陽氣虛而筋惕肉瞤。陽氣者，精則養神，柔則養筋。汗下後津液耗竭，陽氣太虛，內筋失養，故惕然而跳，瞤然而動，久則成痿。治宜溫經養榮益胃，真武湯是也。熱甚去芍藥，熱者去附子，或陶氏溫經益元湯亦好。汗下後頭眩身搖者，茯苓桂木甘草湯；心下痞滿者，暫與枳梗湯加茯苓。汗下後表裏俱虛，又素虛之人，微發其汗，肩膊肉戰，喘促，汗出如油者死。動氣在左，發汗有此症者亦危。

風熱極而瘈短瘲長。俗云搐也。瘈則筋脉急而縮短，瘲則筋脉緩而弛長，急緩之間，筋脉牽引，伸縮不定，狀如風癇，可畏。多因汗下，脾土受傷，木旺風熱熾盛，故手足動搖搐搦。必平木降火，以柴胡、山梔滌熱，防風、羌活祛風，兼佐和血化痰之藥治之。與痓大同。如聖餅子、引風湯、陶氏如聖飲選用。結胸失下有此症者，大承氣湯；風溫被火瘈瘲，萎蕤湯；火邪湯。經曰：太陽終者，戴眼反折，瘈瘲，汗出不流者死。

邪氣勝則心寒而慄也，屬陰；正氣勝則身振而戰也，屬陽。戰者身振而動，慄者心戰而惕。邪氣外與正爭，正氣勝則戰；邪氣內與正爭，邪氣勝則慄。戰則病欲愈，慄則病欲甚。戰屬陽，故一戰搖之間而真陽鼓動，大汗以解，不必藥也。慄屬陰，陰無勝陽之理，故恐懼不戰而承乎陽，於是陽反為陰所制，心寒足踡，鼓頷厥冷，便溺妄出，不知人事，純乎陰而陽敗，遂成寒症，宜理中、四逆，甚則養正丹，灸關元穴。若復躁擾而不得臥者不治。若原從傳經熱症，日燥咬牙，雖厥冷有時溫和，脉大而數，表症慄者羌活沖和湯，裏症慄者大柴胡湯。

**蚘厥卻終多饑，虫攻咽及攻胃。**蚘即蛔也。謂之厥者，蚘屬厥陰，又手足厥逆義也。其人素有食蛔，或因病過饑，虫逆上咽膈而出，妄發其汗，以致胃冷，長虫上攻咽膈，胃氣困乏，雖飢不能食，食即吐蛔者，虫聞食臭氣而出也。外症作靜作煩者，虫或上或止也。又或下利，臟寒則蛔亦上入於膈。然上熱而中下焦寒，故雖煩熱消渴便硬，不可遽投涼藥，當先以烏梅丸、理中湯安蛔，然後隨症調之。或煩熱不退者，小柴胡湯，或熱甚昏譫腹脹便閉，或蛔不得安，從大便而出者，大柴胡湯。

**狐惑蓋緣失汗，虫食臟及食肛。**此亦虫症也。如狐聽冰，猶豫不決之義。初起狀如傷寒，或因傷寒變成。其候四肢沉重，欲食惡聞食氣，欲眠目不能閉，舌白齒晦，面目色變無常。虫食下部為狐，下唇有瘡，其咽乾；虫食其喉為惑，上唇有瘡，其聲啞，殺人甚急。皆因汗下失宜，邪熱入腹，以致飲食少而腸胃空虛，甚則三虫求食而食人五臟。食上部者，三黃瀉心湯主之；食下部者，單苦參煎湯淹洗之；食肛門外者，用生艾汁調雄黃末，燒烟熏之。通用黃連犀角湯。治䘌桃仁湯、金液丹、雄黃銳散。又濕䘌虫症，與狐惑症同，但專食其臟為異耳。

**陰陽發斑總是火，誰知溫毒陽毒。**傷寒陽症發斑，謂之陽毒；春溫發斑，謂之溫毒；夏熱發斑，謂之熱毒；時行與暴溫發斑，謂之時毒。名雖不同，同歸於熱。或因當汗不汗，及已汗而熱氣不散，表虛裏實而發者；或因當下不下，熱蓄於胃而發者；或因下早，熱邪乘虛入胃，傷血不散而發者；或因誤服溫藥，胃熱焦爛而發者。然皆心火入肺，故見紅點於皮毛之間，輕如疹子，數迹只在手足，先紅後黃；重如錦紋，發在胸腹，先紅後赤。切忌發汗，重令門泄，甚則皮膚斑爛。陽毒具而紅潤稀疏起發，五六日即愈；若陰脉見而黑斑稠密成片，身涼，六七日死。先紅後黯，如果實者亦死。陽毒舌焦鼻煤發斑者，陽毒升麻湯、白虎加參湯；熱甚者，三黃石羔湯、三黃瀉心湯、陶氏消斑青黛飲選用。有斑瘡如豌豆者，黃連一物湯，水煎濃汁服，或青黛一物湯。熱病發斑，與陽毒同。○溫毒因冬燥感濕氣，至春風氣相搏，發為瘾疹，多痒。初起升麻葛根湯加玄參，或敗毒散加紫草、赤芍；日久發渴，腹滿便硬者，調胃承氣湯加黃連、赤芍、生地、牡丹皮。已經發汗而毒不解者，黑膏主之。、熱病發斑，時行發斑，身如火色者，大青四物湯、猪膽雞子湯。發斑雜症，咽痛，玄參升麻湯，或紫雪，蠍之能逆下利者，黃連橘皮湯；心煩嘔吐者，葛根橘皮湯；血熱內結者，小柴胡湯、犀角地黃湯；斑盛破爛者，芒硝猪膽汁法。凡汗下不解，足冷耳聾，煩悶咳嘔，便是發斑之候，宜化斑、消斑之藥以防之。諸斑藥皆通用，惟溫毒挾風稍殊耳。○陰症亦有發斑者，乃相火乘肺，故但出於胸背手足，稀少，脉沉，身無大熱為異，宜理中湯，或加附子、玄參。

**血溺如狂有是症，爭似發狂凶狂。**有陰盛發燥，欲坐井地如狂者；有火邪驚惕不安如狂者；然血溺如狂有三症，與陽毒如狂相似，故舉言之。○如狂屬瘀血者，脉沉實，多漱水不嗽，有無表症，但血蓄下焦，小便自利如狂者；有無表裏症，脉數善饑，不大便如狂者；有太陽初症，熱結下焦如狂者。血自下者即愈；如外未解者，桂枝湯、陶氏桂苓飲；外已解，但小腹急結者，桃仁承氣湯，挾血

醫學入門 卷首 雜症 二十

上海埽葉山房校印

傳心脾者當歸活血湯。有太陰身黄溺澁如狂者五苓散。此皆如狂，但睡中忽欲起行，錯言妄語，猶知諫阻，尚可制禦，非若發狂勢凶，莫能禦也。發狂者，熱毒在胃，併入於心，遂使神昏不定，言動急速，妄辯妄笑，甚則登高而歌，棄衣而走，踰垣上屋，不飢不卧，皆因汗下失宜，陽氣亢極，陰氣暴虚，非大吐下不止。傷寒四五日，身熱煩躁，不得汗，發狂者，表裏俱熱，三黄石羔湯、雙解湯。傷寒六七日，壯熱胸滿，便閉，脉實數發狂者，大承氣湯加黄連。陽毒暴盛，發狂多乾嘔，面赤發斑，咽痛，下利黄赤，壯熱而不得汗者，葶藶苦酒湯。咽痛吐膿血者，陽毒升麻湯。潮熱甚者，梔子仁湯。潮熱大便閉者，升麻葛根湯加大黄，或三黄湯。發斑不可下，甘草龍膽一味，水煎服。狂走者，瓜蒂散吐痰。時行熱毒發狂者，黑奴丸。通用水漬法、火劫法、王氏玄明粉。凡發狂見陽症陽脉者順，見陰症陰脉及舌卷囊縮者即死。

多眠陰盛而晝寢不厭。傷寒邪傳陰則多眠，昏昏閉目者，陰主闔也；默默不欲言者，陰主靜也。有太陽症外已解而神將復者，設若胸滿脇痛，鼻乾，得汗者，小柴胡湯；脉浮，羌活冲和湯；冬月麻黄湯。有陽明熱伏於裏而嗜卧者，小柴胡湯。少陰脉沉細，自利，欲吐而渴，多眠者，四逆湯加人參、茯苓，以益陰回陽。或熱病得汗後，脉沉細，身冷，初覺安靜，漸次昏沉，喜卧不省，亦急與四逆湯，令四肢溫。不爾，有熟睡而死者。合病目合則汗出。風溫常不了了。狐惑精神恍惚。治見各條。惟汗下後酣睡者，為正氣已復，不必藥也。

不眠陽盛而夜卧不遑。或終夜煩擾，或晝夜惺惺不眠。未經汗下而不眠屬陽明，初症者，葛根解肌湯；在裏盛，心神不清者，大承氣湯。已經汗下不眠，津液乾，熱盛陰虚，胃不和也。太陽發汗過多，躁不得眠，欲飲水者即愈。若脉浮而渴，小便難者，五苓散。汗吐下後懊憹不眠者，梔豉湯。晝夜不眠者，酸棗仁湯。錯語乾嘔不眠者，解毒湯。譫語，小便淋澁，煩躁少睡者，白虎湯加山梔。挾瘀血者，犀角地黄湯。少陰下利而渴，或因下後不得睡者，猪苓湯。少陰二三日心煩不眠者，黄連雞子湯。下後陽虚脉沉無表症，夜靜晝煩不得眠者，宜古姜附湯，或四逆湯加茯苓。汗多者，小建中湯。傷寒瘥後不眠者，陰氣未復也，梔子烏梅湯，或溫膽湯加竹茹；虚者，十味溫膽湯。精神恍惚者，朱雀丸。古法不眠者單熟酸棗散，多眠者單生酸棗散亦好。

常病常法易知，變病變法難詳。

右一段論傷寒雜症，從面至足及眠，逐一詳審，以便問症云。

陰症微甚，分於便閉便通。三陰經血分自受寒，謂之陰症。有微甚不同：微者寒邪自背俞漸入少陰，故表熱亦能發熱，但終不如陽症熱甚，亦或頭疼，但肢厥脉沉為異。古法麻黄附子細辛湯、麻黄附子甘草湯、附子細辛湯。近用辛黄三白湯。甚而腹痛，手足清冷，便閉者，桂枝加芍藥湯、甘草乾姜湯、理中丸。有表復有裏者，人參三白湯，或附子細辛湯加大黄。甚者不自表分漸入，或上從鼻入或下從足入卒中陰經初起無頭疼身熱但惡寒厥冷或胸腹滿痛嘔利閉有熱者虛陽之氣外浮耳太陰腹痛自利附子理中湯痛甚理中合小建中湯濕溢理中合五苓散少陰口和背惡寒身痛虛渴或發熱脈沉下利者名夾陰傷寒附子湯少陰下利清穀或咽痛厥微者四逆湯利不止脈欲絕者白通湯無脈者白通加猪膽汁湯厥陰下利小腹痛或消渴吐蛔者當歸四逆湯凡陰症唇青舌黑或白胎或卷強者用生羌糊擦唇口擦從黑轉為紅乃吉。

**陰症常變察其有力無力。**厥冷吐利不渴靜踡此陰症之常也若發熱面赤煩躁欲冷脈大揭衣去被此陰症之變也若認作陽症投凉必死須察脈有力無力如重按無力或全無者便是伏陰急與五積散通解表裏之寒甚加姜附如果有力乃陽症似陰也不可不辯陰症無脈者姜汁半盞服之或吞四順丸又病人有痛處當知痛甚者脈必伏如無痛症用此法脈不來者死如原無正脈須覺手取之乃陰陽錯亂也宜和合陰陽。

**陰厥不熱便厥而下利淒清。**陰厥者未厥前無頭疼無身熱吐利不渴靜踡等症乃陰邪獨勝而然手足盡冷乃厥陰所生陰陽之氣不相接逆而然非比傳經四逆之漸冷也太陰厥手足指頭微冷者理中湯少陰厥脛寒足冷甚則手至臂足至膝者四逆湯通脈四逆湯厥陰厥一身盡冷者當歸四逆湯厥逆煩躁者不治百問云冷厥初得病四肢逆冷脈沉細卧多攣足或惡寒指甲青色或自引衣覆身或下利清穀或清便自調小便數外症惺惺此厥冷也四逆湯三味參萸湯選用凡滿熱多厥少者易愈厥多熱少者難已又有血厥四物湯氣厥四君子湯暑厥白虎湯水厥心下怔忡茯苓桂甘湯尸厥即中惡冒犯不正之氣而然木香勻氣散合平胃散或追魂湯蚘厥見前。

**陽厥微厥便熱而下利黃赤。**陽逆者未厥前有頭疼有身熱潮汗閉溢滿渴狂譫症具陽邪深入陷伏於內而後發厥微厥半日間却又發熱熱氣下行則腹痛下利後重稠黏黃赤必見膿血若不便血熱氣上行則必喉痺又熱厥傳經七日不退者其後必便膿血若陰厥腹痛下利清白不渴以陰之尤的詳前熱厥。

**暈厥挾痰與伏火。**暈者昏暈傷寒乃熱結胸滿痰盛口閉不省人事先用絹帕裹指牙齦上頻頻擦之候牙寬却用大承氣下之。

**臟厥發躁無休息。**發熱七八日脈微膚冷而躁或吐或瀉無時暫安者此乃厥陰真臟氣盡故曰臟厥仲景無治法四逆湯冷飲救之又少陰厥而吐利發躁者亦不治三味參萸湯救之。

**陰毒冷汗甲青而六脈沉細身痛苦難。**三陰病深必變為陰毒有初生遽然而成者有誤服寒藥或吐下後變而成者蓋以房勞損腎生冷傷脾內已伏陰外又感寒致之內外皆陰陽氣暴絕故耳。外症比常陰症厥冷，吐利不渴，靜踡，甚則咽痛鄭聲，加以頭痛頭汗，眼睛內痛，不欲見光，面唇指甲青黑，手背冷汗，心下結硬，臍腹築痛，身如鞭朴，外腎氷冷，或便膿血。診其脉附骨取之則有，按之則無。宜甘草湯、正陽散，或玄武湯加人參選用，陽氣復而大汗解矣。陽氣乍復，或生煩躁者，返陰丹、復陽丹、金液丹，不可涼藥，並加生姜、良姜，要藥也。外借火氣，但不可太近。故仲詩云：陰毒傷寒身體重，背强眼痛不堪任，小腹痛急目青黑，毒氣衝心轉不禁，四肢厥冷惟思吐，下利咽疼脉細沉，若能速灸臍輪下，六日看過見喜深。葱熨法見結胸，以手足和爲吉，如手足指冷，甲下肉黑者死。

**陽毒無汗，眼紅而遍身斑紋，胸鞕若石。**三陽病深，必變爲陽毒，有初病遽然而成者，有經吐下變而成者，多因酒䴵金石，借燥腸胃，極熱所致，又或症屬陽明，誤服温藥，助熱毒邪，內外皆熱，陰氣暴絕故耳。外症比常陽症，灦汗悶瀛，滿渴狂譫，甚則發斑喘急，加以吐血咽腫，面眼如火，六脉洪大促數。宜黑奴丸、白虎湯、三黃湯、生地芩連湯、陽毒升麻湯。咽痛及赤斑者，青黛一物，每用二錢，井水調服，或活龍散尤妙。陰氣復而大汗解矣。外用冷水薤紙搭胸，熱又易之。詩云：陽毒健亂四肢煩，面赤生花生點斑，狂言妄語如神鬼，下利黃赤病不安，汗出遍身應大瘥，魚目開張命欲翻，有藥不辜但與服，能過七日漸能安。又陰陽二毒伏逆，變爲結胸，有自利者，有大便閉用藥而不得利者，宜結胸條灸臍法以利之。陽毒內服活龍散，陰毒內服破結丹，庶幾陰毒得泄則陽氣復，陽毒得泄則陰氣復，陰陽升降，榮衛流行，自然大汗即解矣。若心下已結，延至五日間，斷不可活。

**陽盛拒陰，大熱症也，脉數而身反盡寒。**

**陰盛拒陽，大虛症也，身熱而脉不鼓擊。**此言陰陽偏絕必死之症，不特極與毒而已。病人身寒厥冷，其脉滑數，按之鼓擊於指下者，非真寒也，此名盛陽拒陰，宜三黃巨勝湯。身熱脉數，按之不擊，或身冷而欲坐井中，欲漱水而不入口者，非真熱也，此名陰盛拒陽，宜霹靂散。

**取症而不取脉，可汗可下。**脉浮可下，以熱入府而不大便，借使大便不難，其敢下之乎？脉沉可汗，以熱在表故也，故用温藥微汗，借使身不發熱，其敢汗之乎？

**憑脉而不憑症，似陽似陰。**常法清高貴客，脉症兩憑；勞苦粗人，多憑外症。又有信一二分症者，又有信一二分脉者，須要臨時參酌。傷寒陽症似陰，陰症似陽，全憑脉斷。

**太陽症裏虛而脉沉，補中宜發。**太陽症發熱頭疼，脉宜浮而反沉者，裏虛氣衰也，急宜固裏，使正氣內强，逼邪自出。四逆湯中用姜附，補中兼發散也。假如裏不寒，則脉必浮，乃麻黃常症耳。

少陰症表鬱而反熱，發中宜補。少陰症當脈沉，無頭疼，無發熱，今反發熱者，寒邪在表，鬱閉為熱耳。然終無大熱，或下利，手足冷為異耳。用麻黃以發表間之熱，附以溫少陰之經，加細辛為劑。汗之重者，去細辛加甘草為汗劑之輕者。若使寒邪入裏，則外必無熱，是四逆症也。噫！太陽少陰脈沉發熱同，而受病與藥別也，微哉！他如少陰心煩不得眠，或咽瘡聲不出，或咳而嘔渴，或口燥咽乾，腹脹不大便，數症皆熱也，豈可槩以溫藥治之耶。

脈伏而必有邪汗，當攻，尚非真氣之脫亡。一手無脈謂之單伏，兩手無脈謂之雙伏。雜病得之則危。傷寒表症脈伏，因寒邪鬱閉其脈，冬月麻黃湯，三時羌活沖和湯以汗之，不可誤為陽得陰脈。如裏症脈伏，因熱邪陷結而不流通，宜和解，後病稍減而脈至，乃敢審症輕重下之。

脈無而將欲正汗，勿攻，譬如久旱之甘雨。傷寒病六七日來，別無刑尅症，忽昏昧不省，脈靜或無，此欲作正汗，如久旱將雨之吉兆。喘促無脈者，加味生脈散；中暑脈無者，白虎加參湯；陰躁無脈者，回陽返本湯；下利脈不至者，白通加猪膽汁湯；或因汗下太過無脈者，亦必有正汗，急用四逆湯溫之；脈結者，炙甘草湯；熱厥煩渴無脈者，解毒湯合小柴胡調之；寒厥鬱閉其脈，兩手俱無，亦是好汗相逼，汗出自愈，麻黃附子細辛湯，或麻黃附子甘草湯加人參、五味子以回陽助汗。諸症脈藥仍前，無汗脈不至者皆死，汗出脈續出則愈。

或先溫而後一汗兮身輕。厥陰下利，腹滿身疼，先溫裏以四逆湯，後發表以桂枝湯。

或先解而後一攻兮便愈。太陽症如狂者，表邪未解，熱結膀胱，猜采與人不相當，譫語煩躁，先以桂枝湯解其外，後以桃仁承氣攻其裏；小便不利者，五苓散滲之。

有表症而反不可汗者焉，必其表之將入於裏。表症悉具，本可汗也，而發渴脈浮，表將入裏，未可汗也。誤汗者，玄武湯救之。

有裏症而反不可攻者焉，必其裏之未全於府。裏症悉具，本可下也，若惡寒脈不實，裏猶帶表，未可下也。誤下者，理中湯丸救之。

利半表而溫半裏。半表裏極難治。有言身前後者，有言身上下者，有言太陽陽明之間者。小柴胡解少陽之半表裏也，身後為太陽，身前為陽明，少陽居中，或從前，或從後，寒熱莫定，此以身之前後而言也。五苓散分利膀胱之半表裏也，膀胱寒水近陽明燥金，水多則寒，燥多則熱，故亦往來寒熱也，此以太陽陽明之間而言也。理中湯治吐瀉不定，上下之半表裏也，以身之上中下而言。

汗三陰而下三陽。此皆變法也。三陰不當發汗，常也，然太陰脈浮桂枝湯，厥陰脈浮弦為欲愈，桂麻各半湯，以助其勢耳；少陰反發熱脈沉，麻黃附子細辛湯汗之，微熱無厥逆消裏症者，麻黃


上海埽葉山房校印

附子甘草湯微汗之是三陰未入於臟者皆可汗之太陽忌下常也有曾汗吐下而小便數大便閉者太陽陽明宜大承氣少陽陽明小承氣正陽陽明調胃承氣是三陽已入於臟者皆可下之胃與大小腸為三陽臟乃藏物之臟也。

顛倒六經非真見不敢。脉絡貫通故也百症云均一頭痛身熱也內實不大便者宜下外實小便清者宜汗盡皆不拘常法如此非真見能如是乎

反覆汗下有神手何妨以表裏俱未淨也

右一段論傳陽變陰之極變病變法推究融會。以盡其妙。

戰汗已占病可解戰者邪正相爭也有戰而汗解者太陽也脉必浮緊而芤浮為在表芤為正陽虛故與邪戰而後解也有不戰而汗解者陽明也脉必浮數不芤浮為表不芤為正氣不虛故不戰而汗解也有不戰不汗而解者少陽也雖有寒熱表邪寸關尺大小浮沉遲數同等而無偏勝不日陰陽和平而自解矣又柴胡症誤以藥下而柴胡症仍在不為逆更與小柴胡服之必蒸蒸汗出而解日中得病者夜半解夜半得病者日中解凡身寒鼓頷戰慄急與姜朱湯熱飲以助其陽老人虛弱發戰而汗不行隨即昏悶者不治又渴甚飲過者黑奴症也亦汗出而解

發痒誰識疾將移發痒乃陽氣和回之象非風非血燥也

瘥後昏沉非怪魅瘥後半月十日昏沉少神錯謂妄言或無寒熱或寒熱似瘧或朝夕潮煩皆由汗出未儘毒流心胞絡間知母麻黃湯主之無表邪者陶氏導赤各半湯極妙大病後喜唾痰者理中湯胃熱虛煩而嘔者竹葉石羔湯加姜汁從腰以下有水腫者牡蠣澤瀉湯手足掣搐者牛蒡根湯遺精者桂枝龍骨牡蠣湯加鹿茸一錢或十味溫膽湯瘥後不愈參苓白朮散枳朮丸瘥後狂言益元散加辰砂瘥後失神及乾嘔柴胡百合湯瘥後血逆當歸活血湯瘥後腰痛獨活寄生湯瘥後聲沉補中益氣湯瘥後體瘦肌熱或咳嗽者用柴胡二錢甘草五分水煎服瘥後陰虛盜汗補陰丸瘥後瘧疾等症俱照常治法嬰者損穀節慾慎勿自愈

遺毒不散發瘡瘍凡傷寒三日後脉數而熱不罷者此為熱氣有餘必發癰癤或汗出不徹項後耳傍連頰腮有結核硬腫者謂之發頤或下之不盡熱氣流於大腸或肛門并小腹腫痛謂之臟毒或瘥後項下腋邊生風堆斑枝不紅不痛如瘰癧之狀或瘥後發疹者俱宜清熱涼血消毒去風外科法治之

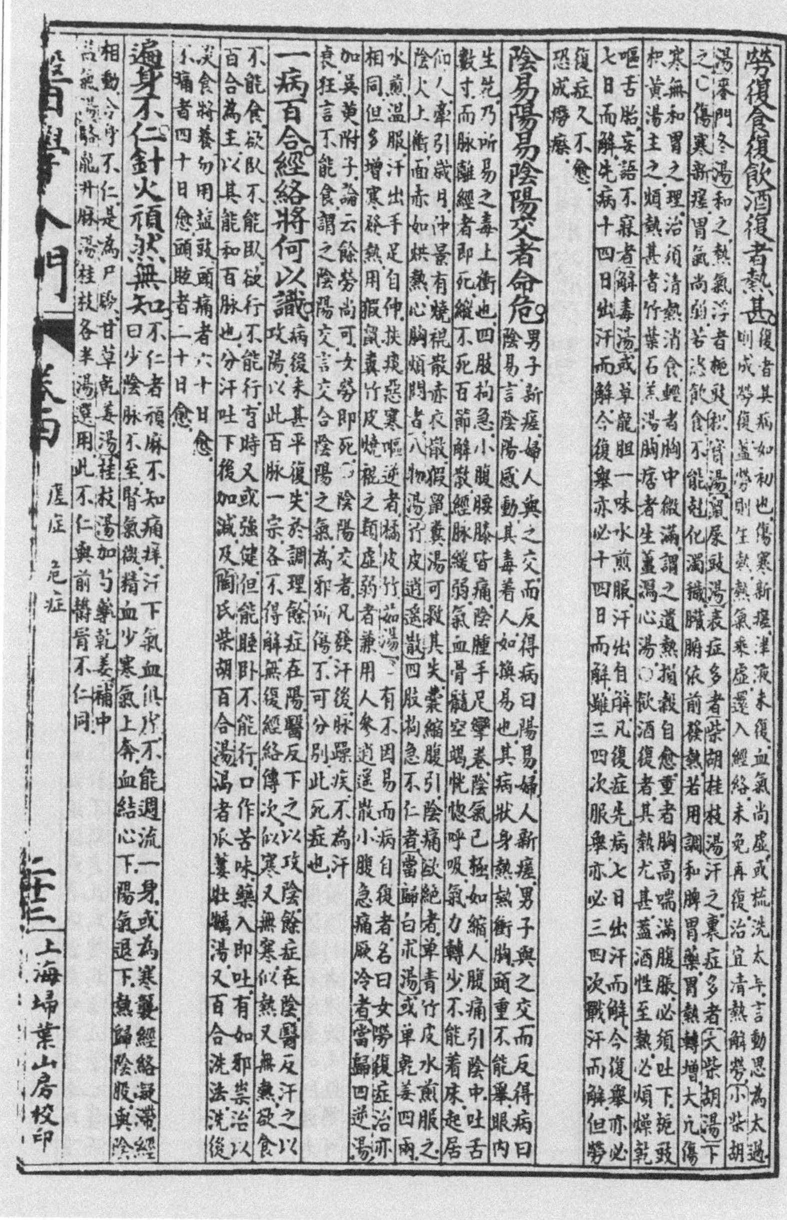

勞復食復飲酒復者熱甚。復者其病如初也。傷寒新瘥，津液未復，血氣尚虛，或梳洗太早，言動思為太過，則成勞復。蓋勞則生熱，熱氣乘虛還入經絡，未免再復。治宜清熱解勞，小柴胡湯、麥門冬湯和之。熱氣浮者梔豉枳實湯、鼠屎豉湯。表症多者柴胡桂枝湯汗之，裏症多者大柴胡湯下之。○傷寒新瘥，胃氣尚弱，若恣飲食，不能尅化，濁織臟腑，依前發熱，若用調和脾胃藥，胃熱轉增。大凡傷寒無和胃之理，治須清熱消食。輕者胸中微滿，謂之遺熱，損穀自愈；重者胸高喘滿腹脹，必須吐下，梔豉枳黃湯主之。煩熱甚者竹葉石膏湯，胸痞者生薑瀉心湯。○飲酒復者，其熱尤甚，蓋酒性至熱，必煩燥乾嘔，舌胎，妄語不寐者解毒湯，或草龍膽一味水煎服，汗出自解。凡復症先病七日出汗而解，今復舉亦必七日而解；先病十四日出汗而解，今復舉亦必十四日而解；雖三四次服，舉亦必三四次戰汗而解。但勞復症久不愈，恐成癆瘵。

陰易陽易陰陽交者命危。男子新瘥，婦人與之交，而反得病，曰陽易；婦人新瘥，男子與之交，而反得病，曰陰易。言陰陽感動，其毒着人，如換易也。其病狀身熱，熱衝胸，頭重不能舉，眼內生花，乃所易之毒上衝也。四肢拘急，小腹腰膝皆痛，陰腫，手足攣卷，陰氣已極，如縮人腹，痛引陰中，吐舌數寸，而脈離經者即死。縱不死，百節解散，經脈緩弱，氣血骨髓空竭，恍惚呼吸，氣力轉少，不能着床，起居仰人，牽引歲月。仲景有燒裩散、赤衣散、猳鼠糞湯，可救其失。囊縮腹引陰痛欲絕者，單青竹皮水煎服之。陰火上衝，面赤如烘，熱心胸煩悶者，八物湯、竹皮逍遙散。四肢拘急不仁者，當歸白朮湯，或單乾薑四兩，水煎溫服，汗出手足自伸。挾痰惡寒嘔逆者，橘皮竹茹湯。○有不因易而病自復者，名曰女勞復，症治亦相同，但多增寒發熱，用猳鼠糞、竹皮、燒裩之類；虛弱者兼用人參逍遙散。小腹急痛厥冷者，當歸四逆湯加吳萸、附子。論云：餘勞尚可，女勞即死。○陰陽交者，凡發汗後脈躁疾，不為汗衰，狂言不能食，謂之陰陽交。言交合陰陽之氣為邪所傷，不可分別，此死症也。

一病百合經絡將何以識。病後未甚平復，失於調理，餘症在陽，醫反下之以攻陰；餘症在陰，醫反汗之以攻陽，以此百脈一宗，各不得解，無復經絡傳次，似寒又無寒，似熱又無熱，欲食不能食，欲臥不能臥，欲行不能行，有時又或強健，但能睡臥，不能行，口作苦味，藥入即吐，有如邪祟，治以百合為主，以其能和百脈也。分汗吐下後加減，及陶氏柴胡百合湯。渴者瓜蔞牡蠣湯，又百合洗法，洗後淡食將養，勿用鹽豉。頭痛者六十日愈，不痛者四十日愈，頭眩者二十日愈。

遍身不仁針火頑然無知。不仁者頑麻不知痛癢，汗下氣血俱虛，不能週流一身，或為寒襲，經絡凝滯。經曰：少陰脈不至，腎氣微，精血少，寒氣上奔，血結心下，陽氣退下，熱歸陰股，與陰相動，令身不仁，是為尸厥，甘草乾薑湯、桂枝湯加芍藥乾薑、補中益氣湯、驗龍升麻湯、桂枝各半湯選用。此不仁與前攣骨不仁同。

醫學入門　卷首　瘥症　危症　二十三　上海埽葉山房校印

**四壞症犯何逆。**傷寒病邪未退，或重感寒變為溫瘧，或重感風變為風溫，或再感溫熱變為溫毒，或重感疫氣變為溫疫。又太陽病三日已汗吐下及溫針不解者，此為壞病。言正氣已虛而邪氣留滯，及過經不解，瘥後虛羸少氣，皆名壞症。疾候變易不常，必視其犯何逆以治之。表症多者，知母麻黃湯；半表者，小柴胡湯、溫膽湯；餘熱不解者，參胡芍藥湯；大渴者，黑奴丸；虛煩者，竹葉石羔湯。諸藥不效者，鱉甲散。

**五臟死候巧莫施。**水漿不入，汗如油，形體不仁，喘不休，命絕也。汗出髮潤，肺先絕也。形如烟薰，直視搖頭，心絕也。唇吻反青，肝絕也。環口黧黑，柔汗發黃，脾絕也。溲便遺失，狂言直視，腎絕也。陽氣前絕，陰氣後竭，其人死身色必青。陰氣前絕，陽氣後竭，其人死身色必赤。

**循衣摸牀泉清知熱在胃。**傷寒循衣摸床，兩手撮空，直視，常向壁臥，頭不安枕，脉溢，循衣縫者死。脉弦者生。諸敗症皆然。此症發熱譫語，大承氣湯下之。如發黃瀨利者，津液未竭，猶可救療。若溺溢者難治。

**搖頭直視風痓非絕於心。**湯脉不和，則頭為之搖。有心絕者，搖頭直視，形如烟薰，即死。有痓病風盛則搖者，小續命湯加減。有裏痛而搖者，言者為虛，不言者為實，如聖餅子、芎朮湯、芎辛湯、二陳湯選用。臟腑精華皆注於目，直視者反目倒竄，眼睛上騰，死症也。惟無表裏症，目中不了了，睛不和者，乃內熱神昏，非直視也。又衄血發汗則直視，血虛發汗亦直視。脉弦者可救，若脉溢狂言譫語，喘滿直視必死。

**口張目陷不復肢冷臍硬難禁。**

**腎氣下脫遺尿。**小便自遺，惡症也。陽明神昏自遺而猶知者，清熱可愈。合病遺尿，白虎湯；裏熱，承氣湯；淋血，桃仁承氣湯。陰邪氣脫自遺若不知者，溫補救其萬一。餘熱氣虛有火者，補中益氣湯加知母、黃栢、五味子、麥門冬。下虛者，四逆湯加益智仁。囊縮者，三味參萸湯加附子大劑急救之。狂言直視，冷汗遺尿者，腎絕，即死。風溫直視遺尿亦死。

**心竅有毒失音。**肺主聲，被火傷而瘖瘂。有少陰病咽喉生瘡而不能言者，雞子苦酒湯。厥陰囊縮不能言者，小承氣湯。有狐惑症聲啞不能言者，有痓病不能言者，有風濕下利不語者，有中暑失音，有瘀血迷心失音者，各宜分治。須調導二便，以通心竅為先。通用通關散吹鼻。

**智圓行方。竊唐進士之正學。好生起死。慕秦越人之慈心。**唐時醫道大衰，孫思邈因醫而貶為技流，朱子惜之，故小學引其言曰：智欲圓而行欲方，膽欲大而心欲小。此乃醫學之秘訣也。世有善記誦古今醫籍而治人無効者，非失之方而不圓通，便失之心粗而膽小耳。果欲遂吾好生之心，以濟疲癃殘疾，如扁鵲有起死之功，當先理孫真人之學問云。

**婦人傷寒。與男無異。經來經斷。名曰熱入血室。**仲景傷寒不分男女，但婦人以血為主，血室即沖脈血海也。如傷寒發熱，經水適來，晝則明了，夜則譫語，如見鬼狀，經行盡則熱隨血散，不治自愈。如經盡熱退身涼，胸滿如結胸，或譫語者，乃邪氣結於胸脇，按之痛者，亦謂之血結胸，宜海蛤散、桂枝紅花湯。○婦人傷寒，寒熱似瘧，經水適斷者，亦名熱入血室。其血必結而不行，小柴胡湯，或黃龍湯加牡丹皮、桃仁。婦人此症最多，切忌汗下。若見喜忘如狂，腹滿泉清，當以淋血法治之，又不可拘於不下也。然男女均有此血海，在男子血室得熱，則必妄行，多為下血譫語，頭汗，見陽明症為異耳。男子由陽明而傷，婦人隨經而入。

**產前產後。調之法無犯胃。**產前安胎，產後補血為主。古云無犯胃氣及上中焦。犯胃氣者，謂攻下也。犯上焦者，謂發汗也。犯中焦者，謂取吐也。不可發汗吐下，但當和解。胎前丸藥必加白朮、黃芩，安胎為主。如常外感，小柴胡去半夏加白朮，合四物湯，或合四君子湯，最能保胎除熱。如傷寒太陽症見，九味羌活湯合四物湯；陽明症見，升麻葛根湯；少陽症見，小柴胡湯；太陰症見，平胃散加白朮；秘實熱者，大柴胡湯加厚朴、當歸；少陰症見，人參三白湯加當歸，熱者涼膈散；厥陰症見，理中湯，熱者六一順氣湯。已上俱宜合四物湯服之。其餘變症，照依古法。表症具者，芎蘇散、古苓朮湯、前胡七物湯、黃龍湯。傷暑者，柴胡石膏湯。嘔逆不食胎動者，麥門冬湯。嘔吐不食心煩者，蘆根湯。發熱煩悶者，生葛根一味水煎服。發斑者，梔子大青湯、升麻六物湯。發狂者，秦艽散。時氣大熱恐胎墮者，用伏龍肝末水調塗臍下，乾則再塗，病瘥乃止。如胎已死者，葱豉湯、葱白一物湯。○產後傷寒發熱，宜四物湯倍芎歸加軟柴胡、炒乾薑入湯佐之。如惡寒未去者，柴胡破瘀湯。凡藥必加四物湯為主，乃養血之源也。六經見症同胎前用藥。外感四氣，咳嗽惡阻，旋覆花湯。面赤發喘，竹葉石膏湯。更參婦人門。

**浮沉升降順天時。**天地陰陽之氣，鼓擊而生。春夏秋冬，冬至一陽上升，夏至一陰下降，二至則氣同，二分則氣異。陰陽相錯，而人病由生。此事難知云：春不服白虎，為瀉金也；秋不服柴胡，為瀉木也。以此推之，春甘夏辛，秋酸冬苦，四季宜鹹。

**南北東西隨水土。**東南山谷，地氣濕熱，病多自汗；西北高燥，地氣寒涼，病多無汗；中原土鬱，病多彭脹。飲食居處，各各不同。故麻黃、桂枝自西北二方居人，四時服之無不應驗；自江淮間惟冬凡春可行之。

潛心之下，真有易道存焉。六經名義，有八卦之理，此事難知，以六十四卦配合日用，至於朝大黃暮附子、朝附子暮大黃，變易之義也。麻黃、桂枝、瓜蒂等方，卦象辭例也，況象數方，不知易也。

反掌之間，似乎兵法寓矣。東垣曰：用藥如用兵，機無輕發，此事難知云。治法如孫子用兵，若在山谷則塞淵泉，在水陸則把渡口，在平田廣野當青野千里。塞淵泉者，刺俞穴；把渡口者，奪病發時前；青野千里者，如肌瘦羸，宜廣服大藥以養正。又曰：補益者守也，汗吐下者攻也，調利者廣畧而決勝也。

由丹溪而入長沙，秋江澄澈。

涉河間而步東垣，春山紅紫。仲景傷寒，專為霜降至春分即病者設，河間補溫暑一法，丹溪分別時令直中，東垣力辨內傷外感，四公前後發明經旨，透徹真如春山千紅萬紫，無所不備，惟識之則存乎人耳。議者謂陰症雜病乃後人增入論中，又謂溫暑亦無陰症，皆道其常而不知其變耳。

噫！學未究乎張、劉、朱、李，且勿議乎叔和。無已，勉之勉之，醫囊無底。

右一段論瘥症、危症、死症及婦人傷寒。

## 傷寒用藥賦

太陽無汗寒傷榮，臘月麻黃湯為最；太陽有汗風傷衛，臘月桂枝湯可先。易老冲和湯即九味羌活湯，治風寒而發於三季；陶氏冲和湯，分陰陽以救乎變傳。此方以兩感必死，但陽先受病多者，以此湯探之，中病即愈；如不愈者，看表裏陰陽多少用藥，是以用九味羌活湯去蒼朮，加柴胡、乾葛、石羔、黑豆，皆三陽經藥也。陽明之本，宜解肌葛根、白虎於寒熱。傷風有汗表虛者桂枝湯，傷寒無汗表實者葛根湯，不惡寒反惡熱、二便不閉者白虎湯。陽明之標，須承氣詳痞滿燥實於便堅。痞滿燥實俱全者大承氣湯，有痞滿而無燥實者小承氣湯，有燥實而無痞滿者調胃承氣湯。大柴胡湯行陽明帶表之秘。小柴胡湯擅少陽和解之權。有痰妨胸滿。瓜蒂散。梔豉湯。緩緩飲。無頭痛身熱。附子乾姜熟熟煎。乾姜附湯乾姜一兩生附一枚水三盞煎至一盞去渣頓服治直中陰經真寒症如厥逆脈不至加甘草一錢。理中湯下建中湯。治太陰直中臟寒之不足。桂黃桂芍。治太陰傳經腑熱之不平。桂枝加大黃湯桂枝三錢芍藥四錢甘草二錢半大黃二錢姜五片棗二枚水煎溫服治太陰傳經熱症腹滿而痛咽乾而渴手足溫脈沉有力本方陶氏加枳殼柴胡臨服入檳榔水三匙如腹滿不惡寒而喘去甘草加大腹皮。三桂枝加芍藥湯桂枝三錢芍藥四錢甘草一錢姜四片棗一枚水煎溫服治太陰腹滿痛甚或太陽病下之轉屬太陰自利者亦宜○陶氏桂苓飲五苓散。少陰熱症。小承氣湯反之。四逆倍甘草。拒陽可愈。四逆湯。厥陰熱症。大承氣湯反之。四逆用當歸。似瘧自痊。當歸四逆湯。此雖六經之正治。實具百病之真詮。表裏陰陽通治。凡言表症分有汗無汗俱於前正方內隨經選用。凡言裏症分傳經直中俱於前正方內選用。凡言陰症俱於前溫中熱藥內選用。凡言陽症俱於前通裏寒藥內選用。是數方可以代百方。雖曰仲景方法猶有遺失之恨。據愚見於此推類而通於雜病。則方法亦無以加矣。汗吐下溫兼全。凡言宜汗即前正方中或發表或解肌之劑選用。凡言宜吐即前正方中或探吐或湧宣之劑選用。凡言宜下即前正方中潤下湧泄之劑選用。凡言宜溫即前正方中臟寒亡陽之劑選用。是數法者可以兼百法。貴乎用之當耳。誤用麻黃令人亡陽汗出不止。將病人頭髮水浸外用糯米粉并龍骨牡蠣末撲之。誤用硝黃令人不禁。用理中湯加炒糯米烏梅壁土止之。誤用姜附令人失血發斑。用韭菊汁或芋搗汁或泥漿汁再入黃連甘草犀角可解其毒。不然身有紅處乃血欲從各竅出也。抑又聞風寒總曰汗病。麻桂不可亂嘗。不論傷風傷寒皆以得汗則散。但有大汗解肌之不可亂耳。無汗服桂枝而嘔吐失血下利者變用。傷寒無汗或酒客誤服桂枝湯而嘔吐者必吐膿血為肺痿症。又有其病當汗而適值失血及下利者不可與麻黃湯。宜小劑桂枝湯頻頻歛之。體潤自然和解。有汗服麻黃而煩躁寒熱似瘧者相當。傷風服桂枝湯不解寒熱似瘧日再發者乃邪客榮衛。宜桂枝二麻黃一湯。若非此症誤服麻黃者必煩躁衄血嗽血與上肺痿二症。然依雜症以清血涼血之劑略加和表之藥。如犀角地黃湯黃芩湯加柴胡是也。傷寒輕者麻黃杏仁飲。麻黃桔梗前胡黃芩陳皮半夏各一錢杏仁細辛各八分防風七分甘草四分姜三片水煎溫服治太陽發熱惡寒頭痛無汗脈浮緊而咳嗽如夏月去麻黃加蘇葉自汗去麻黃加桂枝芍藥表熱換柴胡口渴加天花粉胸滿加枳殼喘嗽加瓜蔞仁。傷風輕者柴胡半夏湯。柴胡半夏各一錢半黃芩白朮陳皮麥門冬各一錢甘草五分姜三片棗二枚水煎溫服治傷風發熱惡寒頭痛無汗而咳嗽或協熱自利兼治一切痰症狀似傷寒如小便不利加茯苓冬月無汗加麻黃三時無汗加蘇葉冬月有汗加桂枝三時有汗加防風咽痛加桔梗喘嗽去白朮加杏仁桑白皮酒熱加黃連食積加山

查神麯痰伏脇下作痛加白芥子痰盛喉中如牽鋸加竹瀝薑汁痰稠如膠加金沸草前胡胸膈痞悶加枳殼大羌活湯主治陰陽兩感。防風羌活獨活防己黃芩黃連蒼朮白朮甘草

細辛各三分知母川芎地黃各一錢水煎熱服未解再服三四劑病愈則止治發熱惡寒無汗或止汗頭痛項強或傷寒見風脈傷風見寒脈兼解利兩感傷寒此方治陰陽已分陽症多者宜服陶氏沖和湯為

陰陽未分者設大青龍湯善解風寒兩傷。麻黃三錢桂枝二錢杏仁一錢半石羔四錢甘草一錢薑三片棗二枚水煎溫服方意以寒宜甘發麻杏石甘棗之甘以散榮中之寒風宜辛

散桂枝生薑之辛以散衛中之風辛甘相合乃能發散榮衛風寒風傷則衛實寒傷則榮實榮衛俱實太陽症具無汗而煩躁者宜服若脈微有汗榮衛俱虛者誤服則厥逆筋惕肉瞤而亡合病嘔而

不利葛根加以半夏。葛根加半夏湯葛根三錢麻黃二錢桂枝一錢半夏芍藥各一錢甘草八分薑三片棗二枚水煎服治太陽陽明合病裹氣逆上但嘔而不下利者與葛根湯以散其邪

加半夏以下逆氣合病利而不嘔黃芩加以半姜。黃芩半夏生姜湯黃芩三錢芍藥生姜各二錢半夏一錢甘草五分姜五片棗二枚水煎溫服治太陽少陽合病自利而嘔或

陽明協熱自利非汗下所宜故用此和解以下冒之逆氣太陽併病陽明分麻葛硝黃看罷未。太陽症未罷無汗者葛根湯有汗者去麻黃太陽症已罷陽明症見者調胃承

氣湯太陽併病少陽者麻桂柴胡要酌量無汗者小柴胡合麻黃湯有汗者柴胡桂枝湯三時輿輕者小柴胡湯為主仍以羌活防風代麻桂可也春夏秋冬疫

癘升麻人黃如意升麻葛根湯方意以四氣不和鬱毒為疫故用升麻葛根甘草以解百毒芍藥以和中用消疫毒更妙於敗毒散〻人中黃丸大黃黃連黃芩人參桔梗蒼朮防風滑石香附

人中黃各等分為末神麯糊丸梧桐子大每七十丸氣虛四君子湯下血虛四物湯下痰多二陳湯下熱者加童便如無人中黃用糞缸岸代之或硃砂雄黃為衣亦好〻如意丹川烏八錢檳榔人參柴胡吳萸

川椒白姜白茯苓黃連紫菀厚朴肉桂當歸桔梗皂角石菖蒲各五錢巴豆二錢半擇吉日於不聞雞犬處齋室誠心修合各取淨末煉蜜為丸梧子大硃砂為衣每三丸或五丸七丸專治瘟疫及一切鬼祟伏

尸傳瘵顛狂失心山嵐瘴氣棗湯或白湯下風疫及宿患大風身體頑麻不知痛痒眼淚不下睡臥不安而如虫行日久鬚眉痒脫唇爛齒焦偏頭痛紫癜癮癬左癱右瘓鶴膝風痰一切風疾荊芥煎湯下寒疫

及小腸氣痛小茴煎湯或吳萸煎湯下暑疫及五淋燈芯煎湯下熱甚大黃煎湯下燥疫生地或麻子仁煎湯下或冷水下溫疫及水腫車前子或木通煎湯下十種水氣甘遂大戟煎湯下癭蠱甘遂煎湯下膀

胱疝氣腫痛蘿蔔煎湯下五般痔白礬湯下五癇乳香湯下腎臟積咬蟲噎涎腰疼鹽湯下五攤桃枝煎湯下失心中邪柳枝桃枝湯下陰陽二毒傷寒咳嗽薄荷煎湯下五疳八痢腸風臟毒陳米煎湯下諸般

咳嗽薑湯下小兒十二驚風薄荷煎湯下丹瘤癰疽瘰癧痔瘻涎喘消渴大小腸閉或泄或利酒毒便紅喉痺重腮誤吞銅鐵金石藥毒不服水土溫湯下痢疾紅甚黃連煎湯下婦人血海久冷帶下赤白難為生育及諸般血氣艾湯下此方通治山鄉素不服藥之人存乎善用耳

風寒暑濕邪衍。霍香正氣預防。不換金正氣散厚朴陳皮藿香半夏蒼朮各一錢甘草五分薑三片棗二枚水煎溫服治四時感冒傷寒時氣瘟疫山嵐瘴氣但覺四肢拘急心腹滿悶飲食不化或有吐利惡寒等症却未發熱者宜此先正胃氣以預防之兼治霍亂吐瀉下痢赤白不服水土等症如感冒更加頭痛發熱胸滿者藿香正氣散如前症更加身痛者人參敗毒散九味羌活湯○藿香正氣散藿香紫蘇白芷大腹皮茯苓各六分厚朴白朮陳皮桔梗半夏麯各四分甘草二分姜棗煎服治內傷脾胃外感寒邪寒熱拘急頭痛嘔逆胸中滿悶與夫傷冷傷食傷濕中暑霍亂山嵐瘴氣不服水土寒熱如瘧並宜增損用之非正傷寒之藥若病在太陽頭痛發熱骨節痛者此方絕無相干誤服反虛正氣逆其經絡凡氣虛及夾陰傷寒限不可用

春溫通聖便解。防風通聖散防風川芎當歸赤芍大黃麻黃薄荷連翹芒硝各二分半石羔黃芩桔梗各五分滑石一錢半甘草一錢荊芥白朮山梔各一分半姜三片水煎溫服治春夏溫熱狀如傷寒表裏俱見者兼治內科一切風寒燥熱及飲酒中風或便閉或飱泄或風熱上壅不言等症雜科耳目口鼻唇舌咽喉風熱風痰等症外科癰疽瘡癘發斑打撲跌蕩等症小兒驚癎積熱驚風潮搐痘出不快等症婦人諸疾合四物湯一料凡屬風熱之疾無所不治如自利去硝黃自汗去麻黃名通聖散○雙解散即防風通聖散合益元散等分姜葱豆豉煎服欲吐則探吐欲下則下欲汗則汗故名雙解散治風寒暑濕饑飽勞役內外諸邪所傷以致氣血怫鬱變成積熱發為汗病往來寒熱癎痓驚悸等症小兒瘡疹尤妙如自利去硝黃自汗去麻黃

夏益元單方。益元散又名六一散取天一生水地六成之義也滑石六兩甘草一兩為末每三錢入蜜少許沸湯調服熱者冷水調服孕婦慣半產者忌服如傷寒身熱不解加蒼朮末三錢葱豉湯調連進數服汗出為度又汗吐下後餘熱以此解之甚妙虛煩不臥加辰砂少許身熱霍亂嘔吐轉筋者先於地坑傾新水一桶在內攪勻澄清謂之地漿水另取井水一碗入油一匙浮於水面將此藥撒上油花上其藥自沉碗底去清水用前地漿水調服名油墜散一切風熱上壅咽喉不利加青黛薄荷少許蜜丸噙化一切寒症瀉利嘔吐反胃加乾姜五錢名溫六丸中寒甚者再加硫黃少許用生姜汁浸蒸餅丸又能伐肝邪一切暑症作溫新汲水下感田禾燒氣作渴用帶泥稻稈煎湯下一切濕熱腸癖泄瀉其滑石用牡丹皮煮過加紅麯五錢名清六丸用陳米飯丸每五七十丸白湯下如產後腹痛自利用補脾補血藥下或加五靈脂一兩能行血止痢瀉甚加肉豆蔻少許一切痰熱吐逆反胃驚癎癲狂熱毒瘧痢腹痛加黃丹少許姜汁蒸餅為丸服如溫暑輕者通用九味羌活湯加減入裏加大黃

梔子升麻湯。合秋令之晚發。生地甘寒三錢山梔苦寒升麻甘苦寒柴胡苦寒各一錢石羔甘寒二錢姜三片水煎溫服治晚發傷寒太陽症具不可大汗宜此清肌解熱兼治溫熱及虛煩不止自汗加桂枝無汗加蘇葉乾葛虛煩加知母

麥門冬湯加天花粉。咳嗽加杏仁。此方潤燥滲合愚意。以秋為賊者，經曰燥淫於內，治以苦溫，佐以甘辛正此方之謂也。他如張子和六神通解散用蒼朮石羔滑石黃芩麻黃甘草姜葱煎服，雖以三月為晚發亦不甚宜。或從冬傷於寒，春必病溫，晚發乃溫病之遲者；夏傷於暑，秋必痎瘧，豈可以秋病為晚發而殊不知瘧有一日一發，或熱多寒少者，其邪淺，夏傷於暑而然也；有三日一發，或寒多熱少者，其邪深，結成瘧母，非偏冬寒邪鬱伏後再感暑而後發動，若本夏所感之邪，安能遂成瘧塊耶。所以秋病多於四時者此也。推之痢疸亦然。

**白芍生地。歛冬月之溫陽。**加減調中湯白芍一錢半，茯苓、白朮各八分，麥門冬四分，生地五分，陳皮三分，桔梗、烏梅、甘草各二分，水煎溫服。治冬溫及春月暴煖，煩燥，眠食不安，或欬脫欲作傷風狀者。如體盛加黃芩，有痰加貝母。

**中暑中暍。白虎或加參朮。**白虎加參湯石膏五錢，知母、人參各二錢，甘草五分，粳米一大撮，水煎溫服。虛煩不止加麥門冬尤妙。治動中暍，湯氣身熱，脈洪，或避煩渴，口燥，小便已洒然毛聳，口開，前版齒燥黑。兼治發斑欬。又名化斑湯。白虎加蒼湯石羔四錢，知母三錢，蒼朮二錢，甘草五分，粳米一大撮，水煎溫服。自汗不止加桂枝尤妙。治靜中暑傷濕，惡寒，脈沉，汗出，身熱，妄言，名濕溫。兼治疫癘及秋感熱。

**暴寒暴溫。調中湯或去大黃。**葛根、黃芩、芍藥、藁本、白朮、桔梗、茯苓、甘草各五分，水煎溫服。治夏秋暴寒疫癘，折於盛熱，熱結於四肢，則壯熱頭疼及肚腹不和等症。如暴溫肌熱煩渴，加麥門冬；如暴寒傷胃，表裏邪盛，或便閉，或協熱下利血水，脈數，及年久臟毒下血不止者，俱加大黃七錢，下之，移時再服，得利壯熱自止。

**風溫汗渴。萎蕤兼以瓜蔞。**萎蕤湯萎蕤二錢半，石羔三錢，葛根二錢，羌活、白薇、杏仁、青木香、川芎、甘草各一錢，麻黃一錢二分，水煎溫服。治風溫喘急，頭痛，身熱，多睡，語言蹇澁，自汗，四肢不收，甚者如癎，內煩燥擾。冬溫、春溫亦宜。如汗後身猶熱，加黃芩、知母、赤芍；汗多去麻黃，加桂枝、防風；氣弱加人參；有痰目睛不了者，加南星；渴甚加天花粉；肝火熱加龍膽草。瓜蔞根湯石羔三錢，瓜蔞根、葛根各二錢，人參、防風各一錢，甘草五分，水煎溫服。治風溫渴甚，身熱汗出。

**濕溫汗多。茯苓和以桂朮。**茯苓白朮湯茯苓、乾姜各一錢，白朮一錢半，桂枝七分，甘草五分，水煎溫服。方意以濕溫寒熱，頭目疼痛，胸滿妄言，多汗，兩脛逆冷者，皆因暑浴及坐石眠地，為濕氣所傷，復感暑搏而為病，是以藥品盡皆治濕而非治暑也。所以名家亦有未詳此意而不敢用，故以白虎湯加蒼朮、官桂，其意更明。然二方亦皆難用，輕者但以二香等湯去暑除濕等物去濕。

**風濕腫痛。勝濕表以麻杏四般。**羌活勝濕湯羌活、獨活各一錢，藁本、防風、甘草各五分，蔓荊子、川芎各二分，水煎溫服。治脊痛項強，腰似折，項似拔，此足太陽經氣不通行；肩背痛不可回顧，此手太陽經氣鬱不行。如身重腰沉沉然者，乃經中有濕熱也，加附子、黃柏、蒼朮。麻杏薏甘湯麻黃、薏苡仁各二錢，杏仁、甘草各一錢，水煎服，取微汗。治肢體酸疼，不能轉側，額上微汗，不欲去衣，或身微腫，大便難，小便利，熱至日晡加劇，脈浮虛而濇。甚者加川烏為引；有汗加白朮；輕者只以九味羌活湯。諸濕有表者俱宜。杏仁湯桂枝二錢，天門冬、麻黃、芍藥、杏仁各一錢，姜五片，水煎溫服。治風濕身痛，惡風微腫。

**寒濕**

腫痛滲濕湯表以加交五積五積交加散即五積散合人參敗毒散治寒濕身體重痛腰脚痠疼如寒勝者只用生料五積散甚者加附子夏月去乾姜肉桂加黃連如天時瘟熱或春分後雖無汗亦去麻黃換紫蘇葉如肚腹脹滿不快或便閉去參加山查神麯枳實如潮熱或肌熱加柴胡乾葛。中濕朮附甘附諸濕便溺皆調小便自利輕者除濕湯重者朮附湯白朮三錢附子二錢甘草一錢姜三片棗二枚水煎溫服治中濕一身盡痛發熱身黃多煩脈浮而緩二小便不利大便反快輕者五苓散重者甘草附子湯甘草附子白朮各二錢桂枝四錢水煎溫服得微汗即解方意以風濕相搏骨節煩疼掣痛不得屈伸近之則痛劇或風勝則衛虛汗出短氣惡風不欲去衣濕勝則小便不利或身微腫是以用桂枝甘草之辛甘而散風邪以固衛附子白朮之辛甘而解濕氣以利經如汗出身腫加防風動氣溺不利加茯苓。濕痺防己漢己諸濕汗乳皆塞防己黃芪湯防己黃芪各二錢白朮一錢半甘草七分姜棗煎服治諸風諸濕脈浮身重自汗反誤汗汗出不止如胸膈不和加芍藥氣上衝加桂枝有寒加細辛風多走注加麻黃薏苡烏頭熱多赤腫加黃芩寒多掣痛加官桂羌附濕多重着加茯苓蒼朮乾姜中氣堅滿癃閉加陳皮紫蘇枳殼甚者加亭藶二漢防己湯防己二錢半黃芪一錢半白朮二錢甘草一錢姜煎服即防己黃芪湯但汗多者用此等分。附防附朮痓惡而厥者宜附子防風湯白朮茯苓乾姜附子防風川芎桂心柴胡甘草各七分五味子九粒姜三片煎服治傷寒柔痓閉目合面手足厥逆筋脈拘急汗出不止如汗不出者去防風姜桂止用三分加麻黃五分二附朮散附子白朮各一錢獨活五分川芎三分桂心二分棗二枚水煎溫服治傷寒柔痓手足逆冷筋脈拘急汗出不止時發時止不食下利者難治如輕者剛柔通用九味羌活湯加減。桂石桂芩瘧熱而重者速桂枝石羔湯桂枝一錢石羔知母各三錢黃芩二錢水煎溫服治太陽陽明合病間日作瘧熱多寒少二桂枝黃芩湯知母人參黃芩半夏各八分柴胡一錢石羔二錢桂枝五分甘草四分姜煎溫服治太陽陽明少陽合病瘧疾寒熱極甚二方以桂枝湯料治太陽白虎治陽明柴胡治少陽意甚明顯挾痰合二陳湯食積合平胃散溺澁合五苓散便閉合大柴胡無汗加乾葛蒼朮有汗加黃芪白朮夜發加桃仁白芍日久加常山檳榔吐之治瘧之法盡矣。水乘表而發咳青龍小劑小青龍湯桂枝麻黃芍藥乾姜各二錢細辛一錢半夏一錢半五味子甘草各五分水煎溫服治傷寒表不解因心下有水飲與寒相搏氣逆乾嘔發熱而咳或喘或噎或渴或大便利或小便不利脇痛腹滿等症蓋寒邪在表宜桂麻甘草辛甘以散之水停心下而不行則腎燥宜姜半細辛之辛行水氣而潤腎咳逆而喘肺氣逆也宜芍藥五味之酸以收肺氣經曰腎苦燥急食辛以潤之肺欲辛急食酸以收之此方發汗所以散邪水收斂所以固真水水氣內漬傳變不一故有或為之症宜隨症加減以解化之如微利去麻黃加芫花以下利渴者去半夏加瓜姜仁以生津噎者去麻黃加附子以溫散水寒小便不利小腹滿去麻黃加茯苓所以行下焦蓄水喘者去麻黃加杏仁以下氣凡服此渴者裏氣溫水欲散也宜再服之或疑小青龍與小柴胡症皆嘔而發熱表裏之病大槩彷彿何二方寒熱不同蓋傷寒熱未盛而飲水停蓄非青龍姜桂不能解散傷寒邪熱傳半表裏非小柴柴苓無以清解此二方症治同而用藥殊也

水入陰而下利玄武神方。

（玄）武湯 白朮一錢白茯白芍附子各三錢姜五片水煎溫服治傷寒四五日腹痛小便不利大便自利四肢重痛或發熱或溺利或嘔或咳兼治汗後仍熱心悸頭眩及陰症身痛脈沉汗過筋惕肉瞤此由渴後飲水停留中脘所致方意以腎主水腎病則不能制水是以用姜附芍藥之辛酸以溫腎散濕茯苓白朮之甘平以益脾逐水經曰寒淫所勝治以辛熱濕淫所勝左以酸平是也如小便利則無伏水去茯苓大便利去芍藥加乾姜以散寒咳加五味子以散逆氣水寒相搏而咳加細辛乾姜以散之嘔者去附子恐補氣也倍生姜以散逆氣

茵陳大黃調五苓。頭汗出而欲疸。

（茵）陳湯 茵陳稿一兩大黃六錢山梔十枚水二盞慢火熬至一盞溫服以利為度甚者再服當下如爛魚腸血惡物小便下如金色皂角等汁或見熱症但頭汗出將欲發黃者用此一劑分作四服入（五）苓散三錢調下治黃之法無踰於此方意以陽明裏熱已極煩渴引飲以致濕與熱搏如得遍身汗出則濕熱發越於外而不能發黃也今但頭出汗劑頸而還二便不利渴且不止則瘀熱鬱內腹作脹滿而黃疸必妄是以用茵陳山梔之苦寒以除胃燥大黃之苦寒以下胃熱一切疫癘症瘧雜病發黃等症及傷寒因火逼取汗不出反致邪熱怫鬱於內上攻頭面紅赤蒸於肌膚發黃並宜（二）茵陳五苓散 茵陳一兩（五）苓散五錢為末每二錢米飲下或煎亦可治同上（一）陶氏茵陳湯 大黃茵陳山梔厚朴枳實黃芩甘草姜一片燈心一握水煎熱服治同上如大便利去大黃厚朴加大腹皮以小便清利為度

茵陳梔子皆三物。大便利而發黃。

茵陳三物湯 茵陳三錢山梔黃連各二錢水煎溫服治同上（也）梔子柏皮湯 山梔四枚黃柏四錢甘草二錢半水煎服治濕家發黃及傷寒發黃但大便不利者茵陳湯二便不利者茵陳湯調五苓散大便利小便不利者茵陳五苓散茵陳三物湯梔子柏皮湯正所謂小熱之氣涼以和之大熱之氣寒以收之

虛煩竹葉石羔。既濟三白稱奇。

竹葉石羔湯 石羔五錢人參二錢麥門冬一錢半半夏一錢甘草七分淡竹葉十四片粳米一大撮水煎入姜汁二匙調服治傷寒解後餘熱未淨津液不足虛羸少氣氣逆欲吐及陽明汗多而渴衄血渴欲飲水水入即吐并產後下後虛煩汗多等症經曰辛甘發散而除熱竹葉石羔甘草之甘辛以發散除熱甘緩脾而益氣門冬參朮之甘以補不足辛者散也半夏之辛以散逆氣如氣弱大渴倍人參汗多加黃芪陰虛夜煩加知柏生地芍藥嘔吐去石羔加陳皮茯苓痰加貝母泄加白朮澤瀉又本方去參石半夏名麥門冬湯治勞復發熱（一）既濟湯 即竹葉石羔湯去石羔加附子二錢治虛煩上盛下虛煩燥自利手足冷（り）三白湯 白芍白朮白茯苓各一錢甘草五分水煎溫服治虛煩或泄或渴實調理內傷外感之奇方也

脚氣檳榔越婢續命千金雞鳴。

檳榔散 橘葉杉木各一握童便酒各半盞煎數沸去查入檳榔末二錢調服治脚氣風腫痛（い）越婢湯 石羔三錢白朮三兩附子一錢半麻黃二錢甘草一錢二分姜棗煎服治風痺脚弱方意以脾為女卑臟主行津液是湯所以名越婢者以

能發越脾氣，通行津液也。○千金續命湯：防風 芍藥 白朮各一錢 川芎 防己 桂枝 麻黃 羌活各八分 蒼朮一錢半 甘草五分 姜二片 棗二枚 燈心 甘草水煎，入姜汁二匙調服。治脚氣外症全類傷寒，但初起脚膝屈弱，數痛加之嘔吐喘急，宜此救之。如暑中三陽，所患必熱，脉洪數者，去桂麻，加芩連柴胡黃柏；寒中三陰，所患必冷，脉遲澁者，加附子。起於濕者，則行起忽倒，足脛或腫，膝或枯細，加木瓜 檳榔 牛膝；起於風者，則脉浮弦，無汗加獨活。氣虛加人參，便閉去麻黃、白朮，加大黃。

**導痰醫痰** 陶氏加以芩連參朮桔瓜蔞。○陶氏導痰湯：茯苓 南星 枳實各八分 半夏一錢 陳皮 黃芩 白朮 黃連 瓜蔞仁各五分 桔梗四分 人參三分 甘草二分 姜三片 棗二枚，水煎，臨服入竹瀝姜汁調下。年力壯盛者先吐去痰，次服此藥。治內傷七情，痰迷心竅，神不守舍，神出舍空，則痰生以致增寒壯熱，頭痛昏迷，上氣喘急，口出涎沫等症，如鬼祟，痰症類傷寒者亦宜。○鶴頂丹：白礬一兩 心紅五錢，或黃丹亦好，爲末，每以一匕入磁器內溶化，乘熱搓丸龍眼核大，薄荷煎湯化下。治結胸，胸膈滿痛及痰症發熱，或咽喉如拽鋸者。

**平胃消食** 陶氏加以菓連枳朮姜查麯。○陶氏平胃散：蒼朮一錢 厚朴 陳皮 白朮各七分 甘草 乾姜 山查 神麯各二分 草菓三分 黃連 枳實各四分 姜三片，水煎，臨服入木香磨汁調下。治食積類傷寒，如胸痛加桃仁；痛甚大便實熱，去查麯菓姜，加大黃下之。如心中兀兀欲吐不吐，無奈者，用淡鹽湯調皂莢末五分探吐。

**瘀血在上** 犀角地黃湯加減。○犀角 牡丹皮各一錢 白芍二錢半 生地三錢。一方有當歸一錢半，水煎溫服。治傷寒汗下不解，鬱於經絡，或衄吐衄不盡，餘血停瘀，以致脉微發黃，便黑煩躁，發狂漱水不嚥等症。如表熱加柴胡 黃芩；鼻衄加山梔；內熱甚加黃連；腹脹或痛，瘀血未下，加桃仁 紅花 大黃；小腹急痛加青皮。本方陶氏加甘草 桔梗 陳皮 紅花 當歸 姜三片，煎臨服入藕節搗汁三匙調下。治同上。

**瘀血在裏** 桃仁承氣抵當。○桃仁承氣湯：大黃四錢 桃仁三錢 桂枝 芒硝各二錢 甘草一錢，水煎溫服。血盡爲度，未盡再服。方意以太陽經也，膀胱府也。太陽經熱不解，則入府而結於膀胱，令人如狂，熱逼血自下者愈；若熱搏血蓄下焦，令人小腹急結，便黑溺澁，脉沉有力，爲一切瘀血結胸，譫語漱水等症，宜此湯攻盡黑物則愈。若外症未解，當先解其外，而後攻其裏。經曰：從外之內而盛於內者，先調其外，而後調其內。此之謂也。故用桃仁之甘潤小腹急結，桂枝之辛散下焦蓄血，硝黃之寒折膀胱之熱。本方陶氏加芍藥 柴胡 青皮 當歸 枳實 姜三片，煎臨熱入蘇木汁三匙調服，治同上。○抵當湯：蝱虫 水蛭 桃仁各十枚 大黃三錢，病甚人壯者五錢，水煎溫服，未下再服。方意以太陽經病六七日，邪當傳裏爲熱結胸症，今表症仍在，脉沉而熱不結胸，反結於下焦，令人如狂，小腹硬滿，小便不利者，乃熱蓄津液不通也；小便利者，乃熱不蓄津液而蓄血也。蓋鹹走血，苦勝血，故用蝱蛭之鹹苦以除蓄血；甘緩結，苦泄熱，故用桃黃之甘苦以下結熱。亦治一切瘀血結胸，譫語漱水等症。○抵當丸：水蛭 桃仁各七箇 蝱虫八個 大黃一兩，爲末，蜜調分作四丸，每一丸用水煎化溫服，未下再服。治蓄血在下，無身熱，便黑，喜忘如狂等症，但小腹滿而溺利者，宜此丸緩以下之。

**感寒香蘇** 五積散 養胃 大溫。○香蘇散：香附 紫蘇各二錢 陳皮一錢 甘草五分 姜 葱前服取汗治四時感寒頭疼發熱惡寒如頭痛甚加川芎白芷無汗加麻黃○人參養胃湯蒼朮一錢陳皮厚朴半夏各七分半茯苓藿香各五分甘草一分烏梅一箇人參草果各四分姜三片棗二枚煎熱服取汗有汗溫服治外感風寒內傷生冷憎寒壯熱頭目昏疼肢體拘急不問風寒二症及夾食停痰皆効兼治飲食傷脾或外感傷寒濕氣發爲痎瘧及山嵐瘴疫尤妙如虛寒加附子肉桂

冒風參蘇十神敗毒更速○

參蘇飲人參紫蘇前胡半夏乾葛茯苓木香各七分半陳皮桔梗枳殼各五分姜三片棗二枚水煎服治外感風邪頭疼發熱咳嗽聲重涕唾稠粘內因七情痰塞壅胸潮熱等症如肺熱去參加白朮黃芩肺燥去橘半加瓜蔞杏仁本方去木香加川芎紫蘇名十味芎蘇散治四時感冒頭疼寒熱○十神湯紫蘇香附陳皮甘草乾葛赤芍升麻白芷川芎麻黃各五分姜葱煎熱服治風寒兩感及時行溫疫頭疼寒熱無汗等症此方去芎芷麻黃名蘇葛湯內乾葛專解陽明瘟疫風邪若太陽傷寒發熱用之是引賊入陽明多發斑疹今世槩用誤哉○人參敗毒散羌活獨活柴胡前胡枳殼桔梗川芎赤茯人參各三分甘草一分半姜三片煎溫服或加薄荷少許治傷寒發熱頭疼睛痛項強肢體煩疼傷風咳嗽鼻塞聲重及時行瘟疫瘴氣風濕風痰肢昏嘔噦等症如三陽經脚氣赤腫加大黃蒼朮皮膚疼痒加蟬退如心經蘊熱口乾舌燥加黃芩

二陳四物痰火消

二陳湯合四物湯氣虛加參朮火盛加芩連麥門冬

補中益氣勞傷服○

加味補中益氣湯外感見太陽症加羌活藁本桂枝陽明症加葛根升麻少陽症加黃芩半夏倍柴胡太陰症加枳實厚朴少陰症加生甘草桔梗厥陰症加川芎變症發斑加葛根玄參倍升麻○陶氏補中益氣湯人參黃芪當歸生地川芎柴胡陳皮甘草細辛羌活防風白朮姜三片棗二枚葱二莖水煎溫服治勞力內傷氣血外感風寒頭疼身熱惡寒微渴自汗身腿酸軟無力如元氣不足者加升麻少許以升之喘嗽加杏仁汗不止去細辛加芍藥胸中煩熱加山梔竹茹乾嘔加姜汁炒半夏胸中飽悶去生地甘草芪朮加枳殼桔梗痰盛去防風細辛加瓜蔞貝母腹痛去芪朮加芍藥乾姜因血鬱內傷有痛處或大便黑去姜防芪朮細辛加桃仁紅花甚者加大黃下盡瘀血自愈愈後去大黃調理日久下症具者亦量加酒製大黃體厚者大柴胡下之丹溪治一人舊有下疳瘡忽頭疼發熱惡寒以小柴胡湯加龍膽草胡黃連熱服而安又一人因忍饑霜中涉水患惡寒吐血以小建中湯去芍藥加陳皮半夏煎服而安二方可為內傷挾外感者式

葱頭麻葛頭痛甚於搥鐵○

連鬚葱白湯生姜一兩葱十四莖共搗破水煎服治太陽已汗未汗頭痛如鐵破或合麻黃湯尤妙○葱豉湯葱白七莖豆豉一合麻黃三錢葛根一錢半姜五片煎服如行五里許再進一服良久吃葱豉粥取汗治太陽陽明頭疼無汗如太陽發熱惡寒無汗剛痓加芍藥三錢名麻黃葛根湯○葛根葱白湯葛根芍藥知母各一錢半川芎生姜各三錢葱三莖煎服治陽明頭目痛鼻乾無汗

桂枝柴葛項強難於回顧○

太陽無汗項強葛根湯有汗桂枝湯加葛根少陽小柴胡湯

頭眩身振茯苓桂甘桂朮和陽

茯苓桂甘湯茯苓二錢桂枝二錢甘草一錢姜三片水煎溫服治陽明症但頭眩不惡寒能食而咳兼治水氣在半表乘

於心胸怔忡悸惕乾嘔自汗不渴方意以茯苓甘草之甘益津而和衛桂枝生姜之辛助陽而解表。○茯苓桂甘大棗湯茯苓六錢半甘草二錢二分桂枝四分大棗五枚先取水六七碗置大盆內以杓揚之上有水珠數千顆相逐取用之名甘瀾水用二盞先煎茯苓減半入諸藥煎至八分溫服治汗後臍下悸動欲作奔豚者。○茯苓桂朮甘草湯茯苓四錢桂枝三錢白朮二錢甘草一錢水煎溫服治汗吐下後裏虛氣逆上衝心腹痞滿或痛起則頭眩脈沉緊為在裏則不宜汗汗則外動經絡損傷陽氣陽虛則不能主持諸脈身體振搖筋脈惕瞤久則成痿宜此湯以和經益陽故陽氣不足者補之以甘茯朮甘草之甘以生津液而益陽也裏氣逆者散之以辛桂枝之辛以行陽而散逆氣也。

**鬱冒神昏，人參三白三生醒冒。**人參三白湯人參白朮白芍白茯各一錢半柴胡三錢川芎一錢天麻五分水煎溫服治太陽病誤下誤汗表裏俱虛以致鬱冒胃家得汗自愈若不得汗而不解者宜此主之如下虛脈微弱者合三生飲以溫暖固其本也經曰滋苗者必固其根伐下也必枯其上是也。

**背惡寒而三陽虎湯，少陰附湯。**陽寒六七日身無大熱口燥煩心煩背惡寒者此屬陽明宜白虎加參湯○傷寒二三日口中和背惡寒者此屬少陰宜附子湯附子人參各二錢茯苓芍藥各三錢白朮四錢水煎溫服兼治少陰心痛肢冷骨節煩疼方意以附子之辛以散寒參朮茯苓之甘以補陽芍藥之酸以補陰所以然者偏陰偏陽則為病火欲實水當平之不欲偏勝也

**身惡寒而陽經柴桂，陰經茵桂。**陽經柴胡桂枝湯柴胡一錢桂枝黃芩人參芍藥半夏各一錢甘草五分姜三片棗二枚水煎服治少陽病頭額痛項強脇痛胸滿發熱惡寒乍往乍來及自汗亡陽譫語作渴兼治風溫汗後身熱及動氣等症或小柴胡湯桂枝湯麻黃湯選用。○陰經直中者茵蔯建中湯四逆湯小建中湯選用。

**惡風漏汗，朮附加入桂枝。**桂枝附子湯桂枝附子各三錢芍藥二錢甘草一錢姜五片棗二枚水煎溫服治太陽病發汗遂漏汗不止惡風溺難四肢拘急難以屈伸兼治傷寒八九日風濕相搏身體煩疼不能轉側不嘔不渴脈浮虛濇方意以過汗則陽虛不固汗出多則津液亡而小便難四肢諸陽之本液脫者骨屬屈伸不利是以用桂枝甘草辛甘以溫經附子辛熱姜棗辛甘通津液以和表也如裏寒去芍藥小便利去桂枝加白朮

**發潮欲疸，麻軺兼以赤豆。**麻黃連軺赤小豆湯連軺即連翹根麻黃各二錢生梓白皮三錢赤小豆半合甘草一錢杏仁七箇姜三片棗二枚潦水煎溫服或加山梔茵蔯黃柏尤妙治陽明身熱發黃方意以麻杏甘草姜棗之甘辛微發其汗而散表分之寒濕連軺梓皮之苦寒以除內熱赤豆之甘平以散在表之濕熱煎用潦水者取其味薄而不助濕也如天氣暄熱或有汗去麻黃加柴胡內熱盛加黃芩黃連大便實加枳殼大黃○以渴加天花粉

**似瘧面赤身癢，桂二麻一各半。**桂枝二麻黃一湯桂枝芍藥各二錢麻黃一錢二分甘草一錢杏仁八分姜五片棗三枚水煎溫服治太陽病服桂枝湯後似瘧熱多寒少者乃邪客榮衛也脈必洪大用此發汗必解。○桂麻各半湯麻黃一錢半桂枝芍藥杏仁各一錢甘草七分姜三片棗二枚煎服治傷寒六七日發熱惡寒舌不短囊不縮脈浮緩便清為不傳

陰經欲愈此厥陰似瘧也如不愈者宜此又太陽病日久似瘧寒熱或熱多寒少其人不嘔大小便調裏爭欲愈若裏虛脉微表虛惡寒表裏俱虛面色青白今面反赤色者表未解也其身必痒宜此湯微發其汗以除表邪。似瘧熱多寒少桂二越一合湊。桂枝二越婢一湯桂枝麻黃芍藥各一錢石羔二錢甘草三分姜三片棗二枚水煎溫服治脉弱亡陽熱多寒少。柴桂姜往來寒熱極驗。柴胡加桂湯柴胡三錢黃芩桂枝各二錢半夏一錢甘草四分姜三片棗二枚水煎溫服治半表裏症盜汗身熱不欲去衣及不滿不硬但心下妨悶謂之支結百症云若有頭痛惡寒者小柴胡加桂值千金。柴胡桂姜湯柴胡三錢桂枝牡蠣各一錢半天花粉黃芩各二錢乾姜一錢甘草八分水煎服方意以傷寒五六日已經汗下則邪當解今胷滿微結心煩寒熱往來邪在半表半裏凡小便不利而渴者必嘔今便利渴而不嘔者裏無熱也傷寒汗出則和今但頭汗出而他處無者津液不足而陽虛也是以用柴胡之苦以解傳表之邪桂甘之辛甘以散在表之邪牡蠣之鹹以消胷脇之滿炮姜之辛以收陽虛之汗天花粉之苦以生津液。陰旦陽旦表裏寒熱堪誇。陰旦湯黃芩乾姜各三錢芍藥甘草各二錢桂枝二錢棗二枚水煎溫服治陰症身大熱欲近衣肢節痛口不燥而虛煩者此為內寒外熱也。陽旦湯桂枝芍藥各三錢黃芩二錢甘草一錢姜三片棗二枚水煎溫服治裏熱表寒如夏至後更加知母石羔或升麻不然恐有發黃斑出之變。反發熱。麻附甘辛有趣。麻黃附子甘草湯　麻黃附子細辛湯　真裏寒。白通湯葱附無姜。葱白四莖生附子一枚乾姜一兩水煎溫服治少陰客寒不能制水脉微自利不止方意以葱白之辛通陽氣姜附之辛散陰寒經云腎苦燥急食辛以潤之是也。煩躁厥逆自利或無汗而不眠兮黃連鷄子湯攪勻。黃連一錢半黃芩阿膠芍藥各一錢水二盞煎至一盞去查乘熱入阿膠令溶化少溫入鷄子半枚攪勻溫服。脉經曰風傷陽寒傷陰少陰受病得之二三日已上寒極變熱為陽入陰也脉沉無大熱心中煩躁不臥厥逆自利不得汗方意以陽有餘以苦除之芩連之苦以除熱陰不足以甘補之鷄子阿膠之甘以補血酸收也瀉也芍藥之酸收陰氣而瀉邪熱所謂宜瀉必以苦宜補必以甘此方兼之。煩躁厥逆欲吐或洩難而脚踡兮乾姜甘芍簡易。甘草乾姜湯甘草四錢乾姜二錢水煎服。芍藥甘草湯白芍甘草各三錢水煎溫服方意以傷寒脉浮自汗小便數而微惡寒者陽氣不足也心煩足踡者陰氣不足也陰陽俱虛若誤用桂枝發表則便厥咽乾煩燥吐逆是以先宜甘草乾姜辛甘發散以復陽氣而厥愈足溫心煩者更作芍藥甘草酸甘相合以補陰血其脚脛自伸。諸汗不止者防朮牡蠣湯。外用米粉撲乾。防朮牡蠣湯防風白朮牡蠣各等分為末每一錢米飲或酒下日三服汗止服小建中湯治煩燥惡風不得臥汗出不止及火邪汗多煩躁者尤妙。漢汗法白朮藁本川芎白芷各二錢半為末入米粉一兩半和勻以絹袋盛貯週身撲之治汗出多不得止。取汗不得者。陶氏再造散。外用麩糠鋪地。陶氏再造散人參黃芪桂枝甘草附子細辛羌活防風川芎煨生姜夏月加黃芩石羔棗二枚煎再加炒芍藥一撮煎三沸溫服治亡陽症陽虛不能作汗誤用重湯火劫取汗者死○發汗法先須燒地令熱以水洒之取蠶砂柏葉桃葉糠麩皆鋪燒地上令側掌許然後鋪席令病人當卧其地以被覆之移時汗出週身至足心用藁本末撲之上床而睡此法取汗雖易百問發訖云用之後二年卒死　夜睡盜汗○小柴去半滋陰乎○傷寒盜汗者表熱雜病者陰虛古法柴胡加桂湯主之王氏以小柴胡去半夏加當歸生地芍藥麥冬知母黃柏酸棗仁亦好　冬病陽明黃芩等芍蜜導葺盜汗本屬少陽半表裏病冬月陽明症潮熱發作有時脈但浮者為有風宜有汗而天寒無汗夜睡必有盜汗黃芩湯主之黃芩三錢芍藥二錢甘草五分棗二枚煎服有嘔者去棗加生姜半夏以下逆氣此方本治太陽少陽合病自利兼治一切失血經曰虛而不實者以苦堅之以酸收之是用芩芍之苦酸以堅斂腸胃之氣弱而不足者以甘補之甘草大棗之甘以補固腸胃之弱○○蜜導法用白蜜半盞於銅勺內微火熬令滴水不散入皂角末二錢攪勻捻成小棗大長寸兩頭銳蘸香油推入穀道中大便即急而去如不通再易一條外以布掩肛門須忍住蜜待糞至方解開布治陽明自汗弱利不可攻　小柴加瓜湯

汗後○嘔而渴煩○即小柴胡湯去半夏倍人參加瓜蔞根　大柴去黃汗後○嘔而自利○即大柴胡湯去大黃　下後熱葶藶苦酒湯　清肌○生艾汁一合無生艾以乾艾水浸搗汁葶藶五錢苦酒五合煎至三合分三次服治大下後傷陰血脈濇發熱不休兼治發狂煩燥面赤咽痛　下後寒○芍藥附子補虛○芍藥附子甘草湯三味各三錢水煎溫服方意以瀉寒汗下後則解今反惡寒者下過陽虛也或攜空耳聾者汗過亡陽也是以用芍藥之酸斂津液而益榮附子辛熱固陽氣而補胃甘草調和辛酸以安正氣　風熱咳嗽○金沸草散能除○旋覆花四分荊芥八分麻黃前胡各六分甘草赤芍半夏各二分姜三片棗一枚水煎用細絹濾過免毛射肺咳嗽不已治肺受風寒頸項強急肢體煩疼寒熱往來頭目昏痛咳嗽聲重涕唾稠粘胸膈痞悶喘滿及時行寒疫壯熱惡風又治一切風熱及風痰壅盛痰涎不利等症如諸風及大腑風秘左脇刺痛加枳殼風熱臟腑煩躁氣壅腹痛大便閉加硝黃薄荷姙婦傷寒頭痛壯熱心煩加參朮黃芩石羔熱嗽加葶藶兜鈴薄荷桑白皮烏梅喉中焦燥加朴硝牙疼熱煎灌漱　汗後身痛○桂枝加參湯作主○桂枝芍藥各三錢人參二錢甘草一錢姜三片棗二枚水煎溫服治汗後及霍亂後身痛脈沉　黑奴丸○渴比常而倍加○黃芩釜底煤芒硝竈突墨梁上塵小麥奴麻黃大黃各等分為末蜜丸彈子大每一丸新汲水化服須臾發寒汗出而瘥未汗再服須見微利如不大渴不可輕用治陽毒發斑煩躁大渴倍常脈洪大數實　豬苓湯○渴後嘔而不止怫鬱汗下○胃虛桂枝參苓○桂枝參苓湯桂枝芍藥各三錢人參茯苓各二錢甘草一錢姜棗煎溫服治汗吐下後胃虛而噦怫鬱面赤　戴陽陰火○躁悶益元附草○陶氏益元湯甘草二錢附子炮乾姜人參各一錢五味子廿粒麥門冬黃連知母各七分

艾三分，葱三莖，姜一片，棗二枚，水煎，臨熟入童便三匙，須冷服。治無頭疼，有身熱躁悶，面赤，飲水不得入口，乃氣弱無根虛火泛上，名曰戴陽症。是以用附子之鹹補腎，姜、葱之辛潤腎，甘草、參、麥甘以緩之，五味酸以收之，連、艾、知母苦以發之。經曰：火淫於內，治以鹹冷，佐以苦辛，以甘緩之，以酸收之，以苦發之，降之是也。

**麻黃升麻**湯**目盲鼻衄收功。**麻黃、升麻、芍藥、黃芩、石羔、茯苓、甘草各等分，水煎，熱服微汗。治傷寒大陽不解，血隨氣壅，鼻衄，俗謂紅汗。一方加桂枝、歸尾、天門冬、知母、萎蕤、白朮、乾姜，治傷寒六七日，邪傳厥陰，大下後，寸脉沉遲，尺脉不至，咽喉不和，唾吐膿血，手足厥逆，泄不止者難治。方意以大熱之氣寒以收之，甚熱之氣汗以發之。是用麻黃、升麻之甘以發浮熱，當歸、桂、姜之辛以散寒，知母、黃芩之苦以涼心去熱，茯苓、白朮之甘以緩脾生津，芍藥之酸以收逆氣，萎蕤、門冬、石羔、甘草之甘以潤肺除熱。

**升陽散火又手冒心是實。**閻氏升陽散火湯：人參、當歸、紫胡、芍藥、黃芩、甘草、白朮、麥門冬、陳皮、茯神各等分，姜三片，棗一枚，入熟金同煎服。治撮空症，乃肝熱乘肺，元氣虛弱不能主持，以致譫語神昏，不省人事，溺利者可治，不利者死。如有痰，加姜汁、半夏；便燥譫渴，加大黃；泄瀉，加升麻、炒白朮。

**柴芍枳甘，何憂熱厥似陰。**四逆散：甘草、枳實、柴胡、芍藥各一錢，為末，每二錢，米飲下。方意以邪漸入深，則手足漸冷，是以用枳實之苦佐甘草以瀉裏熱，芍藥之酸以收陰氣，柴胡之苦以發表熱。經曰：熱淫於內，以酸收之，以苦發之是也。如咳者，肺寒氣逆；下利者，肺與大腸為表裏，加五味子以收逆氣，乾姜以散肺寒。悸者，氣塞而不能通行，心下築築然悸動，加桂枝以通陽氣。小便不利，加茯苓以泄滲之。裏虛腹痛，加附子以補虛。泄利後重，下焦氣滯也，加韭白以泄氣滯。凡腎病體有熱者，皆可服之。

**青布生姜，可洗舌胎裂稿。**擦舌法：凡胎白而滑者，用生姜蘸蜜擦之；胎黃赤燥澁者，用真青布裹指，蘸冷水頻頻擦之。熱輕者其胎易脫；重者擦而難脫，必大下，津液還而胎退；若下後依然，唇口燥極，身發大熱，胎結不減，或黑者死。

**口燥內亡津液，挾火滋陰養榮。**滋陰養榮湯：當歸二錢，人參、生地各一錢半，麥門冬、芍藥、知母、黃柏各一錢，五味子十四粒，甘草四分，水煎溫服。治汗下過多，內亡津液，或病後水虧火炎，口乾咽燥。

**氣喘腹有濡滿，屬陰化痰生脉。**汗下後氣虛痰壅者，二陳湯加姜汁、竹瀝。凡喘多痰皆宜。○氣虛者，加味生脉散：五味子三錢，人參、麥門冬、杏仁、陳皮各二錢，姜五片，棗二枚，水煎溫服。治手足厥冷，脉伏喘促者危殆，以此救之。○氣虛甚者，單人參湯：人參五錢，甚者一兩，水一盞半，煎至半盞服之。喘定者生，不定者死。治元氣素虛，傷寒汗下後氣短氣喘，日反脉微，精神困怠。如血虛，加當歸；脉不至，加麥門冬、五味子；手足厥逆，加乾姜；冷甚，加附子；兼瀉，加白朮。

**汗後喘微者，桂杏麻石要叮嚀。**桂枝加朴杏湯：治太陽病汗下後微喘者，此表未解也，宜桂枝湯以散風邪，加厚朴一錢半、杏仁一錢以降氣。○麻杏石甘湯：麻黃三錢，杏仁一錢半，甘草一錢，石羔五錢，水煎溫服。治汗下後，汗出而喘，身無火熱者。方意以汗出而喘有大熱者，裏熱盛也；無大熱者，表邪甚也。宜此湯以散其邪。或疑汗下後同劑者，蓋汗下雖不同，而邪在表則一也。凡汗吐下後治法相同。經所謂若汗若吐若下者足矣下後喘逆者葛根芩連湯宜選擇葛根三錢黃芩黃連各二錢甘草一錢姜三片棗二枚水煎溫服治太陽桂枝症誤下自利不止脈促喘而汗出方意以誤下則腸胃虛而為熱所乘遂協熱自利不止脈促者為陽盛知表未解也若脈微邪在裏也凡病自汗出而促者乃邪氣外甚所致因喘而汗出者乃裏熱氣逆所致故用葛根甘草之甘以散表邪芩連之苦以除裏熱

汗下虛噦姜芩連參橘皮竹茹最靈。乾姜芩連人參湯乾姜黃芩黃連人參各三錢水煎溫服治傷寒食入口即吐謂之寒格及曾經汗下關遲胃虛冷嘔吐方意以生姜之甘辛以補正氣芩連之苦以通寒邪內格○橘皮竹茹湯人參三錢陳皮五錢甘草一錢竹茹一團姜五片水煎溫服治四時傷風寒冷溫鼻塞喉嚨上氣不得下而咳嗽

陰症噦逆羌活丁茴橘皮乾姜任責羌活附子湯羌活一錢炮附子半枚茴香丁香乾姜各一錢半水煎入鹽一撮熱服治陰症內寒厥而嘔逆○橘皮乾姜湯陳皮二錢通草乾姜各一錢人參一錢半水煎服治傷寒初病但惡寒不發熱口中和脈微細而飽逆者此寒邪客中焦而氣不得伸也或加半夏生姜丁香柿蒂尤妙

大橘小橘嘔吐煩冷分嘗。大橘皮湯陳皮甘草各二錢人參五錢姜七片水煎服治嘔噦胸滿虛煩不安○小橘皮湯陳皮五錢生姜一兩水煎溫服治嘔噦手足厥冷

大半小半飽餲痰飲不食。大半夏湯半夏茯苓生姜各二錢半臨卧水煎服治傷寒痰症及惡心頭暈如痰熱加甘草胃不和加陳皮○小半夏湯半夏五錢生姜一兩水煎溫服治飽逆穀氣入口即吐及發汗後水藥不下

水不入而搗姜汁更煎半夏以寬胸生姜汁半夏湯半夏五錢水一盞半煎至半盞入生姜汁半盞調勻稍溫緩緩服之凡嘔吐藥忌頓服治胸中似喘不喘似嘔不嘔似噦不噦憒憒無奈何者

渴後嘔而已柴胡須赤茯苓以快膈。赤茯苓湯赤茯苓五錢陳皮人參各二錢白朮川芎半夏各一錢水煎入姜汁一匙調服治飲水過多水停心下痞滿頭痛汗為水結胸或先渴後嘔或厥陰消渴氣上衝或汗下後身體振搖筋惕肉瞤

衄血生地芩連或茅花湯而單煎。陶氏生地芩連湯生地黃芩黃連山梔川芎芍藥柴胡桔梗甘草犀角棗一枚水煎臨熟入茅根或藕節絞汁磨京墨調服治鼻衄成流一切去血過多譫語失神撮空閉目不知人事○生地芩連湯生地川芎當歸各七分赤芍山梔黃芩黃連各三分防風二分水煎徐徐呷之脈實者加大黃下之治婦人血風症因崩大脫血或前後去血及男子去血過多因而燥熱其熱未除循衣摸床撮空閉目不省人事揚手擲足錯語失神脈浮弦而虛內有燥熱之極氣粗鼻乾上下通燥危症凡氣分燥悶者用大承氣湯血分燥悶者宜此湯以降血中之火○茅花湯單茅花一大把無花用根洗淨搗碎水煎濃汁服之或用藕節同煎尤妙治衄血不止

吐血黃連柏皮或綠袍散以外塞。黃連柏皮湯黃連黃柏黃芩各二錢水煎臨熟入阿膠一錢半煮沸溫服治熱毒吐血○綠袍散黃柏薄荷芒硝青黛各等分為末入冰片少許摻上牙床即止治齒縫出血

救火逆驚狂身癢柴胡龍蠣鉛丹。

救逆湯桂枝蜀漆各三錢甘草二錢牡蠣四錢龍骨二錢半姜五片棗三枚水二盞先煎蜀漆十餘沸入諸藥煎至八分服方意以汗出亡陽則心虛神浮驚狂與桂枝湯以解未盡之表和芍藥益陰非亡陽所宜故去之火邪錯逆加蜀漆之辛以散之神氣脫亡加龍蠣之澁以收神固陽本草云澁可去脫是也

桂甘龍骨牡蠣湯桂枝一錢半甘草牡蠣龍骨各一錢水煎服治一切火逆及誤下裏虛又加温針致生煩躁驚狂遺精等症是用桂甘之辛甘以散經中之火邪龍蠣之澁以收浮越之正氣○柴胡龍骨牡蠣湯柴胡三錢黄芩人參龍骨牡蠣茯苓桂枝鉛丹半夏各一錢半姜五片棗二枚水二盞煎至一盞入大黄三錢再煎二三沸温服方意以傷寒八九日邪氣將復傳陽經誤下虛其裏而熱不解以致胸滿煩驚譫語小便不利皆心胃熱而津液不行故也又一身重痛不可轉側者陽氣內行而不營於表也宜小柴胡以除胸滿加龍蠣鉛丹以鎮神氣茯苓以行津液利便大黄以除胃熱桂枝以行陽氣而解身重錯雜之邪

**止譫語錯亂呻吟梔子芩連黄柏**黄連解毒湯黄連黄芩黄柏山梔各二錢半水煎温服治傷寒汗後或因飲酒復劇苦悶乾嘔口燥呻吟譫語燥躁不得睡臥兼治胃熱吐血一切熱毒臟毒等症

**咽痛猪膚甘桔而半桂可起伏寒**猪膚湯猪膚一兩水一盞煎至五分入白蜜一合白粉半合熬香熟和勻相得服之治陽經傳入少陰客熱下利咽痛胸滿及脉陰陽俱緊主無汗而有汗曰亡陽法當咽痛此屬少陰方意以猪水畜其氣入腎是以猪膚能解少陰客熱加白蜜以潤燥除煩白粉以益氣斷利○單甘草湯甘草一錢水一盞半煎至一盞日進三服治陽邪傳少陰寒熱咽痛如寒熱相搏咽動加桔梗五錢名甘桔湯方意以甘草甘平以除熱桔梗辛温以散寒甘桔相合以調寒熱而和少陰之氣也○半桂湯半夏桂枝甘草各一錢姜五片水一盞半煎至七分徐徐嚥之治少陰客寒下利脉微弱而咽痛是以用半夏桂枝辛以散寒甘草之甘以緩正氣

**喉塞龍骨烏扇而鷄壳能開音啞**黄連龍骨湯黄連三錢龍骨一錢七分黄芩芍藥各二錢水煎温服治少陰腹痛脉沉細有熱而咽痛○烏扇湯射干猪脂各四兩同煎去查取半鷄子黄大綿裹納喉中徐徐嚥下凡咽中閉塞不可下者宜用○鷄壳苦酒湯半夏十四枚用鷄子留白去黄以苦酒同入鷄壳內置刀環中安火上煮三沸去查少少含嚥作三次服治熱傷於絡則經絡乾燥使咽中生瘡不能言語聲不出者是以用半夏之辛以發聲音雞子之甘以緩咽痛苦酒之酸以斂咽瘡

**升麻六物**湯**誤汗咽痛及口牙**升麻山梔各一錢半大青杏仁黄芩玄參各一錢葱三莖水煎治陽厥應下反汗必咽痛口瘡牙腫

**芩連消毒**飲**時行咽腫并頭額**黄芩黄連柴胡甘草桔梗川芎荊芥防風羗活枳壳連翹射干白芷姜三片煎入牛蒡子一撮再煎一沸入竹瀝姜汁調服治天行大頭病發熱惡寒頭項咽喉腫痛脉洪取作痰火治凡服宜先加大黄利去一二次服去大黄加人參當歸調理

**結胸熱而有渴大小陷胸十棗湯**大陷胸湯大黄三錢半病重壯人五錢用水一盞煎至七分入芒硝二錢再煎一二沸去查入甘遂末一分和勻温服若腹中不動再進一服治傷寒表未解醫反下之膈內拒痛手不可近

短氣心煩懊憹心下微大便閉舌燥而渴熱實脉沉而緊兼治身無大熱有水結在胸脇間者方意以大黄苦以蕩滌芒硝鹹以軟堅甘遂通水可以直達其氣而透胸膈之結也但此藥大峻不可輕用如不得已即用大陷胸湯大陷胸丸大黄三錢杏仁葶藶各一錢芒硝二錢半甘遂一分人弱者半分為末蜜丸彈子大每一丸用水一盞煎至六分温服至一宿未動再進一丸以利為度治熱實結胸項強如柔痓狀用此下之則和方意以硝黄鹹苦以下熱葶藶苦甘以瀉滿甘遂取其直達白蜜取其潤利皆以下瀉滿實物也小陷胸湯黄連三錢半夏一錢瓜蔞仁二錢姜三片水煎温服利黄涎沫即安一方加枳殼桔梗黄芩治結胸病正在心按之則痛其脉浮滑方意以半夏之辛以散結氣黄連之苦以瀉滿實瓜蔞之苦以寛中潤下十棗湯芫花甘遂大戟各等分為末用大棗十枚水一盞煎至半盞去棗調末五分怯弱者减半服服後大便利下水以粥補之治太陽傷風下利嘔逆漐漐汗出發作有時頭痛心下痞硬滿引脇下疼乾嘔短氣不惡寒及裏水身涼者宜服方意以下利嘔逆為裏受邪可下汗出不惡寒發作有時為表已解可攻頭痛脇疼心痞乾嘔短氣邪熱內蓄而有伏飲是裏未和也是以用芫花之辛以散飲戟甘之苦以瀉水大棗之甘益土以勝水

結胸寒而不煩。枳實理中三物白。

枳實理中丸人參白朮茯苓各一兩甘草乾姜各七錢半枳實六錢黄芩二錢半蜜丸彈子大每一丸沸湯化下治太陰病誤下寒實結胸及傷寒諸吐利後胸痞欲絶高起而痛手不可近如渴加天花粉汗利不止加牡蠣三物白散貝母桔梗各三錢巴豆一錢為末每五分弱者減半白湯調服病在膈上必吐膈下必利若不吐利進熱粥半盞助之若吐利過進冷粥半盞止之治寒實結胸無熱症

三黄附子瀉心。下痞鞕虛凝。

三黄瀉心湯大黄三錢黄芩黄連各一錢半用麻沸湯一盞浸之以物蓋定候一餉久稍冷去查傾温服沸湯漬藥者取其氣薄而泄虛熱也治心下痞硬內實熱盛而不大便關脉浮者可服惡寒勿服附子瀉心湯用附子半枚水一盞煎至半盞去查剌入三黄瀉心湯內和勻分二次温服治心下痞硬惡寒汗出

半甘生姜瀉心。下痞鞕氣逆。

半夏瀉心湯半夏二錢五分甘草三錢黄芩乾姜人參各三錢黄連一錢姜三片棗二枚水煎温服治心下痞滿軟而不痛甘草瀉心湯即半夏瀉心湯再加甘草一錢人參一錢半治傷寒瀉風醫反下之下利日數十行穀不化腹中鳴心下痞硬乾嘔心煩若再下之痞氣益甚此虛氣上逆也生姜瀉心湯生姜半夏各二錢人參乾姜各一錢半黄連甘草各一錢黄芩五分棗二枚水煎温服治汗出解後胃中不和心下痞噫氣食臭或脇下有水氣腹中雷鳴泄瀉已上瀉心湯皆三黄瀉心湯為主大黄芩連之苦寒以瀉心下之痞然痞為虛熱有惡寒汗出者湯氣外散也加附子以固陽胃為陽氣之根汗出亡津胃虛氣逆痞而乾噫食臭不能消穀或挾水雷鳴下利者土弱不能勝水也加生姜以益胃之陽氣下利不止穀不化乾嘔痞益甚者胃虛氣上逆也加甘草以補胃之陰氣

痞而滑利禹餘粮。

赤石脂禹餘粮湯三味各二錢水煎温服治心下痞硬服瀉心湯利不止及傷寒下利不止服理中湯益甚者此乃下焦不約故水穀不分是以用石脂之澁以收斂之禹餘之重以鎮固之本草云澁可去





上海埽葉山房校印

脫重可去怯是也若服此不止當利小便兼治汗家重發汗心神恍惚小便已陰中疼痞而乾噫代赭石旋覆代赭石湯旋覆花三錢人參半夏甘草各二錢代赭石一錢姜五片棗二枚水

煎溫服治汗吐下後心下痞硬胃弱虛氣上逆乾噫或吐方意以旋覆之鹹而軟痞硬代赭之重而鎮虛逆生姜半夏之辛以散痞氣參草大棗之甘以補胃弱柴陷桂參痞結疎表且

和中柴陷湯即小柴胡湯合小陷胸湯治結胸痞氣初起有表及水結痰結熱結等症桂枝人參湯人參白朮乾姜各一錢甘草桂枝各二錢水煎溫服治太陽症未罷數下之遂成脇熱下利而心下痞

硬表裏不解者方意以表邪未解而裏氣又虛故加桂枝於理中湯內也檳榔枳梗痞結調氣先開高檳榔湯檳榔枳殼各等分黃連少許水煎溫服治結胸痞氣未成宜先服此調

氣桔梗湯枳殼桔梗甘草各等分水煎溫服治結胸痞氣及胸滿不利煩悶欲死不論寒熱通用如有痰合二陳湯名枳梗二陳湯表熱或寒熱往來加柴胡黃芩內熱加黃連痰喘加瓜蔞仁口燥去半夏加

天花粉結胸危甚又灸臍以巴連灸結胸法用巴豆十粒研爛入黃連末一錢又研勻捻作餅子納臍中艾炷如手指大灸之輕者一炷重者不過再灸候腹中微熱取下惡物立効

灸畢以溫水柏手洗淨不然生瘡治結胸症危甚手不可按二便閉澁或連日不通但口中微氣或嘔吐不止諸藥不効痞結熏熨姜蔥裹以絹帛熏結胸法用初出亮黃毛雞子一隻

生姜四兩共搗爛炒微溫攤在胸中結實之處如盤大外以箬葉絹帛縛之候半日許覺胸中熱燥解去更用熱手揉之不拘早晚必當先用熨結胸法用蔥白十莖生姜一兩共搗碎作餅炙熱貼臍中以熨

斗貯火按餅上熨之半時許待熱氣入內覺響即住復用枳實理中加附子或五積散之類服之治陰症冷結手足厥逆并熨陰毒以汁出為度置三五餅易之熏痞氣法蘿蔔子二合生姜二兩蔥白七莖擣

葉一握白麫半合共搗勻炒略溫熏痞滿之處外用箬葉絹帛縛之候半日許胸中煩熱即解去拭淨復以熱手揉之不拘寒熱虛實遲早並用熨痞氣法用橘葉一大握麩半升同炒熱以皮紙襯絹包之

乘熱熨痞滿之處冷則再炒熨至病人覺快方止凡痞氣初起便宜用之梔朴治懊憹煩脹厚朴宜生梔子厚朴湯山梔一錢半厚朴三錢枳實二錢水煎溫服得吐即止治傷寒下

後心煩腹滿坐臥不安方意以山梔之苦以吐虛煩枳朴之苦以泄腹滿無腹滿者梔豉湯妙桂甘除動悸脉代甘草用炙桂枝甘草湯桂枝三錢三分甘草二錢二分水煎溫服治

過汗心悸欲按甚則身振振欲擗地如脉代結者宜炙甘草湯胸滿虛而有嘔梔豉甘草生姜梔豉甘草湯山梔四枚豆豉五錢甘草二錢水煎溫服治胸滿少氣熱鬱氣也故加

甘草於梔豉湯中以補氣梔豉生姜湯梔子四枚豆豉五錢生姜一兩水煎溫服治胃滿作嘔熱搏而氣逆也故加生姜於梔豉湯中以散逆氣脇滿熱而有痰柴梗青皮杏核

柴梗湯即小柴胡湯去人參合桔梗湯治胸脇痞滿或痛柴梗半夏湯柴胡二錢黃芩半夏枳殼桔梗瓜蔞仁各一錢青皮杏仁各八分甘草四分水煎溫服治發熱咳嗽胸滿兩脇刺痛者此邪熱挾痰攻注

也如口燥渴去半夏痰在脇下加白芥子或竹瀝姜汁亦妙柴陳湯即小柴胡湯合二陳湯治痰氣胸脇不利及痰瘧等症腹痛下寒黃連乾姜性捷黃連湯黃連二錢乾姜桂枝各一錢人參一錢半半夏一錢二分甘草五分姜三片棗二枚水煎溫服治胸中有熱胃中有邪氣腹痛欲嘔吐者上熱下寒也方意以陽不得降而胸熱欲嘔陰不得升而下寒腹痛是以用黃連之苦以降陽姜桂半夏之辛以升陰參草大棗之甘以益胃腹脹汗後厚朴半夏功殊厚朴半夏甘參湯厚朴三錢半夏二錢人參一錢甘草五分姜三片水煎溫服治汗後腹脹滿而痛方意以厚朴之苦瀉腹滿參草之甘益脾胃半夏生姜之辛散滯氣桔梗半夏湯陳皮三味各等分姜煎溫服治陰陽氣不和而腹脹胸滿動氣衝心八味李根湯妙當歸芍藥茯苓黃芩各二錢桂枝三錢甘草半夏各一錢甘李根白皮一兩水煎溫服治動氣在上發汗則氣上衝心不得息霍亂多暑二香黃連散除藿香厚朴半夏茯苓陳皮扁豆香茹各一錢黃連澤瀉各八分甘草三分水煎入姜汁一匙溫服嘔多者倍入尤妙治伏暑霍亂暴作煩亂躁悶或肚腹疼痛冷汗自出尺脈沉手足冷不宜熱藥大便燥而丸麻子麻子仁丸又名脾約丸大黃枳殼厚朴芍藥各五錢杏仁二錢麻仁三錢為末蜜丸菉豆大每卅丸溫湯下未利再服得快方止治小便數大便難名為脾約宜此通腸潤燥方意以麻子杏仁之甘以緩脾而潤燥津液不足以酸收之芍藥之酸以斂液腸燥胃強以苦泄之枳朴大黃之苦下燥結而泄胃強也兼治年老怯弱之人血燥風秘津液少大便堅及腳氣大便燥小便澁而劉滑瞿萬全木通散木通滑石赤茯車前葉各一兩瞿麥五錢為末每四錢水一盞煎至半盞溫服治陰虛為陽所湊膀胱中有積熱也故小便難而黃白通調冷利無脈煩躁加猪膽白通加猪膽汁湯附子一枚乾姜三錢葱白三莖水煎去查入童便二盞猪膽汁一枚調服治少陰厥冷下利乾嘔脈不至而煩躁服此湯脈暴出者死微出者生方意以腎主水客寒犯腎不能制水故厥逆下利是用葱白之辛以通腎之陽氣姜附之辛以散陰寒加童便膽汁者內經所謂調寒熱之逆冷熱並行不然熱物冷服下咽之後冷體既消熱性便發則病性不違而氣亦從可以去拒格之寒也白頭疏熱利純下清水索黃龍白頭翁湯白頭翁黃柏秦皮黃連各一錢水煎溫服治協熱下利後重而渴方意以腎欲堅急食苦以堅之利則下焦虛是以純苦之劑堅之陶氏黃龍湯大黃三錢芒硝一錢半枳實厚朴各一錢甘草人參當歸各五分年老氣血虛者去芒硝姜三片棗二枚桔梗二分水煎一沸熱服治熱邪傳裏胃中燥糞結實心下硬痛純下清水多是日逐自飲藥水下利非外寒也宜急下之身有熱者宜用此湯身無熱者六一順氣湯桃花散石脂丸邪入經而膿膿為陳積結塊桃花散赤石脂五錢半生半炒乾姜二錢糯米一合水煎去查入生石脂末一半調服治少陰下利膿血腹痛小便不利下利不止脈沉血寒凝滯下必紫黑成塊或雜膿血方意以石脂澁腸胃乾姜散寒糯米補氣下焦裏寒不約者宜赤石脂丸赤石脂乾姜各一兩黃連當歸各二兩為末蜜丸梧子大每卅丸米飲下治

小便澀大便利阿膠湯地榆散。毒入臟而血血為新積流長（黃連阿膠湯）山梔黃柏四味各二錢水煎溫服治傷寒熱毒攻胃流入大腸所下必紅赤或流如腹痛加芍藥血虛
加芎歸血不止加地榆夾膿有食積加山查神麯（地榆散）地榆犀角黃連茜根黃芩各五錢山梔二錢半為末每五錢入韭白五寸水煎溫服治傷寒熱毒不解晚即壯熱腹痛腰疼下利膿血手足搐
搦。通末牛蒡。（牛蒡根湯）牛蒡根一兩南星麻黃牛膝各六錢入酒一盞同於石器內搗細另於黃土地坑以炭火燒令通赤去火掃淨投藥於坑內再用炭火燒令黑色取出為末每一錢溫酒調服
治發汗失宜風邪乘虛逆入經絡亂手足攣搐筋脈拘急四肢拘急。易用瓜蔞。（芎瓜竹湯）瓜蔞根五錢竹茹二錢半水煎溫服一方加韭根五錢甘姜二錢半臨熟入鼠糞末一字調服治熱
上衝胸煩悶手足搐搦如風狀及瘥後勞復陰陽易病卵腫疼痛手足不能動者溫經益元。惕瞤自愈。（閻氏溫經益元湯）熟地人參白朮黃芪甘草芍藥當歸生地白茯陳皮肉桂附子姜
三片棗一枚糯米一撮水煎溫服治汗後大虛頭眩振振欲擗地并筋惕肉瞤及發汗太多衛虛亡陽汗出不止或下後利不止身疼等症如飽悶去地黃加枳殼瘦人去芍藥有熱去附子泄利去歸地加炒白
朮升麻陳壁土炒加姜汁炒半夏渴加天花粉汗後惡風寒屬表虛去桂附生地加桂枝飴糖引風如聖。瘈瘲可瘳。（引風湯）大黃乾姜龍骨各四兩桂枝三兩甘草牡蠣各二兩凝水石滑石
赤石脂白石脂紫石英石膏各六兩為粗末以葦布盛之每取三指撮水煎三沸服治風溫妄以火熏發黃甚則狀如驚癇時發瘈瘲（如聖餅子）防風天麻半夏各五錢南星乾姜川烏各一兩川芎甘草各二
兩一方有細辛三錢為末蒸餅丸芡實大捻作餅子口乾每五餅同荊芥三五穗細嚼茶酒任下如傷寒得汗尚餘頭痛者姜蔥煎湯下兼治男婦氣逆上盛下虛痰飲及風寒伏留陽經偏正頭疼痛連腦巔吐
逆惡心目眩耳聾常服清頭目消風痰暖胃氣（閻氏如聖散）羌活防風川芎白芷柴胡芍藥甘草當歸烏藥半夏黃芩姜二片水煎臨熟入竹瀝姜汁調服兼治痓症如柔痓加白朮桂枝剛痓加麻黃蒼朮口
噤咬牙大便實者加大黃利之安蛔理中去甘草。烏梅丸子蛔入口。（安蛔理中湯）人參白朮乾姜茯苓各一錢半烏梅三箇水煎溫服治蛔厥如大便閉加大黃入蜜以利之
口渴加瓜蔞根（烏梅丸）烏梅十個乾姜一錢黃連一錢半細辛附子桂枝人參黃柏各六分當歸川椒各四分為末用醋半盞浸烏梅搗爛去核和諸藥搗丸梧子大每十丸米飲下日三服病甚者多服取效
為度忌生冷滑物治臟寒蛔厥得食即嘔乍靜乍煩兼止久利方意以烏梅之酸而斂肺氣人參之甘以緩脾氣當歸椒細桂枝之辛以潤內寒姜附之辛熱以勝內寒連柏之苦以安蛔凡蟲症忌用甘草蓋蟲
聞甘則起聞酸則止聞苦則定聞辣則頭伏而下治蟨桃仁與犀角雄黃銳散納肛頭（治蟨桃仁湯）桃仁槐子艾葉各二錢半棗七枚水一盞煎至半盞濾清溫服治狐惑
唇上生瘡聲啞（黃連犀角湯）黃連一錢半犀角二錢烏梅三箇木香一分煎服同上治狐惑咽乾唇焦口燥熱盛（雄黃銳散）雄黃青葙子苦參黃連各二錢半桃仁一錢為末生艾搗汁和如小指尖大綿裹

納下部肛門內，治狐惑症，蟲食上下者並宜。

消斑青黛紫雪猪膽雞子仍斂肌。◎陶氏消斑青黛飲 黃連、甘草、石膏、知母、柴胡、玄參、生地、山梔、犀角、青黛、人參，大便實者去參，加大黃，薑一片，棗二枚，水煎，臨熟入苦酒一匙，調服。治熱毒發斑等症。◎紫雪 升麻六錢，黃金十兩，寒水石、石膏各四兩八錢，犀角、羚羊角各一兩，玄參一兩六錢，沉香、木香、丁香各五錢，甘草八錢，水五盞，先煮黃金至三盞，入諸藥，再煎至一盞，去渣，入芒硝三兩二錢，慢火煎，以柳木攪不停手，候欲凝，入磁盆中，更下硃砂、麝香末各三分，急攪令勻，候冷凝結成雪。每一錢，細細嚥之。治發斑咽痛及暑中三陽，腳氣煩躁。◎猪膽雞子湯 猪胆汁二合，雞子一枚，苦酒三合，和勻，壯人煎三沸盡服，羸人煎六七沸，纔服，汗出即愈。治傷寒五六日斑出。

赤斑黑膏黃連葛根橘皮兼止嘔。◎黑膏 生地二兩六錢半，淡豆豉一兩六錢半，猪脂十兩，和勻，露一宿，煎之，令三分減一，濾去渣，入雄黃末五分、麝香末一分，攪勻，分作三服，白湯化下。毒從皮膚中出則愈，未効再服。忌蕪荑。治溫毒發斑，嘔逆。◎黃連橘皮湯 黃連二錢，麻黃、葛根各一錢半，橘皮、杏仁、枳實、厚朴各一錢，甘草七分，水煎溫服。治溫毒發斑，皮膚癮疹及唇口下部生瘡，飾逆悶亂，下利嘔吐，清汁，如病熱沉重，晝夜呻吟不安，或咽痛者，去麻黃，加玄參、升麻。◎葛根橘皮湯 葛根、橘皮、杏仁、知母、麻黃、黃芩、甘草，水煎溫服。治溫毒發斑，心煩。

大青四物湯治斑火紅。◎大青一兩，阿膠二錢，甘草一錢，香豉一合，水煎溫服。治壯熱煩躁，大渴，脈洪盛，過身斑出如火色。

芒硝三錢塗斑爛臭。◎芒硝猪胆汁法 芒硝三錢為末，猪胆汁調塗瘡上，候乾即癒，落無瘢，分研末搽之。此病溺澀有血，及瘡黑黯不出膿者死。

如狂活血當歸桂苓飲子也相應。◎陶氏當歸活血湯 當歸、赤芍、甘草、紅花、桂心、乾姜、枳殼、生地黃、人參、柴胡、桃仁、姜一片，煎，入酒三匙，調服。服三帖後，去桃、姜、紅花，加白朮、茯苓。治無頭疼，無惡風，但身熱發渴，溺利，便黑，口出無倫，不可誤為熱症，乃瘀血內傳心脾二經，使人昏迷沉重，如見祟症，名挾血。◎陶氏桂苓飲 猪苓、澤瀉、桂枝、甘草、白朮、黃柏、知母、山梔、蘇葉、姜三片，煎，再加滑石末一錢，煎三沸服，取微汗為効。治初得病無熱，狂言煩躁不安，精采不與人相當，誤為發狂，下者死，殊不知熱結膀胱，名曰如狂症，血自下者愈，不愈者宜此古方，用桂枝湯。

發狂三黃石膏梔子玄明皆可攻。◎三黃石膏湯 黃芩、黃連、黃柏、山梔各二錢，麻黃一錢半，自汗者去之，石膏五錢，香豉三錢，水煎溫服，得汗即瘥，未効再服。治傷寒身熱煩躁，不得汗，脈洪大，四五日便發狂者，表裏俱熱也。◎梔子仁湯 山梔、赤芍、大青、知母各二錢，升麻、黃芩、石膏、杏仁各二錢，柴胡一錢半，甘草五分，香豉百粒，姜三片，水煎，分二服。治發斑煩躁，面赤咽痛，潮熱，百節疼痛。◎王氏玄明粉 玄明粉二錢，寒水石、黃連各一錢半，珍珠、辰砂各二錢，為末，雞子清一枚，白蜜一匙，新汲水調服。治發狂神効。◎水漬法 用青布五六尺，疊摺，以新汲水浸之，稍拭乾，搭於病人胸上，須臾蒸熱，再浸再搭，良久狂定，方可診脈下藥。治大熱狂叫，奔走不能制伏。◎火劫法 用炭火一盆，置病人之前，將醋一碗，急沃火內，使煙氣衝入鼻孔內，須臾自定。或用涼水噀面亦可。

梔子烏梅湯瘥後不睡即安。◎梔子、黃芩、甘草各一錢，柴胡二錢，烏梅一箇，姜三片，淡竹葉十四片，豆豉一錢半，水煎溫服。治傷寒瘥後不眠者，此熱氣與陽并，陰氣未復故也。

**酸棗仁湯晝夜不眠堪救。**酸棗仁、人參各一錢半，石羔二錢半，茯苓、知母、甘草各一錢，桂心五分，姜三片，臨臥水煎溫服。治汗吐下後晝夜不眠。

**陰症輕者三白辛黃以疎表。**辛黃三白湯：人參、白朮、白芍各一錢，白茯、當歸五分，細辛、麻黃各二分，姜三片，棗一枚，水煎溫服。治陰症傷寒在表，如脈沉發熱口和，加附子，五臟見症加藥同麻黃湯，見後。

**陰症重者四順通脈以濟危。**四順湯丸：人參、白朮、乾姜各二錢，甘草三錢，水煎或蜜丸服。治身無熱，脈沉，苦煩默默，不欲見光，腹痛下利，或無脈可診，未辨陰陽，姑與服之。若是陽厥，便當見出熱症；若是陰厥，則無有熱症。通脈四逆湯：附子五錢，乾姜二錢半，甘草二錢，葱白三莖，面赤者七莖，水煎溫服。治少陰症下利清穀，微熱厥逆，反不惡寒，面赤，脈微欲絕，或咽痛乾嘔，腹痛自利不止。如腹痛，去葱加芍藥以利氣；嘔加姜汁以散之；利止脈不出，加人參以補血；咽痛加桔梗以散結。茯苓四逆湯：茯苓、乾姜、甘草各一錢，附子、人參各三錢，水煎溫服。治發汗復下後不解，脈沉而微細，煩躁者，陰陽俱虛也。方意以四逆湯以復陽，加人參、茯苓以益陰。

**陽毒升麻玄參狂斑頓愈。**陽毒升麻湯：升麻、射干、人參各一錢，黃芩二錢，犀角一錢半，甘草七分，水煎溫服取汗。治陽毒發斑，頭項背痛，躁悶不安，狂走妄罵，下利，咽喉腫痛，口吐膿血。玄參升麻湯：甘草三味各三錢，水煎溫服。治發斑煩躁，譫語，咽喉閉塞腫痛。

**陰毒正陽甘草厥痛立移。**正陽散：附子一兩，良姜、甘草五錢，皂莢一挺，射香二分，為末，每二錢水煎，入蜜熱服。治陰毒頭汗頭痛，面青舌黑，口張出氣，煩渴，心下硬滿，肢厥身冷多睡。陰毒甘草湯：甘草、升麻、當歸、桂枝各一錢，雄黃、川椒各一錢半，鱉甲三錢，水煎溫服，良久再服，毒當從汗出，未汗再服。治陰毒畏寒，身體重痛，腹疼背強，咽痛嘔逆，恍惚失驚，氣短神昏，爪甲青黑，手足冷汗，頭面烘熱等症。

**破結瀉毒活龍散用蜜調下。**破結丹：辰砂、青礞石、葶藶、肉豆蔻、木香、官桂、牽牛、黑附子、巴豆各五錢，輕粉半分，射香五分，金箔五片，為末，用米醋半盞，入辰砂、附子、牽牛三味熬成膏，次入餘藥和丸皂子大，輕粉為衣，每二丸蜜湯下。治陰陽伏逆，變為結胸，五六日大便結，攻之不可，達之不及，以此主之。活龍散：活地龍四條，洗淨研爛，入姜汁少許，蜜一匙，薄荷汁少許，新汲水調服，徐徐灌之，漸次涼快。若熱熾者，加片腦少許，未効再服，自然汗出而解。治陽毒累經汗下不通，結胸硬痛，或稍通而復再結，喘促熱燥狂亂。

**返陽止躁復陽丹宜酒投之。**返陽丹：硫黃五兩，硝石、太陰玄精石各二兩，乾姜、附子、桂心各五錢，為末，用鉄銚先鋪玄精，次鋪硝石各一半，中間鋪硫黃末，又將硝石、玄精餘末蓋上，以小盞合著，用炭三斤燒令得所，勿令烟出，急取瓦盆合着地上，四面灰蓋，勿令烟出，候冷取出，入餘藥同為末，糊丸梧子大，每卅丸艾湯頓下，汗出為度。治陰毒心煩頭痛，肢冷面青，腹脹脈伏，及氣虛陽脫，無脈不省人事，傷寒冷厥。復陽丹：蓽澄茄、木香、乾蝎、附子、疏黃、吳茰各五錢，乾姜一錢，為末，酒糊丸梧子大，每卅丸姜湯下，復以熱酒投之取汗。治傷寒面青，肢冷，心腹脹，脈沉細。

**陽盛拒陰**陶氏**三黃巨勝湯可劫。**即前三黃石羔湯去麻黃豆豉，加芒硝、大黃，姜一片，棗二枚，水煎，臨熟入泥漿清水二匙，調服。治陽毒發斑，狂亂妄言，大渴叫喊，目赤脈數，大便燥實，上氣喘急，舌卷囊縮難治，姑以此湯劫之。

**陰躁回陽，百問霹靂散尤奇。**○陶氏回陽返本湯：熟附子、乾姜、甘草、人參、麥門冬、五味子、臘茶、陳皮，如面戴陽者加葱白草莖、黃連少許，青泥漿二盞，煎臨熟入蜜五匙，頓冷服之，取汗為效。治陰盛格陽，陰極發躁，微渴面赤，欲坐井地，脉無力欲絕。○百問方：硫黃五錢，艾湯調服，即時安坐，良久睡起，汗出而愈。治傷寒身冷，脉微，手足厥而躁。○又方：附子五錢，生姜三錢，糯米一撮，水一大盞，煎至六分，溫服取汁，切不可與冷水飲之。如發汗，併查服之，甚效。治陰毒傷寒，煩躁渴悶。○霹靂散：附子一枚，炮過，取出用冷灰培半時，切半枚，入真臘茶一錢，水一盞，煎六分，去查，入熟蜜半匙，調勻，頓冷服之，須臾躁止得睡，汗出乃瘥。治陰盛格陽，身冷反躁，欲投井中，肢體沉重，唇青面黑，渴欲水復吐，大便自利黑水，六脉沉細而疾，或無。

**瘥後水腫，壯蠣澤瀉湯以利便。**○壯蠣、澤瀉、瓜蔞根、蜀漆、葶藶、商陸、海藻各等分，為末，每方寸匕，白湯調服，小便得利即止。治大病瘥後從腰以下水腫。方意以壯蠣、澤瀉、海藻之鹹以瀉水氣，漆、葶、瓜蔞之辛酸苦以導濕腫。

**瘥後神昏，陶氏導赤各半湯以醒迷。**○黃芩、黃連、甘草、犀角、麥門冬、滑石、山梔、茯苓、知母、人參，姜棗煎，加燈心一握，煎沸熱服。治傷寒後心下不硬，腹中不滿，二便如常，身無寒熱，漸變神昏不語，或睡中獨語，目赤唇焦，舌乾不飲水，稀粥與之則嚥，不與則不思，形如醉人，乃熱傳手少陰心也。心火上逼肺，所以神昏，名越經症。

**易病燒裩、赤衣與鼠糞，虛弱乎當歸白朮。**○燒裩散：取近陰處裩襠一塊，方圓四五寸，男用女裩，女用男裩，燒存性，溫水調服方寸匕，日三服。一方：手足指爪廿片，燒灰，男女互用，米飲下，小便即利，陰頭微腫則愈。○赤衣散：取室女月經布近陰處者，燒灰，白湯調下，或入湯藥調服，尤妙，男女俱宜。○豭鼠糞湯：韭白一把，雄鼠糞十四枚，水煎溫服，微汗，未汗再服。治男子陰易，小腹連腰胯急痛。○當歸白朮湯：當歸、附子各二錢，生姜一錢，白朮、桂枝、甘草、人參、黃芪、芍藥各五分，水三盞，煎至一盞，溫服，食頃再進一服，微汗便瘥。治男女病未平復，因犯房事，則小腹急痛，兼腰胯四肢不能舉，狂身無熱者。

**復症梔豉枳黃與鼠屎，逍遙乎人參竹皮。**○梔豉枳實湯：山梔、枳實各一錢，香豉五錢，水煎服，微汗。治勞復發熱。方意以熱聚於上，以苦吐之；熱散於表，以苦發之。經曰：火淫所勝，苦以發之，是也。○梔豉枳黃湯：山梔、枳殼、柴胡各一錢，香豉五錢，大黃三錢，人壯備堅者五錢，水煎溫服。治食復發熱，如內熱加黃芩，腹脹加厚朴，傷肉加山查，傷麵飯加神麯。○鼠屎豉湯：鼠糞七枚，枳殼一枚，山梔七個，豆豉卅粒，葱白廿莖，水煎溫服。治勞復發熱。○人參逍遙散：人參、當歸各二錢，柴胡一錢半，白朮、白芍、白茯各一錢，水煎溫服。治女勞復，虛弱者，如心煩口乾加麥門冬、五味子，陰虛火動精泄加知母、黃柏、牡蠣，心下痞滿加黃連、枳實，不眠加竹茹，煎服。○竹皮逍遙散：青竹皮，卵縮腹痛者倍之，人參、知母、黃連、甘草、滑石、生地、韭白、柴胡、犀角，姜三片，棗二枚，煎臨服入燒裩襠末一錢半，調服取汗，未汗再服，得小便利，陰頭腫即愈。治勞復及易病。

**百合分汗吐下，陶氏柴胡兼用。**○汗後百合知母

湯百合七枚知母一兩先以水洗百合漬一宿去白沫另以水二盞煎至一盞去查又以知母水二盞煎
至一盞去查二汁和勻再煎至一盞半分二次溫服〇吐後百合雞子湯百合七枚製法如前煎汁一盞
入雞子黃一枚攪勻溫服〇下後百合滑赭湯百合七枚製煎法如前另用泉水二盞煎滑石一兩代赭
石一兩至一盞方入百合汁內再煎至一盞溫服〇不經汗吐下者百合地黃湯百合七枚製煎法如前
更用生地二兩搗汁一盃和百合汁再煎至一盞溫服大便當下如漆中病即止〇變成渴者百合洗法
百合一升以水十盞漬一宿通身洗之洗已淡食將息弗與鹽豉〇渴而不瘥者瓜蔞牡蠣散瓜蔞根牡
蠣各等分為末每二錢白湯調日三服〇變成發熱不休者百合滑石散百合炙一兩滑石三兩為末每
三錢白湯下〇陶氏柴胡百合湯柴胡人參黃芩甘草知母百合生地陳皮姜三片棗一枚入醋炙鱉甲
煎溫服治瘥後昏沉發熱渴而錯語失神及百合勞復等症如渴加天花粉胸煩加山梔頭痛加羌活川
芎嘔吐加姜汁製半夏胸中飽悶加枳殼食復加枳實黃連大便實加大黃虛煩加竹茹竹葉瘥後乾嘔
錯語失神呻吟睡臥不安加黃連犀角咳喘加杏仁百合麻黃驚惕為血少加當歸茯神
遠志虛汗加黃芪酸棗加白朮腹中雷鳴加煨生姜勞復時熱不除加葶藶烏梅生艾汁
不仁因汗過多駱龍升麻湯獨宜升麻秦艽連翹芍藥防風薏苡仁枳殼各一錢木香五
分姜五片水煎溫服治傷寒肌肉頑麻不仁不痛不痒壞症表以知母麻黃而參胡芍
藥清肌熱知母麻黃湯知母三錢麻黃甘草芍藥黃芩各一錢桂枝五分水煎溫服微汗即愈治汗吐下
過針不解及小柴症罷而熱尚在者亦為壞症大率以表症多者宜用〇參胡芍藥湯人參柴
胡芍藥黃芩知母麥門冬各一錢生地一錢半枳殼八分甘草三分姜三片水煎溫服治傷寒十四日外
餘熱未除脉息未緩大便不快小便黃赤或渴或煩不能安睡不思飲食此邪氣未淨正氣未復當量其
虛實以調之如胸滿腹脹便硬去參加厚朴倍枳殼小便頻數加茯苓澤瀉嘔加竹茹血弱加當歸虛煩
加竹葉粳米二便自利胸腹不飽形羸脉弱去枳殼倍人參不睡加炒酸棗仁茯神宿糞未淨腹滿或疼
便硬不通
量加大黃壞症久則鱉甲犀角而參胡溫膽止痰涎〇鱉甲散鱉甲犀角前胡生地黃芩各一錢枳殼八分
烏梅二個水煎溫服治壞症諸藥不效〇溫胆湯半
夏枳實各一錢陳皮一錢茯苓五分半甘草四分竹茹一團姜七片棗一枚水煎熱服治傷寒瘥後一切
虛煩不眠氣脉不和心胆虛怯及食復勞役病症如初如頭眩身搖加白朮咽痛加桔梗百般加減由人
〇參胡溫胆湯陳皮半夏茯苓枳實人參各一錢竹茹香附麥門冬柴胡桔梗各八分甘草三分姜三片
棗二枚水煎溫服治心胆虛怯觸事易驚夢寐不安氣鬱生痰變生諸症或短氣悸乏或復自汗四肢浮
腫飲食無味
煩躁不安婦人熱入血室桂紅海蛤堪調和〇桂枝紅花湯桂枝芍藥甘草各一錢半紅花一錢姜四片
棗二枚水煎溫服汗出而解治傷寒發熱惡寒四肢拘急
口燥舌乾經脉凝滯不得往來〇海蛤散海蛤粉滑石甘草各二兩芒硝一兩為末
每二錢雞子清調下治傷寒血結胸痛不可近服此小腸利而膻中血自散矣寒犯產家黃龍增損可

通用。黄龍湯柴胡黄芩人參各二錢，甘草一錢，水煎服。治胎前產後及經水適來適斷，傷風傷寒表症，半表裏症及汗後、瘧後、勞後餘熱，氣虛合四君子湯，血虛合古芎歸湯。表邪將欲傳裏，熱至動胎者，加阿膠，倍參朮。

**產前表以前胡芎蘇入，裏柴殼罩胎兒。**前胡七物湯前胡黄芩山梔知母各一錢，石膏大青各二錢，竹茹一錢，用葱白煎服。治孕婦傷寒頭疼壯熱，肢節煩疼。芎蘇散川芎陳皮芍藥白朮各八分，蘇葉六分，乾葛五分，黄芩柴胡麥門冬各一錢，甘草三分，姜葱煎服。治孕婦傷寒寒熱頭疼身痛項背强，加減由人。如傷風咳嗽寒熱痰喘不卧，以參蘇飲去參加芩朮姜杏仁最妙。柴胡枳殼湯柴胡一錢半，枳殼黄芩山梔知母麥門冬乾葛各一錢，大青生地石羔各二錢，升麻八分，甘草四分，水煎溫服。治孕婦傷寒邪傳於裏，口渴煩熱腹滿便閉，譫語或發斑，晝夜不安，大便閉甚量加大黄。柴胡石羔湯柴胡二錢，石羔四錢，甘草一錢，姜煎服。治孕婦傷暑惡寒頭痛壯熱躁悶，四肢煩疼背項拘急，口乾舌燥。如氣虛加人參。秦艽散秦艽柴胡石羔前胡赤茯苓甘草犀角升麻乾葛黄芩各等分，竹茹減半，姜煎，入姜汁調服。治孕婦時氣五六日不得汗，口渴狂言嘔逆。蘆根湯蘆根二錢，麥門冬一錢半，人參乾葛知母各一錢，竹茹一彈丸，葱白煎服。治孕婦熱病頭疼壯熱嘔吐食不下，心煩。梔子大青湯梔子大青黄芩各一錢半，升麻一錢，杏仁八分，葱白煎服。治孕婦傷寒發斑變黑，成尿血。蘇木湯蘇木赤芍陳皮黄芩黄連各一錢，甘草四分，水煎服，取汗。治孕婦傷寒或中時行疫癘，淅淅作寒，慄而悸。罩胎散嫩卷荷葉一兩焙，蛤粉五錢，為末，每二錢，蜜水調服。治孕婦傷寒大熱，悶亂燥渴，或發痘疹，恐傷胎臟。

**產後表以柴胡防歸近，裏旋竹破痰纏。**柴胡防歸湯柴胡人參各一錢，當歸三錢，川芎一錢半，半夏陳皮防風各八分，甘草五分，姜棗煎服。治產後發熱，不因難產傷力及亡血過多、惡露未盡、無子蒸乳四症，果係外感風寒表症，脉實挾食挾痰血暈，皆加減。旋覆花湯旋覆花赤芍前胡半夏茯苓麻黄杏仁各一錢，五味子十四粒，甘草五分，姜煎服。治產後傷風寒暑，咳喘痰盛，坐卧不安。竹葉防風湯淡竹葉廿四片，防風人參桂枝桔梗前胡陳皮茯苓各一錢，姜棗煎服。治產後傷風發熱頭疼，面赤氣喘。柴胡破瘀湯柴胡黄芩半夏甘草赤芍當歸生地各等分，五靈脂桃仁各減半，姜煎服。治蓄血症及熱入血室，如大便閉加大黄一片，然非瘀血症不可輕用。

**汗下暫爾從權。**孕婦傷寒雖冬月忌用麻桂硝黄，表急芎蘇葱白錄散，厚朴枳實消導，萬不得已暫用汗下，即宜古芩朮湯加阿膠人參安之。百問云：婦人大病，藥有序，產前安胎，產後補虛。後用藥療傷寒病，稍退時藥即去。又云：氣口緊盛，下為宜；人迎緊盛，汗為宜。左手脉若浮緊，當救血室，和榮衛，只宜發汗，不宜下，汗則液通病去矣。但傷寒藥者不必盡劑，與雜病不同。

**和補與男和共。**婦人傷寒傳經直中及諸類症雜病與男子相同，但產前陰症只宜理中湯加芎歸、香附，不可用烏附犯胎，其餘和解之劑量病多服，以平為期。

**抑論辛甘需氣分，假之以發散。**桂枝姜附甘草之類，能復陽氣，凡傷寒發散藥多用棗葱者，以其能和藥也，惟中滿嘔吐者不宜。

**酸苦忌姜，血分賴之以滲泄。**芍藥苦酒葶藶青黛苦參之類。

能補陰血斂津益榮故不用姜山梔無豉吐不宣。麻黃無葱汗不發。大黃非枳實不通。附子無姜不熱。竹瀝非姜汁何以行經。蜜導非皂角何以通結。利藥不嫌生。尤便於清肌。補湯須用熟。最宜於養血。主乎病者先煎。病在下者早服。詳見二卷本草吁。與其方多而效少。莫若方少而意深。疾各有因。通於彼者塞於此。即如傷寒初症其人素有食積痰火及素虛素實或酒後房室後或惱怒後名各不同如此豈可執一試効之方而均治彼此之疾乎藥不可執。宜於古者泥於今。古人治病之方雖存而其受病之因豈能知其悉乎況古今風氣不同人情亦異即如男女之慾古人二三十歲而後動今纔十四五而真元已漏矣若謂無古今之異則是三代之禮至今可盡行矣其不可改者表裏虛實之法寒熱溫涼之性耳許氏謂讀仲景書須守仲景法得仲景心不泥仲景方者是也陶氏所立三十六方以於傷寒加一疣癭然古法已湮亦正欠此一番活動故備載之症自我識。方自我立。草木鳥獸資於學。固有讀醫書而不知醫者未有不讀醫書而知醫者也神明變化存乎心。四大家之書既理會又能通於儒而後可以神明變化故曰不知易者不可以言醫

## 汗吐下滲和解溫補總方

### 陽症

**大汗** 寒氣入人肌膚久則侵骨頭痛如劈身熱如火浮熱甚者俱宜午時前發汗午後陰分不宜故曰汗不太早汗不厭早緊急不拘晨夜以衣被覆手裏足向火服藥緩緩得汗令手足出遍為佳如難汗將查再服或汗後不解又可再汗若急汗如水淋漓則病邪不除而真陽脫亡丸散亦可發汗不如湯藥為驗

**麻黃湯** 治太陽症頭疼發熱惡寒脊強身痛無汗脈浮緊而喘又治太陽八九日不解以此發汗必衄乃解及不得汗發衄又治太陽陽明合病喘而胸滿腹不滿邪在表分不可下者又治陽明脈浮無汗而喘凡脈但浮無餘症者皆宜服

麻黃三錢 桂枝二錢 杏仁十粒 甘草六分 姜三片葱二莖水煎熱服取汗凡發汗藥一服中病即止不必盡劑如感寒深重服湯不得汗宜再服之半日連進二三劑而汗不出者死方意以寒傷榮則榮盛而衛虛榮脈中寒邪盛則血脈滯而頭項背腰強痛是用桂杏之辛甘以散之衛虛則惡寒無汗氣逆而喘宜麻黃甘草之甘以大發之充其衛分之陽或疑無汗用桂枝者蓋榮行脈

中，幷衛氣而犯之。經曰：寒淫於內，治以甘熱，佐以苦辛。又曰：辛甘發散為陽。凡寒淫者皆此劑也。

**陶氏麻黃湯** 即前方，如升麻、川芎、白芷、防風、羌活、藁本、姜、葱、豆豉煎熱服。治法同上。如本經寒熱頭痛無汗而喘，去升麻，加葛根。本經寒熱身痛，去杏仁，加蒼朮、芎藭。本經寒熱身痒面赤不得小汗者，去杏仁、升麻，加柴胡、芎藭。本經寒熱頭痛胸中飽悶，加枳殼、桔梗。凡陶氏方原無等分，以意酌量可也。○活人大全云：太陽症脈浮無汗，當以急汗，麻黃湯主之。肝之表見症者，加防風、羌活；心之表見症者，加黃芩、石羔；脾之表見症者，加防己、白朮；肺之表見症者，加桂枝、生姜；腎之表見症者，加熟附子、生姜。

**追魂湯** 治卒厥暴死及客忤鬼擊飛尸，奄忽氣絕，口噤。麻黃三錢，杏仁廿五粒，甘草二錢，水煎，漱口灌服。若更不下，分病人髮左右，提搦肩引之，藥下漸甦。一方有桂枝二錢。服後身和汗出則愈，若入臟唇青身冷即死。

**五拗湯** 治感冒風邪寒冷，鼻塞聲重，語音不出，咳嗽多痰，胸滿短氣喘急。麻黃、杏仁、甘草各一錢，姜三片，水煎溫服，得汗為度。如胸緊，加枳實；有痰，加半夏；頭痛，加石羔、細茶。

**五拗湯** 即前方加荊芥、桔梗等分，治咽喉。甚者臨服入芒硝少許。一方去荊芥、桔梗，川枳實、半夏。

**麻黃附子細辛湯** 麻黃、細辛各二錢，熟附半枚，寒甚者一枚，姜五片，棗二枚，水煎溫服，取汗至足乃愈。如嘔吐，去細辛，倍生姜。方意以傷寒無熱惡寒者，陰經病。今少陰病始得之，當無熱而反發熱，但頭不痛為異者，乃邪在表也。脈雖沉，以始得邪氣未深，尤當溫劑發汗以散之。是用附子、細辛之辛以溫少陰之經，麻黃之甘以散少陰之寒。經曰：寒淫於內，治以甘熱，佐以苦辛，以辛潤之是也。凡房慾後傷寒者多患此症。○活人大全云：少陰症脈沉欲寐，始得之發熱肢厥無汗，為表病裏和，當以此湯緩以汗之，隨各藏見症加藥同麻黃湯。治少陰外屬前症，內見二便閉澁，或瀉赤水，謂之有表復有裏，宜本方去麻黃，名附子細辛湯，隨各臟見症加藥同麻黃湯，但更加大黃以微利之。

**麻黃附子甘草湯** 治少陰病得之二三日，發熱脈沉細，邪猶在表，無吐利厥逆諸裏症，宜此湯微汗以緩散之。即前方去細辛，加甘草二錢，煎服。○凡方以麻黃為主者，皆自麻黃湯而變之也。

**解肌** 微汗也。風傷衛，衛強則榮弱，故以補榮，不可大汗傷血。須半空心時，密室加衣靜坐，宜熱服，藥得粘汗即止。

**桂枝湯** 治太陽傷風，衛實榮虛，自汗頭痛，鼻鳴項強，乾嘔，嗇嗇惡寒，淅淅惡風，翕翕發熱，或熱多寒少，面色光而不慘，煩躁身痛，手足不冷，脈浮緩，寸大尺弱者宜之。無汗溺數，手足冷，不惡寒者，忌用。夏月誤服麻桂必發黃發斑狂悶而死。

桂枝三錢 白芍三錢 甘草一錢 姜三片 棗二枚，水煎熱服，微汗。方意以風傷衛則衛盛而榮虛，衛勝外風邪盛則發熱自汗，氣逆鼻鳴乾嘔，宜桂姜之辛以散之；榮虛宜惡寒而又惡風者，因自汗腠理踈也，宜芍藥之酸以斂之；衛盛榮虛則爭為寒熱，故用甘棗之甘以和之。經曰：風淫所勝，平以辛涼，佐以苦甘，以辛散之，以酸收之，以甘緩之，是也。或問：傷寒論云：陽虛陰盛，汗之則愈，下之則死。又云：桂枝下咽，陽盛則斃。桂枝包麻黃而言，然則桂枝亦發汗藥乎？蓋表陽虛而後風邪得以乘之，客於榮衛之中，榮衛亦屬皮毛表分也，非辛散之不得愈。且桂枝雖能止汗，亦能和血而令汗自出也。對肉桂而言，實為發汗；對麻黃而言，則為止汗。要之麻桂皆表藥也。一則大汗，一則解肌。但有汗不得用麻黃，無汗不得用桂枝，實仲景格言也。

陶氏桂枝湯 即前方加防風、川芎、羌活、藁本、姜、棗煎，臨熟入飴糖二匙，溫服。治法同前。如汗多加白朮；汗不止加黃芪；喘加柴胡、杏仁；胸中飽悶加枳、梗。○活人大全云：太陽表症外見，復有裏症，便閉、溺澀、腹痛，或瀉赤水，謂之有表復有裏，桂枝湯主之。隨各臟見症加藥，同麻黃湯，但更加大黃以微利之。

附六經傷風方 太陽桂枝湯，少陽柴胡桂枝湯，太陰桂枝加芍藥湯。

杏子湯 治足陽明傷風，惡食，口苦咽乾，腹滿微喘，發熱惡寒，自汗嗜臥，身重溺難，潮熱而噦，脈浮弦。[illegible]、桂枝、芍藥、甘草、細辛、乾姜、大黃各六分，杏仁、半夏、五味子各七分，茯苓八分，水煎溫服。

九味桂附湯 治足少陰傷風，胸滿心煩，咽痛自汗，腰連脛骨酸痛，嘔吐涎沫，頭痛，脈沉而弦。桂枝、芍藥、甘草、乾姜、生附、茯苓、桃仁各五分，水煎溫服。如咽痛加桔梗二分半。

八物散 治足厥陰傷風，惡風而倦，自汗，小腹急痛，寒熱如瘧，骨節煩疼，脈尺寸俱微而遲。桂枝、當歸、川芎、柴胡、防風各三分，芍藥一錢半，甘草、茯苓各五分，姜五片，棗二枚，水煎溫服。方論見傷風條下。

葛根湯 治太陽陽明無汗惡風，發熱惡寒，頭痛項背腰強，目痛鼻乾，不眠，肢體拘急，骨節煩痛，胸脇滿悶，不問一切傷寒、溫病、時行寒疫等症，兼治剛柔二痓。

葛根三錢 麻黃二錢 芍藥一錢半 桂枝一錢 甘草八分 姜三片 棗二枚，水煎溫服取汗。本草云：輕可去實，故加麻、葛二味之輕於桂枝湯中，以去表實，甚有意味。麻黃治太陽，葛根治陽明，所謂治陽明而不可棄太陽是也。

葛根解肌湯 即葛根湯加黃芩二錢，治同上，兼治春疫發熱而渴，不惡寒。

陶氏解肌湯即葛根解肌湯去麻桂加柴胡羌活白芷桔梗石羔升麻姜煎服治陽明病將傳少陽等症如無汗惡寒甚者去芩加麻黃夏秋換蘇葉

升麻葛根湯治四時傷寒時行疫癘表症或已汗吐下表症未解熱深毒甚發為班疹春溫尤妙兼治小兒瘡疹欲發未發及解傷酒發熱口瘡咽痛葛根一錢半升麻芍藥甘草各一錢水煎溫服以病去身清涼為度如表熱加紫胡內熱加黃芩有吐血衄血或斑血赤加生地牡丹皮熱甚加山梔黃連或加連翹天花粉尤妙大便硬加桔壳大黃以利之頭痛加川芎身痛加羌活胸膈痞悶加枳梗咳嗽加杏仁有痰加半夏發斑加玄參如老人去芍藥加柴胡茯苓人參

柴胡升麻湯治時行瘟疫壯熱惡風頭痛體痛鼻塞咽乾痰盛咳嗽涕唾稠粘葛根芍藥柴胡前胡荆芥石羔各一錢桑白皮黃芩各六分升麻五分姜二片豆豉十粒水煎溫服〇凡方以桂枝芍藥為主者皆自桂枝湯而變之也

九味羌活湯不問傷風傷寒實熱頭項脊腰四肢強痛并四時感冒疫癘瘟疫等症雜病亦可通治此方不犯三陽經禁解利神方

羌活一錢半治太陽肢節痛為君大無不通小無不入如關節痛甚及無汗者倍之防風一錢半治少陽一身盡痛隨佐使而引之如有汗者倍防風減羌活蒼朮一錢二分雄壯上行大能除濕使和氣不傳太陰如有汗者換白朮川芎一錢三分治厥陰頭痛在腦白芷一錢二分治陽明頭痛在額細辛三分治少陰苦頭痛或連齒黃芩一錢二分治太陰肺熱在胸生地一錢二分治少陰心熱有熱者可用無熱者去之甘草五分能緩裏和中述各藥主治使用者詳之生姜三片大棗二枚葱白二莖水煎熱服取汗如無汗用熱粥以助之此方發春夏秋三時表症代桂枝麻黃青龍各半四方蓋三時暄熱傷寒則不敢用冬月麻黃而發表故代以羌活蒼朮傷風則不敢用冬月桂枝而實表故代以防風白朮芎芷辛發表以代杏仁地黃斂血以代芍藥如黃芩以順天時也〇加減法太陽症加羌活藁本陽明症加升麻葛根白芷少陽症加柴胡黃芩半夏太陰症加蒼朮厚朴枳實少陰症加桔梗知母黃柏厥陰症加川芎柴胡如夏月加石羔知母服此湯後不作汗加蘇葉惡風自汗加桂枝夏月去桂加芍藥汗後不解加大黃嘔逆加姜汁有痰去地黃加半夏肌熱加柴胡葛根喘而惡寒身熱加杏仁生地虛煩加知母麥門冬竹茹胸中飽悶加枳壳桔梗中風行經加附子便閉加大黃中風兼五痺等症各隨十二經內外上下寒熱溫涼四時六氣加減補瀉用之煉蜜為丸尤妙

羌活沖和湯治傷寒無汗脈浮緊羌活蒼朮各一錢半防風黃芩川芎白芷生地甘草各一錢細辛五分水煎熱服取汗如渴加知母石羔濕上司天倍蒼朮久雨亦加



上海埽葉山房校印

**防風冲和湯** 治傷風有汗，脈浮緩。防風、白朮、生地各一錢半，羌活、黃芩、白芷、甘草各一錢，川芎五分，水煎溫服。汗未止，加黃芪、芍藥；仍未止，用柴胡桂枝湯。

**川芎湯** 治犯房室感寒，頭痛發熱惡寒，無汗，脈浮緊。川芎、白朮、羌活各等分，水煎熱服。

**吐** 凡胸中痰實熱鬱，或寒結胸中，鬱而痛不能食，欲使人按之而反有涎唾，或下利，寸口脈滑，或宿食在上，或客氣胸中，脈結心下煩滿而不能食者，並宜吐之。一服中病即止，不可過也。凡吐時先以布緊腰腹，於無風處空心或半空心時，得天氣清朗為妙。如風痰急病及傷食者，不拘以吐為度。如不吐，含沙糖一塊，下嚥涎出，不損人。此皆自吐之法，不用手探。但藥但湯皆可吐。難證病但宜升提其氣，使吐通用防風、山梔、川芎、桔梗、虀、人參蘆、茶芽、生薑、韭汁之類，加入二陳湯中吐之妙。

**瓜蒂散** 治寒邪不在表，亦不在裏，而在胸中半表之分，故病如桂枝，但頭不疼，項不強，寸脈微浮，或大胸中痞鞕，痰涎壅盛，氣上衝咽不得息，或懊憹煩躁不得眠，不經汗下，謂之實煩，宜用。如諸亡血及諸虛家不可用。

**瓜蒂　赤小豆** 各等分為末，用豆豉煎湯調服，或以鹽湯一二碗頓服。服後宜臥片時，欲吐且忍之，良久用鵝翎探之，隨吐得快乃止。如不吐，飲熱湯一碗，以助藥力。如服藥過多者，飲水解之。未吐次日又服之。

**梔豉湯** 治太陰病在胸膈，脈大，自痰，及汗吐下後虛煩發躁不得眠，甚則反覆顛倒，心中懊憹，及身熱不去，心中結痛，或痞之軟者。又治陽明症下後外有熱，手足溫，不結胸，心中懊憹，飢不能食，但頭汗等症。

**山梔** 四枚 **豆豉** 六錢　水二盞，煎服，得吐即止。經曰：酸苦涌泄太陰，其高者越之。胸中痞鞕，越以瓜蒂之苦；在上者涌之，痰涎壅盛，涌以赤豆之酸。但瓜蒂性猛，不如梔豉湯更妙。梔豉之苦寒，更入酸虀水少許，以吐胸中之邪。如表熱，加柴胡；痞滿，加黃連；傷食，加山查、神麯；便閉，加大黃。但病人微溏者，不可服，裏虛而寒在下也。經云：先泄而後生他病者，治其本，急且調之，後乃治其他。治痰火於此而悟焉，其神乎。凡方以梔子為主者，皆自梔豉湯而變之也。

**下** 凡下積熱，須五鼓或平旦空心服藥。傷寒潮熱不納飲食者，已時以後尤好。故曰下無太晚，下無厭遲，雖病皆同，如不可通用，審遵法。凡下藥用湯勝丸，水淨蕩物故也。一服中病即止。

不必盡劑，通三五次，後以稀粥止之。

**大承氣湯** 治陽明病脈實，身重汗出，不惡寒，譫語煩躁，五六日不大便，臍腹脹滿硬痛，煩渴而喘，手足心并腋下濈濈汗出，少陰口燥咽乾，腑熱自汗，當消穀引飲，今反不能食者，內必有燥屎；若能食者，但便硬耳。又脈滑而數者，有宿食。凡病大熱大實大滿者宜。

**大黃 厚朴 芒硝 枳實**各二錢半，水一盞，先煎枳朴減三分，下大黃煎二三沸，去查，下芒硝煎一二沸，溫服，得利即止，未利再服。其大黃須用酒煨，若生用峻下，則必為邪熱於至高之分，是以愈從多患頭目等疾。○《活人大全》云：裏症脈沉，宜急下者，大承氣湯主之。肝之裏見症者加柴胡、黃芩；心之裏見症者加黃連、麥門冬；脾之裏見症者加白芍、生地；肺之裏見症者加黃芩、石羔；腎之裏見症者加知母、黃栢。

**小承氣湯** 治裏症已見三四，臍腹脹滿而不甚堅硬，或胸滿潮熱不惡寒，狂言而喘，視其病之小熱小實小滿者，宜大黃五錢，厚朴、枳實各二錢，煎服同前，得利即止。○《活人大全》云：裏症脈浮，宜緩下者，小承氣湯主之。肝之裏見症者加柴胡、連翹；心之裏見症者加赤茯、木通；脾之裏見症者加葛根、炒山梔；肺之裏見症者加連翹、黃芩；腎之裏見症者加滑石、黃栢。

**調胃承氣湯** 治傷寒二三日不解，蒸蒸熱而不滿，腹如仰瓦，腹中轉失氣，必有燥屎，及太陽邪熱入於陽明裏之裏，故不惡寒反惡熱，大便硬，小便赤，譫語而嘔，日晡潮熱，狂斑煩亂，脈來洪實者宜。

大黃四錢，芒硝一錢，甘草一錢，煎服同前。如發狂走罵者，陰不足也，再加當歸。經曰：微者逆之，甚者從之，是也。○方意：承者，順也。本草云：通可去滯，瀉可去壅，塞而不利，閉而不通，可以湯滌，使正氣得以順暢，是以承氣名之。經曰：燥淫所勝，以苦下之；熱淫所勝，治以鹹寒。又曰：燥淫於內，治以苦溫。是以三承氣湯宜分三焦受病而用之。若三焦傷者，痞滿燥實堅俱全，是以大承氣湯用大黃、枳實之苦泄滿實以滌熱，厚朴之苦溫消痞下氣，芒硝之鹹寒潤燥軟堅。上焦傷者有痞滿實而無燥堅，是以小承氣湯用枳、朴除痞滿，大黃泄實熱，不用芒硝，因不甚燥，恐傷下焦血分真陰，謂不伐其根也。中焦傷者無痞滿而有燥實堅，是以調胃承氣湯用甘草和中，芒硝潤燥，大黃泄實，不用枳、朴，恐傷上焦虛無之氣。

**三一承氣湯** 治傷寒雜病，內外所傷，一切風熱、風痰、濕熱、燥熱入裏之深，大小便閉，或產難，死胎不下，小兒斑疹黑陷等症。即大承氣湯加甘草五錢，生姜三片。又能治肝經玉莖中痛，故曰：肝苦急，急食甘以緩之，故加甘草以調其中。河間得之於仲景也。

**陶氏六一順氣湯** 治傷寒熱邪傳裏，大便結實，口燥咽乾，怕熱譫語，揭衣狂妄，揚手擲足，斑黃陽厥，潮熱自汗，胸腹滿硬，遶臍疼痛等症。足以代大小調胃三一承氣、大柴胡、大陷胸等湯之神方也。大黄、枳實、厚朴、芒硝、柴胡、黄芩、芍藥、甘草，煎法如前，臨熟入鐵銹水三匙調服，立效。取鐵性沉重，最能墜熱開結故也。○凡大柴胡湯、脾約丸、生地芩連湯之類，皆自承氣而變之也。

**滲** 傷寒表症忌滲，惟熱近裏未可通利者宜。

**猪苓湯** 治陽明病上焦熱，脉浮發熱；中焦熱，渴欲飲水；下焦熱，小便不利。三焦俱熱，宜使熱邪從小便出。兼治少陰挾熱下利，咳而嘔渴，心煩不得眠，先嘔後渴，頭痛身痛，胃躁及秋疫發黄等症。惟汗多而渴者不可服。

**猪苓 茯苓 阿膠 滑石 澤瀉**各一錢，水煎去查，臨熟入阿膠，煎洋溫服。方意以茯苓之甘以行小便，澤瀉之鹹以瀉伏水，滑石阿膠之滑以利水道。

**五苓散** 治太陽病初無熱，但狂言煩躁不安，精采與人不相當，及汗後胃中乾燥不得眠，尿赤微煩作渴，惟三焦微煩，邪猶在表，惟渴則入裏，數為成實，不能消水，停蓄不散，或傷寒下早，心下痞滿不痛，或太陽少陽同病，及中暍霍亂煩躁，中濕關節疼痛，濕痺小便不利，大便反快等症。

**猪苓 茯苓 白朮 澤瀉**各一錢半 **肉桂**五分，為末，每二錢白湯調服，坐津液和表裏。如無熱煩躁狂言者，服後以指探吐。方意以傷寒發熱而煩，六七日不解，脉浮者邪在表也；或汗後亡津，胃乾煩躁，不眠不能食，但渴欲飲水者，邪在裏也。然上焦虛躁，或欲水不散而反吐出，為水逆症；或欲水雖多而小便不利者，皆裏熱未實，不能化水故耳。是以用白朮、茯苓、猪苓之甘，潤虛躁而利津液；澤瀉之鹹以瀉伏水；肉桂之辛甘以和肌表。經曰：甘甚反淡，甘緩而淡滲，淡味滲泄為陽，鹹味涌泄為陰，辛甘發散為陽是也。加減法：陽症去桂，熱服，冷汗出即愈；陰症加附子；溫熱病加甘草；瘀熱發黄加茵陳；頭目痛加川芎、葱白；咳嗽加五味子；熱吐加半夏；熱瀉合小柴胡湯加黄連；狂言亂語加辰砂；小便閉加瞿麥、滑石；大便難加黄芩；嗽後加桔梗；水氣加葶藶；發虛熱加參芪、麥門冬，以分陰陽；腹痛加木香；氣塊加三稜、莪朮；鼻衄加茅花；尿血加山梔；身痛加蒼朮；煩躁去桂加人參；心煩不眠加阿膠。

**陶氏五苓散** 即五苓散用桂枝，加甘草、滑石、山梔、燈心，臨熟入鹽一字調服。如中濕身目黄，加茵陳；水結胸，加燈心、木通。○凡導赤、入正散之類，皆自此二方而變化之也。

**和解** 和其內熱，解其外邪，傷寒方之王道也。

**小紫胡湯** 又名三禁湯禁發汗利大小便者宜此本治少陽半表裏症頭痛項強耳前後腫或聾筋脈拘急身疼脇痛寒熱往來或嘔或渴或咳或悸胸脇痞滿煩悶硬痛或汗下前後不解及瘟疫兩

感太陽陽明初症不敢汗吐與下過經不解熱入血室等症雜病蒸熱肌膚羸瘦為用最多但其間有五症尤為的當傷寒五六日胸滿口煩喜嘔身熱心中咳逆不欲食或嘔或不嘔者一可服若口渴欲飲水者不可服寒熱往來而心悸者二可服脇下滿硬而痛耳聾胸痞小便不利或渴或不渴者三可服發潮熱者四可服瘧後發熱者五可服要知無熱症者不可服為藥性頗寒耳。

**紫胡**三錢**黃芩**二錢**人參**一錢**半夏**一錢**甘草**四分姜三片棗二枚水煎去查澄清溫服則能入膽此方內有紫胡半夏能利能汗以解半表裏之邪然本氣分藥也而血病每用之者以柴芩專能調血故也況傷寒日稍久不解者熱必傷血故表惡寒發熱而裏未實者加桂以溫血表熱汗裏又燥渴糞硬者加大黃以清血胃中煩而不嘔去半夏人參加瓜蔞仁渴者去半夏加人參瓜蔞根腹痛去芩加芍藥脇下痞悶去棗加牡蠣枳實脇痛加青皮未經下而心中飽悶加枳梗心悸小便不利去芩加茯苓不渴外有微熱去參加桂咳嗽去參棗加五味子炮乾姜嘔加姜汁竹茹虛煩加竹葉粳米鼻衄加生地茅花痰盛或喘加桑白皮烏梅熱盛錯語不眠加山梔黃連黃柏少陽陽明合病口燥目疼加芍藥乾姜壞症加鱉甲過經不解䐐熱已而微利加芒硝自汗惡熱譫語煩渴去半夏合白虎湯自汗惡風腹痛或寒多熱少脈弱去芩合桂枝湯血虛發夜熱合四物湯去芎加麥門冬舌乾口燥去半夏加天花粉或貝母齒燥無津液加石羔脈弦虛無力先因房勞夢遺感寒或病從血氣未固以致咳嗽吐痰晝輕夜重發熱不止合四物湯去芎加麥門冬知母黃柏脈弦虛無力或浮散發熱煩燥口渴不飲水此為虛熱去半夏黃芩合生脈散熱入血室小腹痛晝明夜昏妄見或寒熱不定似瘧合四物湯加牡丹皮男子熱入血室加生地婦人熱入血室加當歸紅花

**陶氏小紫胡湯** 即小紫胡湯加陳皮芍藥川芎臨熟入生艾汁三匙調服治法加減亦同

**和解散** 尋常感冒用此等分柴胡二錢黃芩人參半夏甘草各一錢姜三片棗二枚水煎服如嘔逆倍生姜加陳皮頭痛加羌活防風寒熱間作加桂枝中暑發熱頭痛加黃連春溫時行加生地升麻溫瘧加常山檳榔

**火邪湯** 即小紫胡湯加黑豆一撮煎服治火邪諸症

**大紫胡湯** 專治少陽病或因發汗利小便轉屬陽明此為少陽陽明蓋少陽變症陽明救以小紫變為大柴熱治裏症內熱目不了了睛不和口渴煩躁黃斑狂妄譫語大便堅閉小便赤澀脇滿刺痛

脉洪數沉實身熱不惡寒反惡熱及老人素虛或過經不解熱未除或下後仍發潮熱或腹中餘垢欠淨胸中脹滿而潮者最㝎若身體疼痛是表未解不可服之柴胡三錢黄芩芍藥枳殻各一錢半夏一錢半大黄三錢壯實者倍之怯弱者減之姜三片棗二枚水煎臨熟入大黄煎二三沸温服取通快則止未利再服經曰熱淫於内以苦發之柴芩之苦以發傳經之熱裏不足者以甘緩之參草之甘以緩中和之氣邪半入裏則裏氣逆而嘔半夏之辛以散之邪半在表則榮衛爭為寒熱姜棗之辛甘以和之此小柴胡治半表裏症也經曰酸苦湧泄為陰是以大柴胡湯用枳芍之酸大黄之苦以泄上滿除中熱去參草之甘者恐補中也仍用柴芩半夏姜棗者邪未全入於裏也（一）加減法昏亂譫語加黄連山梔痞滿加枳桔厚朴舌胎黄赤口燥渴飲水加瓜蔞仁夏月熱病煩躁脉洪大加知母麥門冬石羔發斑加生地牡丹皮玄參發黄加茵陳黄柏鼻衄加犀角大便不通加芒硝

**白虎湯** 白虎西方之神應秋而歸於肺故夏近秋令中暑煩渴妙藥主治傷寒汗後脉洪大而渴中外俱熱未全入裏宜此和解或吐下後邪未除熱結在裏心胸煩渴甚欲飲水自汗不惡寒反惡熱大便不閉及三陽合病頭痛面垢譫語遺尿身重難以轉側一切時風瘟疫雜病胃熱咳嗽發斑及小兒瘡疱癮疹伏熱等症

**知母**二錢 **石羔**五錢熱甚七錢 **甘草**六錢 **粳米**小半合水煎温服方意以脉浮為在表兼滑為在裏表有熱裏有寒宜知母石羔之苦甘以解内外之邪熱熱則傷氣宜粳米甘草之甘緩以益氣經曰熱淫所勝佐以苦寒是也或問白虎性寒熱病裏處誤服多成結胸夏月陰虛體薄已之百問云太陽病汗後脉洪大者宜此云裏寒者傷寒邪未入府言寒已入府言熱非寒冷之寒與水弟嚴客寒上焦例同如虛煩甚加麥門冬裏熱大渴煩躁表熱微惡寒脉浮並加人參尺寸俱長而疾自汗大出身表如水乃陽明傳少陰宜加桂枝虛煩譫語小便溺澁起臥不安加山梔

**陶氏白虎湯** 即白虎湯加人參麥門冬五味子山梔姜棗竹葉煎服治法同上如心煩加竹茹大渴心煩背惡寒去山梔加天花粉（二）凡黄芩湯解毒湯麥門冬湯一切平和清解之劑皆自此三方而變化之也（二）抑論無汗煩躁而脉浮緊者可服青龍無汗喜渴而脉單浮者勿投白虎陽明自汗引飲則五苓散未可輕進太陽自汗溺數則桂枝湯不可妄與其故何哉蓋人身以氣液為主在外則為正汗以養皮毛而不燥在内則為津液以和胃口而不渴在下則為小便而不澁是以三者恒宜相周而不相傷也小便數則津下脫矣豈宜桂枝重發其汗陽明汗多津外泄矣豈宜五苓復内慘其小便白虎之名義甚可畏者性甚寒凉無汗脉浮表未全解猶宜柴胡解肌之藥豈可純以裏寒藥治之耶無汗而不煩躁者麻黄湯有汗而煩躁者桂枝湯惟無汗而煩躁者而後可青龍湯以加石羔性緩對麻黄而言故有是善名也噫用之當者朝大黄暮附子不為悖也用之不當小柴雖稍平和亦貽害也用藥者可不知古人立方之意乎

陰症

**溫補** 溫其中，補其虛，主體虛裏寒及汗吐下後暴虛寒者用之，中病即止。

**理中湯** 治太陽腹痛自利不渴，脈沉無力，手足或溫或冷，及蛔厥霍亂等症。

**人參 白朮 乾薑**各二錢 **甘草**一錢半 水煎溫服。如作丸，以前三味俱用五錢，甘草三錢，爲末，蜜丸彈子大，每一丸白湯化下。大便溏者用丸，利者用湯。方意以乾薑之辛溫胃散寒，參朮甘草之甘緩脾氣調中。經曰：脾欲緩，急食甘以緩之。又曰：寒淫於內，平以辛熱是也。如寒甚腹痛拘急，四肢逆冷，加附子；臍下動氣欲作奔豚，去朮加肉桂；吐多去朮加生薑；下多還用朮；悸者加茯苓；渴者倍白朮；腹痛裏虛倍人參；寒者倍乾薑；胃虛則氣壅腹滿，去朮加附子；嘔吐不止，減甘草加薑汁；吐蛔去甘草加烏梅；飽逆加丁香柹蒂；噦逆加木香；霍亂轉筋加石羔；寒濕發黃加茵陳；脾弱泄不止溺不利，倍參朮合五苓散；內虛腹痛合小建中湯。

**陶氏理中湯** 即前方加肉桂、陳皮、茯苓，薑棗煎，臨服入炒陳壁土一匙，以助胃氣。治法同上。如厥陰消渴，氣上衝心，饑不欲食，食即吐蛔，腹痛便實，加大黃、蜜少許利之；腹濡滿時減者，去甘草；嘔吐加半夏、薑汁；倦臥沉重，利不止，及利後身體痛，加附子；自利腹痛，加木香、磨薑汁。

**治中湯** 治太陰傷寒，手足溫，自利不渴，咽乾腹滿痞悶，時痛，脈沉細，及食積頭痛，發熱惡寒，身體不痛等症。即理中湯加青皮、陳皮等分，水煎服。

**小建中湯** 治傷寒陽脈濇陰脈弦，法當腹中急痛，有汗，及少陰惡寒，手足踡而溫。凡傷寒初起及過經當汗吐下，尺脈遲者，宜先服此。又治傷寒二三日心悸而煩，及諸汗不止等症。

**白芍**五錢 **肉桂**三錢 **甘草**二錢 **飴糖**半盞 薑五片，棗四枚，水煎去查，入飴糖烊化溫服。如便溏或嘔者，去飴糖。經曰：建中者建脾也。脾欲緩，急食甘以緩之。飴棗甘草之甘以緩中，辛潤散也，榮衛不足，潤而散之，桂枝生薑之辛以行榮衛；酸收泄也，正氣虛弱，收而行之，芍藥之酸以收正氣。悸者氣虛也，煩者血虛也，以氣血內虛，與中建中湯先建其裏。

**玄武湯** 見賦。三白湯、人參三白湯、辛黃三白湯，凡方中以三白爲主者，皆自此方而變化之也。

**四逆湯** 治真中陰症，初病無頭疼，無身熱，無渴，怕寒，踡臥沉重，欲寐，脈來沉遲無力，或無，及太陰腹痛自利不渴，手足厥冷，指甲唇青，嘔吐涎沫，或少陰下利清穀，或咳或悸，裏寒外熱，脈微欲絕，發躁身反不惡寒面赤腹痛或乾嘔咽痛或嘔吐飽逆或利止脈不出者此為陰甚於內格陽於外不相通也急宜此湯散陰通陽又傷寒表症誤下自利不止或表症未除而下利不止急宜此湯救裏凡三陰脈遲身痛並用陰毒要藥也

乾姜五錢附子生二錢半甘草一兩水煎溫服方意以甘草姜附相合辛甘大熱之劑散陰復陽經曰寒淫於內治以甘熱又曰寒淫所勝平以辛熱是也如利止脈不出加人參無脈加猪胆汁面赤加連鬚葱白腹痛加芍藥陰毒心硬腹冷加麝香皂莢少許

陶氏四逆湯即四逆湯加人參白朮茯苓陳皮半夏肉桂五味子姜煎臨熟入麝三釐調服中病手足溫和即止治法同上如嘔吐涎沫或小腹痛加鹽炒吴茱萸嘔吐不止加姜汁瀉不止加升麻黃芪咽痛加桔梗

當歸四逆湯治厥陰病氣弱手足厥逆小腹疼痛或嘔噦或囊縮血虛則脈細欲絕亦陰毒要藥也當歸芍藥各二錢肉桂一錢半細辛通草甘草各一錢姜五片棗二枚水煎溫服經曰脈者血之府也諸血皆屬於心通脈者必先補心益血苦先入心當歸之苦以助心血心苦緩急食甘以緩之通草甘草之甘以緩陰血如素有寒氣加吴茱萸倍生姜寒甚加附子脈不至加人參

三味參萸湯治厥陰病乾嘔吐涎頭痛甚極及少陰吐利手足逆冷煩躁欲死陽明食穀欲吐得湯反劇屬上焦寒等症尤妙吴萸三錢人參二錢生姜四錢棗二枚水煎溫服經曰寒淫於內治以甘熱佐以苦辛吴萸生姜之辛以溫胃人參大棗之甘以緩脾如陰逆厥冷唇青面黑舌卷卵縮加附子細辛○十全大補湯十四味建中湯一切峻補之劑皆自理中建中四逆等湯而變化之也

炙甘草湯治傷寒脈代結心動悸

甘草三錢人參二錢二分生地桂枝麻仁麥門冬各三錢半阿膠二錢姜三片棗二枚酒七分水一盞三分煎至三分服方意以脈代結者血氣虛弱不能相續也心動悸者真氣虛也是用參草大棗之甘以補不足桂姜之辛以益正氣本草云補可去弱是也麻仁阿膠生地門冬之甘以潤經益血復脈通心經曰津耗散則為枯五臟痿當榮衛涸溫劑所以潤之也○單甘草湯滋陰降火湯益補陰丸生脈散補中益氣湯一切滋補之劑皆自此方而變化之也

東垣李先生內傷纂要

## 内傷（饑飽勞役 飲食積聚）

### 内外傷辨

人身以胃氣為主。凡言陽氣、元氣、穀氣、榮氣、清氣、衛氣、春升之氣，皆胃氣之別名耳。脾胃一傷，中氣不足，穀氣不能上行以滋養心肺，乃下流而乘肝腎，（痿厥氣逆之漸也。）腎受脾濕，閉塞其下，致腎間陰火上衝心肺。心肺者天之氣，是無形之氣受病，故飲食勞役失節，為内傷不足之症。肝腎者地之氣，是有形之質受病，故風寒邪侵筋骨，（風傷肝筋，寒傷腎骨。）為外傷有餘之症。（經曰：天之邪氣感則害人五臟，水穀寒熱感則害人六腑。又曰：犯賊風虛邪者陽受之，飲食不節、起居不時者陰受之。陽受之則入六腑，陰受之則入五臟。兩說是反而實不反也。蓋内外之傷，臟腑皆當受之，但隨其所從所發之處而為病耳。經曰：東風入肝，西風入肺，南心北腎，西南則舍于脾。觀此則天之邪氣固傷五臟矣。然虛邪中人，從皮膚而入絡脈，而經而輸，伏衝之脈，以致於腸胃。又曰：東北風傷人，内舍於大腸；西北舍於小腸；東南舍於胃。則天之邪氣又豈不傷六腑乎？經曰：飲食自倍，腸胃乃傷，則水穀寒熱固傷六腑矣。又曰：形寒飲食傷肺，飲食勞倦傷脾，亦未嘗不傷五臟也。至於地濕，亦未必專害脾肉筋脈而不能害臟腑；邪氣水穀，亦未必專害臟腑而不能害皮肉筋脈也。但以邪氣無形，臟主藏精氣，故以類相從而多傷臟；水穀有形，腑主傳化物，故因其所由而多傷腑。濕氣浸潤，其性緩慢，故從下而上，從淺而深，而多傷於皮肉筋脈耳。孰謂濕氣全無及於臟腑之理哉？觀此則知傷寒、溫暑、内傷、雜病陰陽虛實之理，一而已矣。仲景、東垣、丹溪、河間，又豈有優劣哉？）有餘者瀉，不足者補，補瀉一差，生死立判。其所以疑而似者，為百病皆起於惡寒、惡風、發熱、頭疼等症。（雜病亦有六經所見之症，外科亦然，所以世俗混而無別。）其最易辨者，傷寒惡寒，猛火不除；内傷惡寒，（元氣下流，心肺無所稟受，皮膚間無陽以護，但見風寒便惡，非常常有之，無間斷也。）稍就溫煖即止。傷風惡風，不耐一切風寒；内傷惡風，偏惡些小賊風。（避居密室則不惡矣。）外傷惡熱，無有休歇，日晡轉劇，直待汗下方退；内傷發熱，亦似傷寒及中暍之症，但煩躁時止時作，或自袒裸，亦便清涼。（凡體弱食少、過勞及常齋胃薄之人，因勞役得疾，皆與陽明中暍相似，誤服白虎必死。但中暍日晡熱甚，或作譫語；内傷日晡病減，為陽明氣旺故耳。）外傷筋骨疼痛不自支持，使着床枕。內傷倦怠，有似傷寒及中濕之症，但四肢不收，無力嗜臥而已。間有脾為熱乘，則骨消筋緩，亦非得病即顯是症。內傷寒熱間作而不齊，（或因口吸風寒之氣，鬱其陰火，使咽膈不通，其吸入之氣欲入，為膈上衝脉之火所拒，使陰氣不得入，其胸中之氣為外風寒所遏而不得伸，令人口開眼瞪，極則聲發於內，氣不能上升，塞於咽中，而氣欲絕。又或因噦因嘔因吐，而燥熱發，必有所因，方有此症。其表虛惡風寒之症復見矣。表虛之弱，為心火所乘，燥發須臾而過，其表虛無陽，不任風寒，復見矣。是表虛無陽，常常有之；其燥熱則間而有此。二者不齊，燥作寒已，寒作燥已，非如外傷之寒熱齊作，無有間斷也。）外傷寒熱齊作而不間。內傷頭痛，時止時作；外傷頭痛，非發散直傳入裏方罷。然豈特初症似太陽可辨哉？內傷則元氣不足，神思昏怠，語言倦懶，先重而後輕；外傷則邪氣有餘，神思猛壯，語言強健，先輕而後重。內傷則手心熱而手背不熱，外傷則手背熱而手心不熱。內傷邪在血脉中，有餘則不渴，（間有渴者，心火尅肺，乃傷之重者也。）外傷邪氣傳裏則大渴。內傷症顯在口，雖食亦不知味，多唾涎沫，鼻息不調，或有清涕；外傷症顯在鼻，傷寒鼻塞，傷風流涕，雖不能食而亦知味。內傷氣口脉大，外傷人迎浮緊。（外感風寒則人迎脉緩或緊，而大於氣口一倍，或兩三倍。內傷飲食則氣口脉大於人迎一倍，傷之重者過在少陰則兩倍，太陰則三倍，此內傷飲食之脉。若勞役過甚，心脉變見於氣口，是心火刑肺，其肝木挾心火之勢亦來薄肺，故氣口脉急大而數，時一代而濇也。濇者肺之本脉，代者元氣不相接，脾胃不及之脉。洪大而數者，心脉刑肺也。急者，肝木挾心火而反尅肺金也。若不甚勞役，惟右關脉數而獨大於五脉，數中顯緩，時一代也。如飲食不節，寒暑失所，則先右關胃脉損弱，甚則隱而不見，惟內顯脾脉之大數微緩，時一代也。宿食不消，則獨右關脉沉而滑。）若顯內症多者，則是內傷重而外感輕，宜以補養為先；若顯外症多者，則是外感重而內傷輕，宜以發散為急。此醫之大關鍵也。奈何業者不學妄行，凡病莫分內外，專以發散為先，實實虛虛，可勝嘆哉！

## 內傷辨 新纂

內傷勞倦飲食之症，固與風寒暑濕之病不同矣。然勞倦傷與飲食傷，又豈無可辨者哉？以勞倦言之，經云陰虛生內熱。又云有所勞倦，形氣衰少，穀氣不盛，上焦不行，下脘不通，胃氣熱，熏胸中，故內熱。此內傷之原也。然人身陰陽有以表裏言者，有以上下之分言者，有以升降呼吸之氣言者。此所謂陰虛之陰，蓋勞過則氣化為火，水穀之味因而少入，是故陽愈盛，陰愈衰也。蓋指身中之陰氣與水穀之味耳。夫勞倦飲食損傷氣分，既有陰氣陽氣之分，則思慮色慾損傷血分，又豈無有陰血陽血之異乎？以此見血陰氣陽者，分陰分陽之義也。氣血各自有陰陽者，陰陽互為其根之理也。大法陽氣虛者，宜桂附兼參附峻補；陰氣虛者，參朮甘草緩而益之。陰分血虛者，生地、玄參、龜板、知母、黃柏補之；陽分血虛者，茯苓、參、歸、遠志之類補之。論至於此，東垣、丹溪之功大矣哉！或以下焦陰分為言，或以腎水真陰為言，皆非也。夫有所勞倦者，過動屬火也；形氣衰少者，壯火食氣也；穀氣不盛者，勞傷元氣則少食而氣衰也；上焦不行者，清陽不升也；下脘不通者，濁陰不降也。夫胃受水穀，惟陽升陰降，而後變化出入，以滋榮一身。今胃不善納而氣衰少，則清無升，濁無降矣。故曰上焦不行，下脘不通。然非謂絕不行不通也，但比之平人則謂之不行不通耳。上不行下不通則鬱矣，鬱則少火皆成壯火，而胃居上焦、下脘兩者之間，故胃氣熱，熱則上炎，故熏胸中而為內熱也。內傷始病熱中，未傳寒中，陰盛生寒中，多因調治差誤，或妄下之所致。遇寒則四肢厥冷，心胃絞痛，冷汗自出，乃脾胃虛也，宜辛熱溫藥理中下二焦。勞則氣耗，氣短喘且汗出，內外皆越，故氣耗矣。氣耗則火旺，火旺則乘其脾土，脾主四肢，煩熱無力，懶於言語，動作喘乏，表熱，或表虛惡寒，心煩不眠。勞役初病，少食，小便赤黃，大便或閉或結，或虛坐只見些小白膿，時有下氣，或泄白，或黃如糜，苦心下痞塞，或加胃脘當心而痛，如刀割之狀。有時上支兩脇痛，必臟下相火上行，使陽明經氣逆胸中，甚則高喘，但病每互出不併，作與外感異耳。宜安心靜養，心之意即真主意，慮不寧則脾榮矣。以甘寒瀉其熱火，以酸味收其散氣，以甘溫補其中。經言勞者溫之，損者益之是也。平人脈大為勞，脈極虛亦為勞。夫勞之為病，其脈浮大，手足煩熱，春夏劇，秋冬差，脈大者熱邪也極虛者氣須也春夏劇者時助邪也秋冬差者時勝邪也以建中補中治之亦溫之之意也經曰溫能除大熱是也雖然勞倦亦有二焉勞力純乎傷氣而無汗者補中益氣之旨也夫脾胃虛者因飲食勞倦心火亢甚而乘其土位其次肺氣受邪須用黃芪最多人參甘草次之脾胃一虛肺氣先絕故用黃芪以益皮毛而閉腠理不令自汗上喘氣短損其元氣人參以補之心火乘脾炙甘草之甘溫以瀉火熱而補脾胃中元氣若脾胃急痛腹中急縮者宜多用之經曰急者緩之白朮苦甘溫除胃中熱利腰臍間血胃中清氣在下升麻柴胡以引之引黃芪甘草甘溫之氣味上升能補衛氣之散解而實其表也又緩帶脈之縮急二味苦平味之薄者陰中之陽引清氣上升也氣亂於胸中為清濁相干用陳皮以理之又能助陽氣之升以散滯氣助諸甘辛為用也脾胃氣虛不能升浮為陰傷其生發之氣榮血大虧營氣不榮陰火熾盛是血中伏火日漸煎熬氣血日減心主血血減則心無所養致使心亂而煩病名曰悗悗者心惑而煩悶不安也故加辛甘微溫之劑生陽氣陽旺則能生陰血更以當歸和之傷之重者二日連進二服得陰陽和而汗自出病可已矣然非發散之謂也勞心兼傷乎血而有汗者黃芪建中之義心力俱勞氣血俱傷者雙和散之所由名也凡諸益氣湯保元湯之類皆自補中建中而推之也凡歸脾湯養心湯及節齋新立二方之類皆自雙和而推之也又房勞傷腎症與勞倦相似均一內傷發熱症也勞倦因陽氣之下陷宜補其氣以升提之房勞因陽火之上升宜滋其陰以降下之一升一降迥然不同矣詳發熱七情動氣脈與飲食無二蓋飲食七情俱能閉塞三焦薰蒸肺胃清道肺為氣主由是而失其宣化之常所以氣口獨緊且盛其症嘔泄痞滿腹痛亦太相似但傷食惡食七情雖作飽亦不惡食臨時消息問察俱不可不細辨之茲述其畧尚當於各類融會而貫通之可也以飲食傷者言之經云因而大飲則氣逆因而飽食筋脈橫解則腸澼為痔蓋飲者無形之氣傷之則宜發汗利小便使上下分消其濕解酲湯五苓散之類是也酒之氣味俱陽若以大熱大寒之藥下之是無形之氣受傷而反下有形陰血致損真水陽毒太旺愈增陰火衝上元氣消亡七神何依雖不即死而虛損之病成矣所以酒疸不許下下之久久成黑疸蓋以此也食者有形之物傷之則宜損其穀其次莫若消導丁香爛飯丸枳朮丸之類主之稍重則攻化三稜消積丸木香見晛丸之類主之尤重者則或吐或下瓜蒂散備急丸類之主之此大法也條分縷析其間有大饑傷飽而無停滯者或飲食不調之後加之勞力或勞力過度之後繼以不調皆

謂之不足而當補益者也有自己喜食或與人鬬食而停滯者此為有餘而當消導者也又有傷生冷硬物者有傷辛辣熱物者或熱物多而寒物少或寒物多而熱物少或先食熱物而後食冷物以致前食熱物亦不消化所傷之不同如此安可以執一乎況人之氣稟盛衰每每相反有物滯氣傷必補益消導兼下者有物暫滯而氣不甚傷宜消導獨行不須補益者有既停滯而復自化不須消導但當補益或亦不須補益者潔古東垣枳朮丸之類雖曰消導固有補益之意存乎其間方以白朮甘苦溫甘溫補脾之元氣苦味除胃中之濕熱利腰臍間血故先補脾胃之弱過於枳實克化之藥一倍枳實味苦寒泄心下之痞悶消化胃中所傷此藥下胃其所傷不能即去須待一兩時辰許則消化是先補其虛而後化其所傷則不峻利矣荷葉中空象震震者動也人感之生足少陽甲膽者風也生化萬物之根蒂也內經云立端於始序則不愆人之飲食入胃營氣上行即少陽甲膽之氣也其手少陽三焦經之司胃氣穀氣元氣甲膽上升之氣一也荷葉空青而象風木食藥感此氣之化胃氣何由不上升乎更以燒飯和藥與白朮協力滋養令胃厚再不至內傷若傷熱用丁香巴豆熱藥傷冷用大黃牽牛寒藥不但遺留藥毒重瀉元氣又且飲食傷中焦而反瀉三焦清氣賠損人壽不得終其天年但人不自覺耳其他如木香分氣丸導氣枳實丸大枳殼丸之類雖無補益然施之於物暫滯氣不甚傷者豈不可哉但不宜視為通行之藥耳且所滯之物非枳朮丸之力所能去者亦安可泥於消導而弗之變乎故備急丸瓜蒂散等之推逐者亦未嘗委之而弗用也故善用兵者攻亦當守亦當不善者則宜攻而守宜守而攻其敗也非兵之罪用兵者之罪耳觀乎此則知消導補益推逐之理矣吁均一內傷也勞倦不足一而已矣飲食有有餘不足之分焉誤用補益則甘溫助濕生痰變生嘔瀉脹滿危症誤用推逐重傷元氣脫下而死利害匪輕如此故妄綴之為內傷辨

## 脾胃虛實傳變論

經曰胃大腸小腸三焦膀胱五者天氣之所生也其氣象天故瀉而不藏九竅者五臟之所主然必得胃氣乃能通利胃氣一虛口目耳鼻俱為之病其身熱頭痛耳鳴目眩沉重為熱所傷元氣故也陽氣最惡煩勞順之則固惟脾胃和則穀氣上升為春夏令行而人壽脾胃不和則穀氣下流為取藏令行而人夭凡十一臟皆取決於膽膽氣升則餘臟從之膽氣不升則飧泄腸澼天食人以五氣地食人以五味味藏於胃以養五氣氣或乖錯形何以存故諸病從脾胃而生明矣姑以勝衰者言之胃中元氣盛則能食不傷過時不饑脾胃俱旺則能食而肥脾胃俱虛則不能食而瘦或少食而肥雖肥而四肢不舉蓋脾實而邪氣盛也又有善食而瘦者胃伏火邪於氣分則能食脾虛則肌肉削故面熱者胃病也胃病則脾無所稟受故亦從而病焉脾病則下流乘腎土剋水令人骨髓空虛乏力足不能履地是陰氣重疊陰盛陽虛汗之則愈下之則死然非正發汗也用辛甘之藥滋胃當升當浮使生長之氣旺以助陽耳夫胃病其脈緩脾病其脈遲若火乘土位其脈洪緩更有身熱心中不快之症此陽氣衰弱當從升降浮沉補益法中用藥詳後用藥法象蓋治病不達升降浮沉之理雖愈亦幸耳昔有病脾胃久衰視聽半失淫雨陰寒踰月不止泄利體重肢節痛大便泄下小便閉若用滲淡之劑病雖即已降之又降是益其陰而重竭其陽精神愈短故必用升陽藥以羌活獨活柴胡升麻各一錢防風甘草五分水煎稍熱服陽氣升騰而疾去矣又有脾胃虛損目疾時作身面目睛俱黃小便或黃或白大便不調食少氣短怠惰醫以瀉肝散下數行而前疾愈甚適當暑雨素有黃症所以增劇也因立清神益氣湯治之茯苓升麻各二分澤瀉蒼朮防風各三分生姜四分此數藥能走經除濕熱而不守故不瀉本臟肺與脾胃本中氣之虛弱青皮一分生甘草白芍白朮各二分人參五分此數藥能守本而不走經不走經者不滋經絡中之邪守者能補臟之元氣黃柏一分麥門冬人參各二分五味子三分此藥去時令浮熱濕熱水煎空心熱服而愈舉此二者以為症佐如脈緩病怠惰嗜臥四肢不收或大便泄瀉此濕勝也從平胃散若脈弦氣弱自汗四肢發熱泄瀉

毛枯髮落，從黃芪建中湯。芍脈緩而用建中，脈弦而用平胃則誤矣。脈虛血弱，摘四物湯一二味；脈弱氣短，摘四君子湯一二味；或小便赤黃，從五苓散去桂摘一二味，俱以本症中加之。如妨悶，此非腹脹，乃散而不收，可加芍藥收之。中焦用芍藥，則脾中升陽，使肝膽之邪不敢犯。如腹中窄狹及縮急者去之，及諸溢酸藥亦不可用。腹痛者加甘草、白芍，稼穡作甘，甘者己也；曲直作酸，酸者甲也。甲己化土，此仲景之妙也。五苓散治渴而小便不利，無惡寒者不可用桂。不渴而小便自利，妄見妄聞，乃瘀血症，用炒黃柏、知母。心臟熱而竅不利者，導赤散。或虛坐而大便不得者，皆血虛也。血虛則裏急，或血氣虛弱而目睛痛者，皆加當歸身，調理脾胃於此五藥中加減，無不應驗。然終不能使人完復。內傷以脾胃虛衰為甚，酒色次之。凡虛損脾胃盛者易復，脾胃弱者只可半愈。故農桓終歲勞苦而不成瘵，能納能化，脾胃盛耳。後或有因而再至者，亦由督任衝三脈陰火為邪，胃氣虛弱之所致也。法須依症加減，如執方療病，非素問之旨也。經云：至而不至，是為不及，所勝妄行，所生受病，所不勝乘之也。至而不至者，謂從後來者為虛邪，心與小腸乘脾胃也。脈見浮大而弦，病或四肢煩躁，口苦舌乾咽乾。蓋心主火，小腸主熱，火熱乘土，濕熱相合，故煩燥悶亂，四肢脾胃之末也。火乘之，故發熱。飲食勞役所傷，以致脾胃虛弱，乃血所生病。主口中津液不行，故口乾咽乾也。心之神乃真氣之別名，令七神離形，而脈中惟有火矣。善治斯疾，惟使心無凝滯，人或逢喜事，或天氣暄和，或食滋味，或眼前見可愛事，則慧然無病矣。蓋胃中元氣得舒伸故也。忌用五苓散，亡津液。宜補其母於心與小腸中，以補脾胃之根蒂。甘溫白朮為主，苦寒黃連為使，酸味芍藥為之臣佐，以其心苦緩急，食酸以收之。此治心火不能生土，是為不及。火旺則肺金受邪，金虛則以酸補之。次以甘溫甘寒芩連知柏生地之類之劑，於脾胃中瀉心火之亢盛，是治其本也。火盛乘脾，亦為不及。心火者陰火也，起於下焦，其系系於心，心不主令相火代之相火下焦包絡之火元氣之賊也火與元氣不兩立一勝則一負如脉見洪大而煩渴氣喘是火大旺而氣大衰也陰火說自東垣乃發素問之未發者也所勝妄行者言心火旺能令母實母者肝木也木旺則挾火而妄行故脾胃先受之或身體沉重走注脇痛蓋濕熱相搏風熱鬱不得伸附着於有形也或多怒者風熱下陷於地中也或目病內障肝主血開竅於目也或妄見妄聞起妄心夜夢亡人或寒熱往來或四肢滿閉或淋溲便難轉筋皆肝木火盛而為邪也或生痿或生痺或生厥或中風或生惡瘡或作腎痿或上熱下寒皆風熱不得升長而水火過於有形中也宜柴胡為君防風赤芍甘草桂枝為臣豬苓澤瀉茯苓蒼朮知母黃柏滑石石羔羌活獨活川芎細辛蔓荊子為佐升麻為使經云惟有陽明厥陰不從標本從乎中中乃不定之辭非中外之中也蓋厥陰為十二經之領袖主生化陰陽足陽明為十二經之海主經營氣血諸經皆稟之言陽明厥陰與何經相併而為病酌中以用藥所以言此者發明脾胃之病不可一劑而推啟人知百病皆由脾胃而生也釐毫之差災病立生假如時在長夏於長夏之令中立方謂正當主氣衰而客氣旺之時也後之處方者當從此法如時令藥如長夏則補脾胃陰火升陽湯是也大抵此法此藥欲令陽氣升浮耳大甚滲泄滋陰之味亦有從權而用黃柏知母為督任衝三脈盛也所生受病者由土弱不能生金反受水火之邪而清肅之氣傷或胸滿少氣短氣氣上精神少而怠惰慘慘常不樂皆陽氣不足而陰有餘也或咳嗽寒熱者濕熱乘其內也脾不能化濕而為痰變生咳喘脹滿等症治宜人參為君白朮芍藥為佐橘皮青皮以破滯氣桑白皮甘草木香檳榔五味子為佐桂枝桔梗為引用所不勝乘之者水乘木之妄行而反來侮土故腎入心為汗入肝為泣入脾為涎入肺為痰為嗽為涕為嚏為水出鼻目入則為弱多為惡寒也治宜乾姜為君白朮附子肉桂為臣茯苓豬苓澤瀉為佐使一說下元土盛尅水致督任衝三脈盛火旺煎熬令水沸騰而乘脾肺故痰唾出於口也下行為陰汗為外腎冷為足不任地為腰脊背膝脚下隱痛或水附木勢而上為眼澁為眵為冷淚此皆肺金之虛而寡於畏也夫脾胃不足皆為血病故九竅不通諸陽氣根於陰血陰受火邪則陰盛陰盛則土

乘陽分而陽道不行，無生發升騰之氣也。夫陽氣走空竅者也，陰氣附形質者也。如陰氣附於土，陽氣升於天，則各安其分也。今所立方中有辛甘溫藥者，非獨用也；復有甘苦大寒之劑，亦非獨用也。以火酒二製爲之使，引苦甘寒藥至頂，而復入於腎肝之下，此所謂升降浮沉之道，自偶而奇，奇而至偶者也。陽分奇，陰分偶。瀉陰火以諸風藥，升發陽氣以滋肝膽之用，是令陽氣生上出於陰分。末用辛甘溫藥接其升藥，使不發散於陽分，而令走于九竅也。○升降浮沉說：天以陽生陰長，地以陽殺陰藏。天氣旺於寅，寅者引也。立春少陽之氣始於泉下，引陰升而在天，草木甲坼；立夏少陰火熾，草木盛茂，此謂天以陽生陰長。經言歲半以前天氣主之，在乎升浮也。地氣旺於申，立秋太陰之氣始得大伸，自天而下降徹地，則品物咸殖；立冬少陰之氣伏於泉下，水冰地坼，此所謂地以陽殺陰藏。經言歲半以後地氣主之，在乎降沉也。春溫夏暑秋涼冬冷，正氣之序，升已而降，降已而升，如環無端，運化萬物，故曰履端於始，序則不愆。人之呼吸升降，載象天地。飲食入胃，氣先歸脾肺，上行春夏之令，以滋養周身，乃清氣爲天者也；升已而下輸膀胱，行秋冬之令，爲傳化糟粕，乃濁陰爲地者也。損傷脾胃，真氣下溜，或下泄而久不能升，是有秋冬而無春夏，百病皆起；又有久升而不降者，亦病焉。於此求之，則履端之義明矣。經云：食入於胃，散精於肝，淫氣於筋；食入於胃，濁氣歸心，淫精於脈，脈氣流經，經氣歸於肺，肺朝百脈，輸脈於皮毛，毛脈合精，行氣於腑。且飲食入胃，先行陽道，而陽氣升浮也。浮者，陽氣散滿皮毛；升者，充塞頭頂，則九竅自利也。若飲食不節，損其胃氣，不能克化，散於肝，歸於心，溢於肺，食入則昏冒欲臥，得臥則食在一邊，氣暫得舒，是知升發之氣不行者此也。經云：飲入於胃，遊溢精氣，上輸於脾，脾氣散精，上歸於肺。病人飲入胃，遽覺至臍下，便欲小便，由精氣不輸於脾，不歸於肺，則心火上攻，使口燥咽乾，是陰氣大盛，其理甚易知也。況脾胃病則當臍有動氣，按之牢若痛，有是者乃脾胃虛，無是則非也，亦可作辨明矣。

內傷饑飽勞倦總方

## 補益

**補中益氣湯** 治形神勞役飲食失節虛損身熱而煩脉大而虛頭痛或惡寒而渴自汗無力氣高而喘兼治婦人室女經候不調血脫益氣之大法也

**黃芪**一錢勞役甚者加五分 **人參**久嗽肺有火者去之 **甘草**各一錢三味除肌熱燥熱聖藥 **當歸**和血 **白朮**助脾 **陳皮**導氣又能同諸甘藥益元氣獨用瀉脾 **柴胡**引少陽清氣左升大除勞熱 **升麻**引胃氣右升而復其本位同柴胡須用酒各炒三過如咳嗽及有汗者用蜜炒欲而降之五件各五分虛甚升麻只用一分汗多者全去之參芪朮有用至一兩一服者甘草有用二三錢一服者水煎已未午初時溫服傷之重者連進二服如得微汗即愈忌多言勞役靜養一二時辰久方進美膳以助之常服去升麻加黃柏三分以滋腎水紅花三分入心養血多用破血黃柏

**加味黃芪湯** 又名保元湯治陽虛背惡寒即前方去升柴陳歸加肉桂甚者加附子

**升陽順氣湯** 治春月口淡無味夏月雖熱猶寒饑飽失當以致腹脇滿悶短氣喜怒不節以致憂思氣結恐懼氣下等症即補中益氣湯去白朮加黃柏草豆蔻神麯半夏

**黃芪人參湯** 治夏天氣熱精神不足兩脚痿軟煩熱嘔噦自汗頭痛痰嗽心脇腹痛胸中閉塞小便頻數大便難而閉結皆熱傷肺之所致也宜常服之即補中益氣湯去柴胡加蒼朮神麯五味子

**清暑益氣湯** 治長夏濕熱蒸人四肢困倦精神少懶於動作胸滿氣促支節痛或氣高而喘身熱而煩心下膨悶小便黃而數大便溏而頻或利或渴不思飲食自汗體重等症即補中益氣湯去柴胡用黃芪一錢止汗除熱人參五分當歸甘草各三分補中益氣蒼朮一錢白朮澤瀉各五分滲利除濕升麻一錢乾葛二分善解肌熱又以風勝濕也濕勝則食不消而作痞滿故炒神麯五分青皮二分陳皮五分以消食快氣腎惡燥故以黃柏三分借甘味瀉熱補水虛者滋其化源以五味子九粒麥門冬三分救暑傷肺金中暍忌汗下溫針

**升陽補胃湯** 治長夏濕熱陽明少陽下血即補中益氣湯去陳皮加桂芍羗防乾葛獨活生地牡丹皮

**升陽益胃湯** 治秋燥令行濕熱少退體重節痛口乾舌乾飲食無味大便不調小便頻數食不消兼見肺病灑淅惡寒慘慘不樂面色惡而不和乃陽氣不伸故也黃芪二錢人參甘草各一錢白朮

三分陳皮四分柴胡三分加羌活獨活防風各五分以秋旺故用辛溫瀉之白茯苓澤瀉各三分渴者勿用朮及一錢黃連一分白芍五分姜棗煎服後如小便罷而病加劇去茯苓澤瀉何故秋旺反用參朮芍藥之類補之脾胃虛則肺俱受邪故因時而補易為力也若喜食不可飽食恐胃再傷忌不可淡食以損藥力宜安靜少役形體使胃與藥得轉運升發胃氣稍強少食果物以助之經云五穀為養五果為助者也

**神聖復氣湯** 治氣乘冬足太陽寒氣足少陰腎水子能令母實手太陰肺實反來侮土火木受邪腰背胸脇間塞疼痛善嚏口中涎目中泣鼻流濁涕不止或息肉不聞香臭欬嗽痰沫上熱如火下寒如水頭作陣痛目中流火視物䀮䀮耳鳴耳聾頭併口鼻或惡風寒喜日陽夜卧不安常覺痰塞咽膈不通口失味兩脇縮急而痛牙齒動搖不能嚼物陰汗前陰冷行步欹側起居艱難掌中寒風痹麻木小便數而晝多夜頻欠氣短氣作渴少陰不足以息清失無度婦人白帶陰戶中痛牽心而痛面如病色食少大便不調煩心霍亂逆氣裏急而腹皮色白後出餘氣復不能努或腸鳴膝下筋急肩胛大痛此皆寒水水復火土之讐也乾姜炮三分半夏六分柴胡一錢藁本八分防風人參郁李仁各五分升麻七分附子二分當歸六分羌活一錢甘草八分白葵花五朵去心水五鍾煎至二鍾入黃芪草豆蔻各一錢陳皮五分再煎至一鍾入黃連黃柏酒洗枳殼生地各三分已上四味先一日水浸又以細辛二分川芎蔓荊子各三分先一日用水半鍾分作二處浸此三味并黃柏等煎正藥作一鍾不去查入此浸藥再煎至一大鍾去查空心稍熱服又治咬頰咬舌咬唇舌強等症宜食肉汁不宜食肉不助經絡中火邪也大抵腎與膀胱經中有寒元氣不足者皆宜服之神効於月生月滿時隔三五日一服如急病不拘時分

**沉香溫胃丸** 治中焦氣弱脾胃受寒飲食不美氣不調和臟腑積冷心腹疼痛大便滑泄腹中雷鳴霍亂吐瀉手足厥冷大便利無度又治下焦陽虛臍腹冷痛一切寒中及療傷寒陰濕形氣沉困自汗等症沉香甘草良姜當歸吳茱萸人參木香茯苓白朮芍藥各五錢附子巴戟乾姜茴香各一兩官桂七錢丁香二錢為末醋糊丸梧子大每五十丸空心熱米飲下忌一切生冷物

## 調理

**參朮調中湯** 瀉熱補氣止嗽定喘和脾胃進飲食即補中益氣湯去當歸升柴用黃芪四分人參甘草各三分陳皮二分白朮加桑白皮各五分瀉肺定喘五味子廿粒收耗散之氣以止嗽地骨皮二分善解肌熱茯苓三分以降肺火麥門冬二分以降肺氣青皮一分散胸中滯氣

**調中益氣湯** 治脉弦洪緩而沉按之中得一滋其症四肢滿悶肢節煩疼難以屈伸身體沉重煩心不安忽肥忽瘦四肢懶倦口失滋味大小便清利而數或上飲下便或大便澁滯不行一日二日一見夏月飧泄米穀不化或便後見血見白膿胸滿短氣咽膈不通安卧嗜睡無力不思飲食即補中益氣湯去朮歸用黄芪一錢人參甘草五分升麻柴胡橘皮各二分加蒼朮四分木香一分水煎熱服

**節齋補氣方** 人遇勞倦辛苦用力過多即服一二服免生内傷發熱之病黄芪錢半人參白朮陳皮麥門冬各一錢茯神八分甘草七分五味子廿粒薑棗煎服勞倦甚加熟附子四五分

**節齋補血方** 人遇勞心思慮傷損精神心虚氣短驚悸煩熱宜服人參一錢二分五味子十五粒當歸麥門冬白芍茯神酸棗仁生地各一錢山梔甘草陳皮各五分川芎四分空心薑棗煎服

**雙和散** 治心力俱勞氣血俱傷或房室之後勞役或勞役之後犯房大病後虚勞氣乏等症黄芪川芎當歸熟地各一錢官桂甘草各七分半白芍二錢半薑棗煎服以此調治但陰虚火動者宜善加減

又黄芪當歸二味亦名補血湯善治内傷發熱人參養榮湯黄芪建中湯八物湯平胃散五苓散皆調理間用之劑也

**硃砂安神丸** 治勞神過度以致心神煩亂怔忡兀兀欲吐氣亂而熱似懊憹狀或服升補藥後氣浮心亂以此鎮固之則愈方見六卷

**升散** 外熱

**升陽散火湯** 治男婦四肢發熱肌熱筋痺熱骨髓中熱如燎捫之烙手夫四肢屬脾脾者土也熱伏地中此病多因血虚而得或胃虚過食冷物抑遏陽氣於脾土火鬱則發之此藥乃胃膽脾肺膀胱經藥也升麻葛根獨活羌活白芍人參各五分防風二分半柴胡八分炙甘草三分生甘草二分水煎服

**升陽湯** 治一日大便三四次溏而不多有時泄瀉腹中鳴小便黄柴胡益智仁當歸陳皮各三分升麻六分甘草二錢黄芪三錢紅花少許水煎熱服

**火鬱湯** 治手足心發熱升麻葛根柴胡白芍各錢半防風甘草各一錢葱白煎服

**瀉陰火升陽湯** 治肌熱煩熱面赤少食喘嗽痰盛右關脉緩弱或弦或浮數羌活甘草黄芪蒼朮各一錢升麻八分柴胡錢半人參黄芩各七分黄連酒炒石羔各五分深秋勿用水煎服按此發脾胃火邪之劑又心膽肝肺膀胱藥也瀉陰火升發陽氣榮養氣血者也

**分消** 内濕

升陽除濕湯 治脾胃虛弱不思飲食腸鳴腹痛泄瀉無度小便黃四肢困弱升麻柴胡防風神麯澤瀉茯苓各五分蒼朮一錢陳皮甘草麥芽各三分姜棗煎服如胃寒腸鳴加益智仁半夏非腸鳴不得用

升陽除濕防風湯 治大便閉塞或裏急後重數至圊而不能便或有白膿或血慎勿利之利之則反鬱結而不通以此舉其陽則陰氣自降矣如脾濕下流肝腎而成泄痢者宜此補之升之塞之不可踈下若脉實腹脹閉塞不通從權以苦多甘少之藥泄之蒼朮四兩防風二錢白朮白茯白芍各一錢用水二鍾半先煎蒼朮至二鍾入諸藥再煎至一鍾空心熱服

## 婦人

升陽燥濕湯 治白帶下陰戶痛控心急痛身黃皮緩身重如山陰中如水防風良薑乾姜郁李仁甘草各一錢柴胡一錢三分陳皮黃芩各五分白葵花七朵分作二貼水煎服

升陽調經湯 治飲食勞倦暴崩不止或下水漿怠惰嗜臥四肢困倦及夏月帶下脫漏等症獨活五分蔓荊子七分當歸防風甘草升麻藁本各一錢柴胡羌活蒼朮黃芪各錢半空心水煎服以飲壓之

升陽舉經湯 治經水不止如右尺按之空虛是氣血俱脫大寒之症雖輕手其脉數疾舉之弦緊或澁此是陽脫陰火亦亡或見熱症於口鼻眼或渴此皆陰燥陽欲先去也此方切補命門之下脫也肉桂盛夏勿用白芍紅花各五分細辛六分人參熟地川芎各一錢獨活黑附子甘草各錢半羌活藁本防風各二錢白朮當歸黃芪柴胡各三錢桃仁十枚分作四貼空心水煎服

益胃升陽湯 治婦人經候不調或血脫或脉弱食少水泄日二三行即補中益氣湯加神麯錢半黃芩五分腹痛加芍藥此方氣血之藥血脫益氣之要法也

升陽和中湯 治閉目則渾身麻木晝減夜甚覺而開目則麻漸退乃陽衰陰旺非有風邪法當補肺瀉陰火與濕通行經脉調和陰陽此藥主之生甘草去腎熱閉黃柏白茯澤瀉俱除濕導火升麻行陽助經柴胡各一分半橘皮當歸白朮各二分白芍人參各三分佛耳草炙甘草各四分黃芪五分食遠水煎熱服

## 小兒

保元湯 治慢驚風令脾土實而木不敢犯又為痘症始終必用之藥也黃芪錢半人參一錢甘草五分水煎服加減見小兒

外科

**補中益氣湯** 乃癰疽托裏排膿扶脾胃之聖藥也加減由人

內傷耳鳴目黃頰頷腫頸肩臑肘臂外後廉痛面赤脉洪大者以羌活一錢防風藁本各七分甘草五分通其經血加黃芩黃連各三分消其腫人參五分黃芪七分益元氣而瀉火邪另作一服與之嗌痛頷腫脉洪大面赤加黃芩﹝內傷發斑者因胃氣虛甚是火遊行於外亦痰熱所致火則補而降之熱則微汗以散之切不可下恐生危症

右補中益氣一方六經見症詳傷寒百病相兼見雜病春夏秋冬無不可通男女內外無所不治升而浮之羌獨葛防不為發散降而沈之木香檳榔豬澤知柏不為疎滲熱之乾姜肉桂甚則附子寒之芩連滑石甚則大黃學者於此而一悟焉則處方用藥非惟善於加減變化而無疑滯亂雜之弊亦且關鍵可觀而有洞中退廟之妙然後謂之依東垣用藥亦即謂之効仲景處方蓋能依東垣則仲景在其中矣能効仲景則東垣亦在其中矣二公方藥俱自湯液而來理意同而品殊多寡病不同耳且清暑益氣仲景法也腸與東垣相似尤為証驗以後雜病方中有言百般加減由人即此類是也其餘如頭痛加芎芷活套則不甚錄即頭痛太陽川芎陽明白芷豈可槩加芎芷哉諸益氣皆自補中而變或以補中益氣為主而加散邪之藥或以辛涼解散之藥為君而以參朮等藥為臣皆因時令主客互為勝衰內外感傷各有輕重而加減出入之也其實通治飲食勞役或無力動作懶於言語或飯後反倦或當春日淡或遇夏惡寒或值秋熱令稍退肺病洒淅慘慘不樂或饑常如飽或便後見些膿血無非脾濕下流以致內熱變生諸病但初病熱中則可用之若未傳寒中則不可用也蓋甘酸適足以益其病耳加黃芪人參甘草芍藥五味子之類是也以此見諸升益之劑難用尤甚於桂枝麻黃湯也飲食湯成積聚者消導推逐尤宜慎重

**內傷飲食積滯方** 見雜症傷食積聚）補中益氣湯加減見雜症藥賦

卷四終